U0284153

重症康复

主　审　吴宗耀

主　编　刘宏亮　周谋望

副主编　何成奇　张长杰　范建中　侯景明

编　者（以姓氏笔画为序）

万春晓	天津医科大学总医院	张长杰	中南大学湘雅二医院
王　朴	中山大学附属第七医院	张锦明	哈尔滨医科大学附属第一医院
王　强	青岛大学附属医院	范建中	南方医科大学南方医院
王宁华	北京大学第一医院	周谋望	北京大学第三医院
尹　勇	云南大学附属医院	胡昔权	中山大学附属第三医院
刘元标	南京医科大学第二附属医院	侯景明	陆军军医大学西南医院
刘宏亮	陆军军医大学西南医院	袁　华	空军军医大学西京医院
江钟立	江苏省人民医院	倪朝民	中国科学技术大学附属第一医院
吴　文	南方医科大学珠江医院	谢　青	上海交通大学医学院附属瑞金医院
何成奇	四川大学华西医院	谢欲晓	中日友好医院
余　茜	四川省医学科学院 / 四川省人民医院	廖维靖	武汉大学中南医院
		熊建琼	陆军军医大学西南医院
张　雯	上海和睦家新城医院		

人民卫生出版社
·北京·

图书在版编目（CIP）数据

重症康复 / 刘宏亮，周谋望主编 . —北京：人民
卫生出版社，2023.8

（康复医学系列丛书）

ISBN 978–7–117–34794–5

Ⅰ.①重… Ⅱ.①刘…②周… Ⅲ.①险症 – 康复医
学 Ⅳ.①R459.7 ② R49

中国国家版本馆 CIP 数据核字（2023）第 093949 号

| 人卫智网 | www.ipmph.com | 医学教育、学术、考试、健康，购书智慧智能综合服务平台 |
| 人卫官网 | www.pmph.com | 人卫官方资讯发布平台 |

康复医学系列丛书

重症康复

Kangfu Yixue Xilie Congshu

Zhongzheng Kangfu

主　　编：刘宏亮　　周谋望
出版发行：人民卫生出版社（中继线 010-59780011）
地　　址：北京市朝阳区潘家园南里 19 号
邮　　编：100021
E - mail：pmph @ pmph.com
购书热线：010-59787592　　010-59787584　　010-65264830
印　　刷：北京华联印刷有限公司
经　　销：新华书店
开　　本：787 × 1092　1/16　　印张：22
字　　数：549 千字
版　　次：2023 年 8 月第 1 版
印　　次：2023 年 8 月第 1 次印刷
标准书号：ISBN 978-7-117-34794-5
定　　价：159.00 元

打击盗版举报电话：010-59787491　E-mail：WQ @ pmph.com
质量问题联系电话：010-59787234　E-mail：zhiliang @ pmph.com
数字融合服务电话：4001118166　　E-mail：zengzhi @ pmph.com

主编简介

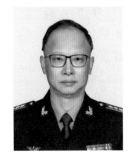

刘宏亮,陆军军医大学西南医院康复科主任医师、教授、博士生导师。曾任中国康复医学会常务理事、中华医学会物理医学与康复学分会副主任委员、中国康复医学会创伤康复专业委员会副主任委员、中国康复医学会重症康复专业委员会副主任委员、中国康复医学会电诊断专业委员会副主任委员、重庆市残疾人康复协会会长。现任中国康复医学会专家委员会委员、中国医师协会康复医师分会常务委员、全国工伤康复专家咨询委员会专家、重庆市医学会物理医学与康复学分会主任委员、《中华物理医学与康复杂志》副主编等职务。获中国人民解放军院校育才奖"银奖"。

从事康复医学临床、教学及科研工作30余年,擅长创伤康复、重症康复及物理因子临床应用。承担国家临床重点专科军队建设项目1项、国家重大研发计划重点专项课题1项、全军战创伤重大项目"全程康复"课题1项、国家自然科学基金4项,获得省部级二等奖2项。以第一作者在专业级杂志发表论著50余篇,主编、副主编、参编专著20余部。

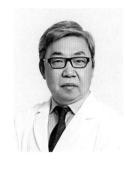

周谋望,北京大学康复医学与理疗学博士点负责人、主任医师、教授、博士生导师。国家康复医学专业医疗质量控制中心主任、中华医学会物理医学与康复学分会候任主任委员、中国医师协会康复医师分会候任会长、中国医疗保健国际交流促进会康复医学分会主任委员、北京医学会物理医学与康复学分会主任委员、《中国康复医学杂志》副主编、《中华物理医学与康复杂志》副总编辑。

擅长骨科康复、运动损伤康复、脊髓损伤康复、膀胱功能重建、骨质疏松症及疼痛治疗。在国内外发表论文(通信及第一作者)146篇,主编及编写专著教材共计42部。主持国家自然基金6项、主持北京市科委重大科研项目及课题各1项。于2012年被中国科协授予"全国优秀科技工作者"荣誉称号。

副主编简介

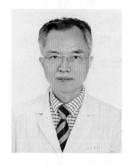

何成奇,教授、博士生导师。享受国务院政府特殊津贴、教育部高等学校医学技术类教学指导委员会委员。先后担任四川大学华西医院康复医学中心主任、康复医学四川省重点实验室主任、四川大学-香港理工大学灾后重建与管理学院副院长、华西医院康复医学研究所所长。现任中国康复医学会副会长、中华医学会物理医学与康复学分会主任委员、四川省学术技术带头人、四川大学华西临床医学院/华西医院教授委员会副主任、四川省医学会物理医学与康复分会主任委员、四川省康复医学会副会长、《中华物理医学与康复杂志》副总编辑及多家期刊编委。

先后获得华夏医学科学技术奖一等奖、教育部科技进步奖二等奖、中国医师奖、全国优秀科技工作者、宝钢优秀教师奖、天府名医等奖励与荣誉。主持国家自然科学基金项目5项,其他项目34项。以第一作者/通信作者发表SCI论文92篇、获得专利12项,主编全国高等学校规划教材(供康复治疗专业用)《内外科疾病康复学》、主编出版专著16部。

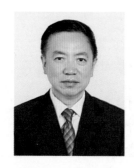

张长杰,主任医师、教授、医学博士。中南大学湘雅二医院康复医学科主任、国家临床重点专科负责人。中华医学会物理医学与康复学分会常务委员兼骨科康复学组组长、中国康复医学会常务理事、湖南省医学会物理医学与康复学专业委员会主任委员、湖南省残疾人康复协会会长、湖南省康复医学会副会长。

一直从事康复医学临床、教学、科研工作,擅长骨关节与神经系统病损的康复,科研方向为软组织损伤的修复与生物力学研究。曾担任国家科技支撑课题"糖尿病及其并发症康复技术与产品研发"子课题负责人。先后在《中华物理医学与康复杂志》等杂志上发表论文60多篇,主编全国高等学校规划教材(供康复治疗专业用)《肌肉骨骼康复学》,担任《中华物理医学与康复杂志》《中国康复医学杂志》《中国康复理论与实践杂志》编委。

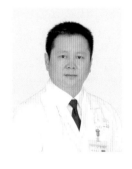

范建中,南方医科大学南方医院康复理疗科主任医师、教授、医学博士。现任中国康复医学会运动疗法专业委员会副主任委员、广东省康复医学会副会长、广州市医学会康复医学分会副主任委员等,《中华物理医学与康复杂志》《中国康复医学》《中国康复医学理论与实践》等杂志编委、《中华医学杂志》特约英文审稿人等,主编、副主编、参编10余部专著。

擅长重症疾病的早期康复,在国内首次提出并建立了针对重症患者的"强化康复单元(IRCU)"的理念。在神经系统/运动系统疾病与损伤的评估与治疗、临床理疗因子的应用、肿瘤的物理因子治疗、等速技术以及次声的生物学效应以及防护等方面有较多建树。获2016年度"敬佑生命 荣耀医者"专科精英奖、2017年度羊城好医生。2017年任广东援疆医疗队长暨喀什地区第一人民医院常务副院长。

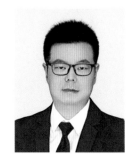

侯景明,陆军军医大学西南医院康复科主任、中国人民解放军创伤康复疾病治疗中心主任、重庆市科技英才。现任中国医师协会神经修复学专业委员会青年学组副组长、中国康复医学会创伤康复专业委员会委员、中国康复医学会康复工程与产业促进专业委员会委员等职务。担任 *Experimental Neurology*、*Neuroscience*、*Frontiers in Neuroscience*、*Brain Research*、*Frontiers in Neurology* 等十余家 SCI 期刊的编委或审稿专家。

主要从事神经康复相关技术研究。主持国家自然基金3项、军队重点项目1项、省部级项目4项,发表SCI论文30余篇。副主编专著2部、参编5部,获批发明专利6项。

出版说明

2016年10月发布的《"健康中国2030"规划纲要》将"强化早诊断、早治疗、早康复"作为实现全面健康的路径,提出了加强康复医疗机构建设、健全治疗—康复—长期护理服务链等一系列举措。康复需在全面健康中发挥更加重要的作用,但从整体上来说,康复专业人员少、队伍年轻、缺少经验成为了该领域发展的瓶颈。通过出版的途径,有效发挥现有专家资源的优势,加强经验总结、促进学术推广,无疑是进一步提升从业人员的业务水平、解决当前瓶颈问题的重要举措。

正是瞄准于上述目标,同时也是基于目前国内康复医学领域学术著作积淀少,已有的图书在系统性、权威性、实用性等方面需要进一步加强的现实,人民卫生出版社在充分调研的基础上,策划了本套康复医学系列丛书。该套书由国际物理医学与康复医学学会前任主席、中华医学会物理医学与康复学分会前任主任委员励建安教授担任总主编,由国内相关领域的权威专家担任分册主编。全套书包括16个分册,内容涉及颅脑损伤康复、重症康复、糖尿病康复、呼吸康复、心脏康复、脊柱康复、骨与关节康复、脑卒中康复、儿童康复、老年康复、烧伤康复、工伤康复、周围神经疾病康复、脊髓损伤康复、疼痛康复、妇产康复。各分册间注重协调与互补,在科学性、前沿性的前提下,每个分册均突出内容的实用性,在内容的取舍方面强调基础理论的系统与简洁,诊疗实践方面的可操作性。

本套丛书不仅有助于满足康复医师、康复治疗师的需求,对相关专业人员也有重要的指导意义。

康复医学系列丛书编委会

编委会主任委员 （总主编）励建安

编委会委员 （以姓氏笔画为序）

王　强　　朱　兰　　刘宏亮　　江钟立
许光旭　　孙丽洲　　李晓捷　　励建安
吴　军　　张鸣生　　陈　刚　　岳寿伟
周谋望　　郑洁皎　　胡大一　　俞卓伟
贾子善　　殷国勇　　郭铁成　　唐　丹
黄国志　　黄晓琳　　燕铁斌

编委会秘书 　任晓琳

康复医学系列丛书目录

1	脑卒中康复	主 编	贾子善	燕铁斌			
		副主编	宋为群	窦祖林	吴 毅		
2	颅脑损伤康复	主 编	黄晓琳				
		副主编	张 皓	范建中			
3	脊柱康复	主 编	岳寿伟				
		副主编	何成奇	张长杰			
4	脊髓损伤康复	主 编	许光旭	殷国勇			
		副主编	蔡卫华	刘元标			
5	呼吸康复	主 编	张鸣生				
		副主编	郑则广	郭 琪			
6	心脏康复	主 编	胡大一				
		副主编	孟晓萍	王乐民	刘遂心		
7	糖尿病康复	主 编	江钟立				
		副主编	孙子林	陈 伟	贺丹军		
8	周围神经疾病康复	主 编	王 强	郭铁成			
		副主编	王惠芳	张长杰	杨卫新		
9	骨与关节康复	主 编	周谋望	刘宏亮			
		副主编	谢 青	牟 翔	张长杰		
10	妇产康复	主 编	孙丽洲	朱 兰			
		副主编	丁依玲	瞿 琳	陈 娟		
11	儿童康复	主 编	李晓捷				
		副主编	唐久来	马丙祥			
12	老年康复	主 编	郑洁皎	俞卓伟			
		副主编	王玉龙	黄 钢			
13	重症康复	主 编	刘宏亮	周谋望			
		副主编	何成奇	张长杰	范建中	侯景明	
14	疼痛康复	主 编	黄国志				
		副主编	曲文春	王家双	刘桂芬	陈文华	
15	烧伤康复	主 编	吴 军				
		副主编	于家傲	虞乐华	李曾慧平	沈卫民	武晓莉
16	工伤康复	主 编	唐 丹	陈 刚			
		副主编	赵玉军	欧阳亚涛	席家宁	刘 骏	刘宏亮

序

随着重症医学相关救治技术的快速发展，重症患者的死亡率明显下降，如何缩短患者重症监护室（ICU）住院时间，使患者能够顺利回归普通病房、社区以及家庭是当前重症医学关注的焦点。康复医学作为一门以消除和减轻患者功能障碍为首要目的的医学学科，对重症患者功能障碍的预防和治疗有着重要作用。10多年来的国内外循证医学证据表明：对危重症患者进行早期、及时、合理的康复治疗，在预防重症患者并发症的发生、缩短ICU住院时间、改善患者预后等方面均具有重大的意义。

以往我们认为，康复治疗只有在患者病情稳定或者转出ICU后才可介入。随着康复医学的不断发展，康复治疗不再仅仅局限于患者后期功能障碍的恢复，而是强调早期康复，与疾病救治同时进行，在患者进入ICU后即开始评估患者能否进行康复治疗，生理功能稳定后即开始实施。

目前正是我国发展重症康复的良好时机。近年来，国家关于康复医学的政策性文件中明确提出分级诊疗的要求：三级综合医院康复医学科以疾病急性期或重症患者为主，立足开展早期康复和重症康复，病情稳定后及时下转患者。因而，在以急性或亚急性康复为中心的康复医疗机构（综合医院康复医学科和康复专科医院）中，加强以"早期、疑难、危重"为特色的早期、重症康复是基本的方向。目前国内重症康复相关学术组织也陆续成立，部分大型康复医院也建立重症康复病房，加强对重症患者的康复管理。

目前国内关于重症康复的开展仍不够全面、不够及时、不成体系。尚缺乏可全面系统阐述重症康复的专著，《重症康复》恰逢时宜的出版，从理论上可以解答重症康复的众多疑惑之处，满足重症医学与康复医学等相关学科的临床需求。本书的编者都是我国从事康复医学的知名专家教授，具有多年从事康复临床工作的经验及相关基础。相信《重症康复》的出版会满足我国康复医学与重症医学的发展需要，为从事重症康复相关的医务人员提供一本较高质量的参考书，最终推动我国重症康复事业的发展。

吴宗耀

前言

随着临床救治技术的不断发展,重症患者产生的并发症或功能障碍越来越受到临床医生的关注。康复医学作为一门防治功能障碍的学科,在解决重症患者功能障碍的问题上具有不可或缺的作用,重症康复正是基于此种需求,逐渐得到了重视和发展。在我国医疗改革的大背景下,国家各部门从"十二五"以来,反复强调分级诊疗以及逐渐将部分二级医院转型为康复专科医院的医改政策。作为大型综合医院和部分大型康复专科医院,"早期、危重"患者将成为其收治的主要对象。发展重症康复医学也将成为此类医院的主要医疗任务,由此对相关医务人员提出了新的要求。

《重症康复》正是为了适应广大从事重症医学和康复医学的临床工作者需要而编写。本着科学性、先进性、实用性原则,编写中力求做到结构严谨、条理清楚、重点突出和概念明确。本书的内容主要以重症患者产生的功能障碍或常见问题为导向,针对功能障碍产生的病理机制、康复评定和治疗进行描述。全书共十六章,按照重症患者常见的问题,如:神经问题、精神与心理问题、心血管问题、肌肉骨骼问题、呼吸问题、消化问题、泌尿问题、疼痛管理、谵妄问题、营养问题、创伤问题、护理问题等临床常见问题进行了描述。并针对重症康复理念、适应证、康复科常用治疗技术以及重症康复病房管理模式、转出 ICU 后的转归以及康复模式进行了描述。本书的主要对象为:康复科医师、重症医师、康复治疗师、急诊医师以及相关科学的临床医生、护士等。

本书邀请了国内外一流专家教授参与编写,各专家结合自己的专长领域和多年临床经验选择各自擅长的章节,但由于重症康复在国内才刚开始实施,一些理论和实践技术都处于摸索阶段,篇幅和编写时间有限,本书只能作为抛砖引玉之作,给相关同行提供一个参考提纲,书中存在的疏漏与不足之处,恳请广大医学专家及读者提出宝贵意见。

刘宏亮　周谋望

2023 年 1 月

目录

第一章 重症医学概论

第一节　重症医学发展概论

　　重症医学是研究危及生命的疾病状态发生、发展规律及其诊治方法的临床医学学科。重症监护室（intensive care unit，ICU）是重症医学的临床实践基地，是医院集中监护和救治重症患者的专业场所。ICU作为20世纪医学的重要进展之一，它为因各种原因导致的一个或多个器官与系统功能障碍、危及生命或具有潜在高危因素的患者，应用先进的诊断、监护和治疗设备与技术，对病情进行连续、动态的定性和定量观察，并通过有效的干预措施，为危重症患者提供规范的、高质量的生命支持，以改善其生存质量。危重症患者的生命支持技术水平，直接反映医院的综合救治能力，体现医院整体医疗实力，是现代化医院的重要标志之一。

一、重症医学的发展历史

　　早在19世纪中叶，护理事业的先驱南丁格尔女士就提出：在连接手术室处，开辟一通道或小房间，安置手术后患者，直至其恢复。此举不但被称为护理学和医院管理上的革命，某种意义上也被视为ICU的最早雏形。这种专门为术后患者，以后又进一步扩大到为失血、休克等危重外科患者开辟的"小房间"存在了相当长的时间。随着医疗技术的发展和医院规模的逐步扩大，对ICU病房的设置也提出了新的要求。20世纪20年代，美国Johns Hopkins医院的神经外科教授Dandy创建了拥有3张床位的术后恢复室；1927年，芝加哥Sarah Morris医院创立了第一个早产儿病房。随后类似形式的病区也延伸到其他需要加强治疗的医学学科，如各种专科性或综合性的"术后恢复室"。至20世纪30到60年代，因战争、创伤、疾病与灾难救治的需要，欧美许多国家先后建立了不同模式的特殊病房及监护室，对危重患者救治的医疗理念和技术手段有着重要的推动作用。20世纪50年代，欧美大陆脊髓灰质炎暴发流行，因急性呼吸肌麻痹导致的呼吸衰竭病死率达80%以上。此时为患者提供呼吸支持是紧迫需要解决的难题，铁肺（负压呼吸机）应运而生。美国洛杉矶医院动用了50多台铁肺抢救呼吸衰竭的患者。同一时期，丹麦哥本哈根Kommune医院的麻醉医生Ibsen率先倡导，为呼吸肌麻痹患者实施气管内插管和手动呼吸囊正压通气，并于1953年12月建立起一个105张病床的抢救单元，组织了多个专业专家构成的队伍给患者进行治疗，治疗的结果使病死率由87%降至40%，这个多学科的、先进的医疗单元，被认为是具备现代组织形式的ICU的最早尝试。20世纪50年代后期，由于机械通气的发展，在欧洲和美国相继成立了呼吸加强治疗病房，这种在单独的病区统一管理机械通气患者的形式就是现代ICU的雏形。几年后，Frand和John在美国又建立起一个新型的心脏外科加强治疗病房，1958年，美国巴尔的摩市医院的麻醉科医生Safar创建了第一个提供24小时生命支持的加强治疗病房，并正式命名为"ICU"。20世纪60年代，术后恢复室在美国普及，此时美国绝大多数的医院至少设立有一个ICU。在欧洲,重症医学也同样得到迅速发展,如1965年德国柏林成立首个心脏手术苏醒室,1969年成立了心脏病加强治疗病房,同年成立了德国内科危重症学会,并召开了首届学术研讨会。

1970年,美国危重病医学会作为一个独立的学术团体宣布成立,这一事件表明,重症医学作为一个新的学科,以及ICU作为危重病医学主要的实践场所已经成熟并取得了稳固的学术地位。20世纪80年代之后是重症医学迅猛发展的阶段。1980年成立了西太平洋重症医学会,1982年成立了欧洲重症医学会。亚洲地区较早成立ICU的国家或地区有印度尼西亚(1979年)、中国香港(1983年)、泰国(1985年)和中国台湾(1985年)。

二、中国重症医学的发展

与西方国家相比,我国的重症医学起步较晚。20世纪70年代初期,各医疗单位多以"抢救小组"的形式来满足特殊危重患者的抢救需求。20世纪70年代末期,为满足危重患者救治的需要,国内部分医院开始尝试在普通病房设立抢救单元或独立的术后恢复室,甚至成立了"三衰"(心功能衰竭、呼吸功能衰竭和肾功能衰竭)病房,集中救治重症患者,逐步开始了将危重患者集中管理的发展模式。1982年,北京协和医院的陈德昌教授从一张床位开始,成立了外科重症监护室,这是依据现代重症医学理念建立的国内第一个ICU,标志着中国重症医学的正式起步。仅仅2年后,发展到7张床位的北京协和医院外科ICU成立了国内第一个独立的重症医学临床科室——加强医疗科。1989年11月,卫生部颁布了三级医院认证管理规定,要求所有三级综合医院成立ICU。自此,国内大型医院相继建立了ICU,重症医学在中国的发展开始进入了迅速上升的轨道。根据我国医疗体制特点,较多建立以抢救为主的综合性或中心ICU,将涉及多个学科的危重患者放在同一个医疗单位进行加强治疗。随着各专业学科的快速发展,在大型医院,由于危重患者数量增多,一些专科ICU亦相继建立和发展,如外科重症监护室(SICU)、内科重症监护室(MICU)、心脏科重症监护室(CCU)、急诊重症监护室(EICU)等。

经过十多年的艰苦耕耘与努力,重症医学理念和发展的重要性在中国得到一定的认识和认可,1997年9月,我国成立了中国病理生理学会危重病医学专业委员会。2003年,严重急性呼吸综合征(severe acute respiratory syndrome,SARS,传染性非典型性肺炎)在中国暴发流行,SARS重症患者的高传染性和高病死率引起社会和政府的高度关注。ICU首次被国内普通大众广泛关注,也对医疗卫生行业的传统思想形成强烈冲击,重症医学专业受到前所未有的重视。2005年3月,在刘大为教授等专家的努力下,中华医学会重症医学分会成立,标志着重症医学正式成为中国临床医学中新的一员。2006年,卫生部颁布了《重症医学科建设和管理指南(试行)》,要求具备条件的二级以上综合医院设置重症医学科,促使中国的重症医学进入发展的快车道。在2008年汶川地震伤员救治过程中,重症医学这一专业更突显了其在重大突发公共安全事件中的生力军作用。2008年7月,国家标准化委员会正式批准将"重症医学"列为国家学科分类标准的"临床医学二级学科",代码为320.58。2009年1月19日,卫生部颁发文件,增加"重症医学科"为一级诊疗科目,代码28。之后,卫生部重症专科职称晋升序列和重症临床医师资质培训列入国家首批临床重点专科等。这一系列的发展标志着我国重症医学事业的发展进入了一个规范化、系统化发展的新阶段,是我国医疗卫生事业发展过程中的又一个里程碑。2009年7月,中国医师协会重症医学医师分会成立。

现今,随着国家对重症医学重点专科的支持,ICU 从基础设施、从业队伍到学术进展和科学研究均有了长足发展,其发展之快为医学史上所罕见。

(熊建琼　王　露)

第二节　重症医学的特点与任务

重症医学是一门新兴的临床学科。目前重症医学已经发展成为有完整理论体系、自身专业特点及有明确医疗任务和目标科研方向的学科,在现代医学中的地位日益突出。无论是在日常的临床工作中,还是在突发重大灾难事件的医疗救治中,重症医学都发挥着重要作用。

一、重症医学的特点

包括:①专业独立性,重症医学有自己独特的研究范围、理论体系、诊治技术。重症医学科作为重症医学的临床基地,集中管理全院各类危重患者和高危患者,以综合性救治为特点,独立设置,统一管理。不仅集中了最先进的监测技术和治疗设备,而且配备了训练有素、掌握重症医学理论及技术的专业技术人员,为重症患者提供规范的、高质量的生命支持和治疗。②多学科性,重症患者的救治往往存在多学科交融。由于重症患者涵盖面宽,往往涉及呼吸、循环、消化、泌尿及中枢神经等多个器官或系统功能的损害,要求重症医务人员不仅具有多学科的广泛知识面,而且在重症患者的救治中,还存在多学科交叉。③治疗理念的全面性,重症医学理念与其他专科不同。重症医学更多的是集疾病和器官的功能评估、监测和治疗为一体,治疗过程中往往是"救命的同时治病",要求医务工作者具有敏锐的临床观察能力、准确的临床判断能力和快速的临床治疗能力。治疗上不再局限于某一器官或系统,更着重强调器官与器官之间、器官与组织之间以及组织与组织之间的相互关系,注重疾病的病理生理演变过程和治疗整体性。正是因为重症医学的特殊性,奠定了 ICU 不同于普通病房的人员配置、设备投入、管理和质控模式。

二、重症医学的任务

重症医学以疾病急性发作或急骤变化并危及生命的患者为救治对象,探讨疾病的发生、发展特点及其规律与转归,并依据这些特点和规律对重症患者进行治疗。重症患者的救治是重症医学的主要任务。尽管重症患者原发病及病因呈"多元化",但疾病发展到危重阶段,病理生理均表现出"共同通路"的特征,即出现呼吸、循环等多器官或系统功能障碍,甚至危及生命。重症医学的发展使许多过去认为无法挽救的患者得以存活,或生存时间得以延长,从而获得进一步救治的机会。ICU 收治的患者,应该是经过积极抢救治疗而有治愈或缓解希望的重症患者。根据原卫生部颁发的《重症医学科建设与管理指南(试行)》,主要包括以下几类:①急性可逆的、已经危及生命的器官功能不全,经过 ICU 治疗短时间内可得到恢复的患者。若没有 ICU 的加强医疗,这类患者死亡率很高。例如:急性左心衰竭、哮喘、严重创伤等。②存在各种高危因素,具有潜在生命危险,经过严密的监护和有效治疗可能减少死亡的患者。例如:心肌梗死溶栓治疗或大手术后等。③在慢性器官或系统功能不全的基础上,出现急性加重且危及生命,经过严密的监护治疗可能恢复到原来或接近原来状态的患者。例如:慢性阻塞性肺疾病(COPD)合并急性感染致呼吸衰竭的患者。④其他适合在重症医学科进行监护和治疗的患者。需要强调的是,慢性消耗性疾病的终末状态、不可逆疾病及不能从 ICU 的监护治疗中获益一般不是 ICU 的收治指征。

现代社会中,除以上临床医疗工作外,各种突发公共事件造成疾病的急性发作和重大人员伤亡,这些患者也是重症医学的救治对象。在近年发生的 SARS、禽流感、地震等突发灾难前,重症医学科义不容辞地承担了医疗救治任务,为重症患者的救治提供了坚实的保障,最大程度上降低了各种灾难带来的伤亡,在突发公共事件的救治中做出了巨大贡献。

(熊建琼　张永辉)

第三节　重症医学与多学科合作

重症医学是一门多学科相互交叉和渗透的新兴学科。重症患者常常有多器官或系统功能损害,病情危重且错综复杂,需要多学科通力合作。不同疾病发展至危重症阶段,其主要矛盾已由原发病转为危重症,而不同病因导致的危重症又具有相似或相同的病理生理基础,因此不同病因的危重症治疗采用的方式、方法是同源的,唯一不同的是病因的解除,后者往往又是危重症转危为安的基石,解除病因往往需要多学科协作完成。ICU 对重症患者的治疗,为原发病的治疗创造了时机和可能性,其他专业对原发病的治疗又是重症患者好转的基础。在这种有机的结合中表现出重症医学与其他专业相得益彰。

随着医学的不断进步,重症患者日益增多,重症医学以其在全面的器官功能支持和并发症处理等方面的优势,发挥着独到的作用。目前国内外 ICU 的管理模式有 3 种:①开放式,即由原专科或各专业的医师各自负责患者的治疗,没有专职的 ICU 医师参与,仅配备 ICU 护理人员执行专科医生的医嘱,并负责仪器操作。此种状况显然不可能发挥重症医学的优势,严格来讲并不能称之为 ICU,不值得提倡。②半开放式,患者的治疗由专职 ICU 医师和原专科医师共同负责。优点是便于发挥专科医师与 ICU 医师两方面的优势,使患者得到最佳的医疗服务。但双方协调配合至关重要。③封闭式,完全由 ICU 医师负责全部的医疗。专科问题则以邀请专科医生会诊的方式协调解决。该模式的优点是管理危重患者的医疗责任明确,ICU 能够充分发挥其监测和治疗的优势。但是该模式对 ICU 医师的专业要求较高,而且要求 ICU 医师能够积极与各相关专业医师的协调沟通,及时处理专科情况。国内的 ICU 大多为后两种模式。无论何种模式,必须有一支经过系统培训的专业 ICU 医师队伍作为骨干,通过与各专科同行的协作,构成最佳的医疗团队组合,才能获得好的治疗效果。

重症医学需要与多学科融合,共同提高,综合研究解决重症医学面临的各种问题,以推动重症医学的全面进步。重症医学科更是一个平台,为不同的专业提供更多空间,在保障医疗安全的前提下让更多新技术、新理论获得临床应用的机会,积累经验,更好地服务于更多的患者。

(熊建琼　张彦)

第二章 重症康复概论

第一节 重症康复策略与模式

近年来,随着重症医学相关救治技术的快速发展,重症患者的死亡率明显下降,随之而来存活患者功能状态及生活质量即成为关注的焦点。降低重症患者的死亡率并不是重症医学的唯一目标,如何使患者顺利回归家庭、社会才是最终目标。因而,对于重症医学来说,如何缩短患者在 ICU 的时间,使患者能够顺利回归普通病房、社区以及家庭是当前重症医学关注的焦点。康复医学作为一门以消除和减轻人的功能障碍,设法改善和提高人的各方面功能的医学学科,对重症患者功能障碍的预防和治疗有着重要作用。对危重症患者进行早期、及时、合理、个体化的康复干预治疗,在预防重症疾病并发症的发生率、继发性功能障碍及障碍程度、患者预后的改善、缩短病程等方面均具有重大的意义。

重症康复(critical care rehabilitation,CCR)可分为狭义和广义两种。狭义的重症康复即 ICU 康复,主要是指患者在综合或专科 ICU 的救治过程中,通过康复措施减轻患者的功能障碍和并发症,使患者从 ICU 转出后其功能与生活能力尽可能恢复到较高水平。广义的重症康复还包括在康复科设立重症康复病房以及其他类型的重症康复。重症康复主要强调预防性康复,在 ICU 早期介入。ICU 患者在早期阶段会出现躯体、心理认知、精神等方面的问题,通过早期康复可以降低上述功能障碍的发生率。

一、重症康复是医学发展的必然趋势

传统观念认为,康复治疗只在患者病情稳定或者转出 ICU 后才可介入。而随着医学技术的不断进步以及康复学科的发展,康复治疗不再仅仅局限于患者后期功能障碍的恢复,而是强调早期康复与疾病治疗同时进行,进入 ICU 后即开始评估患者能否进行康复治疗,生理功能稳定后即开始实施。根据每个患者的具体病情制定出个体化的康复治疗方案,以达到减轻危重症患者因长期卧床造成的不利影响,防止或减少因疾病导致的各种相关并发症;促进机体快速恢复,提升患者的日常生活活动(ADL)能力,降低致残率及患者功能障碍程度;减轻和缓解患者焦虑、抑郁等症状。因而,对危重症患者进行早期康复干预治疗是康复医学随着重症医学、急救医学发展的必然趋势和要求。

卫生部《"十二五"时期康复医疗工作指导意见》中明确指出:三级综合医院康复医学科要以诊治疾病急性期患者为主,立足开展早期康复治疗,及时下转患者。因此,在康复医学科针对重症和一些病程由急性期向恢复期过渡的病情尚不完全稳定的患者,实施早期重症康复势在必行。《"十二五"时期康复医疗工作指导意见》同样指出:目前国内康复医学的发展有两极化趋势:一是在基层医院设立和完善康复医学科以及向社区康复方向发展;二是向早期康复和重症康复方向发展。因此,在以急性或亚急性康复为中心的康复医疗机构(综合

医院康复医学科和康复专科医院）中，加强以"早期、疑难、危重"为特色的早期、重症康复是基本的方向。

二、重症康复的组织形式

在开展重症康复方面，目前主要有两种组织形式。一种常见的模式为康复专业人员进入 ICU 或临床专科对部分重症患者实施床旁康复。另外一种模式则是部分康复医学科设立了自身的重症康复单元，收集部分重症患者进行早期康复，待病情平稳后转入普通康复病房继续康复治疗。由于重症患者最早是在 ICU、急诊科重症观察室以及相关临床专科 ICU（如神经内科/外科、心血管内科/外科、呼吸内科、骨科等创伤外科）等接受救治，因此，重症康复的场所首先就是这些科室。康复医师、治疗师通过会诊的方式将康复治疗从康复科前移，与相关学科的救治同步。患者抢救成功，病情稳定后，会从 ICU 等重症监护病房转往相关科室的普通病房，包括康复科病房。此时的重症康复场所也应该随着患者转向相应的科室或康复科，实施进一步的全方位康复。此外，国内近年来陆续有康复机构成立了高依赖病房/特别加护病房（high dependency unit，HDU），在康复科内实施重症康复。HDU 是近年来国内外康复医学的一个新方向，它可为患者提供 24 小时密切医疗监测和护理，同时可以开展早期积极床旁康复训练。HDU 作为 ICU 与普通康复病房的桥梁，待 ICU 患者生命体征平稳后，将 ICU 患者转移到 HDU，尽早地开展康复训练，HDU 是实现"ICU ⇆ HDU ⇆ 普通康复病房⇆社区/居家康复"的康复路径上的重要一环。HDU 的建立缩短了患者在 ICU 的停留时间，减少了并发症的发生，也能很大程度地减轻患者的经济负担，保证更好的功能恢复水平。HDU 在硬件设施上，除了具备 ICU 常备的抢救设备外，更强调的是大型康复设备的接入，比如康复踏车、气垫床、轮椅、悬吊系统等转移设备。使患者在保证安全的情况下，尽早地动起来，甚至戴着呼吸机也可进行康复训练。HDU 配备的工作人员包括康复医师、康复治疗师和康复护士等，由于 HDU 是在现代化医疗、康复装备下对病情相当危重的患者进行监护的康复单元，其工作人员，尤其是康复医师和康复治疗师，除了有丰富的康复医学知识，还必须具备扎实的临床医学知识，有较丰富的处理急危重症状况的临床经验，以及较强的应变能力和操作复杂仪器的能力。

三、重症康复的康复干预措施

过度镇静、不能活动以及谵妄的发生是机械通气患者严重的并发症。2012 年美国重症护理协会（AACN）就 ICU 患者如何实施早期活动问题发表了一份草案《ABCDE 集束化措施（ABCDE bundle）》，该草案规范了患者在 ICU 早期活动的具体实施。ABCDE 集束化措施是多学科间协调管理重症患者的项目，旨在减少过度镇静、不能活动以及谵妄等对患者造成伤害的并发症。这项集束化干预措施在 ICU 已广泛应用，且被证实是最佳的非药理学治疗方案。具体包括：A，唤醒（awakening trails），呼吸机辅助通气患者的唤醒试验；B，呼吸（breathing trails），自主呼吸试验；C，协作（coordinated effort），在减少或停止镇静剂，患者恢复自主意识后，注册护士和呼吸治疗师共同进行自主呼吸试验，重新评估是否改换镇静镇痛剂或者减少剂量；D，谵妄评估（delirium assessment），包括治疗及预防措施；E，early mobilization and ambulation,重症患者早期活动及步行。早期活动包括物理治疗(physical therapy,PT)和作业治疗(occupational therapy,OT)。PT 是指循序渐进的肢体活动,包括先被动后主动的关节活动、坐到床沿,下床坐椅子上和步行。OT 是通过有目的的活动来帮助患者消除躯体或精神心理障碍,从而使其获得最大生活能力。早期活动的成功执行是基于多专业人员的管理和支持,包括物理治疗师、作业治疗师、呼吸治疗师、临床执业医生或护士等,是基于患者病情相对稳定的前提下,重视患者良肢位摆放,鼓励患者早期肢体活动,并遵循循序渐进、坚持不懈的原则。

重症患者的康复干预措施包括物理治疗、作业治疗以及康复辅助措施等。物理治疗主要以运动治疗干预为主。运动治疗包括主动和被动两种运动方式,包括躯干控制、主动或被动阻力训练、四肢力量训练和功能训练、四肢关节活动、床椅转移、坐站转移、辅助步行等。通过锻炼可以改善肢体功能,预防肌肉萎缩、痉挛、关节畸形,进而降低致残率。当患者还处于镇静状态、病危或因脑病而不能进行主动康复训练时,就应该开始进行被动的关节活动度(range of motion,ROM)训练,其目的是保持关节的灵活性和防治关节挛缩。随着病情的好转,逐渐进行主动的治疗性活动,包括主动 ROM 训练、肌力/阻力训练、床上活动、下床、负重、站立及行走。

除了运动治疗,还可运用物理因子等多种理疗方法,包括经皮神经肌肉电刺激、功能性电刺激、非侵入性脑刺激技术(如经颅磁刺激、经颅直流电刺激)等方法。功能性电刺激通常用于瘫痪肢体的运动功能康复,它通过刺激相应肌肉的舒缩活动来降低疾病所致的肢体运动功能受限程度,同时它产生的肢体运动感觉也可以投射到高级神经中枢,促进肢体功能重建以及心理状态的恢复。治疗过程中应根据疾病导致的不同功能障碍,如伸腕功能障碍、足背屈功能障碍,来着重训练支配完成上述动作的关键肌群,在临床治疗上均能起到一定疗效。吞咽神经肌电刺激疗法采用低、中频脉冲电流来刺激吞咽肌群,以促进卒中吞咽功能障碍患者的恢复。超声波治疗仪可以通过其机械振动来达到松解结缔组织、止痛的作用。该仪器在卧床,尤其存在关节挛缩的患者运动训练前使用,可减轻患者的疼痛程度,松解组织粘连,提高治疗效果。

作业治疗的内容主要包括:①功能性作业治疗,包括 ROM、精细运动、肌力增强、耐力训练等;②日常生活能力训练,包括进食、更衣、梳洗、修饰、如厕等;③自助具、矫形器的应用训练等。重症患者因长期卧床,存在运动功能下降等情况,常会发生关节挛缩等并发症,所以对于重症患者来说,通过佩戴矫形器等辅助措施来预防跟腱挛缩等并发症的发生是十分必要的。

四、重症康复的质量控制

1. 重症康复原则　总的来说,重症康复应遵循"早期、正确、循序渐进、持之以恒"四大原则。重症患者应考虑实施科学、循序渐进的康复治疗,首先确保患者和医护人员的医疗安全。改善患者的功能障碍要分主次、先后,意识清楚的患者以脱机、坐位、站立为目标,意识不清的患者以预防压疮、水肿、深静脉血栓、关节挛缩、肌肉萎缩等并发症为目标。需根据患者的实时病情变化及时做出调整。早期康复应与疾病治疗同时进行,患者进入 ICU 24 小时后即开始评估患者是否适合进行早期康复。实施过程应包括"实施前系统评估、康复过程实时监测、康复终止指标、合适的康复方式、防治不良事件发生"等流程。对于运动治疗,应遵循"被动—助动—主动"循序渐进的原则,运动治疗可遵循以下步骤:①床上主动/被动运动;②床旁坐;③床旁站、坐在椅子上;④搀扶行走、独立行走等。

2. 康复介入时机 目前针对重症康复还没有统一的介入时机与中止标准。根据我国康复、神经重症专家发布的专家共识,建议康复介入时机如下:①血流动力学及呼吸功能稳定后,立即开始。②入 ICU/NICU 24~48 小时后,符合以下标准:心率(HR)> 40 次/min或 HR < 120 次/min;收缩压(SBP)≥90 或≤180mmHg,或/和舒张压(DBP)≤110mmHg,平均动脉压(MAP)≥65mmHg 或≤110mmHg;呼吸频率(RR)≤35 次/min;血氧饱和度SaO≥90%,机械通气吸入氧浓度(FiO$_2$)≤60%,呼气末正压(PEEP)≤10cmH$_2$O;在延续生命支持阶段,小剂量血管活性药支持,多巴胺≤10μg/(kg·min)或去甲肾上腺素/肾上腺素≤0.1μg/(kg·min),即可实施康复介入。特殊体质患者,可根据患者的具体情况实施。③生命体征稳定的患者,即使带有引流管(应有严格防止脱落措施),也可逐渐过渡到每天选择适当时间做离床、坐位、站位、躯干控制、移动活动、耐力训练及适宜的物理治疗等。

3. 康复中止时机 目前国内相关专家推荐的中止时机如下:①生命体征明显波动,有可能进一步恶化危及生命时,宜暂停康复治疗。具体指标见表 2-1-1;②存在其他预后险恶的因素;③或有明显胸闷痛、气急、眩晕、显著乏力等不适症状;④或有未经处理的不稳定性骨折等,亦应暂时中止康复技术操作。

表 2-1-1　暂停康复治疗的生命体征参数

心率	血压	呼吸频率和症状的改变	机械通气
● 70% 年龄的最大心率的预计值	● SBP > 180mmHg 或 DBP > 110mmHg	● < 5 次/min;或 > 40 次/min	● FiO$_2$ ≥ 0.60
● < 40 次/min 或 > 130 次/min	● MAP < 65mmHg	● 不能耐受的呼吸困难	● PEEP ≥ 10cmH$_2$O
● 新发的恶性心律失常	● 新启动了血管升压药或者增加血管升压药的剂量	● 氧饱和度 < 88%	● 人机不同步机械通气改变为辅助或压力支持模式
● 新启动了抗心律失常的药物治疗或合并心电或心肌酶谱证实的新发心肌梗死			● 人工气道难以固定维持

4. 重症康复流程 重症患者一般在入住 ICU 24~48 小时内进行功能评估、提出问题、确定目标、制定康复计划并确定是否适宜实施;72 小时内配合主管医生完成医护技等联合查房,制定危重症期的多学科联合诊治和康复方案。根据神经重症专家共识,神经重症监护室(NICU)康复流程图(图 2-1-1),可为其他重症疾病康复作参考。

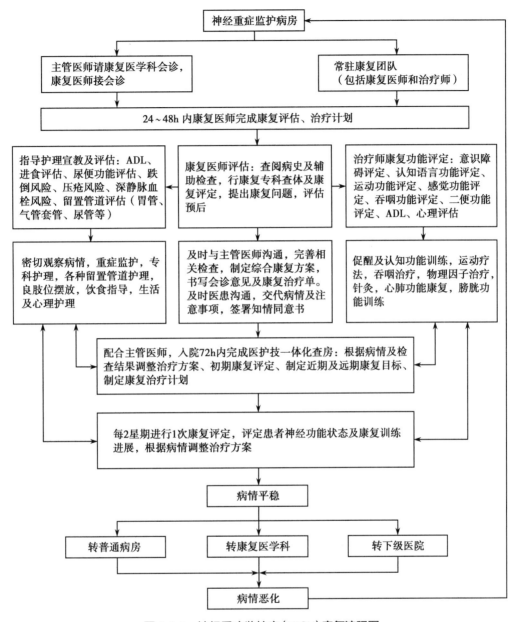

图 2-1-1　神经重症监护室（NICU）康复流程图

（刘宏亮　侯景明）

第二节　重症相关功能障碍与问题

危重症患者通常生命体征不稳定,病情往往较为严重并且变化较快。故临床上多采取仰卧位,甚至有时给予约束带制动、镇静止痛类药物来降低其组织氧耗;患者因疾病导致恐惧等心理障碍,且因体内置入各种管路,导致患者主动活动减少。长期限制患者主动活动而不给予足够的被动活动,可对患者尤其危重症患者的各种生理功能造成严重危害,如坠积性肺炎、皮肤受压或骨突处出现压疮、深静脉血栓,并可导致全身骨骼肌肉继发性肌萎缩、肢体肌力进行性下降及肌容量逐渐减少,造成肢体功能障碍,甚至使患者出现严重的不良事件,如体位性低血压、心律失常、心功能降低等,影响患者预后。重症患者常见的功能障碍与问题主要包括以下几个方面:

1. **ICU 获得性肌无力** ICU 获得性肌无力(intensive care unit-acquired weakness,ICU-AW)是指 ICU 重症患者除危重疾病外无明确原因而继发出现的肌无力。其主要临床表现为脱机困难、轻瘫或四肢瘫痪、反射减少和肌肉萎缩。ICU-AW 以对称的形式发生于四肢(特别是下肢),尤其是在近端神经肌肉区(如肩部和髋部)最为显著。有时累及呼吸肌,而面部和眼部肌肉则很少累及。ICU-AW 是临床危重病的一个常见并发症,超过 50% 的 ICU 患者患病。ICU-AW 可显著增加患者的住院时间以及在 ICU 的停留时间,严重影响患者身体功能及心理状态,增加再次住院率及病死率。而引起 ICU-AW 的相关危险因素包括脓毒症、长期制动、神经肌肉阻滞剂的使用、机械通气及营养不良等。

2. **谵妄** 谵妄是多种原因引起的一过性意识混乱状态,主要特征为意识障碍和认知功能改变,因急性起病、病程短暂、病情发展迅速,故又称为急性脑综合征。导致谵妄的原因很多,包括生理功能减退、任何躯体疾病和药物(如左旋多巴、镇静药、抗精神病药、激素、抗生素等)等。此外,内向性格、人际关系紧张、生活事件刺激等创伤性心理和社会因素亦易发生谵妄。谵妄的发病机制尚不清楚,考虑与大脑尤其是额叶前部氧化代谢降低关系密切。ICU 谵妄发生率高,国内外文献报道发生率不同,但均高达为 32.3% 以上,其中年龄大于 65 岁、机械通气、脓毒血症的患者发病率更高,达 70%~87%。谵妄可显著延长重症患者平均住院时间、增加病死率,加重转出 ICU 后认知功能障碍。目前缺乏有效的谵妄预防措施,综合干预措施可降低谵妄的发生,其中早期活动是治疗的关键。ICU 早期活动安全可行,可降低谵妄的发生及缩短谵妄的持续时间,改善患者预后。ICU 中开展早期活动治疗是基于"ABCDE"集束化干预措施的前提下,中断镇静后尽早开始肢体功能锻炼和作业治疗。

3. **神经精神问题** ICU 患者神经方面问题主要为意识障碍,根据觉醒障碍程度分为嗜睡、昏睡、昏迷。昏迷患者一旦生命体征平稳,应尽快进行康复促醒治疗。研究显示,在发病 3 个月内的康复治疗效果最显著,可明显提高苏醒率。常用的治疗方法包括药物治疗、高压氧治疗、神经肌肉电刺激治疗等。ICU 患者精神方面问题主要表现为认知障碍、焦虑抑郁、创伤后应激障碍等。重症患者由于受到严重疾病及在 ICU 内缺乏亲人陪护等因素影响,容易产生焦虑、抑郁及认知障碍,心灵脆弱、悲观,严重者甚至有自杀倾向,心理状态极不健康。早期康复治疗能够改善重症机械通气患者的功能状态和心理状态,一旦开始进行康复功能锻炼,患者对疾病的恢复就更加乐观。

4. **呼吸问题** 重症患者在 ICU 里由于自身疾病、长时间卧床、机械通气的使用、运动减少等原因,呼吸系统方面也会产生相应的并发症,如呼吸机相关性肺炎。呼吸机相关性肺炎是导致 ICU 患者住院时间延长、治疗费用增加及院内感染死亡的主要原因。有针对性地拟订和实施呼吸康复训练,对于重症患者来讲,其意义在于:①增强肺通气功能,提高呼吸机功能,纠正病理性呼吸模式,促进痰液排出;②改善肺换气功能;③促进血液循环和组织换气,提高日常生活能力。

5. **循环问题** 重症患者循环问题主要包括前负荷异常(降低)、后负荷增加和心肌收缩能力下降,一旦出现心脏改变,机体即调动自主调节机制以控制心脏功能改变的程度,若心脏功能改变的程度超出心脏代偿范围则可引起心功能不全,甚至表现为心力衰竭,从而引起肺脏、肾脏、胃肠道等重要脏器功能的进一步损害而陷入恶性循环。

6. 消化问题 重症患者常见的消化问题包括吞咽障碍、急性胃肠损伤和神经源性肠道等。重症患者的吞咽障碍主要包括原发型吞咽障碍和 ICU 获得性吞咽障碍。原发型吞咽障碍是由于患者意识障碍、吞咽中枢和 / 或其他吞咽相关器官直接受到损伤而导致的吞咽障碍。ICU 获得性吞咽障碍是指临床上为了救治患者而进行的必要的长时间机械通气、反复气管插管、气管切开等措施导致的吞咽障碍。急性胃肠损伤是指由于重症患者急性期疾病本身导致的胃肠道功能障碍。其发病机制主要为胃肠急性缺血缺氧后,肠黏膜屏障功能障碍、谷氨酰胺缺乏、胃肠激素紊乱等。神经源性肠道是一类由于神经系统病变导致肠道(主要包括结肠、直肠、肛门)功能失常,进而产生大便失禁、排便困难、便秘、腹胀、排便时间延长等一系列症状及并发症的疾病总称。

7. 泌尿问题 重症患者由于病情危重往往处于卧床而活动受限的状态,同时因治疗监护需要常留置尿管或间歇性导尿,这些均易使泌尿系统生理与代谢功能发生损害。其常见功能障碍可分为重症相关膀胱问题和重症相关肾脏问题。长期卧床会导致膀胱结石或肾结石以及泌尿道感染的发生率增高。重症患者泌尿系统感染可能会产生一系列并发症。包括上尿路并发症,如肾功能恶化、肾盂积水、肾结石、肾盂肾炎等;下尿路并发症,如膀胱炎、膀胱结石、膀胱输尿管反流、尿道压疮、膀胱逼尿肌失用性萎缩等。

(刘宏亮 侯景明)

第三节 重症康复的临床工作团队

一、康复医师团队

(一)重症康复医师的作用

重症康复的患者虽然病情暂时相对稳定,但仍处于危重、复杂的病情中,常存在多种基础疾病和并发症,需要多学科、多专业的医务人员协作施治,这些医务人员应具备全面恢复患者功能所需的专业技能与训练基础。一个合格的重症康复医师必须能够运用最佳的方式与相关专业科室的医务人员和非医务人员进行沟通,以满足患者各方面功能康复的需要,并提供相应的服务。

重症医师针对患者及其需求、识别急性病患者、启动早期治疗、支持患者度过危重期等,提供监护治疗,提高危重症治疗的连续性和质量。高级危重症医师的角色,促进了新的工作方式的出现并补充了现有的重症监护团队的角色。

(二)高级危重症医师

1. 推荐的条件(参照美国相关专科医师协会)

(1)高级危重症医师(advanced critical care practitioner,ACCP)应在修完重症医学院(faculty of intensive care medicine,FICM)课程后完成 2 年的研究生学历课程。

(2)在自主工作的同时,ACCP 应在一名训练有素的顾问指导下工作。

(3)ACCPS 应是 FICM 会员。ACCPS 在 FICM 课程结束前的培训应同等适用。

(4)ACCPS 应当完成独立的开处方课程。

(5)ACCPS 应该认识到自己知识和技能的局限性,不能进行他们觉得不熟练或不胜任的临床治疗。作为他们训练的一部分,他们必须培养高水平的临床判断与决策能力。

(6) ACCPS 应该在法定监管机构取得正式代码后执业。ACCPS 的实习需要在具有适当监督水平的医疗机构,并在 FICM 必修课程、国家教育和资格框架内实习。

(7) ICU 的住院医生可能是一个医学实习生、专业及准专业(specialty and associate specialist, SAS)医生或 ACCP。

2. 基于 FICM ACCP 课程框架的基本培训需求,要求 ACCP 应能熟练做到以下工作:

(1) 取得详细的病史,在适当情况下参考患者的检查。

(2) 开具临床检查。

(3) 利用他们的专业知识和临床判断作出可能的初步诊断。

(4) 提出初步的鉴别诊断。

(5) 决定并执行治疗,包括开处方或向患者提供适当的专科就诊。

(6) 计划并提供熟练的、胜任的医疗护理人员,以满足患者的健康和社会保健需求。

(7) 确保连续的医疗保障,包括随访。

(8) 评估患者的治疗和护理效果,并根据需要做出修改。

(9) 作为危重症治疗团队的一部分,在顾问的监督下独立工作。

(10) 确保每个患者的治疗和护理是基于最佳治疗。

(三)重症康复团队中医师的多学科性

重症患者的综合康复需要多学科的医务人员提供服务,这些医务人员应具备全面恢复患者功能所需的专业技能与训练基础。有关的临床学科通常包括神经外科学、神经内科学、老年医学、内科学、外科学、感染科学、妇儿科学、营养科学、精神心理科学、重症医学及基础护理,临床情况千变万化,有时也可涉及多个学科专业。

康复医学专业涉及的康复评估、物理因子治疗、运动疗法、言语 - 语言治疗、吞咽治疗、心理治疗、康复护理、营养康复以及社会工作等方面,需要由专业人员来实施。而一个称职的重症康复医师要能够运用最佳的方式与这些医务人员进行沟通,以满足患者各方面的需要并提供相应的服务。

(四)重症康复医师的业务素质要求

重症康复医师的资质要求其在内科专科住院医师规范化培训和接受全科医学教育的基础上,专注于机体功能障碍的发生、发展和变化规律。他们对某一临床学科问题的了解可能不如这一领域的临床医师,而且由于患者所需的康复评定和治疗往往不是某一个专业人员所能全面提供的,因此康复的团队成员常常需要根据各自的专业领域或临床专业进行分工。为避免不同学科之间的隔阂造成对于所需康复评定、治疗和实现康复目标过程的中断或疏忽,常常需要通过小组交流来制订综合的康复计划。

重症康复医师需要熟悉并掌握重症患者康复评定项目及实施,需要经过多年的学习才能获得对患者进行有效康复评定和治疗的专业技能。其中包括使用针对某些器官 / 系统功能的标准检测设备,如神经电生理检查、心肺功能检测、运动功能测试等,学会明确表达和交流本专业学科的治疗计划和目标,对患者、家属以及其他专业人员进行宣教和交流,开展专业学科的评定、治疗以及监测预后。利用各自专业优势、从不同的专业角度,提出本专业的康复计划。

作为重症康复团队的核心人员,不仅应熟悉复杂疾病的临床处理原则和方法,而且要通晓康复团队中各学科的专业知识,熟悉各个专业领域的技术及治疗手段及其对患者的利弊,确定患者所需要的康复范围,保证资源的合理利用。

由于重症康复涉及的专业多样性,对于团队成员尤其是康复医师来说,交流、沟通和组织能力及其技巧是很重要的。

（五）重症康复医师的工作模式

重症康复涉及多个专业学科,需要多学科的专业成员协同工作,因此重症康复在临床上的工作模式是"团队工作"（team work）模式。

1. **常规医疗模式** 常规医疗模式（medical model）源自医师与患者的一对一医患模式。当主治医师认为患者需要其他专业人员参与临床诊治时,就会安排临床会诊,应邀会诊的该专业人员只是针对主治医师提出的患者问题提供本专业或一般性的意见;会诊后的临床医疗效果取决于会诊专业人员的意见水平以及主治医师采纳该意见的情况;以后其他专业人员的随诊取决于主治医师所认为的患者问题的解决情况。会诊者在提供专业的会诊意见或临床处理前,一般先要与主治医师就病情进行了解和讨论,因为主治医师所知道的一些患者情况可能是会诊者事先无法得到的。当重症康复患者出现一些专科临床问题而主管康复医师又无法采取相关专业的医疗措施时,这种常规临床合作模式——临床会诊,就会提供必要的帮助。这种医疗模式对于解决重症康复患者早期以及疑难重症的临床问题是有效的,而且因其有明确责任人,也一直为国内的执业医师法所认可。但当重症康复患者需要全面功能康复时,单纯的临床专科会诊将无法满足重症康复团队中医学的、非医学的、各临床学科、非临床学科以及各个康复治疗专业成员之间的交流和工作沟通。通过临床会诊模式为多个专业人员进行各自专科处理提供了平台,但是主治医师对这些专业人员之间工作的协调还需要更加科学合理的协调模式。

2. **多学科团队模式** 多学科团队模式（multidisplinary team model）,是指在一个共同目标的基础上,为需要经常在一起工作的各个专业人员提供相互交流和合作平台的工作模式。这种模式的特点是由一名有一定权威的、资深的主治医师（通常是康复专业医师）主持康复工作,主要由该康复医师同各个参与康复的专业人员进行康复意见沟通交流,而参与的专业人员之间的交流被降到最小,或只有必要时在该康复医师主持下进行交流。在国内综合医院的康复医学科中,这类康复医师通常担任康复医疗组长的角色。

多学科团队在这种责任和管理线路清晰的工作模式中可得到有效的操作,能够突显出康复医师在团队中的中心地位,但团队成员之间横向交流则受到影响。这种阻碍团队成员之间横向自由交流的倾向,被认为是参与康复医疗的各个专业人员发挥其最佳作用的一大障碍,有可能影响重症康复患者的全面康复效果。

3. **交叉学科团队模式** 交叉学科团队模式（interdisplinary team model）的特点是在多学科团队模式垂直交流的基础上,加强团队成员间的横向交流。建立该种团队工作模式的目的是希望通过团队成员间横向交流的加强,充分发挥集体智慧,形成集体决策,制定出最佳重症康复方案。同时,该方案实施过程中出现的问题,由团队成员集体负责。交叉学科小组工作模式中,通过成员间不断地横向交流,使问题得到明确和解决,因此,不同层次的康复医疗机构在制订和实施康复医疗计划的过程中,也可参考此种工作模式。

该种团队工作模式中,患者被认为是工作团队的组成部分,并且是所有团队成员考虑问题的中心。由于强调团队成员的共同交流和责任,因此患者的重症康复协调会议可由团队中的任一成员来主持。这种工作模式的实施使团队成员间可以更加自由地交换意见、并从这种集体合作中所产生的"共鸣火花"（新理念、新设想）中获益。

这种模式的不足之处在于:针对患者的康复医疗协调沟通/会议需花费较多的时间;许多康复医师可能对这种团队决策的程序感到不适应,因为康复医师通常被认为是团队康复计划制订和实施中的最大的医疗法律责任承担者;尤其是当康复计划与康复医师的想法和期望有所不同时,由康复医师按照团队讨论的计划开具相应的康复或医疗处方就有一定阻力,而医疗文书的耽搁可能会对预期的最佳康复结局产生负面影响。解决上述问题可通过以下方法:使团队成员充分认识交叉学科团队模式的特点和运作程序并接受相应的训练和教育;同时团队成员所具有的学术水准、责任感,尤其是个人素质是该模式运作成功的基础,也是康复专业人员之间和/或以及各科医师之间顺利转接患者的基础。

团队成员的个人素质应包括:能正确对待和理解其他人不同的意见和观点;工作上能相互依靠;乐于充当团队其他成员之间的协调者;具有创新精神、宽容固执和挑战性的观点;承担风险、团队决策的服从性;没有明显的影响团队合作的人格缺陷等。

4. 跨学科团队模式　跨学科团队模式(transdisciplnary team model)不仅提倡团队成员之间相互交流,合作实施康复医疗,而且鼓励团队成员个人实施跨学科之间的康复医疗活动;例如,"卒中单元"中的神经科医师单独或与康复治疗师一起合作实施康复医疗活动包括徒手康复训练和评定等,康复治疗师单独或与医师一起进行各种注射治疗(包括肉毒毒素注射、封闭治疗、关节腔内注射治疗,甚至各种神经阻滞注射治疗等),至于中西医结合康复医疗在重症康复中应用的例子更是不胜枚举。

跨学科团队模式的产生,一方面与团队成员所受医学教育的背景有关,另一方面也是由于国内康复专业人才现状决定的。国内康复医学的发展与国际先进水平存在一定距离,在医疗市场专科康复医师和专科康复治疗师人力现状和专业培养缺乏的情况下,国内的实践证明,跨学科团队模式对重症康复患者是十分有效的;另外,康复团队成员接受的多学科交叉训练或具备的多种技能为团队成员之间的交流合作提供了更高的平台,为患者的康复医疗和功能恢复也提供了更多的机会和空间。这种团队模式有利于避免学科间孤立的工作模式产生,团队成员(包括患者)之间、学科之间信息交流的广泛以及对康复医疗活动共同参与和配合是跨学科团队模式的特点之一。

跨学科的信息交流被给予很高的评价,医师、康复治疗师或训练指导者认为这提高了他们各自的专业技能。人们期望并且提倡在未来的工作团队中,应有越来越多的康复医疗专业多面手。但是,作为主要康复医疗人员的医师,会质疑这种专业知识的非正式共享和协同康复医疗的模式能否使团队成员个人胜任非本专业领域的工作。这种论点在强调执业许可证和资格证的基层康复医疗机构会引起不小的争论。是重视跨学科康复多面手的发展,还是强调各学科专业人员的团队协作一直是现实康复医疗活动中的一对矛盾。

哪种康复医疗工作模式最有利于重症康复患者,目前尚缺乏调查研究。研究的困难在于调查所涉及的指标,如患者及其家人的满意度、康复结局的可比性,尤其是团队成员个人背景资料采集的准确性等。不同的团队工作模式在不同的具体工作环境中可能效果不同。常规医疗模式、多学科团队、交叉学科团队及跨学科团队模式在不同的康复医疗环境中都可存在。在三级医院或综合医院住院部的重症康复医疗中,经常应用的是常规医疗模式,现实的情况是当非康复医学专业的主治医师将患者的康复治疗安排给康复医学科专业人员时,不同专业成员之间的业务交流是很难深入的。在一些综合医院的运作程序中,非康复医学专业医师的医疗门诊需要进行康复医疗时,例如重症康复、呼吸康复、心脏康复、骨科康复等门诊,多采用由一个主要医师负责的多学科团队模式,即由一名专科医师(非康复医学专业)

带领一队专科康复治疗人员。交叉学科团队模式通常包括一队固定的康复治疗人员,在综合性医院、医疗单位或机构的康复医学科中,他们常常是通过康复医师与各个专科康复治疗成员之间的联系而建立的。在后期康复或康复平台期,当需要一组固定的专业人员为患者提供长期康复医疗,并且患者及其家人对认知教育比进行物理治疗的需要更迫切时,则更多采用跨学科团队模式。

这些不同的团队工作模式目的在于通过加强交流从而使康复医疗更为协调。不同背景的康复医师可能偏爱其中一种模式,但实践证实,不论哪种模式,与患者及参与康复医疗的各个专业人员进行交流是很必要的。

(六)重症康复临床工作团队成员之间的沟通

在综合医院,临床医师一般通过药物处方、康复处方、医嘱以及会诊单等医疗文书与重症康复临床工作团队成员进行沟通,团队内部的工作会议、成员各自的专业病历记录、康复医疗和康复护理记录的信息共享也是团队成员之间交流的重要渠道。

1. 康复医疗文书和医嘱 由医师填写的功能评定和/或康复治疗申请单以及康复治疗师填写的记录单(统称“康复医疗文书”,下同)是临床医疗文书的一部分,也是其他专科医师与康复医师、康复医师与康复治疗师之间主要工作沟通形式,康复医疗文书一般也包括康复团队对功能评定或康复治疗计划制订和执行情况的集体意见记录。具体康复措施(评定和治疗)的实施必须有康复医师的医嘱作为医疗法规的依据,并且是医疗付费或各种医疗保险付费的凭证。

康复医师具备的优势是清楚所采用的康复治疗是怎样影响疾病的病理生理过程的,这些知识是患者得到安全治疗的保证。康复医师所属的康复医学专业要求其熟练掌握与机体功能变化过程有关的物理学、生物物理学、生物化学、生理学以及病理生理学等学科知识。但是康复医师能否开出(制订)合理的康复医疗文书或医嘱,例如物理治疗处方中的治疗强度、使用方法、部位、时间、频率及保证治疗安全的预防措施等,不仅取决于医师本人的专业水平,也取决于康复医师对康复治疗师素质及其专业情况的了解。康复医师的康复医疗文书(处方)或医嘱是具有法律效力的,如果没有专业上的团队默契并且在康复医疗过程中得以实施,就会失去医疗监督的安全网。

更具专业水平的康复医疗文书和医嘱应该是:既能将患者置于有效的医疗安全监督之下,又能鼓励康复治疗师在实施康复治疗过程中的创造性思维和主动性工作。

2. 常规医疗模式的工作沟通 在常规医疗模式中,患者通常通过转诊才能接触到康复医师,即物理医学与康复的专家。作为康复的第一个目标,康复医师会将相关的医学问题归纳到特定的功能障碍中,例如脑损伤所致的功能障碍性肌张力异常或脊髓损伤患者膀胱问题的康复,除了实施临床药物治疗外,康复医师通常会将患者的康复训练与治疗通过康复处方安排给相关康复专业的康复治疗师。

在国内的综合医院(如三甲医院)内,常规医疗模式是目前比较普遍的康复医疗模式。这种模式对康复医师提出了更高的业务要求,经过正规全面临床培训的康复医师,不仅应熟悉导致机体功能障碍的各种疾病和损伤的临床医疗处理方法,而且要通晓康复医学专业中各种亚专科的学科专业知识、各个专业领域的技术,以及治疗手段及其对患者的利弊,以便确定患者所需要的康复范围,保证现有资源的合理利用。

训练有素的康复治疗人员(康复治疗师)应能够按医疗文书的要求实施综合物理医学与康复治疗计划,并能将康复过程中的功能变化及效果及时反馈给主治医师。

3. 多学科团队模式的工作沟通　在多学科团队中,康复医师可以是团队成员、顾问,而更主要是作为主治医师。按照临床医疗规范,必须有针对康复评定和康复治疗的专门医嘱,在康复过程中,随着患者病情和功能状况的变化,康复医嘱常常会有所调整。康复目标的设定和治疗安排可通过比书面形式更简洁的口头交流在团队内进行讨论,这就使综合康复治疗中较细节的部分得到更有效的转达和协调。

团队内沟通的渠道一般包括各种专用康复评定、康复治疗的记录单(包括各次功能评定结果、治疗记录、患者反应,以及小结和康复建议等),这些记录必须便于团队成员(主要是专业技术人员)查询和共享(通过纸质医疗文书或网络共享),以便了解患者各方面的功能变化和现状。也可以在定期的团队业务会议上进行反馈,通常由团队负责人(多为主治医师或技师长)决定对所提出的问题及会议内容组织整理而形成新的康复医疗计划。

很多康复治疗上的改变是由口头医嘱下达的,再通过定期或不定期的团队内部业务会议进行调整。在这种运作机制下,治疗安排和医嘱中一般不包括医师随访的时间、次数和初次医嘱执行情况的报告,在多学科团队会议上团队成员之间有一定程度的沟通合作,但不如交叉团队小组会议可以更流畅地对问题进行交流。

4. 交叉学科团队模式的工作沟通　交叉学科团队成员的初次康复医嘱或记录,其格式一般是基于所在医院的医疗文书要求,并按照康复医学专业总体评定、专科评定、专科康复治疗所需设备和人员制订的综合康复医疗计划。有时为了避免在制订康复方案上耽搁时间,也可先进行一些适用性比较广的康复评定和治疗(如"日常生活活动评定和训练")。

特定的康复评定和治疗必须由团队讨论和协调后按照综合的、个体化的康复医疗计划来进行。如果患者的康复计划不具有针对性,而仅是一些进行初次评定和一般康复医疗的普通医嘱,或者仅仅是依据某项康复治疗方案的治疗医嘱(如"四肢瘫痪综合康复训练"),那么就很难保持团队成员的活力和创造性解决问题的特点。

普通医嘱形式体现不出患者特定的、个体化的康复需要。另一种情况是康复治疗师根据患者的个体情况修改治疗方案,仍旧采用孤立的,而不与团队其他成员沟通的治疗方法,这样就失去了交叉学科团队工作程序的优势。尽管交叉学科团队模式强调互助合作、各个专业都是处于平等地位,但并不排除团队成员独立地、创造性地建立自己的特殊康复医疗方法。例如,临床主治医师在使用解痉药、抗抑郁药物、抗精神病药以及镇静剂等之前,应该考虑物理治疗师、作业治疗师和语言治疗师等专业康复中存在的问题,并与之进行商讨。团队成员的专业领域各不相同,特定的康复措施应分配给团队会议中认定的、在该领域最出色的团队成员去执行。

医疗医嘱一般由主治医师根据临床上患者功能康复实际情况下达,但特殊的(个体化的)、综合的康复措施应由全体团队成员讨论决定。综合医院的医疗收费包括医疗保险缴费项目的医嘱由主治医师签署才有效。为使交叉学科团队工作模式能正常运作,可以与团队成员内部、科室和医院医疗管理部门达成共识,并在医疗法规的框架下制订相应的规则。

建立交叉学科团队工作模式是一项有压力的、具有挑战性的和耗费时间的工作,但对于发展良好的合作关系,制订出最佳康复医疗计划具有益处。通过开展交叉学科团队工作模式,还可以形成各个康复医学和临床医学各个专业的优势互补,提高和拓展团队成员的专业水平和范围。

5. 跨学科团队模式的工作沟通　在跨学科团队工作模式下,康复过程中患者涉及的问题可能需要多个或所有团队成员共同商讨或处理,通过专业信息共享、达到理想化的工作沟通模式,为共同制订和实施康复方案提供基础。该模式要求团队成员具有共同的合作工作理念,让团队每位成员感觉互相需要依靠其他成员在其专业康复领域提供协助,同时自己所实施的康复医疗行为也能对其他成员在工作上提供一定帮助。不同康复医学和临床医学专业学科间对患者康复治疗和评估进行工作沟通的渠道会更加畅通,而不会过分强调各自专业的独立性和权威性。这样的专业团队有利于解决交叉学科和/或边缘学科方面的问题。

6. 团队工作沟通所存在的问题及对策 除了康复合作理念的建立需要教育培训,康复医学专业人才和全科人才的缺乏也是现实困难,医疗法规对于跨学科执业和医疗行为的规定也存在着争议;现行的医疗与康复体制对经济利益的关注也使该模式的运作及工作沟通常常陷入窘境。例如,按跨学科团队工作模式,一位患者计划由三个不同专业的康复治疗师协同治疗 1 小时,其收费是按 1 小时、还是按每人 1 小时? 应该将康复治疗时间安排给收益最多的专科康复治疗师还是在所有康复治疗师中平均分配? 团队协作的康复医疗模式对患者的全面康复有益,一些团队医疗人员的专业能力也能得到拓展,但对于个别优秀的专业人员其个人专业技能的发展可能会因团队合作受到限制。

灵活的康复医疗方案应适应患者病情的变化。但在实际操作中,常常因没有多少时间对应采用哪种康复医疗方法进行商讨和选择。当在医师和/或康复治疗师之间进行患者交接时,原有的康复医疗计划因不可能保持与当前的相一致,而会给患者康复与医疗造成一定困难。

多数情况下,康复医师将患者安排给康复治疗小组,而医师本人并不参与治疗师的工作。在这种情况下,常规的临床医嘱形式不能使医师的考虑和治疗目标得到充分表达,特别是在正式团队工作会议不可能经常召开的情况下,由于康复治疗师自身专业范围的限制,对各自专业领域以外的康复医疗问题可能难以全面理解。

有时团队个别成员不愿意遵循拟定的康复方案或医嘱,而是依据自己所认为对患者最好的方法采取康复措施而不与患者的主治医师商量,这会损害团队中的信任和主治医师负责制的规则,会使治疗师和患者处于没有医疗监督的状况,患者的医疗安全和全面康复将难以保障。不同康复或医疗机构中的不同医师对实施康复治疗过程的介入程度不同,在没有或缺少主治医师介入,又缺乏畅通的康复措施实施过程和结果反馈渠道情况下,在一定程度上会鼓励康复治疗师采取自作主张的康复措施。

工作团队中的康复医师与相关康复医疗人员之间的关系应该是相互合作和相互支持,以独断、固执的态度进行康复医疗活动会影响团队成员创造性的发挥和成员之间问题的解决,从而影响患者的康复医疗质量。以下是团队成员之间避免工作沟通出现问题应遵守的规则,可供参考。

团队成员工作守则:

(1) 不议论其他医师和康复治疗师,尤其是在患者面前。

(2) 每次治疗患者的情况及主要变化都通过规定的记录单等康复医疗文书及时反馈给主管医师。

(3) 充分利用现代通信手段和网络及时告知团队成员患者的情况和本人的康复治疗计划及进展。

(4) 在未与相关团队成员(主治医师)沟通之前不擅自与患者或其家人探讨后续康复医疗事宜。

（5）无主治医师的要求，不在现场进行康复评定和治疗。

（6）对于患者费用问题应与转诊医师主动沟通。

（7）慎与转诊医师讨论由其负责的医疗文书记录（具有法律效力的），尤其是有争议的内容。

（8）主动了解每个团队成员对患者的康复计划及其工作方式，尊重个人习惯和爱好。

（9）康复治疗师不能将已安排给自己的患者随意再交给其他治疗师，除非取得了主管医师的同意。

（10）勿截留其他团队成员或医务人员的患者。

（11）及时有效地回应会诊请求。

（12）在团队成员和同事面前始终展示和保持最佳状态。

（13）如果确实不能提供团队成员或其他医疗人员提出的帮助请求，应明确告知自己的意见和建议。

（14）记住团队成员或相关人员的联系方式并及时回复和沟通。

（15）勤记、谨记患者需要。

（16）合理应对医患关系，疏通患者的情绪宣泄渠道，应就事论事。

全面的医学康复要求各方面团队成员相互配合，努力为身心损害者提供全方位的康复服务。患者所需要的康复服务包括：从急性期到恢复期的医疗问题，身体所受的各种损害及其相互作用，以及每种损害对其心理、职业及社会适应的影响等。康复医疗团队成员之间工作沟通的主要目的是针对患者的需要进行交流并协调地彼此合作，工作沟通形式应以各有关专业人员能够接受、有益于相互合作的方式进行。当交流与合作出现问题时，针对患者全面康复需要所采取的康复医疗措施就可能出现多余、不协调或不完全等情况。因此，保持理想的团队工作模式和沟通形式、明确和互相知晓各自的康复方案和共同康复目标并以此为工作方向，是保障患者全面功能康复的基础。

二、重症康复治疗师团队

康复医学科收治的患者具有病程长、恢复慢、最佳康复时期短、致残率高的特点，患者常遗留不同程度的认知、语言、感觉和肢体运动功能障碍等。康复早期的治疗是决定康复效果的关键因素，很多患者康复效果不佳的原因是缺乏疾病知识、错过最佳治疗时机。

以下是国内某三甲医院康复医学科在康复病区建立的加强呼吸监护病房（IRCU）运作模式，全科共有 58 张床位，其中 16 张床位为重症病房所属，科内共有康复治疗师 20 人，分为物理治疗（PT）、作业治疗（OT）、言语治疗（ST）、中医康复和康复评定 5 个小组，其中重症病房配置 4 名治疗师负责患者的康复治疗。

（一）治疗师团队

1. 硬件配备　该病房增设了门禁系统，工作人员刷卡后可开门进入，防止治疗期间非工作人员出入，有效地维持了病房秩序。由于重症病房均为气管切开患者，长期卧床，抵抗力差，为了减少患者感染的机会，同时限制患者家属探视时间，防止过多外来人员进入，带入细菌，探视家属需穿戴专门的隔离衣；为防止患者之间的交叉感染，重症病房配置专床专用的康复治疗设备，同时在患者转到普通病房或出院后对设备进行维护和消毒；每张病床配有专用洗手液、手套、隔离衣，治疗师接触患者前后需洗手。

2. 治疗师人员职责 重症病房的治疗师均实行"分管床位"模式,每位治疗师负责 4 名重症患者的所有康复治疗,治疗项目包括 PT、ST、OT、传统康复治疗。由于患者均为重症患者,病情复杂,基本均为气管切开,每张病床都需配备现代化的监护设备和高新尖端生命支持装置。因此,治疗师除了掌握基本康复治疗技能,还需对高新现代设备和心电监护仪、血压计、吸痰器、体温计等常用仪器进行熟悉和掌握其操作,便于治疗过程中随时观察患者的情况变化。治疗师需要全面掌握患者的病情、治疗、心理等情况,根据这些情况利用"医护技合一"的优势制订个性化康复治疗方案,同时根据病情变化及时调整康复治疗方案。另外和医生、护士保持良好沟通,合理安排和协调每位患者的医生查房、康复功能训练、高压氧治疗、输液、检查等时间,保证患者的康复治疗按时完成。患者家属、陪护也是康复团队中的成员,因此治疗师有职责向家属及陪护宣教基本的协助患者翻身、体位转移等方法及康复知识,让他们更好地认识到治疗师的作用并参与到患者的康复过程中。

3. 治疗师的培训 重症病房治疗师同时负责患者的所有康复治疗,这对治疗师的康复治疗技术要求甚高,特别是康复治疗技术在重症患者康复中的应用。重症患者的病程复杂多变,在治疗过程中有可能出现各种临床变化,所以必须加强对治疗师基本临床医学知识和临床急救措施培训。定期对临床常用基本仪器操作进行考核,保持一定的熟练度。

4. 康复治疗的流程 新入患者第一天,由上级医生带领管床医生、管床护士和管床治疗师一起查看患者病情并进行讨论,同时治疗师须了解在康复治疗过程中的注意事项,如骨折部位、血栓、心功能、血压等情况。评定室治疗师对患者进行首次全面康复评定,内容包括意识状态、运动功能、吞咽功能、认知功能、心肺功能、ADL 等。治疗师和医生、护士、评估组共同制定康复治疗方案并实施。对患者情况及时评估,记录患者变化情况,及时调整康复治疗方案。

(二) 康复治疗的重点

1. 预防并发症是康复治疗的根本 由于患者多为昏迷气管切开,长期卧床,容易出现压疮、肺部感染、关节变形等并发症。在患者病情稳定后,可在心电监护下进行电动起立床训练,密切观察患者血压、心率变化。足下垂或者关节变形患者佩戴矫形器,督促患者家属或者护理员进行翻身拍背,使用震动排痰仪对患者进行排痰,防止出现肺部感染。

2. 促醒是康复治疗的关键 目前入住该病房的主要为颅脑外伤、多发伤、脊髓损伤、脑卒中等病情重处于昏迷的患者。家属的康复目标大多数是希望患者能够清醒,治疗师根据评估结果对昏迷患者设定短期或者长期目标,促使患者清醒。治疗师对昏迷患者实施运动促醒技术,包括使用声、光、电、温度等对患者皮肤进行刺激,进行早期促醒治疗。

3. 安全治疗是保障 重症患者容易出现焦虑、抑郁及创伤后应激障碍,加上病房内监护设备的报警声、工作人员紧张处理病情的氛围,患者容易出现情绪低落、烦躁不安等表现。有些具有认知障碍或精神症状的患者,在康复治疗过程中不能积极配合,容易出现损坏康复治疗仪器的倾向。出现意外事件不仅增加科室和患者的负担,同时患者有可能受到再次伤害,还可能给医院和科室带来纠纷。康复治疗过程中把患者的安全放在第一位,治疗实施前治疗师应和医生、护士进行讨论和评估,共同制定及落实安全治疗的措施,把风险降至最低。

4. 将康复治疗技术早期介入危重患者中

(1) 保持肢体的功能位及关节被动运动:危重患者大多处于被动体位,为预防关节挛缩,治疗师需要对患者进行被动运动及良肢位摆放的训练。

(2) 呼吸训练及排痰训练:患者进行深呼吸训练,以增大肺潮气量,增强膈肌力量,减少气道阻力和无效腔,鼓励患者进行有效咳嗽、咳痰,能够很好地防止出现肺部感染。

(3)物理因子治疗:重症患者因长期卧床容易出现肌肉萎缩,神经肌肉电刺激是目前防止肌肉萎缩常用的方法之一;对脑损伤患者进行头部磁疗,促进脑损伤恢复;对于气管切开、肺部感染甚至多种药物长期治疗无效的患者,超短波联合紫外线疗法有显著的疗效;对于手术伤口、压疮部位,对伤口进行清洗换药后给予紫外线治疗可取得明显疗效。

(4)语言治疗:对患者的语言及吞咽功能进行筛查评估,根据失语症类型指导患者进行听、说、读、写等方面练习;可对吞咽障碍患者进行饮食指导,可使用点头吞咽法、转头吞咽法、空吞咽或改变食物形状等。

(5)传统疗法:针灸作为一种传统的康复治疗手段,在患者康复过程中,特别是促醒中起着重要的作用。

(三)重症患者早期康复治疗的意义

1. 康复医学科重症病房的治疗"集中化"提高了治疗师的工作效率。将危重、自理能力差,需要更多早期康复治疗的患者集中一室,避免治疗师推着机器在不同病房来回走动和巡视,节约时间,提高工作效率;同时,由于患者病情容易变化,治疗师需监视患者康复治疗的过程,患者"集中化"治疗,治疗师可以监视不同患者的治疗过程,便于治疗师合理安排患者的各项治疗时间,提高患者康复训练的依从性。

2. 康复训练更有针对性,规范性。重症患者"集中化"康复治疗,针对功能障碍制订康复治疗措施,逐步形成规范化的临床路径。

3. 早期介入改善患者心理认知变化,提高康复的依从性。早期康复的介入,让患者明确认识到自己的疾病和情况,重新认识自己目前的角色,调整心态,积极投入到康复训练中。

4. 建立积极的康复环境与和谐的人际关系。重症患者的"集中化"治疗为患者康复训练提供了开放、积极的氛围,使患者获取更多的康复信息,利于患者之间的相互交流和鼓励,提高患者的配合程度,提升康复治疗效果。患者"集中化"治疗提高了患者和家属的满意度,患者和家属可以及时找到治疗师进行沟通,了解治疗变化情况。患者和家属参与到康复治疗中,与治疗师、医生和护士保持密切联系,真正达到团队治疗。

三、重症康复病房的护理团队及护理管理模式

以往有文献报道在医院建立急性监护和康复相融合的卒中单元模式,改善卒中患者的医疗管理模式,为卒中患者提供药物及康复的综合治疗方法。康复医生及康复治疗师到各相关专科或重症监护室进行早期康复治疗,且取得较好的效果,不仅缩短了患者在 ICU 的住院时间,降低了并发症的发生率,也降低了患者的致残率。但在康复医学科中建立重症康复病房,开展早期康复,国外早有报道,而国内报道较少,管理模式也在实践探索中。

随着对临床路径和缩短平均住院日的大力倡导,大部分危重症患者在病情稳定后即转到康复医学科继续治疗。这部分患者主要为颅脑外伤、脑卒中或颈髓损伤,甚至分别从综合 ICU 及神经内、外科 ICU 直接转入康复医学科,他们或昏迷或气管切开,在康复治疗过程中仍随时可能出现病情变化,甚至需要各种监护措施,打破了传统的康复医学科收治患者病情相对平稳的模式。

我国于 2010 年开始,在综合性三级甲等医院的康复医学科建立重症康复病房(强化康复单元),重症康复病房有专门的医师、治疗师及护士团队,三个团队有分工也有合作,共同

的目标是在对重症患者进行救治同时联合物理、吞咽、作业、传统康复治疗及矫形器适配等康复技术,运用康复护理技能减少并发症、促进功能恢复、降低死亡率及致残率。

（一）重症康复病房设施的准备

1. 病房位置的设定 该病房收治的为暂时病情稳定的危重症患者,患者需要康复技术早期介入的综合性治疗方案,大部分患者仍需要药物治疗,且随时有病情变化,与传统的康复技师到其他重症监护病房做治疗不同,还要随时对患者进行抢救及病情的处理,因此为了便于医生、护士快速到达病房,将病区设置在离医生办公室、护士工作站最近的病房,并有患者及医务人员两个通道,病区设立独立卫生间以训练患者如厕。

2. 设备的配备及管理 现代化的监护设备和高新尖端生命支持装置在重症病房的应用,不仅有利于患者的病情观察,还能节约人力资源,提高临床诊治水平。重症康复病房是在康复医学科病房内建立一个以重症治疗与早期康复治疗相结合的病房,因此,除了配备康复设备如电动起立床、各种物理治疗仪及震动排痰仪等,还要充分考虑到患者急救所需。需根据患者疾病特点,结合 ICU 的设备要求,配备各种抢救器材如除颤仪、急救车、屈颈灯、气管切开包、心电监护仪、微量泵、输液泵、营养注入泵等,便于患者及时得到救治,每个病床头配中心吸引、中心供氧装置和独立照明顶灯并随时处于备用状态。设定专门的设备房间,由专人负责管理,每周检查设备的备用状态,及时充电,设备房配备除湿机及空调,防止潮湿气候对设备的危害,工作人员均要进行仪器设备操作、保养培训及考核。

3. 病房内基础设施的设定 根据病区收治危重患者百分比情况设置床位数,病床既要适用于抢救也要适用于患者康复所需,还要考虑到躁动患者的安全,建议病床为电动三摇床,可通过电脑控制各种精确角度来调整床头或床位的位置,有利于患者进行起立床站立训练、体位排痰;床头摇高便于患者进食、吞咽训练、体位训练;床尾摇高便于患者抬高下肢、防坐位下滑;整床上抬下降便于患者行坐位训练及防跌倒,也便于抢救,配床上桌便于患者自己就餐、ADL 训练及作业治疗。每个病床有围帘,既保护患者隐私,也方便患者休息。为了防止交叉感染,每个床位配备一台小治疗车,放置心电监护仪、微量泵、营养注射泵、患者专用的血压计、听诊器、手消毒液、体温计等。

（二）重症康复病房患者的准入及转出标准

目前国内康复医学科重症康复病房没有明确的收治准入标准,范建中等曾报道主要收治对象为患有颅脑外伤、多发伤、脊髓损伤、脑卒中等病情相对平稳但仍需加强病情观察及治疗护理的患者,他们大部分处于昏迷状态、仍留置气管套管及需要心电监护等。此外,康复医学科普通病区患者发生病情变化需要行紧急抢救监护也随时转入重症康复病房,当患者病情稳定或气管切开患者拔除气管套管三天无异常可以转至普通病房,与医院的综合 ICU 建立双向转诊,病情危重的患者经处理生命体征仍不稳定或需持续生命支持即转至综合 ICU。双向转诊制使患者在疾病的急重期也能得到早期康复介入,让患者在有需要时能及时得到综合医院各专科的技术力量支持,保障医疗资源的合理使用,也加强了各专科之间的合作和联系。

（三）重症康复病房的护理管理模式

1. 护士的配备 重症康复病房护理人员配备要结合 ICU 与康复病房的特点,该病房为康复病区的重症病房,患者病情相对较重,护士工作量大,因此配备的护士需要工作责任心强,工作能力强,有爱伤观念,具有敏锐的病情观察能力,能及时预先处理病情变化,收集患者病情变化信息,进行真实、动态的评估,为患者的诊治、康复训练提供依据。同时还能运用康复护理技能及理论为患者进行早期康复护理。重症康复病房护士建议在康复医学科工作5年以上,具有责任组长管理经验,本科以上学历,经过康复及重症监护双重培训,取得生命支持合格证书,工作能力得到康复医生、治疗师的认可。在薪酬待遇、评奖及进修方面给予倾斜。

2. 护士的培训　入重症康复病房岗前培训包括重症护理技能培训,为期1个月;神经内、外科 ICU 各1周;外科 ICU2 周,康复护理技能培训2周,内容包括:吞咽功能的筛查、良肢位摆放、二便功能评定及训练、持续植物状态的促醒护理、体位排痰、呼吸训练等。由于目前还未有重症康复病房护理人员的准入制报道,因此,我国康复医学科也仍处于摸索阶段。

3. 护士工作模式　护士长直接管理该病房,每天对入住患者查房1次,如有患者抢救,随时参加抢救。工作模式为卫生部门创优质护理所要求的"责任制大包干",三级管理模式:设置护理组长,负责管理整个病房,指导其他护士工作,并进行质量控制;根据病房数设置责任护士,每人负责 4~5 名患者,责任护士对分管患者做好各种急救、治疗、基础护理、康复护理、康复指导、书写护理记录单。鉴于重症康复病房患者生活基本不能自理,建议设置一定数量的护士助理,不负责患者治疗,在责任护士的带领下只负责患者的转运及生活护理(床上更单、鼻饲、翻身、吸痰、洗头、擦浴、口腔护理等)。

(四) 康复护理工作重点

1. 做好基础护理是前提　入住重症康复病房的患者大部分昏迷且伴有肢体活动、吞咽、言语等功能障碍,生活完全不能自理,患者基础护理工作量大,包括床上翻身、体位摆放、压疮的预防、鼻饲、吸痰、叩背排痰、床上擦浴、口腔护理、眼部护理等,做好患者的基础护理,满足患者日常生活所需,并且通过预见性地采取护理措施预防患者发生并发症,才能保证患者每天常规的治疗及康复训练。为了减少院内及交叉感染,建议重症康复病房实行无陪人管理,基础护理完全依赖护士完成,护士的配备要充分考虑到24小时的护理连续性及劳动强度。既要保证患者都能得到全面连续的高质量护理,还要保证护士的人力充足,不能超强度工作,以免影响患者的护理质量,更不要因为节约成本聘请非护理专业的陪护人员,因为护士不仅要护理患者,还要通过专业知识预见性地为患者做好并发症如肺部感染、压疮、尿路感染、吸入性肺炎等的预防及患者出现紧急情况如抽搐、高热、心搏骤停等的及时处理。因此,只有接受过专业培训的护士才是基础护理质量的保证。

2. 安全护理是根本　随着人们对疾病康复的需求日益增加,康复医学科的疾病谱也发生了变化,入住重症康复病房的病种也将逐渐增加,除了传统收治的颅脑外伤、脑卒中、脊髓损伤,还包括全身多发伤、多脏器功能衰竭、心肺复苏术后等,病种增加对医疗护理提出了更高的要求。因此,重症康复护士需要不断积累相关患者的临床护理经验,及时处理病情复杂多变带来的潜在风险,做好患者的安全护理。部分脑卒中后认知精神障碍、额叶损伤的患者出现认知障碍或精神症状,有的脑外伤后患者出现烦躁不安并有自残、伤人、毁物、哭闹等表现,有的患者出现意外拔除气管套管、胃管、尿管等,出现不安全事件,不仅延缓患者的康复进程,给患者带来痛苦,还可能给医院和科室带来纠纷。护理过程中始终要把患者的安全放在第一位,确保医疗、康复工作的顺利进行。

3. 病情观察及紧急处理尤为重要　重症康复病房收治的患者大部分为 CD 型病例,即急危重症及疑难病例。患者的病情复杂、变化快,抢救次数多,医生的处置和医嘱也多,这就要求康复护士在非常忙碌的状态下熟悉每个患者的病情特点,并密切观察病情变化,还要熟悉各种急救技术、急救设备及急救药品,善于分析患者的潜在风险并有针对性地进行预处理。此外,重症康复病房的护士还要熟悉急救流程及各种康复治疗设备在使用过程中出现问题的应急预案,如电动起立床能减少肺部淤血、减少痰液聚集、改善通气功能、减少肺部和泌尿系感染等并发症,是最常见的物理治疗方法,但电动起立床在使用过程中有体位性低血压风险,需要紧急处理。

4. 将康复护理的专业技能介入到危重患者的护理中 重症康复病房的护理工作要突出康复护理的特点,在对护士的培训过程中一方面是危重患者的护理,另一重要的方面是康复护理知识,使护理具有康复专科特色,使用康复护理技能对该病房的患者进行早期康复介入。重症患者常并发严重肌无力,身体不活动、床上休息或制动是导致肌无力的重要原因。研究表明,长期卧床者肌力每日将会降低 1%~1.5%。康复护士对每一名患者应进行有条理且全面的评估,包括神经肌肉功能、皮肤的完整性、生命体征、精神状态、治疗用药、对氧气和 /或机械通气的需求等,及时与医生、治疗室制订个体化的康复计划。对于神志清楚的患者,在病情允许下每天指导健侧肢体的主动运动,鼓励患者做肌肉等长收缩,在翻身时鼓励患者做桥式运动,护士辅助其翻身,扶患者在床边坐,做踢腿动作等,降低肌力下降的发生率及严重程度,为患者进一步运动功能康复做准备。早期康复护理介入还包括:①体位护理,对无颅内压低的患者采取常规 30° 抬高床头,既增加肺通气量,也防止患者误吸及食物反流;为患者每 1~2 小时进行翻身及良肢位摆放,既避免压疮发生,让患者舒适,也通过良肢位摆放减少患者关节挛缩变形及异常模式的出现。②对气管切开的患者每 1~2 小时行体位排痰训练配合叩背排痰,当患者痰少时改为每日用试堵管及经口腔咳痰训练,促使患者早日拔除气管套管。③对四肢瘫的患者开展床头逐渐抬高训练、挤压肺部促进排痰及呼吸训练、排尿及排便训练,并处理自主神经过反射的表现。④对昏迷的患者,护士在护理过程中均会使用促醒技术,如对患者进行疼痛刺激、声音刺激、光刺激及味觉刺激,促使患者早日恢复知觉。⑤新入院的脑卒中及脑外伤患者,护士为患者行吞水试验,对吞咽障碍进行筛查,避免误咽、窒息等不安全事件。康复护理技能还有很多,并不需要安排特定的时间来做,而是在培训时将这种康复意识灌输到每个护士护理工作中,使每个护士将这些康复护理技术作为常规贯穿于工作中。对危重患者进行早期康复护理能看到显著的效果,这使每个护士感觉自己是康复团队中不可缺少的成员,有强烈的成就感,疾病早期介入康复护理非常值得推荐。

(五)康复护理需处理好几个问题

1. 处理好护患矛盾 传统康复护理是患者及家属共同参与的护理教育模式,但是重症康复病房集中对患者进行护理且只允许家属每日探望 1 小时,因患者及家属认知和专业知识的局限性,可能会与病区管理产生矛盾。需要与家属多沟通,对家属做好充分的教育及解释,并在病区贴上温馨提示,将规章制度、患者每日的训练、护理项目及时间表均写在提示中,取得家属的配合,安装门禁系统,只在探视开放,医务人员走另一条通道,在探视时,责任护士和经管医生主动向家属介绍患者的病情进展。

2. 处理好专科护理有自己的局限性问题 有文献表明作为康复专科医师,必须有能力和水平承担收治重症患者的风险,但不能试图"取代"其他临床专科的作用。康复护理道理一样,对于重症患者康复护理介入,康复护士有自己的专业特长和技能,但也有局限性,在重症患者的其他护理方面如辅助呼吸护理、血糖的持续监测及心肺功能的监护和急救等,康复护士在遇到问题时一定要及时请相关科室的护理专家进行会诊,充分利用综合医院的资源,加强各专科护理合作,才能将重症病房的康复护理做得更好。

3. 处理好护士和治疗师的工作分工,加强合作 在重症康复病房中,既有康复治疗师的强化训练如神经促通技术、被动运动、斜床站立、针灸、各种物理因子治疗,也有康复护理的强化介入,治疗师和康复护士既要分工也要合作,某些神经科、骨科或重症病房配备康复器械和仪器,让不具备治疗师资格的护士为患者做"康复",这样既违反了国家规定,也使患者没有得到真正的、系统有效的康复。具有资质的康复专业治疗师经过专业教育,行之更加有效。康复护理在专科护理方面大有可为,所以护士和治疗师都将自己的专业做好,进行合作才能真正使患者受益。

现代临床康复医学强调重症患者救治早期就应进入康复程序,包括急救的各个环节和措施,其意义远大于恢复期康复。国内外文献证明对重症患者的早期、及时、合理的干预,对预防并发症和继发性残疾、改善预后及缩短病程都具有重要意义。随着医院ICU及其专科化的发展,如何能使危重患者早期得到合理的康复处理,是决定患者功能恢复水平的重要条件。重症康复病房护理专科人员的培训和继续教育,以及护理管理人才的培养还处于初级阶段,仍需要不断探索。

（范建中　尹瑞雪）

第三章 重症康复中的治疗技术

第一节 重症康复中的物理治疗

国内外研究证实,重症患者早期、及时、合理的康复干预,对预防并发症和继发性残疾、改善预后及缩短病程具有重要意义。在发达国家,病情稳定的患者即从神经内、外科或重症医学科转到了"康复病房"或"康复医院",在这些康复机构中大多设有重症监护科室或单元。在我国,重症患者的早期康复也越来越受到重视。我国《"十二五"时期康复医疗工作指导意见》指出:目前国内康复医学的发展有两极化趋势:一是在基层医院设立和完善康复医学科以及向社区康复方向发展;二是向早期康复介入和重症患者的康复介入发展。

随着康复医学的发展,在加速患者恢复、缩短患者住院日的国际大趋势下,对重症患者展开早期康复对疾病的诊治及恢复也越来越重要。内、外科重症患者常处于昏迷状态或生活不能自理,往往合并有严重的心、脑、肾等器官的并发症。由于长期卧床而引发的一系列卧床综合征表现为肌无力,关节挛缩、僵直,呼吸系统、心血管系统及神经内分泌系统的改变,严重影响患者的预后。早期康复干预能够减少重症患者各系统并发症发生,或使患者尽早转入康复病房,进行全面康复。

物理治疗是现代康复治疗技术中的重要组成部分,主要包括物理因子治疗和运动疗法。其中物理因子治疗是指利用声、光、电、磁、热等物理因子作用于人体以达到预防和治疗疾病或症状,促进机体康复的技术。各种不同的物理因子具有独特的治疗作用和作用机制,临床上应用广泛。运动疗法又称为治疗性运动,根据动力来源可分为主动运动和被动运动,根据肌肉收缩形式可分为等长运动、等张运动和等速运动,借助这些不同方式来改善局部或整体功能。在这里我们采用物理治疗主要针对 ICU 病房中各种可能出现的并发症进行一定的预防,对于已有的症状表现进行合理、适宜的治疗。此外,随着医疗技术和科技水平的发展,各种先进的医疗技术也越来越多,比如经颅磁刺激、经颅电刺激等,而重症患者的意识障碍直接关系到患者的预后与功能恢复,是医护人员和家庭人员关注的焦点,更是治疗的难点。在这里,我们也将这些新兴技术在意识障碍患者促醒治疗中的应用进行简要概述。

一、电疗法

电疗法是临床最常用的物理因子疗法之一,根据电流频率的高低,可分为高频电疗法、中频电疗法和低频电疗法。电疗法具有改善局部血液循环、消炎消肿、锻炼肌肉及缓解疼痛等作用。ICU 病房中患者常见的感染、肌肉萎缩、胃肠道动力减弱及部分疼痛症状是其良好的适应证。

(一) 高频电疗法

高频电是指频率高于100kHz的电流,高频电作用于人体时主要产生传导电流、欧姆损耗以及谐振三类效应,应用高频电的这些特性来治疗疾病的方法称为高频电疗法。高频电以电磁波的形式向空间传播,其传播速度等于光速。通常在高频电疗的频率范围内,波长越长,作用越浅。高频电的主要效应为热效应和非热效应,没有电解作用,对神经肌肉无兴奋作用,且高频电作用于人体时,电极可以不接触皮肤。目前临床常用的高频电主要有超短波和微波。

1. 超短波电疗法

(1) 定义:超短波的波长为1~10m(频率30~300MHz),以此超高频电场作用于人体治疗疾病的方法称为超短波电疗法,是临床较常见的物理治疗方法。

(2) 原理:超短波作用于机体主要产生热效应和非热效应,以位移电流为主。超短波对组织的作用更深更均匀。

(3) 治疗作用

1) 消炎:超短波具有很好的消炎作用,特别是对急性化脓性炎症有显著的效果。在炎症急性期,超短波的非热效应可以降低炎症病灶的兴奋性,阻断或减轻病理病变的进展;超短波还可以改善炎症组织中的pH值,消除组织的酸中毒,有利于炎症过程逆转;此外,超短波还可减少炎症渗出液,主要是调节炎性病灶周围的钙/钾离子(钙离子增加、钾离子减少)。而在亚急性、慢性期,超短波可以增加血管和组织细胞通透性,改善局部组织营养代谢,促进炎症产物吸收和利于组织再生,这主要是超短波的温热效应。但是,不同剂量的超短波对炎症过程的影响也不同,一般认为,小剂量超短波有显著的消炎作用,大剂量则会使炎症恶化。

2) 促进结缔组织再生:超短波能加速伤口的愈合,能够促进肉芽组织和结缔组织再生,但长时间大剂量的作用则会导致局部结缔组织增生过度,形成瘢痕脱水、老化,影响伤口愈合。

3) 调节神经兴奋性:超短波能够抑制感觉神经的兴奋性,故有镇痛效果,如中小剂量超短波作用头部时可产生镇静效果,常出现嗜睡等表现。对周围神经,小剂量超短波能促进周围神经再生,大剂量会抑制再生。

4) 利尿作用:超高频电场直接作用于肾脏时可扩张肾脏周围血管,改善微循环,增加肾血流,从而发挥利尿作用。

5) 改善胃肠功能:超短波可以促进胃肠分泌、吸收功能,还可以一定程度上缓解胃肠道痉挛。

(4) 重症患者中的常见问题与常用处方

1) 肺部感染:重症患者由于病情较重,且长时间卧床,容易并发各种感染,其中肺部感染是最常见并发症之一。并发肺部感染之后,可以在应用抗生素的同时配合超短波治疗。超短波可抑菌消炎,促进炎症渗出物的吸收,缩短病程,减轻症状,增强机体免疫力,减少并发症。

处方:超短波疗法,电容电极,患者前胸、背部对置,气距3cm,无热量至微热量,10min/次,1次/d,10~12次为1疗程(图3-1-1)。

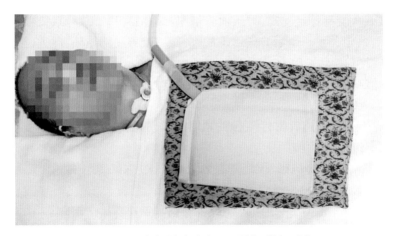

图 3-1-1 超短波疗法应用于肺部感染示例

2）泌尿系感染：重症患者常伴有昏迷、大小便失禁，留置导尿导致泌尿系感染。超短波作用于局部，消炎、消肿，改善局部循环，促进炎症物质代谢。

处方：超短波疗法，中号电极，下腹部与会阴区斜对置，气距 3cm，无热量，10min/次，1次/d，10~12 次为 1 疗程（图 3-1-2）。

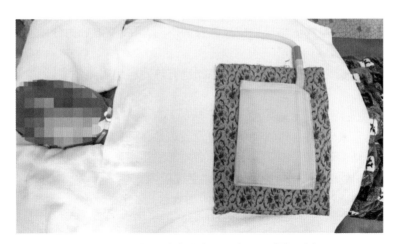

图 3-1-2 超短波疗法应用于泌尿系感染示例

3）压疮：重症患者常出现昏迷、四肢不能活动，容易造成局部压迫，尤其是骨性突起部分，最常出现压疮。超短波能够消除局部的水肿和炎症，改善血液循环，促进压疮愈合。

处方：超短波疗法，中号电极，压疮处并置或上下对置，气距 3cm，无热量或微热量，10min/次，1 次/d，10~12 次为 1 疗程。

4）肾功能衰竭：重症患者因病情危重，常伴有急性肾功能衰竭，较大功率超短波作用于肾区治疗急性肾功能衰竭（尿路阻塞除外）有良好效果，可以扩张肾脏血管，加强肾脏血液循环，解除肾血管痉挛，改善肾脏功能，利尿及促进代谢产物排泄和消除水肿。

处方：超短波疗法，中号电极，肾区及相应的腹部对置，气距 3cm，温热量，15min/次，1次/d，10~12 次为 1 疗程。

5）深静脉血栓形成：重症患者最常见并发症之一，主要是长时间卧床后下肢肌肉收缩功能降低,以及丧失交感神经支配,导致血管舒张和血液存积于静脉系统;另外血液凝固性过高和创伤也有一定关系。超短波作用于局部,能够改善局部循环,促进炎症物质代谢,尽快消炎、消肿。

处方:超短波疗法,中号电极,无热量或微热量,气距3cm,血栓处上下对置,10min/次,1次/d,10~12次为1疗程。

6) 软组织损伤:重症患者常伴随各种软组织损伤,超短波能够改善局部血液循环,消炎、消肿、止痛,促进损伤组织修复。

处方:超短波疗法,中号电极,损伤处上下对置,气距3cm,无热量或微热量,10min/次,1次/d,10~12次为1疗程。

7) 静脉炎:重症患者由于长时间输液,容易出现静脉炎,超短波作用于局部,消炎、消肿、改善局部循环,促进炎症物质代谢。

处方:超短波疗法,中号电极,静脉炎处上下对置,气距3cm,无热量或微热量,10min/次,1次/d,10~12次为1疗程。

(5) 禁忌证:恶性肿瘤、出血倾向、结核、妊娠、青光眼、置入心脏起搏器者、局部金属异物者。

2. 微波疗法

(1) 定义:微波的波长在1mm~1m(频率300MHz~300GHz),利用这种特高频的电磁波治疗疾病的方法称微波电疗法。根据微波波长的不同,可将微波分为分米波(10~100cm)、厘米波(1~10cm)、毫米波(1~10mm)三类。

(2) 原理:微波的生物学效应与超短波相同也有热效应和非热效应。

(3) 治疗作用

1) 消炎:不同炎症时期选择的微波治疗剂量不同,其具体机制也有差异。在炎症急性期,一般采用无热量或微热量,可以降低微血管通透性,抑制炎症介质的合成,并促使其加速分解。在亚急性、慢性期,采用温热量可以升高局部组织温度,扩张血管,改善血管和组织通透性,促进炎性渗出物的吸收和加快组织的修复过程。

2) 神经调节:短期、中小剂量微波可以增加大脑兴奋性,而长期、大剂量则增强抑制作用。与超短波类似,中小剂量微波可促进周围神经再生。

3) 对生殖系统的作用:微波辐射睾丸温度高于35℃时,精子生成受抑制。大功率微波辐射动物卵巢,可使卵巢受损而失去生殖功能,故微波辐射治疗会阴部或下腹部时要注意防护睾丸和卵巢。

4) 对眼睛的影响:大功率或长期微波辐射会使眼球玻璃体或晶状体混浊,这是因为眼球内富含水分,血液循环散热差,容易产生热积聚。因此,面部治疗时要做好眼睛防护,切忌用中等以上剂量微波辐射眼部。

5) 对心血管系统的作用:微波具有拟迷走神经作用,可降低心率、血压、呼吸频率等。微波辐射心脏周围时,可使心率减慢,R波、T波幅度下降,P-R间期延长。小剂量微波作用于心前区能改善冠状动脉血液供应,但大剂量微波辐射对心肌有损害作用。

(4) 重症患者中的常见问题与常用处方

1) 肺部感染:同超短波。

处方:微波疗法,圆形辐射器,胸部照射,距离7~10cm,15%~20%,10~15min/次,1次/d,10~12次为1疗程。

2）压疮：同超短波。

处方：微波疗法，圆形辐射器，压疮处照射，距离 7~10cm，15%~20%，10~15min/次，1 次/d，10~12 次为 1 疗程。

3）软组织损伤：同超短波。

处方：微波疗法，根据不同部位选择辐射器，损伤部位照射，距离 10~15cm，15%~20%，10~15min/次，1 次/d，10~12 次为一疗程（图 3-1-3）。

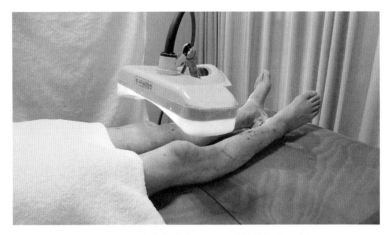

图 3-1-3 微波疗法应用于双膝关节损伤示例

4）静脉炎：同超短波。

处方：微波疗法，圆形辐射器，局部炎症部位照射，距离 10~15cm，15%~20%，10~12min/次，1 次/d，10~12 次为一疗程。

（5）禁忌证：恶性肿瘤、活动性结核、心力衰竭、高热、出血倾向、孕妇、植有心脏起搏器者。

（二）中频电疗法

中频电疗法的应用频率为 1~100kHz，具有对皮肤刺激小、作用深、不引起神经肌肉组织兴奋等特点。康复医学中使用的中频电疗法种类较多，有电脑中频电疗法、调制中频电疗法、干扰电疗法、音频电疗法等，不同种类的中频电流具有各自的作用特性。重症患者以镇静状态、胃肠外营养居多，住院时间大于 1 周者，多伴有肌肉无力甚至萎缩、肠道功能障碍等情况。正弦调制中频疗法、干扰电疗法操作简便，具有良好的促进局部血液循环、锻炼骨骼肌、改善胃肠功能等作用。因此，在这里进行主要论述。

1. 正弦调制中频电疗法

（1）定义：正弦调制中频电疗法是应用 0~150 Hz 低频调制 2 000~5 000Hz 中频的正弦电流治疗疾病的方法，调幅度 0~100%，通常有连调、交调、间调和变调四种。因为是以低频调制的中频电流，故具有低、中频两种电流特征。

（2）原理：正弦调制中频电是低频电流调制的"外生"中频电流，具有中频电流的双相无电解作用，不同波型和频率交替出现，皮肤刺激小，可以克服组织电阻，作用深；还可以刺激神经肌肉，可产生较强的肌肉收缩。一般认为，连续调制波多可刺激自主神经节及镇痛，断续调制波对神经肌肉组织具有明显的刺激作用，间歇调制波有止痛和促进血液循环作用，变频调制波有抑制作用，能够止痛和促进渗出物吸收。

（3）治疗作用

1）止痛作用：正弦调制中频电具有较好的镇痛作用，尤其以即时止痛效果较为突出，其调制波的类型和镇痛作用的持续时间报道不一。

2）调节自主神经功能：正弦调制中频电作用于不同部位神经具有不同作用，如作用于颈交感神经节，可改善脑及上肢血液循环，降低血压；作用于腰交感神经节可改善下肢血液循环；作用于脊髓的下颈段和上胸段，可改善心肌供血、降低心率，发挥拟迷走神经功能。

3）消炎作用：正弦调制中频电流能够促进局部血液循环、加速炎性渗出和水肿吸收，因此，其对神经炎、风湿性和类风湿性关节炎等非化脓性炎症有一定的消散作用。

4）锻炼骨骼肌：正弦调制中频电疗法的低频脉冲频率为 1~150Hz，通断比时间可调。以断调波作用于肌肉可引起正常肌肉和失神经支配肌肉收缩，增强肌力，改善肌肉组织营养代谢。

（4）重症患者中的常见问题与常用处方

1）排尿障碍：重症患者中多见由控制膀胱的中枢和周围神经病变引起的神经源性膀胱尿道功能障碍，表现为尿失禁或尿潴留，对此类患者进行正弦调制中频电疗法可以减少导尿管留置时间。此外，对于部分因急性肾小球肾炎引起排尿障碍患者，其尿量减少比重较高，有不同程度的蛋白尿、血尿，或伴有腰部不适等症状，可以进行正弦调制中频电疗法，在一定程度上起到改善局部血液循环、消炎的作用。

处方：神经源性膀胱尿道功能障碍，板状电极于下腹部膀胱区并置，运动阈，20min/次，1~2 次 /d。急性肾小球肾炎排尿障碍，两电极并置于双肾区，选用全波交调、变调各 10min/次，感觉阈上，调制度 75%~100%，1~2 次 /d。

2）神经痛：对于因脑卒中、脊髓损伤后伴有神经性疼痛的重症患者，经药物治疗后效果欠佳时，可考虑采用正弦调制中频电疗法在局部痛点、神经根或相应节段上进行止痛。

处方：于痛点、神经根或相应节段上；将一电极置于患处，另一电极置于损伤节段神经根区，调幅度：50%~75%；波形：全波 ~ 连调、变调；频率：f1 为 100Hz，f2 为 50Hz；时间：t1 3 秒，t2 2 秒；电流强度：耐受限，1 次 /d。

3）部分失神经支配的肌无力：危重疾病常出现的后遗症，又称为 ICU 获得性肌无力，常无明确原因而继发出现。其主要临床表现为脱机困难、轻瘫或四肢瘫痪、反射减少和肌肉萎缩。

处方：电极置于瘫痪肢体的运动点上，运动阈，20~30min/次，1~2 次 /d，10 天一个疗程。

（5）禁忌证：部分感染性疾病病灶区、肿瘤和出血性疾病，局部金属异物，植入心脏起搏器，孕妇下腹部。

2. 干扰电疗法

（1）定义：同时应用两组或两组以上频率相差 0~100Hz 的中频正弦电流，交叉输入人体，在交叉处形成干扰电场，在体内产生 0~100Hz 低频调制的中频电流，以此治疗疾病的一种方法，也称交叉电流疗法。根据干扰的方式不同，又可分为静态干扰电疗法、动态干扰电疗法和立体动态干扰电疗法。

（2）原理：干扰电疗法是将两组以上不同频率的正弦电流交叉输入体内，在电力线的交叉部位形成干扰,在深部组织产生低频调制的脉冲电流,以达到治疗疾病的目的。其在体内形成的低频干扰"内生"电流,可以抑制感觉神经,同时促使毛细血管与动脉扩张,局部血液循环的改变有利于炎症渗出液、水肿吸收。此外,干扰内生电流能促进骨痂形成,加速骨折愈合。治疗仪除能有效缓解疼痛,同时能迅速消除由于疼痛或运动形成的疲劳。

(3)治疗作用

1)镇痛、改善血液循环和刺激肌肉是中频电均具有的作用。

2)干扰电流作用部位较深,在电流交叉处电场强度最大,因此在治疗内脏疾病方面优于其他低中频电疗法。

3)对内脏平滑肌的作用:改善内脏平滑肌的张力,治疗内脏下垂、习惯性便秘等胃肠平滑肌张力不足的疾病;刺激盆底肌收缩,治疗压力性尿失禁和括约肌不稳。

4)促进骨折愈合,治疗骨不连、延迟愈合和假性关节病。

5)不同差频的作用(表3-1-1):

表 3-1-1 干扰电不同差频的作用

差频 /Hz	作用
100	抑制交感神经
90~100	镇痛
50~100	镇痛,促进局部血液循环,促进渗出物吸收,缓解肌紧张
25~50	引起正常骨骼肌强直收缩,促进血液循环
20~40	兴奋迷走神经,扩张局部动脉,引起骨骼肌不完全性强直收缩
1~10	兴奋交感神经,引起正常骨骼肌、失神经肌肉、平滑肌收缩
0~100	兼具上述各种作用

(4)重症患者中的常见问题与常用处方

排便障碍:在严重感染、创伤、大手术、休克、心肺复苏后等状态下,由于肠黏膜屏障受损、肠道微生态环境破坏、细菌及内毒素移位、机体自身免疫力下降等原因,危重患者常出现胃肠功能障碍乃至衰竭,而长期的胃肠外营养会加重胃肠道不适。如长期胃肠外营养或长期卧床胃肠道功能减弱后出现麻痹性肠梗阻;因脊髓损伤、脑卒中后出现的神经源性肠道功能障碍等。有文献报道,重症患者中因机械通气的危重症患者腹泻、误吸、胃潴留、呕吐和腹胀等的发生比例可高达65%~81%。因此,预防性保护胃肠功能在危重病领域中具有重要作用,除了尽早进行肠内营养,供给肠道本身需要的特殊营养物质,维护肠黏膜正常的结构与屏障功能,进行干扰电疗法也具有较好地促进肠蠕动、防止肠黏膜损伤等作用。

处方:

①弛缓性便秘:电极,100cm^2×4,腹部交叉放置;差频,0~10Hz及0~100Hz,运动阈上,15~20min/次,1次/d,10~15次为一疗程。

②功能性便秘:电极,100cm^2×4,腹部交叉放置;差频,0~100Hz,运动阈上,15~20min/次,1次/d,10~15次为一疗程(图3-1-4)。

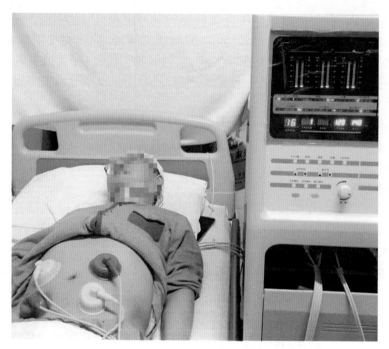

图 3-1-4　干扰电疗法应用于便秘示例

（5）禁忌证：急性化脓性炎症、出血倾向、活动性结核等。

（三）低频电疗法

医学中的低频电流/低频脉冲电流是指频率低于 1 000Hz 的脉冲电流。虽然低频电流的电流很小，无明显电解和热作用，但对感觉神经和运动神经有较强的刺激作用。应用低频脉冲电流来治疗疾病的方法称为低频电疗法。低频电疗法的主要作用是兴奋神经肌肉组织、镇痛和促进局部血液循环等。目前，临床上常用的低频电疗法较多，如经皮神经电刺激（TENS）、间动电疗法、功能性电刺激（FES）、神经肌肉电刺激疗法（NMES）、脊髓电刺激疗法（SCS）等。这里结合 ICU 的特殊情况，主要介绍 TENS。

1. 定义　TENS 是通过皮肤将特定的低频脉冲电流输入人体以治疗疼痛的电疗方法。其兴起于 20 世纪 70 年代，在止痛方面有较好的效果，因而在临床上得到了广泛的应用。

2. 原理　TENS 的波形一般是不对称的双相波，其频率在 1~150Hz 可调，最常用的是 70~110Hz，其次是 1~5Hz。TENS 的波宽和电流强度主要激活 A 类粗纤维，关闭疼痛闸门和释放内源性镇痛物质，如吗啡、阿片肽等，以阻断疼痛信息，减轻疼痛。

3. 治疗作用　主要是镇痛作用，一般来说，TENS 治疗外周神经和急性疼痛所要求的电流频率较高，治疗中枢神经和慢性疼痛所要求的频率较低。此外，TENS 对局部血液循环也有一定促进作用。

4. 重症患者中的常见问题与常用处方

术后疼痛：重症监护病房收治的危重症患者经常遭受各种性质和不同部位的疼痛。镇痛与镇静治疗是消除患者疼痛、减轻患者焦虑和躁动，使危重患者维持在一个理想的舒适和安全水平，这是所有危重病临床医生的普遍追求和目标。美国危重医学学会镇静镇痛指南和中国重症医学会 2006 年最新指南中指出，ICU 镇静治疗的指征主要包括以下 5 项：疼痛、焦虑、躁动、谵妄、睡眠障碍。其中镇痛问题列于首位。指南指出镇痛时联合镇静具备协同作用,可减轻或消除机体对痛觉刺激的应激及病理生理损伤。TENS 最成功的应用之一是术后的切口止痛。大量的文献报道 TENS 治疗术后切口痛,包括各种胸、腹部手术和关节手术等效果满意。TENS 能减少止痛药物的摄入,使患者能早期活动,减少卧床带来的并发症。对某些重症患者能有效缩短 ICU 住院时间。

处方:

(1) 术后切口痛,电极置于手术伤口两侧;方式:常规 TENS;强度:舒适麻颤感;脉冲强度:75~100Hz;脉冲强度:< 0.2ms;时间:30~60min/次;疗程:6 次为一疗程。

(2) 骨折急性期疼痛,电极置于骨折皮肤投影区;方式:常规 TENS;强度:舒适麻颤感;脉冲强度:75~130Hz;脉冲强度:< 0.2ms;时间:30~60min/次;疗程:6 次为一疗程。

5. 禁忌证

(1) 带有心脏起搏器者严禁使用。

(2) 严禁刺激颈动脉窦。

(3) 以下情况需小心使用:孕妇的腹部和腰骶部、眼部疾病和脑血管意外。

(4) 不要将电极置入体腔和对置于颅脑。

(5) 有认知障碍患者治疗时操作人员需全程监护。

二、光疗法

光是一种辐射能,照射机体后,经生物体内的分子吸收,引发各种物质对光能的吸收和蓄积,从而伴发一系列理化变化。包括热效应、光电效应、光化学效应、荧光效应等。光疗法是利用各种光源的辐射作用或太阳能,作用于人体来预防、治疗疾病的一种康复治疗方法。康复医学中常用的光疗法有红外线、紫外线、低功率氦氖激光、半导体激光疗法等,光疗法常见的作用有抗炎、促伤口愈合、脱敏及增强免疫力等作用。重症患者中常见伤口愈合差、抵抗力低下等症状,这里主要介绍紫外线疗法和低功率氦氖激光疗法。

(一) 紫外线疗法

1. 定义 紫外线(ultraviolet rays)属于不可见光,因位于可见光谱紫色光线的外侧而得名。利用紫外线来防治疾病的方法称为紫外线疗法。紫外线的波长在 400~180nm。其光谱可分三个波段:①长波紫外线(ultraviolet A radiation,UVA),波长范围 400~320nm;②中波紫外线(ultraviolet B radiation,UVB) 波 长 范 围 320~275nm;③ 短 波 紫 外 线(ultraviolet C radiation,UVC),波长范围 275~180nm。UVA 生物作用弱,色素作用较强;UVC 具有较强的杀菌作用,可用于灭菌;UVB 生物作用明显,主要用于医疗。

2. 原理 紫外线能够透入人体皮肤深度仅为 0.01~1mm,紫外线照射后能够刺激局部组织细胞呈激发态,形成活化的自由基,从而产生光化学反应(如光分解效应、光化合效应,光聚合作用和光敏作用等)。紫外线照射后产生的红斑反应与人体对紫外线的吸收与照射剂量大小、皮肤色泽、机体对紫外线的敏感性、季节和体质等因素相关。一个生物剂量 [即最小红斑量(minimal erythema dose,MED)] 是指紫外线灯管在一定距离(30~50cm)垂直照射下引起机体最弱红斑反应所需的照射时间。随照射时剂量的不同,其作用也不一样。当达到一定的照射剂量时,可引起蛋白质变性,损伤细胞产生组胺、前列腺素、血管活性肽等因子使治疗区域皮肤出现红斑,是一种非特异性炎症反应。

3. 治疗作用

(1) 消炎作用:紫外线抗炎作用机制有杀菌、改善局部血液循环、刺激增强机体免疫力等,可能与紫外线直接破坏细菌和病毒的 DNA 分子结构,调节交感神经 - 垂体 - 肾上腺系统功能有关。红斑量紫外线照射具有良好的消炎作用,尤其对皮肤浅层组织的急性感染效果显著。

(2) 加速组织再生、促进创面愈合:小剂量紫外线照射可促进组织再生,对骨折、周围神经损伤等均有疗效。作用机制有血液供给增加利于营养物质吸收,小剂量紫外线加速细胞分裂、核酸合成,加快伤口愈合。

(3) 镇痛作用:红斑量紫外线照射镇痛作用明显,通过抑制感觉神经的兴奋性,提高痛阈,对感染、非感染性炎症引发的疼痛、风湿性疼痛及各类神经痛均有明显效果。

(4) 脱敏作用:紫外线照射后产生的组胺具有抗原性能。剂量逐渐增加的重复紫外线照射所产生的组胺,可刺激机体分泌组胺酶用以破坏体内的组胺,从而引起非特异性脱敏反应。此外,紫外线照射后产生维生素 D 增多,可使机体钙吸收增加,钙离子可降低血管通透性和神经系统兴奋性,有利于减轻过敏反应。

(5) 防治佝偻病和骨软骨病:全身无红斑量紫外线照射,可促进维生素 D 的生成,调节钙磷代谢,从而防治因紫外线缺乏引发的疾病。

(6) 增强免疫力:机体长期缺乏紫外线照射,可致免疫功能低下。无红斑量紫外线照射通过提高巨噬细胞活性和增加体液免疫成分含量,提高机体的特异和非特异性免疫功能。

4. 重症患者中的常见问题与常用处方

不同剂量的紫外线具有不同的适用范围。红斑量紫外线照射常用于治疗急性炎症,如伤口感染及慢性溃疡;对于部分因开放性损伤术后伤口愈合欠佳,尤其是伴有体腔、窦道不愈者,紫外线也具有较好的作用;对于一些严重的皮肤性疾病如玫瑰糠疹、带状疱疹以及脓疱状皮炎等也具有较好的作用。此外,ICU 病房进行封闭式管理,耐药细菌多,长期卧床或意识障碍的患者易出现交叉感染,可进行无红斑量全身紫外线照射以增强患者的免疫力,一定程度上可减少交叉感染概率。

(1) 感染性或伴发感染者

1) 急慢性气管、支气管及肺部疾患者

处方:胸廓照射(常分为两区或四区),剂量选择Ⅰ~Ⅱ级(弱红斑量到中红斑量)紫外线红斑量,每天一次,5~7 天。

2) 对于合并体腔、窦道不愈情况者

处方:可选择紫外线导子伸入体腔、创伤深部及窦道进行炎症治疗,对于黏膜,一般采用逐级递增,首次照射采用 1~2 个 MED(相当于皮肤的 3~5 个 MED),每次递增 10%~20%,每天一次或隔天一次,一般 5~10 次为 1 疗程。对于腹壁窦道,采用窦道导子直接照射腹壁窦道内,一般首次剂量用 20~30MED,下次照射增加 10%~20%,每天一次或隔天一次,一般 5~10 次为 1 疗程。

3) 烧伤或烫伤后

处方:Ⅰ~Ⅱ级紫外线红斑量照射局部可止痛,预防感染,增强机体抵抗力,刺激组织的修复功能;Ⅲ~Ⅳ级红斑量可促使坏死组织脱落,应注意单次照射面积不能太大,根据创面情况调整剂量和照射次数与强度。对大面积烧伤患者甚至可以进行全身照射。2 周左右为一疗程。

4）脓肿切开引流术后

处方：如果坏死组织较多，可用 6~8MED 开始照射；如果坏死组织已经脱落，有新鲜肉芽组织长出者，可用 2~4MED，根据创面愈合情况逐渐减少照射生物剂量。

（2）并发压疮者

处方：中、短波段紫外线杀菌效果较强，开始剂量可采取 3~5MED，每天 1 次，每次增加1~2MED，2~3 次为一疗程。中波段紫外线红斑剂量局部照射，可加强局部照射区域血液循环，激活皮肤内巨噬细胞功能，从而增加抗体形成，提高组织细胞活性（图 3-1-5）。

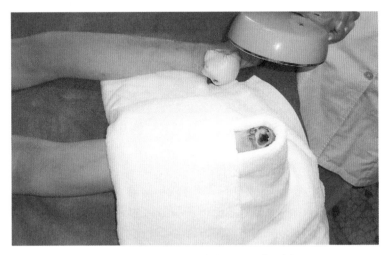

图 3-1-5 紫外线疗法应用于压疮示例

（3）增强免疫力

处方：部位为胸背部分 4~6 区，开始剂量选择 3MED，每天 1 次，连续 3 天。

5. 禁忌证

（1）活动性肺结核、出血倾向、恶性肿瘤及急性肾炎或其他肾病伴有重度肝、肾功能不全，急性心肌炎，光敏性疾病等。

（2）对紫外线过敏的一些皮肤病如急性湿疹、光敏性皮炎、狼疮活动期等禁用紫外线治疗。

（二）低功率氦氖激光疗法

1. 定义 氦氖激光是一种原子气体激光器。其工作在可见光区和红外光区。可产生多种波长的激光光谱，其中主要有 632.8nm 的红光和 1.15μm 及 3.39μm 的红外光。临床上常用的氦氖激光是波长为 632.8nm 的红色光波，具有较好的治疗作用。

2. 原理 低功率氦氖激光作为一种受激辐射光，具有高亮度、高相干性、高方向性和高单色性等物理学特性，其主要生物学效应为：热效应、光化学效应、压强效应和电磁效应。

（1）小剂量可起到刺激作用，受照部位组织蛋白合成加速，糖原含量增加，核糖核酸活力加强；大剂量则有抑制作用。

（2）累积效应，多次小剂量照射之和等于一次大剂量照射所产生的生物效应。

（3）抛物线的特点，在照射剂量不变的情况下机体反应在第 3、4 天开始逐渐加强，一般在 10~15 天达到高峰，之后作用逐渐降低，若连续不断地照射则可出现抑制作用。

（4）扩散效应，光斑虽小，效果成片，作用绝不仅局限于光斑部位。

（5）光化学效应，可导致酶、氨基酸、蛋白及核酸改变活性。

（6）热效应作用，不同种类的激光有不同的热效应。

3. 治疗作用

（1）低功率氦氖激光照射具有镇痛、止痒、收敛、促进肉芽组织生长、加速伤口、溃疡及烧伤创面的愈合作用。

（2）低功率氦氖激光局部照射还可以改善全身状况，调节器官功能。使用小功率氦氖激光照射皮肤、黏膜溃疡面可加速愈合。

（3）氦氖激光在消炎治疗的同时可降低炎性介质浓度，改善渗透压，减轻、消除水肿，从而起到止痛作用。此外，小功率激光可降低神经兴奋性，具有镇静止痛的功效。

4. 重症患者中的常见问题与常用处方　临床上有较多文献报道，低功率氦氖激光对于促进各种伤口愈合的作用，包括重症患者中常见的术后伤口或切口不愈合、脂肪液化、溃疡、褥疮、烧伤等创面。此外，低功率氦氖激光穴位照射能够起到增强免疫力、提高全身新陈代谢，如白细胞升高等。

（1）术后伤口、脂肪液化及烧伤、烫伤创面

处方：对小面积烧伤或烫伤创面可行点状照射，能够有效减少组织液的渗出和预防感染。照射部位为：伤口或创面（较大的创面可进行分区照射），光斑直径选择 3~5cm，照射距离为 50cm，照射时间为 10~15min/次，频率为每天 1 次，连续照射，直至创面愈合。

（2）增强免疫力，调节生理功能

处方：采用激光穴位照射，根据中医辨证论治，不同证型选用不同腧穴，一般选取主穴和配穴 5~10 个，每个穴位照射 2~3 分钟，每天 1 次，连续 2 周为 1 疗程。

5. 禁忌证　恶性肿瘤、活动性结核、高热、出血倾向及重度动脉硬化患者。

三、压力治疗

压力治疗又称气压治疗、间歇充气加压治疗（intermittent pneumatic compression, IPC），是指通过多腔体的充气气囊有次序及节律地进行充气、挤压、排气等压力调节作用，形成对肢体组织的循环压力，达到促进静脉回流、加强动脉灌注、改善血液循环和淋巴循环（包括微循环）、防止凝血因子聚集及对血管内膜的黏附、增加纤溶系统的活性等作用。对预防深静脉血栓（deep vein thrombosis, DVT）、消除水肿、促进愈合、防止肌肉萎缩、改善周围血管功能有确定的疗效。常用的方法有肢体气囊加压疗法、体外反搏疗法和肢体气囊加压疗法等，这里主要介绍肢体气囊加压疗法。

1. 定义　是指对机体软组织施加压力，促进组织间液经静脉和淋巴管回流，提高瞬时血流速度，促进静脉及淋巴管排空，从而改善肢体血液循环，提高心、脑、肾等重要脏器灌注，用以纠正缺血、缺氧，消除肢体局部水肿，改善肢体血液循环的一种治疗方法。常用的有肢体间歇充气加压治疗。

2. 原理　气压治疗是根据流体力学的原理，脉动的气流通过气管进入紧束在肢体治疗部位上气囊中的气室，随着压力的增高对肢体进行大面积的挤压，挤压力和刺激可达肌肉、血管和淋巴管。压力增加时，可使加压部位的血管、淋巴管尽量排空，加速回流或流向周围

毛细血管,对肌肉有挤压、刺激作用,骤然减压时使静脉血迅速自动充盈,从而显著增大血流速度。

3. 治疗作用

(1) 促进静脉血及淋巴液回流:重症患者病情严重,需肢体制动利于病情恢复,或因病情危重肢体瘫痪导致无法主动活动,这种制动或者主动活动减少同时造成了肌肉收缩减少,使肌肉对静脉的挤压唧筒作用减弱或消失。肢体加压时,套在肢体上的气囊由远心端向近心端不断地充气、排气,可促进静脉血及淋巴液的回流,增加回心血量,有利于预防静脉血栓形成,并改善体位性低血压(直立性低血压)、缓解肢体肿胀等症状。

(2) 提高组织间的静水压:当肢体受到外界加压时,经组织间压力传导,可使组织间液静水压高于毛细血管内压及组织间交替渗透压的压力,这种压力差可促使静脉及淋巴回流。

4. 重症患者中的常见问题与常用处方

(1) 深静脉血栓(DVT)的预防:经典的 Virchow 理论认为静脉壁损伤、静脉血流滞缓慢、血液高凝状态是 DVT 的三大病理基础。重症患者因接受手术、获得性创伤、血管功能衰退或病情严重需肢体制动或长期卧床,导致动静脉血流均减慢,创伤、手术致血管壁损伤、血液处于高凝状态、血容量减少。上述原因导致 DTV 成为重症患者及危重患者最常出现的症状及多发病之一,极大影响了患者的预后。深静脉血栓形成后综合征(post-thrombotic syndrome,PTS)是下肢 DVT 最严重的远期并发症,栓子脱落后可以引起致命性肺动脉栓塞。常表现为患肢肿胀、色素沉着、浅静脉曲张,严重时还可以出现反复的下肢静脉性溃疡,对患者的生活和工作产生了巨大影响。重症患者早期使用压力治疗可提高血流速度,预防 DTV 的产生。并且与抗凝药物相比,加压治疗组在深静脉血栓及肺栓塞的发生率方面无明显差异,且无使用抗凝药物所可能产生的出血风险等不良反应与副作用。

处方:选择双侧下肢,压力应按照患者耐受能力调节,每次 20~40 分钟,每天 1~2 次,6~10 次为 1 疗程。

(2) 直立性低血压(orthostatic hypotension,OH):重症患者尤其是老年患者因外伤或手术应激、血管舒缩功能及弹性变差导致血液处于高凝状态,血流速度减慢,回心血量减少,导致 OH,为重症患者较为常见的症状之一。重症患者早期干预使用压力治疗可提高血流速度、增加回心血量、局部及短时间改善肢体血管舒缩功能,缓解 OH 症状。

处方:选择四肢,可进行双侧交替,压力应按照患者耐受能力调节,每次 20~40 分钟,每天 1~2 次,6~10 次为 1 疗程。

(3) 脑卒中肩手综合征(shoulder-hand syndrome,SHS):又称反射性交感神经营养不良综合征(reflex sympathetic dystrophy syndrome,RSDS)。不适当的被动活动导致肩关节外伤是引发肩手综合征的重要原因,临床上主要表现为肩关节周围、手部的疼痛,感觉异常,血管功能障碍,水肿,出汗异常及营养障碍。重症住院患者早期使用压力治疗可预防并提高血管舒缩功能,促进静脉及淋巴回流,减轻水肿、肿胀。

处方:选择患侧上肢,压力应按照患者耐受能力调节,每次 20~40 分钟,每天 1~2 次,6~10 次为 1 疗程(图 3-1-6)。

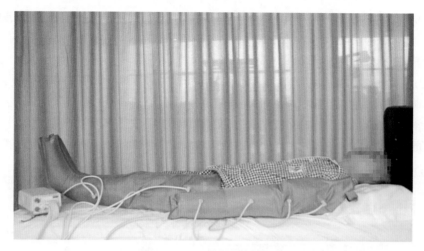

图 3-1-6 压力疗法应用示例

（4）肢体肿胀：加压治疗可改善循环、加快峰值血流速度、提高组织间静水压、改善静脉功能，促进淋巴回流，故可治疗重症患者因长期卧床、创伤等因素导致的肢体肿胀。

处方：选择肿胀的肢体，压力应按照患者耐受能力调节，每次 20~40 分钟，每天 1~2 次，6~10 次为 1 疗程。

5. 禁忌证 局部治疗部位感染、破损、活动性出血，动脉瘤，外伤早期，大面积坏疽，血管术后，恶性肿瘤，血栓形成早期，血栓性静脉炎等。

四、运动疗法

（一）定义

运动疗法（exercise therapy）又称运动治疗或治疗性运动，是借助于器械和 / 或以徒手技术及患者自身的力量，利用力学原理来预防和治疗疾病，使得患者运动功能得以改善，恢复体力的一种治疗方法。

重症患者易并发肺部感染、关节挛缩、肌肉萎缩、肠道功能营养不良等多种并发症，早期介入运动疗法，如良好的体位摆放有助于预防关节挛缩发生，促进呼吸功能和胃肠功能改善，是预防并发症、促进心肺功能恢复、尽早使患者恢复体力，转入普通病房的一种重要的康复治疗手段。在实施运动疗法的过程中，所应用的各种方法和技术，即为运动疗法技术。技术随着康复医学基础理论研究的深入和神经生理学的引入，已经获得了极大丰富和发展，形成了针对各种运动功能障碍性疾患的独具特色的治疗技术体系。运动疗法技术适用的疾病范围包括：神经系统疾病（脑卒中、颅脑外伤、脑肿瘤术后、小儿脑瘫、脊髓损伤、周围神经疾患、帕金森病、急性感染性多发性神经根炎、脊髓灰质炎、多发性硬化等）、骨科疾病（骨折、截肢、关节炎、肩周炎、颈腰椎病、人工关节置换术后等）、内脏器官疾病（急性心肌梗死、慢性阻塞性肺疾病、糖尿病、高血压病、胸腔疾病术后等）、肌肉系统疾病（肌营养不良等）、体育外伤后功能障碍、烧伤及其他疾病等。

（二）原理

运动疗法的原理主要依据关节力学、解剖学、生理学以及神经生理学基础。

1. 运动的力学基础

（1）人体的基本运动平面及基本运动轴：基本运动平面（矢状面、额状面、水平面），基本运动轴(矢状轴、额状轴、垂直轴)。

(2) 人体解剖位与中立位。

(3) 关节生理性运动(屈伸、内收外展、旋转、翻转),附属运动(分离、牵拉、滑动)。

(4) 关节运动的稳定性及灵活性:关节的运动方式和运动幅度有赖于关节的形态结构,而关节的形态结构又决定了关节的功能,稳定性大的关节灵活性较差,而灵活性大的关节稳定性较差。

2. 运动的解剖学基础 关节的结构(关节面、关节囊、关节腔、关节辅助结构)、运动轴的数目和关节面的形状决定关节的分类。

3. 运动的生理学基础 通过运动疗法可以产生缓慢长期的效果。

(1) 运动可反射性引起皮质和下丘脑的兴奋性,改善患者精神状态,消除患者精神抑郁、悲观、失望等消极情绪。

(2) 增强中枢神经系统兴奋与抑制的调节作用,既提高兴奋又加深抑制,并加强兴奋与抑制的转变过程,从而活跃各个系统和器官的功能。

(3) 改善患者消化系统,利于脂肪代谢、胆汁合成和排出。

(4) 对肌肉的影响,在短期锻炼后,常见肌力增长明显而肌肉增粗不明显。

(5) 对骨与关节的影响,运动不仅对维持骨的结构有重要的促进作用,对软骨起维持营养的作用,也帮助维持关节形态和功能的统一性。

(6) 对免疫功能的影响,合理、适量的运动治疗可增强机体的免疫功能,预防相关疾病。

4. 运动的神经生理学基础 无论肌肉还是关节活动,运动的流畅、协调和随意均需要神经系统的有机控制,神经系统(脊髓 - 基础反射环路、皮层 - 高级控制中枢、脑干整合中枢、小脑协调中枢、随意运动控制)具有再生、可塑、重组和代偿性功能,能对神经内分泌系统的工作产生一定影响。

(三) 治疗作用

针对重症患者,常用的运动疗法包括良肢位摆放、改善关节活动技术、增强肌肉力量和耐力技术、增强平衡功能技术、发展运动控制和正常运动模式技术等。

适宜的运动治疗可以提高神经系统的调节能力,增强心肺功能,维持和改善运动器官的形态和功能,发展运动控制和正常的运动模式,促进代偿功能的形成和发展;改善运动素质,增强肌肉的肌力和肌肉活动的耐力,改善运动的灵活性、协调性、平衡性、力量、反应时间和速度,调节心理和精神状态。

(四) 重症患者中的常见问题与常用处方

1. 关节功能障碍或软组织挛缩 一般卧床患者不易产生关节挛缩,但重症患者病情较重且复杂,且以全身或局部肌肉无力为主,如制动 1 周开始结缔组织增殖,4~5 周即可发生严重关节挛缩,所以争取在早期介入运动疗法,加强患者肢体关节被动活动,逐渐过渡到患者主动参与的运动治疗,为患者维持及改善关节活动度,尽早恢复肢体功能提供有效治疗手段。

处方:

(1) 体位摆放:以偏瘫患者为例,为防止患者患侧肩关节半脱位、肌腱挛缩、关节僵硬等并发症,在患者仰卧位时,患侧肩胛和上肢下垫一长枕,手指伸展位,平放于枕上。长浴巾卷起垫在大腿外侧,防止下肢外展、外旋。膝下垫毛巾卷,保持膝伸展微屈。在健侧卧位时,患侧上肢伸展位,下肢取轻度屈曲位,放于长枕上。在患者床上坐位时,可用被子支撑背部帮助患者脊柱伸展,身体坐直,将浴巾卷起垫在瘫痪侧大腿外下方,以防止下肢外展、外旋。膝下垫毛巾卷,保持膝关节微屈。

(2)被动活动:被动活动对于 ICU 卧床患者早期维持关节活动度和肌肉肌容积是十分必要的,一般包括躯干、上肢和下肢被动活动。上肢的被动活动包括肩屈曲/外展、肩关节内旋/外旋、肘关节屈/伸、腕及指间关节屈/伸活动,下肢的被动活动主要包括髋关节屈曲、伸展、外展被动活动和膝、踝关节背屈被动活动等。躯干的被动活动也很重要,以之为例,患者采取仰卧位,患侧下肢膝屈曲,实施者一手固定患者的一侧肩关节,另一手放在患侧骨盆位,使肩和骨盆向相反的方向旋转并停留数秒,以达到充分牵拉患侧躯干的作用。被动活动每天可进行 2~3 次,每次 10~20 分钟,直至患者出院或转入普通病房进行系统康复治疗。

2. 骨折术后关节损伤后疼痛/保护性痉挛　由于疼痛或为了防止进一步损伤常常限制关节局部活动,疼痛还常引发保护性痉挛,其后会出现继发性粘连和挛缩,这影响关节主动和被动运动,如骨折手术后重症患者。应鼓励患者由被动活动到主动参与,运动疗法可以有效改善患者关节功能障碍。

处方:以膝关节术后患者为例,在无痛的情况下可早期进行保持~放松(hold~relax)练习,即先进行腘绳肌的等长抗阻收缩,保持 6~10 秒,然后放松 3~5 秒,再进行股四头肌的等张收缩;当然,还可进行收缩~放松(contract~relax)练习,即先做腘绳肌的等张收缩~放松,然后进行主动肌的被动运动,反复多次后,再做主动肌的等张收缩。

3. 神经性肌肉痉挛　如 ICU 病房中因中枢神经病变引起的痉挛,主要包括 3 种:反射性痉挛、痉挛性挛缩和失神经支配性痉挛,常为主动活动减少,被动活动基本正常,或被动活动大于主动活动,如脑损伤引起的肌肉痉挛。关节或韧带损伤引起的肌肉痉挛,主动和被动活动均减少。

处方:首先,采取如上所述正确的体位摆放,鼓励患者主动参与活动借助器械缓解关节功能障碍。其次,可利用等长运动、主动运动等方法扩大关节活动范围。还可以采用被动活动,防止肌肉松弛无力,维持关节的活动范围和伸展性。

4. 关节长时间制动后　重症患者关节损伤术后如制动 2 周就会导致结缔组织纤维融合,导致关节运动功能受限。尽早加强术后关节周围肌肉的牵张运动,有助加强关节稳定性及保持其灵活性。

处方:根据不同部位进行被动牵伸活动,如跟腱、腘绳肌、股四头肌、髋关节内收肌和髋关节屈肌等,一般每次 10~20 分钟,每天 1~2 次。

5. 肌肉萎缩　重症静卧患者肌力每周损失 10%~15%,静卧 3~5 周肌力减弱 50%,制动 4 周肌肉容积减少 69%,肌力和肌肉耐力均下降。肌肉萎缩原因包括神经源性、肌源性、失用性等,由于肌肉萎缩易并发肺炎、压疮等,甚至对患者生命造成威胁,所以早期运动疗法对促进患者神经修复、增强肢体肌肉力量、增强耐力均有效。

处方:对于徒手肌力检查为 0 级的患者可采用被动活动以强化患者对运动的感觉。对于肌力为 1 级或 2 级的患者可采用主动助力运动,这种运动是患者最终达到依靠自己力量进行运动的重要过渡。当肌力达到 3 级时可采用主动运动。肌力在 3 级以上可进行抗阻力主动运动,根据训练的情况逐渐增加阻力。当肌力达到 4 级以上时可进行肌肉耐力训练,一般肌肉对抗 30%~40% 最大阻力做收缩练习,逐渐延长训练时间或重复次数,使肌肉能更持久地收缩。

6. 呼吸运动及排痰能力障碍 重症患者治疗过程多以卧床为主,甚至伴有机械通气,使患者消耗巨大体能致肌肉萎缩呼吸肌肌力下降,不能完成吸气和用力呼气,患者出现脱机困难,甚至长期依赖呼吸机。重大手术患者肺活量减少,呼吸道分泌物长期淤积于肺部,极易导致坠积性肺炎和肺部感染。因此,早期康复运动疗法采用被动挤压胸廓、腹部协助呼吸,以主动呼吸训练、咳嗽训练相结合的方法进行,可以更有效促使患者早日脱机。而对于已经脱机的患者,运动疗法的呼吸训练可以有效降低肺部感染等并发症。

处方:

(1) 呼吸肌练习:改善呼吸肌肌力和耐力的过程,强调进行吸气肌训练。主要针对吸气肌无力、萎缩或无效率,包括膈肌和肋间内外肌等。以横膈肌阻力训练为例,先让患者掌握横膈吸气方法,在患者上腹部放置 1~2kg 的沙袋,沙袋重量必须以不妨碍肌肉活动及上腹部鼓起为宜,逐渐延长患者阻力呼吸时间,当患者可以保持横膈肌呼吸模式且吸气不会使用辅助肌约 15 分钟时,则可增加沙袋重量。还可采用吸气阻力仪进行吸气阻力训练以改善吸气肌的肌力及耐力,并减少吸气肌的疲劳。训练次数及阻力据患者的情况逐渐增加,以增加吸气肌耐力。此外,还可采用局部呼吸练习改善呼吸功能,包括单侧或双侧肋骨扩张和后侧底部扩张方法,前者适用于因手术后疼痛及防卫性肺扩张不全或肺炎等原因导致肺部特定区域的换气不足;后者适用于手术后需要长期在床上保持半卧位的患者。此外,对于躯干或肢体结合深呼吸所完成的主动运动不足的可采用胸腔松动练习,以维持、改善胸壁、躯体及肩关节的活动范围,增强吸气深度或呼气控制能力。

(2) 咳嗽训练:有效的咳嗽可以排出呼吸道阻塞物并保持肺部清洁,是呼吸疾病康复治疗的一个重要组成部分。如双手置于腹部且在呼气时做 3 次"哈气"以感觉腹肌收缩,练习发"K"的声音以感觉声带绷紧、声门关闭及腹肌收缩。当患者将这些动作结合时,指导患者做深但放松的吸气,接着做急剧的双重咳嗽。而对于腹肌无力者(如脊髓损伤患者),可采用诱发咳嗽训练手法协助咳嗽,此时操作者双手压迫腹部可协助产生较大的腹内压,按照呼吸节律进行强有力的咳嗽。

(3) 体位引流:体位引流不宜在餐后直接进行,一般可选择傍晚,可使睡前肺较干净,有利于患者睡眠。体位引流需注意正确的引流姿势,一般将病变部位置于高处,有利于痰液从高处向低处引流,如肺前顶叶病变,可直接在锁骨下叩击;肺后顶叶病变,可在肩胛上叩击。据患者耐受程度,决定引流时间。如果患者可以忍受,维持引流体位 30 分钟左右,或直至分泌物排出为止。治疗次数需要根据患者病理情况而定。如有大量浓稠黏液者,每天 2~4 次,直至肺部干净,维持时每天 1~2 次,以防止分泌物进一步堆积。如有需要,应鼓励患者做深度、急剧的双重咳嗽。患者如不能自动咳嗽,则指导患者做几次深呼吸,并在呼气时给予振动,可诱发咳嗽。另外,体位引流过程中,可结合手法叩击、振动、摇法等技巧以辅助引流。

7. 心肺功能训练 心血管内外科重症患者中,术后康复治疗已成为常规治疗之一,运动疗法可以作为全面治疗当中的一项重要内容,尽早进行满足行走需要的强化运动,渐进性行走和每天练习,以提高患者体力,并改善患者体位性低血压,改善患者心功能减退,减少死亡率和再发率。

处方:以有氧耐力训练为主,根据患者病情、年龄、心肺功能状况,制定适合患者情况的个体化运动强度。运动方式为上或下肢周期性往返式动力性运动,50%~80% 最大运动能力(最大摄氧量)或 60%~90% 最大心率,每次运动 15~60 分钟,每周训练 3 次以上,参与运动的肌群越多越大,训练效应就越明显。

8. 预防深静脉血栓（deep venous thrombosis,DVT）形成的体位训练　下肢深静脉血栓形成是重症患者常见并发症之一，借鉴关节活动障碍及肌肉萎缩的训练方法，有助于改善下肢深静脉血液循环、消肿、预防血栓形成。

处方：通常需要采取体位训练，对于可以独立坐、站的患者，鼓励患者每天多次采取坐和站的体位；如果患者因为病情不能独立坐和站，采取摇高床头、靠坐在床上的方式。可采用下肢关节被动活动方式或鼓励患者加强下肢踝背屈活动，以增加下肢深静脉血液循环，每天1次，每次 10~20 分钟。

9. 吞咽功能障碍训练　重症患者中由于各种原因引起的昏迷不醒常伴有吞咽困难，经鼻或口气管插管、气管切开，临床上常需要用鼻饲饮食来配合治疗以促进患者恢复。但患者长期处于鼻饲导管或者胃造瘘管状态下容易造成吞咽肌群萎缩，吞咽功能丧失。

处方：吞咽训练包括两个方面的内容：①预防吞咽肌群的失用性萎缩；②治疗吞咽障碍。主要采用电刺激吞咽肌群、声门上吞咽、Mendelsohn 手法（门德尔松手法）、屏气发声运动、后内收训练（声带闭合训练）以及各种吞咽功能训练，如舌肌训练、咽收缩练习和喉上提训练等，面部肌群主动性收缩训练和被动按摩、冷刺激咽腭弓前部训练等，每天1次，每次 10~20 分钟。

10. 恢复平衡能力训练　重症患者长期卧床可导致压疮、肺部感染、胃肠功能紊乱等多重并发症，所以通过摇床使患者尽早坐起或鼓励患者主动参与坐位平衡运动锻炼，以促进患者病情恢复并减少并发症。

处方：可通过激发姿势反射，加强前庭器官的稳定性，从而改善平衡功能，达到下意识自动维持平衡。简单的训练方法如保持坐位的平衡训练，包括静态平衡训练，动态平衡训练，端坐位平衡训练。

11. 运动控制功能的障碍　重症患者病情较重的，常存在运动瘫痪、肌张力异常、协调运动障碍、过度运动症等运动控制功能障碍，均可借鉴关节功能障碍及肌肉萎缩患者运动锻炼方案，从体位摆放到被动活动，早期康复运动疗法介入可尽早促进患者神经修复，维持改善患者肢体功能，使患者可尽早从 ICU 回到普通病房，早日康复。

（五）禁忌证

运动疗法几乎没有绝对禁忌证，其相对禁忌证主要为：

1. 有明确的急性炎症存在，如体温超过 38℃、白细胞计数明显升高等。

2. 全身情况不佳，脏器功能失代偿期，如：

（1）脉搏加快，安静时脉率大于 100 次 /min。

（2）血压明显升高，临床症状明显，舒张压高于 120mmHg，或出现低血压休克。

（3）有明显心力衰竭表现：呼吸困难、全身浮肿、胸水、腹水等。

（4）严重心律失常。

（5）安静时有心绞痛发作。

（6）休克、神志不清或有明显精神症状、不合作。

3. 运动过程中可能会产生严重合并症，如动脉瘤，血管、神经干附近有异物等。

4. 有出血倾向患者。

5. 创伤后未明确诊断和处理者。

6. 身体衰竭，难以承受训练。

7. 患有静脉血栓，运动使血栓脱落可能性较高时。

8. 剧烈疼痛，运动后加重。

五、物理因子在意识障碍促醒中的应用

意识障碍是指由于多种原因脑损伤导致患者对自身及外界环境认知功能的严重下降。常见于脑外伤、脑血管病、严重感染、神经退行性疾病、严重的内环境紊乱等。随着急救医学和重症监护技术的发展，很多急性严重颅脑损伤患者得到了及时救治，但是也出现了很多较长时间处于意识障碍的患者。目前意识障碍可分为脑死亡、昏迷、植物状态、最小意识状态等类型。严重的意识障碍将影响患者的生存生活质量，成为致死、致残率的原因之一，给社会和家庭造成极大经济负担。探索有效的促醒方法具有重要的医学和社会价值。

意识依赖于脑干网状上行激活系统与大脑皮层的整合作用，临床上意识包括两个主要成分：觉醒和知觉，前者由脑干网状结构及其丘脑投射提供，后者主要在此基础上的脑桥、皮质及其白质连接提供。脑干网状上行激活系统的损害导致昏迷，丘脑、皮层及其联系纤维损害而脑干网状结构功能完整则导致植物状态。当植物状态时间超过 1 个月称为持续性植物状态（persistent vegetative state，PVS）；创伤性脑损害后 1 年、非创伤性 3 个月仍处于该状态为永久性植物状态（permanent vegetative state，PVS）。昏迷状态幸存者中 30%~40% 患者的转归是持续植物状态。外伤或脑卒中后持续植物状态患者 1 年内促醒率约为 38%。

1997 年 Giacino 等提出最小意识状态（minimally consciousness state，MCS）的概念，是指患者有严重的意识改变，但其行为表现证明对自身和周围环境具有很小但有明确认知的一种状态。MCS 与 PVS 具有相似之处，但两者预后差别很大，需要仔细鉴别。最小意识状态的特征是具有间断但可明确辨别的有意识行为。MCS 可能是暂时的，但也可能长期存在。

由于大脑功能的复杂性及当今神经科学对意识的认识有限，至今还没有特别有效的促醒方法。目前认为促醒治疗单靠一种方法是不够的，临床常用的方法包括药物治疗、多感官刺激、高压氧治疗、神经调节技术等。

神经调节技术是指利用电、磁等技术干预与调节大脑特定神经回路的活性来治疗疾病。包括脊髓电刺激、脑深部电刺激、正中神经电刺激、经颅磁刺激、经颅直流电刺激等。前两者为有创电刺激，需要神经外科手术介入，费用高，可能出现并发症，因此在普通医院推广有一定的难度。无创神经调节技术如，正中神经电刺激、经颅磁刺激和经颅直流电刺激比较经济，容易开展。在这里，我们将这些技术的作用特点进行简要阐述。然而，鉴于这些新技术或处于研究探索中或存在争议，这里主要对国内外相关临床报道的治疗处方进行叙述，以供参考。

1. **脊髓电刺激** 脊髓电刺激（spinal cord stimulation，SCS）是指将脊髓刺激器电极安放在椎管的硬膜外腔后部，以脉冲电流刺激脊髓神经治疗疾病的方法。最近研究表明，高颈段脊髓电刺激（cervical spinal cord stimulation，cSCS）能够促进长期昏迷患者清醒，但是其具体机制并不十分明确。可能机制包括电刺激激活脑干中血管活性中枢，改善脑循环，还能激活胆碱能上行网状系统。该项技术具有微创、可逆的特点，需要根据个体调节刺激参数。

2. **脑深部电刺激** 脑深部电刺激（deep brain stimulation，DBS）是通过立体定向手术，将刺激电极植入深部特定神经核团或区域，对其进行电刺激，从而改变相应核团或其他神经环路的兴奋性，以中脑网状结构、丘脑的中央中核和束旁核复合体为刺激靶点，给予低频刺激，对长期昏迷患者有促醒作用。

3. **正中神经电刺激** 正中神经电刺激（median nerve stimulation，MNS）是将盘状电极

置于双侧腕关节掌面近端 10cm 正中神经点，主要用于各种昏迷促醒治疗，还用于各种病因和持续意识水平下降的促醒。1996 年日本学者 Yokoyama 首次报道了正中神经电刺激成功治疗昏迷患者，其作用机制可能涉及：①增加脑血流而促进神经功能的恢复；②影响神经递质分泌，如多巴胺、乙酰胆碱的增加，β-内啡肽、5-HT 水平降低等；③直接兴奋大脑皮层及脑干网状结构，增强脑电活动，改善神经电生理活动。该方法对生命体征影响不大，颅内压通常维持稳定，方法简便、安全，可以在伤后早期使用。

人类大脑分为左、右两侧大脑半球，左、右半球的功能基本相同，但各有特化，右利手者优势半球多为左侧半球，少数为右侧半球；非右利手者优势半球仍多为左侧大脑半球，国外研究结果亦显示右侧正中神经电刺激较左侧正中神经电刺激疗效好。

正中神经电刺激处方：电极置于右手腕部正中神经两侧，一般选择刺激频率 50Hz，电流强度 20~30mA，调整电流强度以手指轻微抽动为准，连续刺激 20~60min/次，2 次/d，10 天为 1 个疗程。

4. 重复经颅磁刺激　经颅磁刺激是 20 世纪 80 年代发展起来的一种非侵入性、无痛神经调控技术，磁刺激仪由储能电容、固态开关和线圈组成。磁刺激时，电容对线圈放电产生电流脉冲，线圈电流产生时变磁场。当时变磁场作用于脑组织，磁场将几乎没有衰减地进入颅内，在脑组织内产生感生电流，当感生电流强度超过神经细胞的兴奋阈值时，可以导致神经细胞的兴奋性改变，产生兴奋性/抑制性突触后电位，进而产生一系列生理生化反应。

重复经颅磁刺激（repetitive transcranial magnetic stimulation，rTMS）是在某一特定皮质部位给予重复刺激的过程，与单脉冲 TMS 相比，重复、连续、有规律的刺激能产生积累效应，能兴奋更多的神经元，不仅影响局部神经细胞，同时影响远隔的功能相关脑区，可以实现皮质的功能区域性重建；而 rTMS 产生的效应可能持续到刺激停止后很长一段时间。

rTMS 对神经的调控作用主要表现为长时程增强（long term potentiation，LTP）/长时程抑制（long term depression，LTD）作用。一般频率 > 5Hz 的刺激称为高频 rTMS，高频刺激可以在皮质引起 LTP 样的神经兴奋性增高。频率≤1Hz 的刺激称为低频 rTMS，低频刺激引起皮质 LTD 样的兴奋性降低。rTMS 还可以改变细胞膜的兴奋性、离子通道的修饰、静息膜电位的变化、静息状态时的皮质兴奋性、皮质抑制功能、脊髓神经兴奋性，从而对神经系统产生明显的调节。rTMS 有明显的离线调控作用，即在 TMS 刺激停止后，由刺激引起的变化，包括生化反应、组织结构和生理功能的变化都还能维持一段时间；同时，TMS 不仅具有局部皮质的刺激作用，而且可以通过广泛的神经网络，影响大脑深部的神经核团以及功能相关联的远隔区域，引起神经递质、激素、脑源性神经营养因子、血流量等的改变，从而从分子水平、突触水平、细胞水平、神经网络水平，最终可能在功能水平发挥调节作用。

目前为止，还缺乏关于昏迷患者基于循证依据的治疗指南。近年来逐渐增多的报道显示重复经颅磁刺激对植物状态和最小意识状态患者意识状态的改善。在公开发表的文献中，重复经颅磁刺激的参数选择是高频（10Hz、20Hz），刺激部位包括初级运动皮质（图 3-1-7）、前额叶背外侧区。文献报道在植物状态和最小意识状态患者中不同程度地显示出了临床和脑电图的改善。

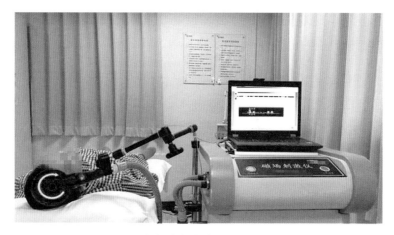

图 3-1-7　经颅磁刺激应用于促醒治疗示例

5. 经颅直流电刺激　经颅直流电刺激(transcranial direct current stimulation,tDCS)是另一种非侵入性神经刺激技术,通过电极将恒定的、低强度直流电流($0\sim2mA$,2mA 以上仅用于科学研究)作用于特定脑区,调节大脑皮质神经活动。刺激方式包括阳极刺激、阴极刺激。tDCS 调节大脑活动的机制尚不十分清楚。现阶段认为,tDCS 的主要机制之一是改变神经元的静息膜电位,当直流电负极靠近神经细胞胞体或树突时,静息电位升高,神经元放电减弱,产生超极化,从而抑制细胞的活性;反之,则发生去极化,从而激活细胞的活性。研究发现,阳性刺激提高皮层神经元的兴奋性而阴极刺激降低兴奋性。

tDCS 不仅调节单个神经元的活动,而且影响多个神经元与神经元群的整体活动。tDCS 可以调节静息状态 δ 和 θ 波的脑电活动。tDCS 除了即刻效应,也存在后效应,即在刺激停止之后,效应会持续一段时间,持续时间长短与电流强度、刺激时间以及刺激次数有关。

觉醒是由脑干里的皮层下脑区,如下丘脑、丘脑和基底前脑控制的,知觉是由皮层内脑区控制的。内在知觉由中线皮质区域控制,外在知觉由侧额顶叶皮质区控制。目前公开发表的文献中,tDCS 治疗方案选择阳极刺激,刺激部位多选择左侧额叶背外侧核或者左侧初级感觉运动皮质;刺激强度 1mA,20min/次,1 次/d;2mA,20min/次,1 次/d。

（袁　华　段　强）

第二节　重症康复中的作业治疗

一、重症康复中的作业治疗概论

经历重症打击过后的病患需长期面对因残障带来的严重后果。从疾病角色中恢复,这对他们而言是相当巨大的挑战及艰辛的历程。另外,随着全球老龄化的进展,在重症医学科中超过 65 岁的老年人群比例日益提高。他们并非完全受某些特定疾病的影响,而存在一些非医学类介入的需求,这对专业本身的服务范畴也带来了一些改变。作业治疗师在这种情形下参与促进及统筹整个恢复过程。自 20 世纪 80 年代中期开始,作业治疗领域学者开始鼓励作业治疗师投身重症医学这一相对新兴的领域,并研究其可行性及有效性。与其他学科相比,重症康复中的作业治疗师不仅被要求拥有建立作业治疗档案、完成与活动相关的评估及分析、介入治疗活动、制作支具、评估环境因素、适配辅具、促进沟通及参与等基本技能，更需对医学相关知识有清晰的认识，并能熟练地与功能及活动建立联系。不断增加的接诊体量要求专业人士提高效率，加快临床决定速度的同时保证提供服务的质量。多学科合作模式下的学科发展与探索也要求作业治疗师在整个团队合作中不断与其他专业人士沟通，明确地定义自己在重症康复中所能起到的作用，以帮助病患达到治疗效果的最优化。

有研究表明，康复理念包含物理治疗与作业治疗的参与，与其他标准化的重症治疗相比，同样是安全且满足耐受的，并能获得更好地满足住院转介的功能水平、更短时的瞻望状态及更少呼吸机的介入。

二、重症康复中作业治疗流程

2004 年 NHS Lothian 出版的《早期医疗中作业治疗指南》中阐述了作业治疗的工作流程，可见图 3-2-1。

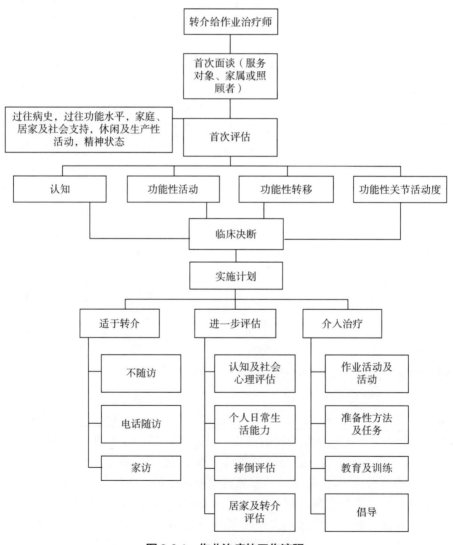

图 3-2-1 作业治疗的工作流程

首先由临床医生或康复医师转介合适的病例给作业治疗师,作业治疗师阅读临床病例,建立作业治疗档案。其次进入首次面谈。首次面谈对作业治疗师而言是相当重要的工作步骤,以帮助作业治疗师开始建立与病患良好的关系,收集包括过往病史,过往功能水平,家庭、居家及社会支持,休闲及生产性活动,精神状态等基本信息,以建立一个对病患完整的理解。

首次评估涵盖最基本影响活动参与的元素,包括认知、功能性关节活动度、功能性转移及功能性移动。认知方面的评估有情绪、注意力、定向力、记忆力及问题解决能力。功能性关节活动度基于一些简单的生活任务以观察病患的运动角度是否满足该任务的要求,比如观察病患如何穿衣、裤及鞋袜等。功能性转移包括床、轮椅转移及各类物品间转移,比如床、椅、马桶、车座、淋浴间及浴缸间的转移。功能性移动可以评估病患是否有基本的移动能力,比如是否能使用辅助用具从床或者椅子上行走 6m,避开障碍物并回到初始位置。

通过首次评估,作业治疗师可根据所了解的各类情况进行临床推理,完成临床决断,决定可进一步实施的举措。实施计划可包括促进部分条件适合的病患进入转介流程,完成转介计划,完成部分未明晰情况病患的进一步评估及提供切实可行的治疗。

三、重症康复中的作业治疗技能

关于作业治疗与重症康复的文献回顾罗列了作业治疗师需掌握的基本技能及重症康复中的特殊技能(表 3-2-1):

表 3-2-1 作业治疗师需掌握的基本技能及重症康复中的特殊技能

基本技能	重症康复中的特殊技能
人际交往技巧	急性病症应对及处置
有效沟通技巧	快速评估
与其他机构的联络	风险因素快评估
信息收集	风险因素快应对
解决问题及临床推理	快速有效临床推理
日常生活活动评估	复杂情形下的个案管理
活动分析	归家评估
制订治疗计划	优化转介计划
使用活动作为治疗手段	
家居环境评估	
辅具相关知识及适配	
支具	

据此,本节将选择以下三部分展开论述:

1. **快速评估** 因为时间的限制及相当繁多的个体化需求,作业治疗师在急性期阶段最常使用的评估方式是非标准化评估,即通过临床观察及沟通,应用根据不同工作场景自制的筛查量表。在急性期,作业治疗师必须考虑相关活动的各个因素更为复杂,根据标准化的临床路径在可控的环境下完成评估并不现实。因此,熟练且有效的非标准化评估成为评估工具的主流。有研究表明,自理活动(包括穿衣及洗澡)、居家环境及功能性转移是快速评估中最常见的内容。虽然很多作业治疗师认为,评估来自与病患相处的每个细节,从推门进入第一印象便开始了评估过程。但显然地,单靠临床观察进行评估无法获取足够的信息,难以建立对病患情况的整体观。因此,如何使评估快速兼顾有效性是不断探索的议题。

2. 复杂情形下的个案管理 因为每个病患各异的生活背景直接作用于其健康与生活状态,灵活性成为作业治疗师工作的特质,他们需不断根据人、事、物、境的改变而随时改变自己的治疗方向及策略。而在重症疾患这类复杂的个案管理中,作业治疗师起到更为鲜明及重要的角色。在标准化的作业治疗教育中涵盖了关于功能、独立性及参与等广泛及全面的概念,这些都与个案管理中应对慢性及复杂性个案所考虑的方向相同。

3. 优化转介计划 处于重症期的情境下,考虑病患转介是一个复杂的问题,包括与众多相关专业人士的协同、规划和沟通。作为作业治疗师,在此起到的作用主要是制订转介计划。基于住院日较短的因素影响,一旦病患病情稳定就需立即执行转介流程,这对计划转介本身是巨大的压力。作业治疗师凭借与病患短时间建立起的治疗关系促进及时、安全、成功的转介。有研究访问了在急重症康复中有经验的作业治疗师,他们指出最优化的转介方案基于对病患更全面的认识,多因素及潜在的条件都影响着治疗师对整个转介计划的把控,而经验更丰富的治疗师能结合其对社区及社会资源的了解给出更完善的转介计划。

4. 重症康复中作业治疗的治疗领域 自 20 世纪 90 年代,有别于其他专业人士以疾病为核心的视角,各国的作业治疗师开始参与重症康复团队,为病患提供服务。基于以个人为中心、活动为中心及循证为本的三原则,作业治疗实践非单纯定义为某项治疗任务的完成,而更系统性地针对活动本身促进病患身体功能、心理状态及行为习惯的提升,其他临床专业人士所无暇顾及的这些方面也是作业治疗师工作的重心所在。美国作业治疗师协会(AOTA)于 2014 年出版的作业治疗实践框架中指出作业治疗涉及的治疗领域,包括:

(1)作业活动及能力:为特定病患设计既能达到病患能力和治疗目的又满足于其身心需求的作业活动。使用此治疗性的活动,治疗师需考虑活动要求与病患个人状况和环境之间的关系。作业活动包括:自理活动、生产性活动及休闲娱乐活动。在重症康复体系下,作业治疗师仍可以使用大量的作业活动及技能作为治疗媒介。

对许多病患而言,在重症疾病期的经历常与长时间卧床制动相关。因为危重的病情,多通道设备需务必监护到位,而复杂的管线及设备,不仅在一定程度上限制了身体的活动,也造成了许多不适感和心理上的恐惧。这些使得病患往往在具有相关活动能力的情形下依然惧怕或者不愿意参与活动,而选择长时间卧床。随着时间的推移(7~10 天),制动所带来的副作用开始出现并加重,比如姿势性低血压、深静脉血栓、心肺耐力及代谢率下降、肌肉萎缩、压疮、骨质疏松等。反之,这些情况随着日常生活活动的增加而减轻,即提高意识状态、心肺耐力、肌肉力量及活动表现。帮助病患参与相应的活动、减少并发症和重启良性循环是作业治疗师在重症康复中的思路之一。设计适当的活动促进病患参与是作业治疗师的基本技能,有效的活动分析可以帮助治疗师明白与活动相关的知识、个人属性及文化背景,引导临床推理,立刻给出适合病患的活动。

(2)准备性方法及任务:帮助病患展现更好的活动表现的方法及任务。作为治疗进程中的一部分,使用一些准备方法及任务可帮助病患参与更多以居家为基础的活动,提高日常活动表现。准备性方法包括支具、辅助技术及家居改造和轮椅代步技术。这些治疗为特定对象而设计，需要其主动参与的部分较少。准备性任务则使用活动蕴含的元素或者辅助设备促进构成某项功能或技能提高，也可称之为治疗性任务。由于生命体征不稳定及种种人力及环境的限制，作业治疗师在重症期可以使用准备性方法及任务有：

高器械建构下的居住环境迫使病患失去原有丰富的感觉输入，被称为感觉剥离。感觉剥离带来神经系统运作的重组，不仅易引起抑郁、焦虑等精神状态的不稳定，也导致病患动力及定向力下降，心理压力提升。作业治疗师明白规律性感觉输入的重要性，并使用多重感觉刺激、认知刺激及减压策略，帮助病患提升意识状态、面对压力并调整作息。

有研究认识到早期作业治疗介入重症监护室可以有效协同药物预防老年人谵妄状态。其治疗包括：增加外界环境的多重感觉刺激，提升意识状态；使用定向力、注意力、记忆力、计算力、辨物力及言语进行认知刺激等。

作业治疗师面对卧床状态下的姿势摆放主要可以提供的是上肢保护及改善装置，比如手部功能位支具及预防肢体远端肿胀的压力衣。有研究认为重症康复中作业治疗师提供服务最多的是辅具处方，包括轮椅、助行器以及各类日常活动中所需的辅助用具，以在评估及治疗中促进功能性转移及移动。

（3）教育及训练：教育提供可以帮助病患改变行为、习惯及生活规律的知识和信息。这些知识和信息不仅是治疗中的一部分，也可泛化到治疗结束后产生作用。由于重症期以临床治疗为主及病患意识状态的不稳定为客观特点，作业治疗师在此期间完成患者与家属教育十分具有挑战性，需要更多的技巧投入其中，包括与整个临床和康复治疗团队专业人士的协调与衔接。有研究表明教育在此期间的重要性为：帮助病患适应面对突如其来的重大变化及功能的退化，只有通过教育手段才能有效地转变因行为习惯而导致的疾病状态。

训练提供实际技能的获得以达到日常生活中某些活动的需要。通过训练，活动表现的提升来自技能掌握程度的提高，而非宣教所能带来的认识上的改变。重症期间，可以完成的训练体量对每个病患而言都是艰难的，需要作业治疗师调动各种分析及环境调控的技巧帮助其找到合适的方式来参与某项功能提升的训练。

（4）倡导：倡导直接作用于推进作业活动，赋予病患去找寻及保持与恢复相关资源的能力，以全身心参与到日常生活中去。倡导的力量支持个体及团体向更好的身心健康及更高的活动参与迈进。有研究探讨以作业治疗学的视角帮助年轻的父母在新生儿重症监护室这一环境下完成新的角色认定和适应。

作业治疗进入重症康复医学团队的时间并不很长，众多方面仍需考量。相关研究认识到，病势的严重及病程的绵长成为作业治疗介入延迟的原因。与此同时，科室文化、镇静剂使用习惯、医院建制也可能与作业治疗起始的时间相关，后者更与非病患因素相联系。发展的现状让作业治疗师明白，在治疗中发挥倡导的力量更为重要。通过相处的过程，不仅需要让个体理解其治疗的意义，更需要让合作团队中的每个参与者意识到作业治疗的作用与价值。有研究发现，工作于疾病早期及重症期的作业治疗师在以疾病为本的临床工作环境中，履行所学习的以活动为中心的实践十分困难。而使用专业术语、与相关专业人员保持密切沟通、达到眼见为实的治疗效果，从而切实改变相关专业人员对作业活动的认识，是引导这个团队理解作业治疗的最佳途径。

（谢　青）

第三节　重症康复中的康复辅助设施

近年来，国内外的研究一致认为，在疾病的急性期和亚急性期对重症患者干预，以及对相应的并发症及继发性疾病进行康复治疗干预，在预防并发症的发生及改善原发性或继发性疾病的预后、缩短病程等方面有着重要的意义。临床上一改早年认为重症患者在功能上康复价值较低的观点，对一些常见重症患者的早期功能问题和早期康复给予了一定关注。

临床工作中，我国大部分医院习惯将重症病区分为内科重症监护室（MICU）和外科重症监护室（SICU），一些大型医院还设有心血管重症监护室（CCU）等。从患者功能情况来看，内科重症病区患者常有内脏功能不全，如心脏、脑、肺、肾脏等器官功能不全。因而在患者存在长期卧床的情况下，常发生的并发症及功能障碍包括：意识障碍、体位性低血压、坠积性肺炎、误吸、呼吸道感染、心肺功能下降、消化系统功能下降、进食功能障碍（如食欲下降等）、泌尿系感染、大便功能障碍（便秘、腹泻等）、全身肌肉萎缩、关节僵硬、关节活动度下降、肌腱挛缩及皮肤状况变差（弹性下降易出现压疮）等。而外科重症病区患者常见的并发症及功能障碍除了与内科重症病区患者相同的因长期卧床引起的并发症及功能障碍，还包括疼痛引起的关节活动度下降、严重的肌萎缩和肌无力、心肺系统功能特别是呼吸功能下降，以及内分泌系统功能障碍。

重症病区中，无论哪一类的功能障碍都是康复治疗工作的关注点，而在治疗过程中，除了康复治疗师的运动疗法，利用辅助器具或理疗设备进行功能障碍的改善和并发症的防治也是康复治疗工作中很重要的一个组成部分，且使用辅助设备配合治疗师的治疗通常可以取得更好的疗效。

临床康复治疗及诊疗过程中，首先会评定患者意识状况及认知功能情况，因为意识状况好及认知功能完善或较好的患者能够更好地配合康复治疗，取得更好的治疗效果，病程更短，预后也更佳。而意识状况差，认知功能欠佳的患者所获得的康复治疗效果会明显下降。所以在重症病区，改善患者意识状况及提高认知功能是康复治疗的一个重点。

改善重症患者各种功能障碍及并发症的常见治疗设备包括以下几种：

一、电动起立床

常见的电动起立床可以将患者固定在其上，通过调整床面的倾斜角度使患者自身重力发挥作用而产生治疗效果，一般角度可调整的范围为0°~90°，可完全模拟站立模式；而现今大部分的病床也可进行角度的调节，通常床面上半身部分的倾斜角度可调节范围为0°~90°，而腿部部分角度的可调整范围为0°~45°。相比而言，电动起立床的固定装置比病床要多，在倾斜角度较大时也更为安全。两种设备都对重症患者有以下几个方面的作用：①帮助患者完成仰卧位到站立位的转移，重心从低到高的过渡，使患者充分适应立位状态，对体位性低血压等并发症有重要而明显的改善作用。②增加颈、胸、腰、骨盆及下肢在立位状态下的控制能力，特别是对核心肌群的刺激及激活，提高患者保持直立位的能力及改善平衡功能。③对中枢神经疾病患者有重要的作用，通过重力对关节、肌肉的挤压，有效刺激本体感受器，对患侧肢体感觉进行促通，可增加肌张力偏低患者的肌张力；对下肢肌张力偏高引起的足下垂、足内翻等异常模式，通过重力对跟腱形成持久的、强于治疗师被动牵拉的拉力强度起到纠正异常模式的作用。④因直立状态较仰卧状态膈肌有更大的活动度,胸廓活动度也有增加,患者被动直立时可提高肺部扩张度,改善呼吸功能(图 3-3-1)。

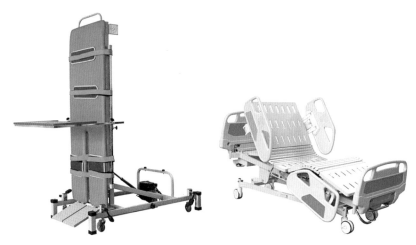

图 3-3-1　电动起立床及可调节病床

电动起立床是根据体位改变训练的各种需要而设计,为了充分保障功能性训练的需要,一般床面可宽达 0.7m,踏板可做与踝关节跖屈、背屈及内外翻的各个运动方向相同的活动,并可调整相应的运动角度。

在使用电动起立床训练前,治疗师可将所需角度进行设定,然后通过控制键板控制床面的起立和放低,训练结束后床面可自动或人工调整回复到水平位置,如患者在训练中发生不适,治疗师或患者可按下应急开关,床面会快速降至 15° 或小于 15° 的位置,再缓慢地回复到水平位置。起立床的床面可在离地面 0.25~0.75m 之间进行任意高度的调节,从而让患者可以轻松地在轮椅、平车及起立床之间进行转移。

二、持续被动运动设备

持续被动运动(continuous passive motion,CPM)是利用专用器械让关节进行持续且缓慢的被动运动的训练方法,根据 1970 年加拿大医师 Salter 提出的持续性关节被动活动的概念发明了此方法。

持续被动运动仪器由关节支撑架和运动控制的齿轮机械组成,患者肢体可被固定在支撑架上,做运动角度、速度、持续时间由仪器控制的被动运动。在运用此设备治疗前,治疗师可根据患者功能情况预先设定好被治疗关节的活动范围、运动线速度或角速度(图 3-3-2)。

CPM 的作用包括:维持关节活动度、减少骨科术后渗出、促进关节引流液的吸收、促进关节软骨及骨的愈合。CPM 可带动患者关节持续、缓慢地运动,通过闸门控制机制刺激关节周围神经,对关节局部产生镇痛作用,可显著缓解关节损伤或手术后的疼痛;正常的关节滑膜液及关节的血液循环对关节软骨的修复有着关键性作用,CPM 可通过促进局部血液循环改善局部新陈代谢,以提高关节软骨的修复和愈合能力;通常人体关节软骨缺乏再生修复能力,骨膜和软骨膜源于中胚层组织,其未分化的骨原细胞具有成骨和成软骨的双重分化能力,CPM 可通过刺激促进中胚叶细胞的分化提高关节软骨的再生修复,并刺激具有双重分化能力的细胞向关节软骨转化；关节软骨损伤后，其封闭的抗原外露与关节液反应产生抗体形成抗原抗体复合物，将会进一步损伤关节软骨，而CPM带来的持续关节活动，可以增加关节液代谢，有利于清除抗原抗体复合物，缓解这种物质引起的自身免疫性损害。

CPM可以保持关节活动度，缓慢而持久地牵伸关节周围组织，防止关节周围纤维挛缩及松解关节粘连。与其他被动运动模式相比，有作用时间长、运动缓慢、可控、稳定的特点，因而更为安全。与主动运动相比，CPM不易引起肌肉疲劳，可长时间持续进行，同时关节所受应力小，可在关节损伤或炎症早期应用且不引起损害。

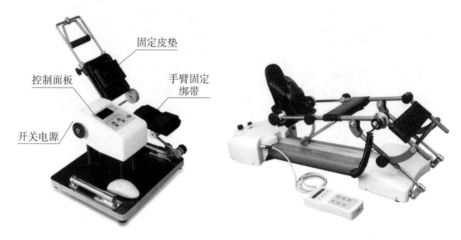

图 3-3-2　上肢持续被动活动设备及下肢持续被动活动设备

以上肢持续被动运动为例，CPM操作过程如下：①将患者患肢放于CPM支撑架上呈0°，仪器支撑架的长度应调节至与患肢腕部到腋窝的长度相等，患肢肘关节与机器夹角需处于同一水平线；②根据治疗目的选择治疗参数，治疗参数中运动重复频率决定了运动的速度，不同型号的设备有不同的频率值，通常最慢为15min/周期，最快为30s/周期。在病程早期应选择较慢速度，随着病程发展可根据患者耐受力和运动反应逐步增加频率。常用的周期时间为45~90秒，如患者能耐受应选稍快的速度。仪器上肘关节屈曲范围为0°~135°，病程早期选择时应先从小范围角度活动开始，之后逐渐增加，一般在不引起疼痛或不适感的最大范围内活动。仪器自动程序一般为工作1~2小时后停10分钟，可每日运动8~16小时，连续用2~4星期。对于能离床活动的患者没有长时间连续使用的必要。任何情况下中断治疗的时长不宜超过48小时。对于肘关节关节活动度功能下降即伸直障碍（或屈曲障碍）的患者来说，当CPM运行至患者能耐受伸直（或屈曲）的最小（或最大）角度时应维持2~5分钟后再继续运行，类似治疗师在患者运动末端进行加压的过程。

CPM在外科重症监护病房可用于四肢关节内外骨折固定术后、各种关节外科手术后、关节软骨损伤、关节挛缩松解术后、肌腱撕裂伤修复术后。但是如果被动运动将产生对关节面有损伤的应力时，或可能造成正在愈合组织被牵拉过度紧张时，不宜采用此方法。在使用设备前需向患者讲解注意事项和治疗过程中可能出现的情况，以及持续被动运动的作用，争取患者主动配合接受治疗。使用前一定要根据患者的肢体长度调节好支撑架的长度，并把长度调节旋钮拧紧，将患者肢体按要求进行摆放，之后绑好固定带，防止肢体从机器支架脱离，以致不能达到预设的活动角度。应用CPM设备过程中，运动角度的增加要循序渐进，速度需由慢到快，以患者的耐受力为标准，最大程度减少患者的不适感。

三、全身振动音乐治疗系统

全身振动音乐治疗(vibroacoustic therapy,VAT)在国内也被翻译为体感音波治疗系统,包括全身振动系统和体感振动音响两方面。该疗法在1982年由挪威医学家和教育家Olav Skile博士提出,其通过对脑瘫患儿的临床疗效观察发现,体感振动合并音乐治疗能缓解患儿的肢体痉挛状况,深入研究后发现低频音乐,尤其是40~80Hz的频率不仅对孤独自闭症患儿有效,对偏头痛、肌肉痉挛和脑卒中等疾病也有突出的疗效。美国北得克萨斯大学音乐医疗教育中心Kris Chesky博士对体感音乐治疗进行进一步研究后发现,60~300Hz频率范围的体感音乐治疗对减轻疼痛最为有效。国内由中日友好医院临床医学研究所、哈尔滨医科大学第一附属医院五官科、广东省人民医院心理科对疼痛及睡眠障碍等方面的研究得出结论:体感振动治疗除了传统的音乐声音信号,还将音乐中对人体有益的低音域16~150Hz部分分离出来转换成数百微米到数千微米振幅的物理垂直振动作用于人体,使患者听觉和身体的本体感觉两者都能感知到该治疗系统的作用,可以加倍地感受到音乐的重低音、节奏感,从而获得低频音乐的治疗效果。体感振动音乐对人体来说具有心理效应和物理效应双重效果,音乐声波的物理振动与人体部分组织形成共振,可增加人体血液流动,提高组织器官内的血流,促进局部新陈代谢。体感音乐治疗技术常用于意识障碍患者的促醒治疗及减轻患者的疼痛。因为该疗法为非药物疗法,故没有药物副作用。该疗法可以刺激自主神经兴奋,使微细血管扩张,促进血液循环,加速血液流动,促进新陈代谢,提高基础代谢,加速脂肪分解(图3-3-3)。

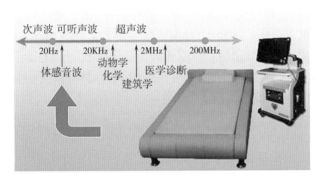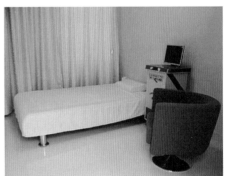

图 3-3-3 全身振动音乐治疗系统

全身振动音乐治疗设备包括全身振动及音乐治疗两部分,全身振动部分为床形,患者可直接躺在床面上,该部分为提供振动的核心,其可形成15~150Hz的垂直振动,治疗师可根据不同的治疗目的选择不同的治疗频率。另外一部分为音乐治疗部分,包括主机箱及音响两部分,提供不同风格的音乐,也可根据不同的治疗目的选择合适的音乐。

四、心血管呼吸系统检测设备

重症患者中呼吸系统功能障碍占有很大比例,在ICU中因为有监护仪,患者循环系统及呼吸系统的功能状况得以实时反映在监护仪上。康复病区的重症患者可以用监护仪进行监控,也可以使用以下设备对患者的呼吸功能进行监护。

1. 便携式肺功能检测仪是一种轻便可携带的肺功能检测设备,可以进行肺功能测试并追踪患者肺部功能情况,测量的指标包含用力肺活量(forced vital capacity,FVC)、第 1 秒用力呼气容积(forced expiratory volume in one second,FEV$_1$)、1 秒 率(FEV$_1$/FVC)等常用肺功能检测参数(图 3-3-4)。

便携式肺功能检测仪适用于以下情况:不能明确诊断的胸闷、喘促、咳嗽;慢性阻塞性肺疾病(COPD)患者的肺功能定期监测、支气管哮喘疑似患者的肺功能测定;间质性肺病的辅助诊断以及预后的判断;长时间使用解痉平喘药物或激素类药物的咳嗽、喘息患者的药效观察;胸、腹部手术及其他外科手术前肺功能评估;长期吸烟的人也应定期进行肺功能检查,以便了解肺功能的受损情况。

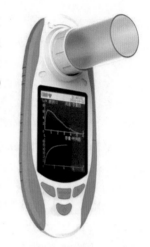

图 3-3-4 便携式肺功能检测仪

2. 便携式睡眠呼吸监测仪可以在使用者处于睡眠状态时监测呼吸气流、呼吸努力程度、血氧饱和度和心率,记录呼吸暂停次数,有助于阻塞性睡眠呼吸暂停低通气综合征(OSAHS)的确诊。当患者睡眠呼吸出现异常时,该设备有自动报警功能,提示患者可能患有呼吸睡眠障碍类疾病的风险。与睡眠实验室中进行的标准多导睡眠监测相比,睡眠中睡眠监测具有方便、及时的优势,不仅可以在监护室进行监测甚至可在普通病房、社区医疗站和患者家中进行,利于行动不便和病情危重者,且可缩短患者等待检查时间。设备简单易用,传感器较少,对睡眠干扰小,操作简单,易于佩戴,对于意识清晰的患者可指导其自行佩戴;监测数据较少,判读分析也相对容易。

3. 峰流速仪是一种能快速、客观反映呼气峰流速(PEF)的小型简易设备。PEF 是反映大气道阻塞程度的一项重要指标。与监测患者临床症状相比,峰流速仪监测 PEF 能更敏感、客观地反映哮喘、COPD 或其他呼吸功能障碍患者的气道阻塞程度和病情变化情况,并且有助于在症状出现之前发现病情恶化的早期征象(图 3-3-5)。研究证明 PEF 与 FEV$_1$ 具有高度相关性,与监测 FEV$_1$ 的肺功能检测仪相比,峰流速仪体积小、便于携带,并且对呼吸功能障碍患者进行临床观察简便易行且可重复性强。有研究比较了采用以 PEF 为基础和以症状为基础的自我管理计划患者群的管理结果,发现采用峰流速仪对 PEF 进行定期监测能显著减少哮喘患者急性发作的次数,并且明显改善了患者的肺功能,提高了患者的生活质量。除了在重症病房使用,峰流速仪还可以用于基层医疗机构 COPD 的筛查。COPD 是一种慢性进行性肺疾病,早期没有症状或症状轻微,容易漏诊。当出现明显症状并得到确诊时,患者肺通气功能损害往往已达到一半以上,错过了最佳治疗时机,目前 COPD 也是导致死亡的主要疾病之一。

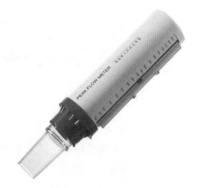

图 3-3-5 峰流速仪

4. 便携式呼吸机为一种便携、无创的机械通气装置,具有多种通气工作模式,相比传统呼吸机,其能够减轻医护人员的急救工作量,而且因其体积较小更加有利于患者的搬运,提高抢救成功率(图 3-3-6)。相关对比统计显示,需要进行人工通气的患者在使用便携式呼吸机后可以使院前急救时间平均缩短 3~5 分钟。便携式呼吸机适用于脊柱畸形等限制性通气障碍患者、神经肌肉疾患引起的呼吸衰竭患者、患者拔管后的呼吸支持、COPD 的呼吸衰竭患者、重度哮喘患者、

OSAHS 患者、急性肺水肿患者、急性呼吸窘迫综合征（ARDS）患者。但在使用便携式呼吸机时如果通气操作不当，容易引起以下不良事件：呼吸机依赖、肺不张、过度通气或通气不足、氧中毒、上呼吸道堵塞、气胸和皮下气肿、减少心排血量和心律失常、脑水肿。采用呼吸机进行机械通气是一种治疗呼吸衰竭的重要手段，尽量做到应用合理，才会取得理想的治疗效果，使用该设备的治疗师要有较好的呼吸生理、病理知识及较丰富的临床经验，才能达到最大限度发挥机械通气的效能，又避免机械通气的并发症。

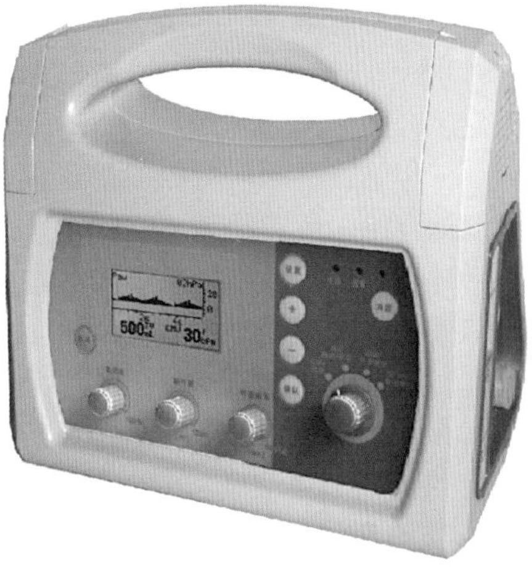

五、吞咽功能障碍治疗设备

图 3-3-6　便携式呼吸机

吞咽是指食物由口腔经咽和食管入胃的整个过程，吞咽是人类最复杂的行为之一。吞咽过程可分为 5 阶段：认知期、准备期、口腔期、吞咽期和食管期。咀嚼与吞咽过程至少需要 6 对脑神经，第 1~3 颈神经节段和口、咽及食管的 26 块肌肉参与。重症患者的吞咽功能是康复医学所关注的重点之一，健康人每天平均吞咽 500 次，而重症患者每天吞咽的次数大大下降，极易发生吸入性肺炎，并伴有营养不良、脱水等问题。吞咽障碍（deglutition disorders，DD）是指由多种原因引起的，由于吞咽过程中一个或多个阶段受损而导致吞咽困难的一组临床综合征。从中枢到局部器官来看，脑神经、延髓病变，假性延髓麻痹，锥体外系疾病，肌病，口、咽、食管疾病等均可引起吞咽功能障碍。吞咽障碍轻者会给患者造成痛苦，影响营养摄入及吸收；重者还可能导致吸入性肺炎，大量食团噎呛致死等严重后果。吞咽相关神经肌肉电刺激（NMES）是临床用于吞咽障碍治疗的一种重要方法。由于其无创、安全、操作便捷、疗效及时明显，能较快提高进食吞咽能力，患者接受程度高，近年来已经成为临床最常用的吞咽障碍治疗手段。该设备适用于喉部非机械原因损伤引起的吞咽及构音障碍的评估、治疗及训练（图 3-3-7）。临床如下疾病常伴有吞咽功能障碍：脑卒中、颅脑损伤、神经退行性病变、阿尔茨海默病、脊髓侧索硬化症、帕金森病、多发性硬化、重症肌无力、肌张力不全、Guillain-Barre 综合征、癌症（放、化疗后）、脊髓灰质炎等引起吞咽困难，其中多种疾病为重症医学科常见疾病。

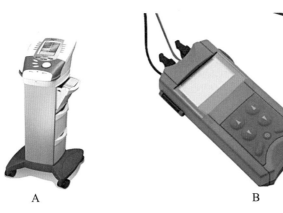

A　　　　　　　　　　　　　　B

图 3-3-7　吞咽功能障碍治疗仪
A. 工作站式；B. 便携式

吞咽功能障碍治疗仪一般有两种类型:工作站式和便携式。工作站式常安置于康复医学科理疗室,适用于转移功能较好的患者;而重症医学科中常配备的是便携式治疗仪,便于重症患者使用。

工作站式吞咽功能障碍治疗仪为神经肌肉电刺激(NMES)设备,通常配有推拉式箱柜可以储存治疗所需物品,配有触发式刺激表面肌电图(sEMG+Stim)可显示并记录咽喉部肌肉活动情况。该设备在患者吞咽过程中可客观测量尽力吞咽并辅以视觉和听觉生物反馈、肌肉放松训练、测定再生教育肌肉的活化时间。吞咽治疗期间提供配备 NMES 治疗的生物反馈,通过患者的努力,电刺激激活目标肌肉群,建立生物反馈。此设备还可建立临床资料数据库,仪器软件中含有头颈部解剖学和病理学图库,治疗师在治疗时可随时查看面部肌肉和神经、声带、喉、食管、口腔等相关解剖学资料。设备可随时记录患者吞咽功能相关数据进行吞咽评估及个性化治疗。

使用时需注意刺激电极不得在胸廓周围使用,因为在心脏上施加电流可能会引起心律不齐。刺激电极也不得在脑部、肿胀感染和发炎部位或皮肤出疹部位使用,该设备用于儿童时应格外小心。在设备周围有其他设备时,其他周围设备可能会产生电磁感应或其他互感应现象,应小心使用。在使用该设备时,尽量不要在附近开启其他设备。

六、矫形器

假肢(prosthesis)与矫形器(orthosis)同属康复工程(rehabilitation engineering)范畴,为工程技术人员在全面的康复和生物力学等相关理论知识的指导下,使用各种工艺技术为手段,为功能障碍患者创造各类辅助器具,帮助患者最大限度地开发潜能,恢复独立生活能力。对于重症患者来说,假肢的装配一般需要在生命体征稳定,以及功能障碍发生以后才需进行;而矫形器则是在疾病的急性期便可以使用。所以,矫形器的使用在重症患者的康复中是一个重要的部分。

矫形器在临床工作中也常被称为支具(brace)或夹板(splint),其通过限制或者辅助肢体的运动,通过生物力学原理改变人体骨骼肌肉系统的功能,为一种无创性体外佩戴设备。通常情况下矫形器有以下几个方面的功能,其可以限制肢体运动,保持关节稳定性,一般用于骨折后的矫形器的主要功能便是限制运动,防止骨折的移位,与石膏固定相比较矫形器更为轻便易清洁;矫形器也可用于预防和矫正骨骼系统发育异常,儿童或青少年发育期由于肌力发展不平衡或异常姿势等原因会形成脊柱侧弯等骨骼发育异常,因该时期骨骼肌肉系统存在着生物可塑性,所以可以使用矫形器来矫正这一类发育异常等问题;矫形器也可用于辅助或替代负重,减轻疼痛,免负荷型矫形器可以替代肢体来承担轴向的负重,从而可以明显地减轻负重带来的疼痛等症状,如严重的膝骨关节炎患者在佩戴免负重膝部矫形器后,膝关节的疼痛通常会有明显的减轻;保持良肢位,预防关节挛缩,大部分的重症患者运动功能障碍后,肢体无法运动,长期卧床后,如无康复介入和干预多半会发生关节挛缩等并发症,此时可让患者佩戴合适的矫形器,让关节保持在一个良好的位置,从而达到预防关节挛缩的目的;动态矫形器常常可以达到辅助肢体运动的功能。常用矫形器见表 3-3-1。

表 3-3-1　常用的矫形器名称

部位		常见类型
躯干	颈椎矫形器（CO）	
	颈 - 胸椎矫形器（LSO）	
	胸 - 腰 - 骶椎矫形器（TLSO）	
	腰 - 骶椎矫形器（LSO）	
上肢	肩矫形器（SO）	肩外展矫形器
		上肢悬吊式支架
	肘矫形器（EO）	固定式、活动式肘矫形器
		螺旋撑拉器
	腕 - 手矫形器（WHO）	夹持矫形器
		腕掌屈矫形器
		腕背伸矫形器
	手矫形器（HO）	短、长对掌矫形器
		掌指屈曲、伸直辅助矫形器
		手指屈曲、伸直辅助矫形器
下肢	髋矫形器（HO）	髋内收、屈曲式矫形器
		先天性髋关节脱位矫形器
	髋 - 膝 - 踝 - 足矫形器（HKAFO）	
	膝矫形器（KO）	膝关节屈曲可调式矫形器
		膝关节免负重矫形器
	膝 - 踝 - 足矫形器（KAFO）	双侧支条式
		单侧支条式
		软式
	足矫形器（FO）	矫形鞋
	踝 - 足矫形器（AFO）	双侧支条式
		单侧支条式
		螺旋支撑式
		免负荷式
		动态式

　　重症患者存在运动功能下降、长期卧床等情况,常会发生关节挛缩等并发症,而关节挛缩中,踝关节挛缩是最为常见的情况,所以对于重症患者而言,通过佩戴踝 - 足矫形器来预防跟腱挛缩、踝关节活动度下降至关重要。

　　踝-足矫形器（ankle-foot orthosis，AFO）又叫小腿矫形器，可分为支条式踝-足矫形器、塑料踝-足矫形器、髌韧带承重式踝-足矫形器等（图 3-3-8）。踝-足矫形器能将踝关节固定在功能位，或用弹力带适当调整固定角度，从而达到稳定和保护踝关节、防止足下垂的治疗目的，常用于术后夜间卧床时踝足部肌腱短缩、关节挛缩的预防或矫正。矫形器的工作原理为利用控制屈伸的弹力带，可按需要调整固定角度；调整两侧控制带不同长度，对足内翻或足外翻加以矫正；加厚内衬垫，确保受力部位舒适，也可用于踝关节损伤的保守治疗、术后固定及康复期运动防护。

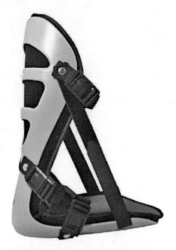

图 3-3-8　踝-足矫形器

（尹　勇）

第四章

重症相关的神经问题

第一节　重症相关脑功能的康复

神经专科重症主要表现为各种原因造成的脑、脊髓、周围神经结构与功能的严重损害，既有颅脑本身的疾病和损伤，也有其他疾病复合损伤造成的继发颅脑病损，导致多脏器、肢体的临床问题和功能问题。其康复策略应该从预防结构进一步损害，促进功能代偿入手，强调康复的措施应该在早期并以正确的方式实施，保存患者的功能，争取最大程度恢复，达到最佳的治疗效果。因此把握康复治疗的时机非常重要。本节将重点介绍因颅脑损伤所致的重症及相关脑功能康复。

一、颅脑病损

临床造成颅脑病损最常见的原因是血管本身的问题（缺血性、出血性改变）、外伤、呼吸和心脏血液循环骤停、中毒、器官衰竭、器官移植等。缺血性和出血性改变因发生的部位不同，引起不同的症状和体征，临床上通过影像学检查可以明确脑损害的部位和程度。

功能障碍的主要表现是：意识障碍（昏迷）、运动功能障碍、感觉功能障碍、吞咽功能障碍、言语功能障碍、认知功能障碍、视觉功能障碍、精神障碍、排泄障碍、心肺功能障碍等。

二、临床问题及处理

与神经内科、神经外科、重症医学科的临床处理一样，对入住康复医学科的重症患者进行降压、脱水、控制血糖、控制液体量、镇静、镇痛、控制体温等处理，使用保护脑细胞、营养神经的药物；针对呼吸、泌尿系统易发感染的情况，根据标本培养的情况，选择敏感抗生素；有气管切开插管者，需要进行气道的管理；使用呼吸机的患者，需要维持呼吸的频率、通气量；预防和控制癫痫；对于外伤引起的肢体、脏器合并症，要及时做对症处理，包括药物、手术治疗。

1. **癫痫**　外伤后惊厥和癫痫是脑外伤的并发症。惊厥发作的风险高低与损伤的严重程度、是否有颅骨骨折、皮质挫裂伤、硬膜下血肿及年龄相关。新发癫痫的风险在损伤后的最初 2 年最高，以后逐渐降低。在伤后最初 2 年出现癫痫的患者中，33% 出现在伤后第 1 个月，80% 发生在伤后第 1 年。伤后出现迟发型癫痫的患者中，86% 会在伤后 2 年内出现 1 次以上的癫痫发作，因此复发风险较高。

大多数癫痫的临床诊断根据出现的局灶性或全身抽动运动症状而做出，对于有肌痉挛和震颤的患者，诊断非常困难。在这些病例中，常规或睡眠剥夺，脑电波可能会显示癫痫样电活动。在边缘系统和相关区域的癫痫发作可能仅导致行为或意识状态的改变，临床上明确诊断比较困难。在伤后第 1 周使用苯妥英钠或丙戊酸钠可有效减少早发型惊厥的发生，但不推荐作为长期预防手段，因为其在预防外伤后迟发性癫痫发作方面没有显示有效。相对而言,卡马西平和丙戊酸钠在认知功能方面没有明显副作用,但是否优于苯妥英钠尚有争论。这些抗癫痫药物中没有一个是完全没有认知或躯体副作用的。传统的抗癫痫药都是通过肝脏代谢,一些新的抗癫痫药物通过肾脏代谢,在特定情况下可能成为一种优势。鉴于抗癫痫药物的费用和潜在的毒性问题,在癫痫发作停止的 1~2 年后就应开始减药或停药。

2. **脑积水**　严重脑外伤患者有 40% 以上会出现脑室扩张,常发生于损伤后最初的 2 周内。多数情况下,脑室扩张是由于脑组织弥漫性萎缩或局部梗死,因此,脑积水只是原发或继发损伤的证据,而不是需要治疗的综合征。少见的交通性脑积水通常存在脑脊液压力异常而导致神经功能障碍,需要进行治疗。

认知或行为功能未能改善或出现衰退时应及时进行 CT 检查。皮层沟回变平和脑室周围透亮可作为临床上诊断脑积水的重要指标,但不是确诊指标。当前,还没有哪一项试验能够作为脑积水诊断的真正标准。脑脊液灌注试验通过测试脑脊液的流出阻力可能更加敏感和具有特异性,然而通过腰椎穿刺管长时间引流可能具有最高的预测价值。更加敏感的试验出现并发症的风险可能更高,尤其是病情不太稳定或存在认知障碍的患者都有上述情况。临床上即使脑积水诊断正确,但分流后的预后能否改善尚不确定。这可能是因为部分患者存在与脑积水不相关的认知和运动缺陷。临床表现变差的患者更有可能从分流手术中获益。

外伤后脑积水的病因是多因素的,可能的一种病因是颅骨缺损引起的血流动力学、脑脊液流体动力学及脑代谢方面的变化。行脑室分流的患者可能因分流失败、感染、过度引流/引流不足而产生并发症,随着程序式可调控阀门的使用,现在过度引流/引流不足已经很少出现。尽管任何一项技术的进步都会导致费用增加,但这些技术在无创的情况下确实改善了脑脊液引流速率产生的微小变化。整个康复治疗团队对认知和行为功能波动的评估是关键因素。

3. **疼痛**　疼痛使脑外伤后康复变得复杂,可能会干扰运动训练、认知、睡眠,甚至会导致行为紊乱。脑外伤患者出现疼痛的原因有多种。当脑外伤同时合并其他多系统外伤时,疼痛可能与骨折、外伤性神经病变及神经丛病变有关。复杂性区域疼痛综合征Ⅰ型和Ⅱ型也可见于脑外伤患者,诸如挛缩、高张力及异位骨化等其他神经骨科的并发症可能会产生伤害性刺激。疼痛也可源于脑外伤后其他常见的并发症,如胃肠道、泌尿生殖系统、肺脏、肾脏和心脏等相关疾病。最适当的治疗取决于疼痛的原因和性质。对可以自述症状的患者,疼痛评定与非脑损伤患者类似。对微小意识状态的患者,需要将疼痛综合征与自发呻吟或可能不涉及疼痛的异常现象进行鉴别。有记忆问题的患者可能很难说出疼痛频率、模式和促发疼痛的原因。在这些情况下,记录行为表现及可能的激发因素之间的关系会很有帮助。

4. **下丘脑和内分泌功能紊乱**　脑外伤后下丘脑垂体功能紊乱可能比原先认为的更常见,并可导致严重的并发症。下丘脑垂体轴中几个或所有激素都可能受到影响。脑外伤的严重程度、弥漫性轴索损伤和颅底骨折是垂体功能紊乱的危险因素。皮质醇升高与颅内压升高相关,但只见于脑干未受损时,且与促肾上腺皮质激素分泌无关。垂体功能降低通常出现在相对急性期,一项研究发现,没有任何患者在外伤 6 个月后出现新的垂体功能降低。脑外伤后也可发生慢性内分泌改变。

生长激素和促性激素缺乏可能是导致脑外伤后垂体前叶激素障碍最常见的原因。促肾上腺皮质激素和促甲状腺激素异常是导致尿崩症、垂体后叶激素障碍最显著的原因。激素缺乏的发生率取决于使用何种实验室评价方法,当诊断激素缺乏时,决定何时启动激素替代治疗非常必要。治疗尿崩症和肾上腺皮质激素缺乏应当在确诊后尽早进行,否则可能会出现严重的临床后果。

抗利尿激素分泌减少可能会导致威胁生命的高钠血症和低血容量,促肾上腺皮质激素降低可能会导致肾上腺素危象,威胁生命,包括低钠血症、肌病、低血压和低血糖等。在垂体功能受损导致多激素下降的情况下,唯一不需要立即替代的激素是生长激素,因为纠正其他激素功能不足后,生长激素的水平可能会恢复正常。

5. 头痛 大多数头痛并不是严重颅内病理损伤导致,但至少应该考虑是否存在颅内出血、脑积水、中枢神经系统感染或者其他脑损伤等。出现其他新的神经系统体征对于确定这些并发症可能有效,尤其是有认知或语言障碍、不能提供准确病史或描述的患者。

了解脑外伤后头痛的多种类型很有意义,因为只有准确诊断才能选择有效的治疗方法。骨骼肌源性头痛作为头痛的一种,与肌肉、韧带、肌腱及类似小关节受刺激有关。头痛的治疗包括扳机点局部注射、肌肉牵张训练和力量训练、物理治疗和药物治疗等,目前还不清楚这些治疗方法的疗效如何。

头痛也可能源于外伤直接引起或手术导致的头皮内神经受伤,这些头痛经常被描述为刀割样或射击样,可能也包括痛觉过敏。由于枕神经痛所致的头痛经常容易因触摸枕神经而出现,引起特征性地放射至额部或眶后区的疼痛,可以通过枕神经阻滞进行诊断性治疗。药物治疗可以使用与其他神经病理性疼痛相同的治疗药物。总体上,治疗外伤后偏头痛和紧张性头痛与治疗非外伤性类似的头痛相同。

6. 睡眠障碍 脑外伤后睡眠障碍十分常见,不仅影响康复疗效,也对认知功能造成不良影响。睡眠障碍的发生率为30%~70%。急性期睡眠障碍的发生率最高,慢性睡眠问题的患者也很多。最初的外伤可能导致对调整睡眠具有重要作用的神经元结构受损,诸如网状激活系统等。在急性期,环境、药物、疼痛、应激、认知缺陷和行为问题都可导致睡眠障碍。阻塞性睡眠呼吸暂停、不宁腿综合征等特异性睡眠障碍可能在脑外伤前就已存在,但无论是否存在,都应该积极治疗。

失眠的非药物治疗主要包括改变环境、放松技术和行为治疗等。许多药物也可用来治疗失眠,如苯二氮䓬类、抗抑郁类和非苯二氮䓬类镇静剂。所有药物都有潜在的认知方面的副作用,在给脑损伤患者使用前必须仔细权衡利弊。

三、功能评估

发生昏迷的患者,采用 Glasgow 昏迷量表(表 4-1-1)可以初步评估病情,判断预后。一周后的患者,可以进行全面无反应性评分(FOUR),跟前者不同之处为增加了呼吸评估的内容,能够更准确地反映患者状况。

表 4-1-1 Glasgow 昏迷量表

昏迷评分	最佳运动反应	语言反应	睁眼动作
6	遵嘱动作		
5	刺痛能定位	回答准确	
4	刺痛能躲避	回答错误	自主睁眼
3	刺痛时肢体屈曲	能说出单个词	呼唤睁眼
2	刺痛时肢体过伸	只能发音	刺痛睁眼
1	不能运动	不能言语	不能睁眼

颅脑损伤后几天内要进行康复评估。有些患者适宜亚急性期康复,即提供一个长期的强度较低的康复程序,并辅以长时间的医学监管。这些程序适用于因为一些特殊情况不能回家的患者,如痴呆患者、太虚弱不能承受高强度康复训练的患者,或者其神经功能障碍非常复杂阻碍其参与医院强度的康复。许多患者完成高强度的急性期康复,在回归家庭之前会进行"亚急性期"康复。遗留单一功能障碍的脑卒中患者,如局灶性失语、视野缺损、单肢不全瘫更适合门诊康复或者家庭照顾机构康复。

四、急性期康复的内容

在重症监护室里,当患者的生命体征稳定时,康复治疗应即刻进行,早期的体位改变对呼吸通气量的增加有积极的影响。脑卒中患者的康复在全球有不同康复模式。在欧洲国家,脑卒中病区包含急性脑卒中的管理及康复工作。死亡率降低与早期对并发症的认识和预防以及早期运动疗法的使用有关。在美国,急性脑卒中患者通常在几天之内很快转往康复部门。康复是医疗管理的一个组成部分,并且在急性期、亚急性期和社区医疗中持续进行。尽管早期处理中的关键问题是诊断和治疗,康复措施也应该立即执行。偏瘫、嗜睡和大小便失禁的患者有发生压疮的高风险,应防止皮肤破损,包括避免皮肤过分潮湿、在足底装配夹板、保持良姿位和定期翻身、每天查看和常规清洁皮肤。

许多急性脑卒中患者有吞咽困难,存在误吸和吸入性肺炎。误吸可以引起严重的呛咳,大约40%急性脑卒中患者有隐性误吸。防止误吸和吸入性肺炎,应避免经口进食,尤其是神志不清的患者。在经口进食前进行吞咽功能的评估:医生和护士在床边,嘱患者饮一小口水(洼田饮水试验,30ml),观察呛咳或者声音变化的情况。如果有可疑的误吸,应行吞咽透视检查或者吞咽内镜评估。在急性期,应留置鼻饲管或者胃部造瘘管。卧床患者很容易发生反流和误吸,应抬高床头。

膀胱控制障碍在脑卒中后很常见,最初多为低张力膀胱伴充盈性尿失禁。留置的导尿管应尽快拔除。拔管后应仔细监控以保证排尿功能的恢复。对于脑卒中后有持续排尿障碍的患者,间歇性导尿比留置尿管更合适。

偏瘫的患者很容易出现挛缩。早期出现的痉挛会发展成挛缩。规律性地被动牵伸和关节全范围活动可以减轻制动的危害,建议一天至少进行两次。偏瘫患者深静脉血栓形成的风险很高。每个患者都应该做好预防,可皮下注射肝素或者气压治疗,或者两者兼用。

早期活动可以有效地减少深静脉血栓,失用综合征,胃食管反流和吸入性肺炎、挛缩、皮肤破损和体位性低血压。运动治疗包括一系列物理治疗,早期被动活动可以渐渐转为患者的主动活动。任务导向活动包括床上翻身和体位转换、床上坐起、床椅转移、站立和行走。运动治疗同样包括自我护理活动,如进食、梳洗和穿衣。这些活动的日程和进展要依据患者的情况而定,应该尽早开始,一般在入院后24~48小时进行。

五、早期恢复和功能预后

随着从业人员对康复医学认识的加深,早期康复的理念及实践效果得到肯定,颅脑病损患者早期开始康复治疗的概念已经进展到"入院当天即开始"。

卒中后较早的几周内,脑功能水平由于自发恢复,会呈现时高时低的状态,因此康复治疗的目标也随着时间而不断发生变化。

卒中后脑功能恢复分为三个阶段,彼此之间有一定程度的重叠:①急性期,卒中后数小时内;②修复期,卒中后第二天至数周,这是治疗的黄金期;③平台期,卒中后数周至数月开始,进入一个稳定但仍有修复潜力的慢性期。平台期由两部分组成:第一部分是伴随着第二期治疗时间窗的结束,开始进入慢性期,第二部分代表进入卒中后数月至数年的这一时间段,面临着卒中的晚期改变以及各种并发症,如肌张力障碍、认知/情感问题、痉挛/挛缩等。

康复训练开始的时间窗、强度、频率如何,还没有准确界定,需要临床回答下列问题:①什么时期是功能自然恢复期,什么时期进行精确的中枢神经系统功能重建? ②哪些是代偿行为,哪些是真正恢复的行为学? ③何时开始行为学训练最安全有效? ④卒中后太早开始密集的功能训练或许有害,如何确定外加的功能训练以及行为学重塑的强度及范围? 如何定义目标人群?

康复治疗介入时机影响其治疗效果,目前有限的数据表明,过早应用高强度康复训练可能有害;即使是恢复期,如果训练过多,"削弱规律"就会作祟,也会有害;促进中枢神经系统修复的疗法目前正在研究中。

六、脑功能代偿的机制

中枢神经系统的可塑性是指中枢神经系统在环境变化或受到损伤后,具有结构和功能发生变化以进行主动适应的能力或潜力,其中神经元的可塑性是中枢神经系统可塑性的基础。Nudo 等的研究为中枢神经可塑性提供了强有力的实验证据。脑因为终身具有可塑性,所以能够保持敏捷性、警觉性以及解决问题的能力。神经科学家曾经认为只有婴儿的脑具有可塑性,因为新突触的迅速增长(突触形成)与新技能的获得是平行的。康复是学习和做的过程,强调积极主动,在此意义上更应理解为是"复康"过程。

功能的可塑源于结构的重组。脑损伤后功能的修复涉及不同脑区、不同层次的可塑性改变,如相关脑区或核团的网络结构、细胞内结构和突触水平的改变。其中突触的可塑性很大程度上反映并决定了脑的可塑性。现在人们对中枢神经系统的可塑性机制及其影响因素已有许多认识,其中最主要的概念是"替代"与"重获"。"替代"指神经系统利用剩余的或其他的感觉传入、信息处理过程、运动模式替换已被损毁的部分,从而使功能得到恢复,反映了神经网络功能的变通性;"重获"指通过启用解剖上多余的结构使被破坏的功能再次获得,如突触去抑制后功能性的再现,同源性突触或受体的出芽和再塑等,反映了神经网络的再生功能。"替代"与"重获"分别涉及核间和核内两种再塑机制。神经元代偿的动态反应(细胞的可塑性)中存在核间和核内两种感觉传入的替代机制。

神经网络由输入单位(传入神经元)、内在单位(中间神经元)和输出单位(传出神经元)组成。神经网络功能的变通性,是指神经系统用新的功能模式替代已损失的功能,以保护行为有效性的整个运作程序,它包括感觉的替代(如盲人用触觉来代替光的空间定位)和功能的替代。前者是剩余的感觉传入被修饰;后者是未受损的输出突触效应被调整。

研究人员证实,脑损伤后功能修复是一个中枢神经系统再学习、再适应的过程。其强调了环境与个体锻炼和学习的"非结构性"作用。损伤后机体的活动为中枢神经系统定向提供了具体的修正方案和相关信息再传入的源泉。来自各层次的信息经相关中枢的修正形成一个新的行为模式。无论是感觉替代,还是网络重组,都是通过"做"来学习和建立的。感觉替代和网络重组过程也就是中枢神经系统结构重新分配和功能再分工的过程。在这一过程中个体活动的感觉传入和运动信息的反馈是非常重要的。

基于中枢神经系统功能再塑的理论，康复训练的策略从运动(稳定、平衡、协调、姿势控制)、浅感觉、深感觉、视觉、听觉、动机等入手，容易取得良好的效果，依此而设计的康复治疗器具有着广阔的应用前景。虚拟现实技术对脑功能的强化有非常重要的作用。

七、急性期的康复策略

1. 意识障碍的康复措施 对意识障碍患者实施下列康复措施：药物促醒治疗，高压氧治疗(HBO)，电刺激，磁刺激促醒治疗，综合感觉刺激治疗，中医药针灸治疗，同时对家属进行健康宣教。

应用频繁和高强度的多种感觉刺激、肢体力量训练等内容的昏迷催醒治疗，其主要依据是大脑具有原先没有认识到的修复能力。高强度多种感觉刺激，可以刺激大脑的网状激活系统。网状激活系统主要与觉醒有关，通常对所有感觉刺激(疼痛、压力、触觉、温度、本体感觉、视觉和听觉等)起反应。

意识障碍患者的促醒治疗不仅需要临床治疗和康复干预，家庭成员的适时参与也非常重要。长期照顾者要充分了解与患者交流对于促醒的重要性，考虑到患者的感受并尊重患者的人格，同时积极向医务人员提供患者病前的兴趣、爱好等信息，从而为患者营造更适宜恢复的外部环境。

对急性期脏器功能障碍的患者，在严格把握适应证、禁忌证的前提下，可以进行物理因子的治疗。例如，胃肠排空延迟、直肠和膀胱功能障碍，可以在腹部使用电、磁刺激促进胃肠运动和膀胱收缩，减少药物用量，甚至不用药，避免药物的副作用。

2. 合并症的处理 患者急性期出现脏器、肢体部位的各种合并症，都必须及时正确处理，为实施康复治疗创造条件。

3. 功能障碍的早期康复 身体训练是采用功能性任务导向的方法，并以恢复功能活动、重建生活为本为目的，如坐位平衡、立位平衡、转移、步行、触碰和抓握。训练目标应该是：根据患者的病情和条件而定(充分考虑患者家属的因素)；以适当的功能预后为基础；符合"smart"标准[特定的(specific)、可测的(measureable)、可达到的(attainable)、现实的(realistic)、可随时间而变的(time dependent)]。经过功能性活动训练后，中度残疾患者的获益最大，重度残疾者的获益要小得多，其早期训练应当强调代偿策略。根据患者的身体状况、认知水平和心理状态来制定训练强度，而非患者目前的残疾水平。

有研究表明，即使是在卒中单元，患者在一个工作日大部分时间(60.4%)里都不活动，而这些活动是改善卒中患者活动能力并能预防其相关并发症的重要一环。因此，功能性训练的时间不足影响疗效，一旦患者能够克服重力，就应该进行改善功能性活动的训练。

增加任务导向性的训练强度有以下方法：除了正式的治疗师，借用护士训练患者的功能性技能，督促患者每天抽出时间进行康复训练，减少患者对正规治疗时间的依赖；为患者设定可以完成并有意义的功能性治疗目标，提高治疗的依从性；创造集体训练的氛围；强制性使用运动疗法；利用计算机虚拟现实和远程服务监测患者的主动训练；辅助设备(上、下肢机器人)协助患者进行符合个体水平的训练。

八、结局

Glasgow 昏迷量表（Glasgow coma scale，GCS）是最广泛应用的测定损伤严重程度和预测结局的方法。伤后 2~3 天或 4~7 天测定的昏迷总分对 6 个月后的结局有很高的预测性，分数低于 8 分常常预示结局不佳。脑干听觉诱发电位（BAEP）、视觉诱发电位（VEP）和体感诱发电位（SEP）可用于早期评价神经状态及预测结局。诱发电位有轻微异常的患者，一般大约 3 个月后会出现最大限度的恢复；如果重度异常，最大限度的恢复会延至 12 个月。体感诱发电位可预测急性期患者的大概结局。重度脑外伤存活患者正中神经双侧 SEP 缺失提示预后不良，但 SEP 存在并不意味着一定恢复良好。瞳孔对光有反应比瞳孔对光无反应的结局要好。瞳孔对光有反应的患者中约 50% 恢复到中等残疾与良好之间。

大部分神经恢复发生在急性脑损伤后 6 个月内，然而恢复期最长可持续时间仍存有争议。一些研究者认为神经恢复大约持续 1 年，在伤后 2 年或更久也有可能。身体转移能力和技巧的恢复可迅速出现，常常在伤后 3 个月内。注意力、信息处理速度、记忆力和执行指令功能的缺损可以持续到受伤后 10 年。受伤前的医疗和心理因素也影响预后，既往有脑外伤史或神经功能缺损可减缓恢复过程。受伤前存在认知或行为异常，恢复缓慢甚至不完全恢复。获得性脑损伤可加剧预先就有的行为障碍。人口因素，包括教育、年龄和受伤前的就业状况会影响患者的结局。

虽然少数病例在后来恢复，但是大多数恢复的速度变得缓慢并且变化范围很狭小。虽然缓慢，仍有永久的认知和身体病损患者能够不断学习解决特殊功能问题的新技能。通过不断学习和适应，神经和认知功能的恢复也在不知不觉中发生。对于恢复过程来讲不存在最后的终点。

严重脑外伤患者的康复需求常常始于急诊科，多年后仍然存在这种需求。虽然伤后 1 年内许多医疗状况和身体残疾已经稳定，但长期存在的心理社会异常仍需干预。伤后 1 年，重度脑外伤患者有 1/4 到 1/3 的人未能得到相应的服务。脑外伤幸存者在整个生命周期都需要继续进行治疗和服务支持，尤其是需要帮助解决患者的心理社会问题。

九、展望

许多过去认为无法救治和功能恢复的重症患者，经过积极的康复治疗，能够重新建立新的生活和工作，回归家庭和社会完成其重要的角色，创造了"复康"功能无限的奇迹，足以证明"医学延生命岁月，康复赋岁月生命"的正确。科学研究永无止境，脑的复杂性可能正是脑的原理。了解脑、保护脑、开发脑、仿造脑，正是康复医学强调功能的意义，需要坚持不懈地努力，造福患者！

（廖维靖）

第二节 重症复合伤伴发周围神经损伤的康复

一、周围神经损伤定义

周围神经损伤(peripheral nerve injury)指外伤导致的单发或多发的周围神经干或其分支的损伤,外周神经多为混合性神经,因而引起的功能障碍包括感觉、运动及自主神经功能障碍。重症创伤患者多合并周围神经损伤,应注意早期诊断、早期康复,避免漏诊,错过最佳治疗时机。

二、损伤分类

1943年Seddon对周围神经损伤提出了一个分类,即神经失用、轴索断裂、神经断裂。①神经失用(neurapraxia):是神经损伤中最轻的一种,由于挫伤或压迫使神经的传导功能暂时丧失称为神经失用。此时神经纤维没有出现明显的解剖和形态改变,即远端神经纤维无退行性改变,轴索的完整性保持。该病变特征的出现多源于直接的机械压迫,表现为肌肉瘫痪,但无萎缩;痛觉迟钝,但不消失。电刺激反应类似正常。无需手术治疗。病因去除后短期(数天至数周)即可痊愈。②轴突断裂(axonotmesis):损伤较重,神经轴突断裂失去连续性,但神经鞘及内膜的连续性未破坏,断裂处远端神经纤维将发生退行性改变。因膜存在,易于再生,表现为肌肉瘫痪、萎缩,感觉丧失。电检查出现变性反应,适于保守治疗。由于新生的神经轴突能按原来的神经鞘管生长,故损伤后肢体功能大多可以完全恢复。痊愈时间与损伤部位有关,且以神经再生的进度而定,神经再生速度一般为1~2mm/d。③神经断裂(neurotmesis):是最严重的损伤,神经元的所有结构包括神经轴突、神经鞘及内膜完全断裂,而神经外膜的破坏不明显,称为神经断裂。这意味着轴索无法再生,断裂两端之间将充满瘢痕组织,需要手术切除瘢痕,重新建立神经的连续性。在Seddon分类的基础上,Sunderloud又将神经断裂再分为Ⅲ、Ⅳ、Ⅴ度,Ⅲ度指神经内膜撕裂,而外层包绕的神经束膜仍完整;Ⅳ度指神经束膜撕裂,束膜撕裂会导致神经再生长时运动及感觉纤维错位连接;Ⅴ度指神经外膜也撕裂。

三、周围神经损伤临床表现

周围神经损伤后肢体功能障碍主要表现为肌肉瘫痪、萎缩、感觉麻木或丧失、关节挛缩和畸形等。部分性神经根损伤及瘢痕卡压时可有顽固性疼痛。

1. **臂丛神经损伤** ①全臂丛神经根性撕脱伤:上肢无任何主动活动。除上臂内侧外,其余部位均无感觉。②臂丛神经上干损伤:主要症状为屈肘功能障碍,前臂外侧感觉功能障碍,肩外展、外旋功能障碍。③臂丛神经下干损伤:主要症状为拇对掌功能障碍、手指感觉障碍、手部主动运动功能障碍、屈腕无力、桡侧偏、前臂旋前功能障碍。

2. **正中神经损伤** ①腕-前臂部正中神经损伤的主要症状:拇对掌对指功能障碍、手掌桡侧三指半感觉障碍;②肘部及以上正中神经损伤的主要症状:拇对掌对指功能障碍、手掌桡侧三指半感觉障碍、桡侧三指屈指功能障碍、屈腕无力、尺侧偏、前臂旋前功能障碍。

3. **尺神经损伤**　①腕-前臂部尺神经损伤的主要症状:手掌尺侧及一指半感觉障碍,分并指、伸指间关节、屈掌指关节功能障碍;②肘部尺神经损伤的主要症状:手掌尺侧及一指半感觉障碍,分并指、伸指间关节、屈掌指关节、屈环小指功能障碍;③上臂及其以上尺神经损伤的主要症状:手掌尺侧一指半感觉障碍,分并指、伸指间关节、屈掌指关节、屈环小指功能障碍,屈腕无力、桡侧偏。

4. **桡神经损伤**　①肘下桡神经(分出桡浅神经后)损伤的主要症状:伸指、伸拇、拇外展功能障碍;②上臂部桡神经(主干)损伤的主要症状:伸指、伸拇、拇外展、伸腕功能障碍,虎口区感觉功能障碍;③腋部桡神经损伤的主要症状:伸指、伸拇、拇外展、伸腕、虎口区感觉功能障碍,伸肘功能障碍。

5. **肌皮神经损伤**　上臂及其以上肌皮神经损伤的主要症状:屈肘肌力下降,前臂外侧感觉功能障碍。

6. **腋神经损伤**　肩外展、外旋功能障碍。

7. **股神经损伤**　膝关节不能做伸直运动,下肢前面、内侧浅感觉丧失。

8. **坐骨神经损伤**　不能屈膝,小腿及足部肌肉完全瘫痪,如损伤在大腿水平,则保留屈膝动作,小腿后外侧及足部浅感觉丧失。

9. **腓总神经损伤**　足及趾不能背伸,呈下垂足,足不能外翻;小腿前外侧及足背浅感觉消失。

10. **胫神经损伤**　胫神经损伤主要症状:足不能跖屈、内收及内翻,足趾不能屈、外展或内收;足底内侧神经和足底外侧神经损伤:足趾不能跖屈,足底、各趾末节的背面浅感觉丧失。

四、康复评估

(一)感觉功能检查及评估

感觉功能包括浅感觉、深感觉及复合感觉。

1. **浅感觉**　包括触觉、浅痛觉、温度觉等。Von Frey压力测试为浅感觉测试,用20根不同直径的尼龙单丝触压皮肤,至有感觉,正常值为直径2.44~2.83mm。Dellon认为该试验可检测慢传导纤维受体。

2. **深感觉**　包括运动觉、位置觉、振动觉、压觉、深痛觉等。振动觉用30~256Hz的音叉振动测试。

3. **复合感觉测试**　包括皮肤定位觉、两点辨别觉、实体辨别觉、体表图形觉和重量觉等,是大脑对各种感觉综合、分析、判断的结果,故也称皮质感觉。

4. **Tinel征**　沿神经走向叩击,可找出损伤点,随着轴索再生Tinel征会向远端进行性移动,如果Tinel征在术后3~6个月仍无明显进展,则需手术。神经失用症时,恢复较快,在治疗中Tinel征作为一个标志,起指引治疗部位的作用。

5. **感觉功能恢复的评定**　英国医学研究院神经外科学会将神经损伤后的感觉功能恢复情况分6级:

(1)0级(S0):感觉无恢复。

(2)1级(S1):支配区神经深感觉恢复。

(3) 2 级（S2）：支配区浅感觉和触觉部分恢复。

(4) 3 级（S3）：皮肤触觉和痛觉恢复，且感觉过敏消失。

(5) 4 级（S4）：感觉达到 S3 水平外，两点辨别觉部分恢复。

(6) 5 级（S5）：完全恢复。

（二）运动功能评估

1. 肌肉有无肿胀或萎缩、肢体有无畸形、步态和姿势有无异常。

2. 肢体周径测量。

3. **肌力和关节活动范围评定** 肌力测试极为重要，尤其在决定肌腱移位重建术时，一般移位肌腱肌力要 4 级以上。关节活动功能的保持是确保神经再生后功能恢复的重要基础，无论是手术还是非手术治疗的任何阶段都应仔细了解、记录关节活动度、活动受限程度和异常的代偿方式，以利于制定恰当治疗方案及保护措施。

4. **运动功能恢复的评定** 英国医学研究院神经外科学会将神经损伤后的运动功能恢复情况分为 6 级，对高位神经损伤十分有用，具体功能恢复评定标准为：

(1) 0 级（M0）：肌肉无收缩。

(2) 1 级（M1）：近端肌肉可见收缩。

(3) 2 级（M2）：近、远端肌肉均可见收缩。

(4) 3 级（M3）：所有重要肌肉能抗阻力收缩。

(5) 4 级（M4）：能进行所有运动，包括独立或协同的。

(6) 5 级（M5）：完全正常。

（三）反射检查

反射检查时需患者充分合作，并进行双侧对比检查。常用检查有肱二头肌腱反射、肱三头肌腱反射、肱桡肌腱反射、膝反射、踝反射等。

（四）自主神经检查

自主神经评定常用发汗试验，包括 Minor 淀粉 - 碘试验、茚三酮试验。

（五）神经电生理

神经电生理对判断周围神经损伤的部位、范围、性质、程度和预后等均有重要价值。在周围神经损伤后康复治疗的同时，定期进行电生理学评定，还可监测损伤神经的再生与功能恢复情况。

1. **直流感应电检查法** 直流感应电检查法通常在神经受损后 15~20 天即可获得阳性结果。观察指标有：兴奋阈值，收缩形态和极性反应等。

2. **强度 - 时间曲线检查法** 强度 - 时间曲线检查法通常在神经受损 3 天后即可获得阳性结果。观察指标有：扭结、曲线的位置、时值和适应比值等。

3. **肌电图检查法** 周围神经损伤后早期肌电图目的是了解损伤部位及类型，随后的检查是决定程度及神经再生的概率。损伤后 1 周对感觉、运动的肌电图检查可将神经失用与轴索断裂或神经断裂区分开来，表现为部分节段传导速度减慢或阻滞，而后者则没有神经传导冲动；2~3 周后变形开始，肌电图可表现出异常，如纤颤、无运动单位动作电位、神经传导无诱发电位。

4. **神经传导速度的测定** 神经传导速度的测定是利用肌电图测定神经在单位时间内传导神经冲动的距离。可判断神经损伤部位、神经再生及恢复情况。应用价值比肌电图大。

5. **体感诱发电位检查** 体感诱发电位（SEP）检查是刺激从周围神经上行至脊髓、脑干和大脑皮层感觉时在头皮记录的电位,具有灵敏度高、定量估计病变、定位测定传导通路、重复性好的优点。

（六）影像学检查

从 20 世纪 90 年代开始,国际上开始用 MRI 评估各种类型的神经损伤及肌肉疾病,评估在各种周围神经损伤中肌肉信号特征,发现在轴索损伤或完全断裂时短时间反转恢复序列(STIR)信号增加,这种肌肉失神经支配的信号改变可早至损伤后 4 天,比肌电图敏感,一旦肌肉再支配以后,信号可恢复正常。而对神经失用性,由于没有轴索丧失,则信号不变。尽管与肌电图一样不能明确区分轴索断裂与神经断裂,但由于它的非损伤性及敏感性,仍有助于临床早期诊断及制定合适的治疗方案。

五、康复治疗

康复治疗的目的早期是防治各种合并症(炎症、水肿等),恢复神经再生的内环境,促进神经轴索再生,预防肢体关节挛缩;后期则以促进运动功能和感觉功能的恢复,防止肢体发生挛缩畸形,最大限度获得神经再生功能。最终改善患者的日常生活和工作能力,提高生活质量。

（一）保守治疗

轻度的神经牵拉、神经卡压、神经炎(早期)等可以通过保守治疗来恢复功能。主要方法如下。

1. 促进神经再生 可选用神经生长因子、维生素 B_1、B_{12} 等药物治疗,以及直流电疗法,超短波、微波、超声波疗法,激光、红外线等物理因子,有利于损伤神经的再生。

2. 肌力训练促进运动功能的恢复 肌肉一旦失神经支配后,肌纤维就开始萎缩,对肌肉的训练无论是被动还是主动,应立即开始并直至神经损伤恢复。常用方法有:电刺激、中枢冲动传递训练、肌电反馈训练法、肌电反馈电刺激法、助力训练、主动运动和抗阻运动等。

（1）电刺激:是指用电流刺激神经或肌肉运动点以使神经发放冲动或使肌肉产生收缩。常用方法有感应电疗法、断续直流电疗法、电兴奋疗法、间动电疗法、调制中频电疗法等。

（2）中枢冲动传递训练法:指导患者通过努力,试图引起相应瘫痪肌群的主动收缩,使相应的大脑皮层运动区及脊髓前角细胞兴奋,发放离心冲动,沿神经轴索传递到神经再生部位。反复传导刺激有利于神经细胞再生的物质合成及通过轴索流的运输,加速轴索再生,此法有利于活跃神经的营养再生机制,促进周围神经纤维再生。

（3）肌电反馈训练疗法:是 2 级以下肌力训练的有效方法。用电极板将受累肌肉发出的微弱肌电信号引出,放大增强后转变为二路电信号,一路以声或光的强弱信号反馈给予患者,另一路同时启动一组脉冲电流,对同一块肌肉进行电刺激,使中枢到肌肉的离心性冲动释放与肌肉收缩时本体感觉的向心性冲动相结合,反复强化,有利于恢复和改善神经对肌肉的控制。

（4）运动疗法:由被动—助力—主动—抗阻的训练过程应循序渐进,按照肌肉不同肌力选用适宜的运动疗法。

肌力训练选用原则:①肌力为"0~1"级,可采用电刺激、按摩、被动活动、中枢冲动传导训练;②肌力为"1~2"级,可采用肌电生物反馈疗法、助力运动、主动运动、水中运动和器械运动等方法进行训练;③肌力为"3~4"级,可采用主动运动,抗阻运动(如渐进抗阻肌力训练或等速肌力训练仪训练)。

3. 保持和恢复关节活动度 应尽早进行被动活动或主动运动,防止关节周围纤维组织挛缩,必要时佩戴矫形器,如果已发生关节挛缩,则应进行主动、被动活动和关节功能牵引。

4. 感觉重建 康复训练神经修补后并不能完全恢复到原来的感觉状态。由于髓鞘不成熟、感觉传导减慢或神经轴索再生长不全、错误连接,以及神经末梢排列错误,阻碍许多新生轴突芽长入原来的髓鞘内,因而出现了非正常感觉和某些部位的感觉缺如。也可能是大脑皮质未能正确识别已改变的由再生轴索或感觉终端器传来的输入信息,这就需要大脑重新认识和辨别,对新的刺激模式做出相应反应。进行感觉训练的目的是使患者功能性的感觉水平尽可能达到最大程度的恢复。感觉训练常常需要视觉的帮助,运用各种方法对感受器重复刺激,使患者大脑建立新的信息接受及处理。具体过程是通过视觉或记忆刺激的感受,注意体会刺激的性质和程度,以及不同刺激的不同感受,经过闭眼→睁眼→闭眼的训练顺序,为患者提供感觉信息,从而进行大脑高级皮质中枢重新整合。

感觉恢复顺序是痛觉、温觉、振动觉、触觉、辨别觉。神经损伤后早期可进行痛、温觉等保护觉及振动觉训练,后期可进行触觉、形状觉、辨别觉训练。另外,还应进行刺激定位觉训练。

(1) 痛、温、压觉的训练:这是一种保护觉的训练,可使用针刺、冷热、深压。让患者体会每一种感觉的特点,进而分别进行各种感觉刺激。按闭眼→睁眼→闭眼的顺序,反复强化练习,通过训练使患者重新建立感觉信息处理系统。

(2) 早期刺激辨别觉及定位觉的训练:康复治疗师及训练者(家属)用手指指端掌面(指尖部位)敲打患者手掌面,或用铅笔头、筷子头部(削尖打磨处理)压于手掌上来回移动。患者必须注视压点,用视觉来协助判断点的位置,然后让患者闭眼,健手指示敲击部位,睁眼确认,再闭眼练习。这样反复学习,直至患者能够较准确地判断刺激部位。

(3) 辨别觉的训练:让患者辨别粗细不同的表面,进行记忆。开始应从粗细差别较大的表面开始练习,反复摩擦皮肤来增加分辨能力,逐渐过渡到分辨粗细差别较小的表面。仍可按闭眼→睁眼→闭眼的顺序进行。感觉再训练的后阶段:①形状辨别;②循序渐进的训练。患者分辨不同大小和形状的物品:由大到小,由厚到薄,由粗糙到光滑。还可以选用日常生活用具(如纽扣、钱币、钥匙和锁、插销、水龙头、大小碗筷,以进行手功能灵活性训练等)。

(4) 脱敏康复法:皮肤感觉过敏是神经再生的常见现象,可能是由于不成熟的神经末梢敏感度增加,以及感觉器易受刺激。患者常为皮肤敏感而困惑,不愿活动,很难接受克服神经敏感的治疗。事实证明反复刺激这个敏感区可以缓解敏感现象。若这种现象不克服,很难进一步做以下治疗,如感觉再教育、肌力加强、手功能灵活性活动等。

脱敏包括两个措施:一是鼓励患者使用敏感区。如果不使用这一敏感区,其他功能锻炼则无法进行。这种敏感是神经再生过程的必然现象和过程。待神经端修复后,敏感区会自然减轻,减少患者的恐惧心理。二是在敏感区逐渐增加刺激。可先用无刺激的物质,如某些植物(黄豆、芝麻、蚕豆、赤豆),待脱敏后,可用不同的接触措施来进行刺激。

神经损伤后常出现感觉过敏,可采用脱敏疗法进行治疗。将患手置于细沙砾中,反复抽出、插入,进行摩擦,至皮肤麻木无感觉。适应上述刺激后,增加刺激强度。例如,将手放入粗沙砾中进行摩擦,进而放入芝麻(大米)、赤豆、黄豆、蚕豆(花生米),按小弱至大强的顺序进行脱敏治疗,可取得比较好的疗效。

5. 神经电刺激治疗 神经电刺激对于外周神经损伤是一种行之有效的治疗方法,目前广泛运用于各种原因造成的外周神经损伤及疾病的治疗中,是现代康复医学不可或缺的一种治疗手段。

对于程度较轻的神经损伤,神经电刺激与其他康复治疗手段相结合,对缓解因神经受损而产生的麻木、乏力等症状有很好的疗效。针对臂丛神经损伤等严重的神经损伤,神经电刺激治疗在患者术后康复中也有显著的作用。研究表明,术后针对性地给予神经电刺激可以促进神经再生,加快神经生长,从而缩短恢复时间,使患者能更好地恢复。

6. 支具 支具在我国医学中应用广泛,特别是在矫形外科和康复医学领域中。支具大多数用低温热塑板制成,这是一种特殊合成的高分子聚酯,经一系列物理和化学方法处理而成,具有重量轻、强度高、透气、不怕水、完全透射线等优点,且无毒、无味,对皮肤无刺激性,是一种极为理想的外固定材料。目前支具已经广泛运用于骨折、关节脱位、关节畸形等方面。

在神经损伤的患者中,支具主要用于以下几个方面。

(1) 控制肌肉 - 骨骼活动节段。

(2) 代偿因神经损伤而失去的部分肢体功能。

(3) 矫正神经损伤后肢体的继发畸形。

(4) 功能重建术后的固定。

7. 作业疗法 主要是对在肢体基本功能损伤不能完全恢复时,利用特制器具或器械通过专门训练进行功能的重新恢复,原则上根据神经损伤和功能障碍的部位、程度、治疗目标和个人爱好等选择一组日常生活有代表性的、有实用价值、有一定难度、通过患者努力可以完成的作业活动。例如:一些精细项目包括编织、打字、玩纸牌、书法、绘画、装配器件等,粗大项目如木工的锯磨等。亦可进行 ADL 训练,必要时可配置辅助器具。

8. 心理康复 心理疗法是一个重要环节,因为许多患者会有不切实际的期望,担心损伤不能恢复,表现急躁、焦虑、忧郁、躁狂等。可采用医学宣教、心理咨询、心理支持疗法,集体治疗、患者示范等方式来消除或减轻患者的心理障碍,发挥其主观能动性,积极配合康复治疗。也可通过作业疗法改善患者心理状态。

(二) 手术治疗

严重的神经损伤及保守治疗无效的患者需要手术治疗。根据损伤程度及部位,可采用以下手术方法。

1. 神经松解术 常用于周围神经卡压性疾病及外伤后引起的瘢痕卡压。

2. 神经吻合术(神经移植术) 常用于直接暴力引起的神经断裂伤。当存在神经缺损时(缺损长度 < 10cm),可通过神经移植予以修复。

3. 神经移位术 对于无法进行直接修复的神经损伤,一般是指臂丛神经根性节前损伤,常采用神经移位术来恢复一部分受损神经的原有功能。

4. 功能重建术 对于陈旧性神经损伤或其他无法修复的神经损伤,可采用功能重建术恢复其运动功能。

（王 强 张永祥）

第五章

重症相关的精神与心理问题

重症监护室(ICU)是借助先进的监护和脏器支持设备对患者进行积极抢救和连续监测的医疗场所。重症监护水平的提高使得 ICU 患者生存率明显提高,与此同时,重症患者因为 ICU 环境的特殊性,各种应激源导致身体和心理上承受双重打击,约 29.9% 患者会产生不同程度的紧张、恐惧等负性情绪,焦虑、抑郁以及创伤后应激障碍(post traumatic stress disorder,PTSD)高发,可以出现重症监护后综合征(post-intensive care syndrome,PICS),可能加重疾病严重程度,延迟康复,显著影响患者预后,增加患其他疾病的风险。患者可因此反复就诊于临床各科,成为各级医疗资源高使用者,会影响患者和家庭、单位和社会的关系,增加经济负担,影响生活质量,是严重的公共卫生和社会问题。所以,重症相关精神与心理问题的早期预防、诊断和治疗都至关重要,不仅可以减少残疾,还可以减少健康服务的花费。

第一节　重症相关抑郁的康复

一、概述

(一) 定义

抑郁障碍(depressive disorders)是最常见的精神障碍之一。根据《美国精神障碍诊断与统计手册(第 5 版)》(DSM-5),抑郁障碍包括破坏性心境失调障碍、抑郁症。《中国抑郁障碍防治指南(第二版)》将此翻译为抑郁症,DSM-5 中文版将此翻译为重性抑郁障碍、持续性抑郁障碍、经前期烦躁障碍、物质/药物所致的抑郁障碍、由于其他躯体疾病所致的抑郁障碍、其他特定和未特定的抑郁障碍。抑郁症是抑郁障碍的典型疾病,可由各种原因引起,以显著而持久的心境低落为主要临床特征,重者可发生抑郁性木僵,部分病例有明显的焦虑和运动性激越,严重者出现幻觉、妄想等精神症状。多数病例有反复发作的倾向,每次发作大多数可以缓解,部分有残留症状或转为慢性。

(二) 流行病学

全球疾病负担研究将抑郁症(重性抑郁障碍)列为全球第四大致残原因,且到 2030 年将上升至第二位。由于所患疾病、诊断标准、流行病学调查方法和调查工具的不同,全球不同国家和地区所报道的 ICU 患者的患病率有所不同。有研究表明,ICU 患者抑郁障碍发生率的中位数是 28%,收入 ICU 第 1 天抑郁症状的发生率可达 13.7%,3 个月时抑郁的患病率约 46%。

不同疾病所报道的抑郁障碍的发生率不同。烧伤后患者抑郁的发生率为 11%~13%。急性呼吸窘迫综合征(acute respiratory distress syndrome,ARDS)或急性肺损伤(acute lung injury,ALI)患者的发生率较高。有 1/3 的 ARDS 患者并发抑郁障碍,ARDS/ALI 患者出院后 2~3 个月抑郁障碍发生率为 9.8%~30%,腹主动脉术后的抑郁障碍发生率也高达 32%。

而延迟撤机的机械通气患者中抑郁障碍更是高达42%,这些患者更容易导致撤机失败,有更高的死亡率。

ICU患者出院后1年抑郁障碍仍持续存在,ALI/ARDS患者出院后1~2年抑郁障碍的发生率在17%~43%之间,相应再入院和急诊率增加。ICU出院后的患者5年内抑郁障碍的发生率在15%~61%之间。这些研究已排除了既往有抑郁病史及药物成瘾的患者。

重症患者出院后第3个月和第12个月轻度至中度抑郁的发生率较高,分别为37%和33%,且并不存在年龄差异。重度抑郁的发病率尚未得出统一结论。

(三)危险因素

1. ICU前危险因素

(1)遗传因素:抑郁障碍的发生与遗传因素密切相关。家系研究发现抑郁症患者的亲属患病率远高于一般人群。血缘关系越近发病率越高,父母、兄弟、子女发病率为12%~24%,堂兄弟姐妹为2.5%;双卵双生发病率12%~38%,单卵双生为69%~95%;抑郁障碍患者为寄养子的其亲生父母患病率为31%,养父母仅为12%,提示遗传因素起重要作用。在对抑郁症患者的调查中发现40%~70%的患者有遗传倾向,即大约将近或超过一半以上的患者可有抑郁症家族史。因此抑郁症患者的亲属,特别是一级亲属发生抑郁症的危险性明显高于一般人群。关于其遗传方式,目前多数认为是多基因遗传。

(2)患者的一般情况:有抑郁障碍的既往史或家族史、有创伤事件史、ICU前较差的心理状态、较为年轻、社会支持少的个体在躯体疾病发生时更容易发展成抑郁障碍。女性患者并发抑郁障碍的风险高于男性患者;年轻患者并发抑郁障碍的风险高于年长者;持续镇静状态和出院后不能恢复工作的年轻患者患抑郁症的风险性更大;年长者抑郁障碍具有严重、难治、高复发的特点且伴有高自杀率。文化程度低、失业、残疾也是抑郁障碍的高危因素。离异或未婚患者发病率高于已婚患者,这证明良好的家庭支持能够减轻患者的抑郁,对健康有着积极的作用。个性乐观的人较少发生抑郁。社会经济地位和心理疾病史是抑郁最强的独立危险因素。

(3)疾病因素:躯体疾病,特别是慢性中枢神经系统疾病或其他慢性躯体疾病可成为抑郁障碍发生的重要危险因素。常见的与抑郁障碍发生相关的躯体疾病有恶性肿瘤、代谢性疾病、内分泌疾病、心血管疾病以及神经系统疾病。

恶性肿瘤患者中抑郁障碍的发生率明显高于一般人群,其原因是多方面的。恶性肿瘤对患者的健康和生命所构成的威胁,以及患病以后对患者生活质量和社会功能的影响、抗肿瘤药物的不良反应、手术治疗所致的躯体残缺或生活不便等均可以作为抑郁障碍的重要诱因。

代谢性疾病和内分泌疾病[如甲状腺功能减退(甲减)]患者可出现心境低落、思维迟缓、动作缓慢、记忆力下降、注意力不集中、精神萎靡不振、食欲下降、兴趣下降或缺乏、嗜睡等症状,与抑郁障碍相似。

糖尿病中最常见的精神症状是心境低落,且糖尿病患者人群的自杀或自杀未遂的发生率是一般人群的3倍,因此糖尿病是抑郁障碍发生的重要危险因素之一。心血管疾病如冠状动脉粥样硬化性心脏病和风湿性心脏病,均可作为产生抑郁障碍的危险因素。

脑卒中是ICU开展治疗的常见病因,卒中后抑郁可高达80%,死亡率明显上升。神经系统其他疾病如帕金森病、癫痫等均容易伴发抑郁。

其他高危因素包括病态肥胖、悲观情绪、酒精成瘾以及其他精神疾病等。

2. ICU 内危险因素

（1）医源性因素：外科手术后，患者常常因疼痛或者必需的有创性操作而感受到痛苦，此时患者的生理压力占主导，这成为抑郁障碍产生的应激源。长期低血糖与抑郁障碍的发生密切相关。重症患者常常需要用呼吸机辅助或替代呼吸来维持正常的气体交换功能，有创机械通气时气管插管或切开不仅给患者带来了身体上的极大痛苦，还严重影响了患者的饮食以及语言交流。有创治疗措施、心电监护仪的使用、各种引流管道常常使患者感到活动受限，为了防止拔管以及坠床现象的发生而进行的身体约束（如捆手）更加限制了患者的活动范围，这些都是造成抑郁障碍的重要应激源。

大剂量苯二氮䓬类药物的使用以及长时间镇静治疗与 ICU 患者抑郁障碍的发生密切相关，苯二氮䓬类通过减少中枢神经系统单胺类神经递质活性来触发抑郁。在调整了社会人口学特征以后，使用苯二氮䓬类是抑郁最强的临床危险因素，并且在 ICU 接受治疗的时间越长，越容易诱发抑郁障碍。ICU 苯二氮䓬类使用和谵妄预示着长期的神经心理疾病。

其他如机械通气时间、幻觉、入院诊断也与抑郁障碍的发生有一定关系。

（2）ICU 环境因素及患者的不良体验：ICU 内复杂及封闭的环境以及患者内在的情感体验都是发生抑郁障碍的应激源，这些应激源可以导致患者入住 ICU 期间的抑郁情绪，影响患者短期和长期的生活质量。ICU 负性情绪、ICU 内急性心理反应是今后发生心理疾病的可调节危险因素。

ICU 患者由于疼痛、应用各种镇静药物以及睡眠环境的改变，常常出现睡眠缺失现象，引起情绪、记忆、免疫功能等一系列改变，临床中将这种睡眠形态的紊乱称为睡眠剥夺。由于疼痛不适、陌生的环境和环境中灯光、噪音、报警器声音，大部分患者在转入 ICU 初期即不能保持以前的睡眠习惯，表现为夜间醒来的次数增加、早上醒来的时间变早、白天睡眠的时间延长，精神状态不佳、情绪较差，有的甚至还会与家属和医护人员发生冲突，很多患者需要药物辅助睡眠，会造成心理、情绪问题，影响患者的精神状态。

患者在病情危重时，交流需求增强，希望得到医护人员和家人的支持。由于气管插管或切开导致患者无法发音，不能言语以及与其相关的沟通障碍是最令患者感到痛苦的原因。ICU 家属不能陪护，探视时间受严格限制，患者对医护人员不熟悉以及严重的病情都可能导致患者想念家人。"想念家人"和"每天只有几分钟的时间看到家人和朋友"也是重要的应激源。

口渴是患者的主观感受，可以反映有效循环血容量不足的程度。重症患者往往由于手术治疗或肾脏功能不全丢失过多的体液，导致有效循环血容量不足，却又不能在短时间内得到补充，"口渴难忍"也是 ICU 患者面临的重要应激源。

对于 ICU 住院期间的费用以及今后经济问题的担忧更加重了患者的心理负担，从而增加了患者的抑郁情绪。

3. ICU 后危险因素　缺乏在 ICU 的真实记忆、存在幻觉记忆、生活质量差和 ICU 后抑郁有关。

执行能力在完成较高级认知型任务中至关重要，ICU 后执行功能障碍发生率高，直接加剧 ICU 后抑郁障碍的发生、发展，导致日常生活活动能力下降、失业、治疗依从性下降和社会参与受限，尤其老年患者。ICU 后第 3 个月的执行功能障碍与随后第 12 个月抑郁症状的严重程度和心理健康相关的生活质量独立相关。

二、临床表现、诊断与评估

抑郁症的许多症状与躯体疾病的症状相似,尤其在重症疾病背景下,将正常的适应性心理反应与功能不良的心理状态区分开来非常困难,容易造成诊断和治疗的误区。

（一）抑郁障碍的临床表现

抑郁障碍的典型症状包括情绪低落、思维缓慢和意志行为降低,称为"三低"症状,其中以情绪低落最为重要,具有"晨重夕轻"的变化特点。

1. **情绪低落** 情绪低落是抑郁障碍的核心症状。患者大多数时候情绪悲伤、感觉心情压抑、"提不起精神",觉得自己简直如同"乌云笼罩",常哭泣,无愉快感。部分患者有深深的内疚甚至罪恶感。

2. **兴趣减退** 绝大多数患者会出现兴趣减退及愉快感缺乏,患者常常无法获得乐趣,即使对以前非常感兴趣的活动也难以提起兴趣。

3. **疲劳感、活力减退或丧失** 多数抑郁症患者会有不同程度的疲劳感,且通过休息或睡眠并不能有效恢复,疲劳感也可能与睡眠障碍有关。患者做什么(包括自理生活)都需别人催促或推他一把,否则就根本不想动。还有一些患者出现无助感,确信医师对他们爱莫能助,感到一切已无法挽回,谁也救不了自己。

4. **思维活动减慢、言语活动减少** 抑郁障碍患者往往思维活动减慢、言语活动减少,一些简单的问题也需要较长时间才能完成,决断能力明显降低,常以简单的言语作答,与之交谈困难。

5. **焦虑或激越** 很多抑郁症患者有焦虑、紧张等症状。患者忧心忡忡、坐立不安、不断走动、来回踱步、搓手、无目的动作等。老年抑郁症患者这类症状往往更为突出。

6. **躯体症状** 多数抑郁患者表现为食欲减退、进食很少且消化功能差,患者常常体重减轻。也有少数患者表现为食欲增加。大多数抑郁症患者有某种形式的睡眠障碍。可以表现为入睡困难、睡眠不深、易醒,典型表现为早醒。入睡困难的患者常常伴有烦躁、焦虑症状。同样,临床上也可见少数患者出现睡眠过多。性欲低下在抑郁症患者中相当常见,对性生活无要求及快感缺乏。临床上此类症状常被忽视或遗漏,但此类症状的识别不仅有利于诊断,也有利于全面了解患者的病情。

7. **自杀观念、自杀企图与自杀** 抑郁症患者感到生活没有意思,觉得人生没有意义,很容易产生自杀观念,他们脑子里反复盘旋与死亡有关的念头,甚至思考自杀的时间、地点、方式等。抑郁症患者的自杀观念常常比较顽固,反复出现。在自杀观念的驱使下,部分患者会产生自杀企图,部分患者可能有自杀行为。因此,对于曾经有过自杀观念或自杀企图的患者,应高度警惕,医师应反复提醒家属及其照料者将预防自杀作为首要任务。

8. **慢性疼痛** 慢性疼痛和抑郁障碍密切相关。患者常常发生不能用器质性原因解释的疼痛,常见有头痛、颈痛、腰背痛等。慢性疼痛可成为抑郁症的重要症状或就诊的主诉,而抑郁症状使各种原因所产生的疼痛症状明显加重。部分慢性功能性疼痛的患者在经正规的抗抑郁治疗后症状得到明显改善或痊愈。

9. **其他症状** 除上述症状外,抑郁障碍还可具有其他多种症状,包括各种躯体不适主诉,常见的主诉如口干、恶心、呕吐、咽喉不适、胃部烧灼感、消化不良、胃肠胀气、便秘、气短、胸部不适等。患者常因为这些症状到综合医院反复就诊,接受多种检查和治疗,不仅延误诊断治疗,而且浪费医疗资源。

(二) 抑郁障碍的诊断

抑郁症(DSM-5 中文版中称为重性抑郁障碍)是抑郁障碍中的一种典型疾病,其最新诊断标准如下:

1. 在 2 周时间内,出现 5 个或以上的下列症状,表现出与先前功能相比不同的变化,其中至少 1 项是心境抑郁或丧失兴趣或愉快感。

(1) 几乎每天大部分时间都心境抑郁,既可以是主观的报告(例如,感到悲伤、空虚、无望),也可以是他人的观察(例如,流泪;儿童和青少年可能表现为心境易激惹)。

(2) 几乎每天或每天的大部分时间,对于所有或几乎所有的活动兴趣或乐趣都明显减少(既可以是主观体验,也可以是观察所见)。

(3) 在未节食的情况下体重明显减轻或体重增加(例如,1 个月内体重变化超过原体重的 5%),或几乎每天食欲都减退或增加(注:儿童则表现为未达到应增体重)。

(4) 几乎每天都失眠或睡眠过多。

(5) 几乎每天都精神运动性激越或迟滞(由他人观察所见,而不仅仅是主观体验到的坐立不安或迟钝)。

(6) 几乎每天都疲劳或精力不足。

(7) 几乎每天都感到自己毫无价值,或过分、不适当地感到内疚(可以达到妄想的程度,并不仅仅是因为患者自责或内疚)。

(8) 几乎每天都存在思考或注意力集中的能力减退或犹豫不决(既可以是主观的体验,也可以是他人的观察)。

(9) 反复出现死亡的想法(而不仅仅是恐惧死亡),反复出现没有特定计划的自杀观念,或有某种自杀企图,或有某种实施自杀的特定计划。

2. 这些症状引起有临床意义的痛苦或导致社交、职业或其他重要功能方面的损害。

3. 这些症状不能归因于某种物质的生理效应或其他躯体疾病。

注:诊断标准 1~3 构成了重性抑郁发作。

4. 这种重性抑郁发作的出现不能更好地用分裂情感性障碍、精神分裂症、精神分裂症样障碍、妄想障碍或其他特定的或未特定的精神分裂症谱系及其他精神病性障碍来解释。

5. 从无躁狂发作或轻躁狂发作。

(三) 鉴别诊断

1. **继发性抑郁障碍**　继发性与原发性抑郁障碍的鉴别要点包括:①前者有明确的器质性疾病或有服用某种药物或使用精神活性物质史;②前者可出现意识障碍、遗忘综合征及智能障碍,后者除谵妄性躁狂发作外,一般无意识障碍、记忆障碍及智能障碍;③器质性和药源性抑郁障碍的症状随原发疾病的病情消长而波动,原发疾病好转,或在有关药物停用后,情感症状相应好转或消失。

2. **精神分裂症**　鉴别要点如下:①原发症状,抑郁障碍以心境低落为原发症状,精神病性症状是继发的;精神分裂症通常以思维障碍和情感淡漠、不协调为原发症状,而抑郁症状是继发的,且短于精神分裂症的原发症状。②协调性,抑郁障碍患者的思维、情感和意志行为等精神活动之间尚存在一定的协调性,精神分裂症患者的精神活动之间缺乏这种协调性。③病程,抑郁障碍多为间歇性病程,间歇期基本正常;而精神分裂症的病程多数为发作进展或持续进展,缓解期常有残留精神症状或人格缺损。

3. 双相障碍 抑郁症和双相障碍的鉴别点主要包括以下几方面:①年龄,抑郁症较晚(中年多见),双相障碍较早(25岁以前);②起病形式,抑郁症起病较缓慢,双相障碍多为急性或亚急性起病;③病程,抑郁症病程较长(3~12个月),双相障碍病程较短(3~6个月);④心境稳定性,抑郁症心境较稳定,双相障碍缓解期也可以表现出心境不稳定和强烈的情感特质;⑤易激惹性,抑郁症患者少见,双相障碍易出现敌对、愤怒和冲动性;⑥思维形式障碍,抑郁症患者表现为迟滞,双相障碍多见思维竞赛或思维的拥挤感,主观感受"不愉快";⑦体重,抑郁症多表现为消瘦,双相障碍患者多见贪食和体重增加;⑧睡眠,抑郁症患者多见早醒,双相障碍患者多表现为睡眠增多。

4. 焦虑障碍 抑郁障碍和焦虑障碍常共同出现,这两种精神障碍常共存几种症状,如躯体不安、注意力集中困难、睡眠紊乱和疲劳等。但它们是不同的临床综合征,抑郁障碍以"情感低落"为核心,焦虑障碍以"害怕、恐惧、担忧、着急"为特点。

（四）评估

评估重症相关抑郁障碍应注意患者年龄,青春期、围绝经期及老年期是三个相对集中的发病年龄段;生病前有无心理社会因素,尤其是一些创伤性生活事件,如亲人亡故、婚姻变故、职业变动等;所患疾病,其中急性呼吸窘迫综合征或急性肺损伤、烧伤、脑卒中以及心脏外科手术后易并发抑郁障碍;了解患者的过去(既往)史及个人史,尤其注意有无躯体疾病以及治疗躯体疾病的药物,因为一些药物有可能导致抑郁障碍;要注意患者有无酗酒或药物滥用的情况;一些患者可能具有抑郁障碍的家族史,也有些患者家族中有人患有其他精神障碍或有自杀企图或自杀死亡者,应对此做详细了解和记录。

评定量表是临床诊断与评估过程中有用的工具,使用时要掌握各量表的优缺点、取长补短,必须结合病史和精神检查,并与诊断标准和定式检查相配合,才能发挥其应有的作用。ICU内重症患者因疾病、药物治疗以及有创性操作导致评估实施困难,一般首先推荐使用简便易行、便于实施与操作的筛选量表及方法,包括能够进行非语言评估的方法。

1. 抑郁90秒四问题提问法 其诊断灵敏度高达96%,特异度为57%~67%,如回答均为阳性,则建议需做进一步精神检查或转诊专科医师诊治(表5-1-1)。

表5-1-1 抑郁90秒四问题提问法

问题	阳性
过去几周(或几个月)是否感到无精打采、伤感,或对生活的乐趣减少了?	是
除了不开心,是否比平时更悲观想哭?	是
经常有早醒吗(事实上并不需要那么早醒来)?	是(每月超过1次以上为阳性)
近来是否经常想到活着没意思?	经常或"是"

2. 患者健康问卷-9项量表(patient health questionnaire, PHQ-9) PHQ-9不仅具有辅助诊断功能,还可以用于病情严重程度、患者社会功能的评估。量表共计9个条目,每个条目评分为0(几乎不会)~3(几乎每天),如果在过去2周里有5个或5个以上的项目都出现且至少持续"一半以上的天数",并且其中至少有1项是"情绪低落"或"愉快感缺乏",即PHQ-9分值≥10分,即可结合临床诊断抑郁障碍。其中,第9项"有不如死掉或用某种方式伤害自己的念头",只要出现就视为阳性,不论出现的次数和时间长短。如诊断其他抑郁状态,需要PHQ-9分值>4分。PHQ-9在10分界点时,具有较高的灵敏度和特异度。

3. 抑郁自评量表（self-rating depression scale, SDS）　SDS 使用广泛、计分简便易行。20 条题目都按症状本身出现的程度分为 4 级。患者可根据自己的感觉分别做出没有、很少时间有、大部分时间有或全部时间都有的反应。SDS 使用简便，一半题目表现消极症状，另一半题目反映积极症状，很容易评分，在住院患者中效度肯定。

4. 汉密尔顿抑郁量表（Hamilton depression scale, HAMD）　HAMD 属于他评量表，是目前使用最为广泛的抑郁量表，目前有 17 项、21 项及 24 项三种版本。其原始量表包括 21 条题目，只按前 17 条题目计算总分。HAMD 的大部分项目采用 5 级评分（从 0 到 4），少数项目采用 0~2 分的 3 级评分法。HAMD 具有很好的信度和效度，能较敏感地反映抑郁症状的变化，并被认为是治疗学研究的最佳评定工具之一，其总分能较好地反映抑郁症的严重程度，病情越轻总分越低。文盲和症状严重的患者也可以用此量表评定。使用不同项目量表的严重程度标准不同，如针对 17 项 HAMD 而言，其严重程度的划界是：24 分以上为严重抑郁，17 分为中度抑郁，7 分以下为无抑郁症状。

5. 蒙哥马利 - 艾森贝格抑郁量表（Montgomery-Asberg depression rating scale, MADRS）　该量表共有 10 个项目：观察到的抑郁、抑郁叙述、内心紧张、睡眠减少、食欲减退、注意力集中困难、懒散、无能感、悲观思想和自杀观念，所有条目采用 0（正常）~6（严重抑郁）分的 7 级记分法评定，分值越高，抑郁越严重。主要用于评定抗抑郁治疗的疗效。这一量表应由有经验的专科工作者任评定员。除其中第一项为观察项外，其余均为自我报告评定。

6. Beck 忧郁量表第 2 版中文版（Beck depression inventory-Ⅱ-Chinese, BDI-Ⅱ-C）　Beck 抑郁量表是最早被广泛使用的抑郁评定量表，现在的 BDI-Ⅱ-C 共有 21 项条目，其中有 15 项是精神症状。每项为 0~3 分的 4 级评分。评定方法是向被试读出条目，然后让被试自己选择答案。该量表最初是由检查者评定的他评量表，但后来已被改编成自我报告形式的自评量表。

7. 医院焦虑抑郁量表（hospital anxiety and depression scale, HADS）　HADS 由 Zigmond 和 Snaith 于 1983 年编制，包括焦虑和抑郁两方面，各由 7 个条目组成，大约 5 分钟内可完成调查问卷，为自我评价量表，用于综合医院患者焦虑和抑郁情绪的筛查。HADS 因操作方便、容易掌握、不受年龄、性别、经济状况等因素影响，应用范围广，为近年来在临床上广泛应用的心理评估量表之一。

三、预防与治疗

抑郁障碍可以放大躯体症状、扩大疾病对患者的影响、降低患者对治疗的依从性、减少对物理治疗的主动参与性，通过神经内分泌通路和炎症机制造成原发病的加重、降低患者的免疫力，因此导致健康相关生活质量下降，增加病死率，并且将长期影响患者的生活。因此一定要关注重症患者的精神心理状况，积极预防，及时发现潜在的抑郁障碍，做到早诊断、早干预，最大限度地减少病残率和自杀率，防止复燃和复发，促进生理及心理功能的恢复。

（一）预防措施

1. 做好入 ICU 前的访视工作　评估患者情况，包括年龄、职业、文化程度、对疾病了解情况，向即将入住 ICU 的患者介绍病房的环境、陪护制度、护理措施，向要使用呼吸机的患者介绍管道及仪器使用的目的等，使患者有一定的心理准备。对于术后要进 ICU 的患者要提供手术前常规信息,提供信息的内容要根据循证依据和患者个性化的需求决定,包括整体环境和可能使用的设备。信息可以口头和书面相结合,一定要简单易读,尽量不用医学术语。鼓励患者提问。相关信息同样要给其亲属,包括 ICU 的地理位置、探视时间、常用电话号码。术前访视要选择对患者、病区人员和 ICU 人员都方便的时间,术前护士访视相关信息必须记录和告知整个医疗团队。

2. **ICU 环境的管理**　采取各种有效的措施消除或降低环境中的应激源,为患者创造一个安静、整洁、舒适、安全的病房环境。首先是减轻患者的视觉负荷,如环境设置尽量家庭化、增加单间或使用隔帘减少多种抢救治疗造成的相互干扰,晚上患者睡前将病室灯光调节趋于柔和以营造一个良好的休息环境。其次是减轻患者的听觉负荷,尽量调小呼吸机、监护仪、输液泵等监护设备的报警声音,根据国际噪音协会建议:ICU 内白天噪音水平应低于43dB,晚上低于 40dB,晚间低于 30dB。病房保持适宜的温湿度。

3. **疼痛与镇痛镇静的管理**　镇痛和镇静治疗是 ICU 治疗的重要组成部分,适度镇静能有效减轻患者抑郁,减少机体的应激反应,增加患者对气管内插管、气管内吸痰等操作的耐受性。理想的镇静镇痛药物是在提供充分镇静镇痛的同时,要求其起效快、停药后恢复快,具有最小的体内蓄积和最小的不良反应,然而截至目前还没有一种药物能完全符合上述标准。镇痛镇静药物以阿片类药物、苯二氮䓬类药物、丙泊酚以及右美托咪定应用最为普遍,然而这些药物均有各自不同药理作用,对于效果还缺乏共识。药物使用过程中镇静深度常难以控制,镇痛镇静不足时疼痛会使患者产生心理和生理的应激反应,导致氧耗增加、应激性溃疡、高凝状态等,对 ICU 患者恢复极为不利;镇静过深,易出现血流动力学不稳定,延长患者机械通气时间和 ICU 治疗时间。因此,加强镇静镇痛药物的使用管理和评估,以及根据患者的意识、病情在严密监护下早期逐步进行肢体活动是预防镇静药物使用后并发症的主要方法。

4. **患者的护理和教育**　ICU 患者长期卧床制动,定时为其翻身、擦洗身体、更换衣裤可以保证患者舒适安全;适度的身体接触(如抚摸、握手、擦背等)和轻微活动可以使肌肉放松;加强对镇静止痛患者的观察和记录,对疼痛患者应设法分散其注意力,有呻吟喊叫者及时给予安抚。加强对患者的宣教,避免盲目恐惧和过度担心;用平静稳定的态度去接近陪伴患者,用直接温和的语气向患者保证会保障他们的安全;教会患者正确的情绪宣泄、应对压力和肌肉放松方法来调整情绪状态。

5. **语言及非语言沟通**　减少镇静剂使用、加强早期活动和使用促醒干预使清醒患者越来越多,有研究发现,50% 以上的机械通气患者都是清醒状态,并试图在某个时间点交流。对于交流的需求越来越多,可以用辅助交流方式。医护人员要及时捕捉患者交流的愿望及信息提示,注重提高交流沟通技巧,运用好图示、书写及手势等非语言交流方法,要用语言、表情、态度和行为去影响并改变患者的感受,创造一个双向交流、充分宣泄不良情绪的心理空间。在沟通过程中多用正面言辞鼓励患者,维护他们的自尊心,激励其自信心。对这类患者的交流能力评估包括清醒程度和注意力评估、口腔运动、上肢运动和一致准确的"是或否"信号表达能力。

6. **构建家属支持系统**　情感支持会激励患者改变应激的应对方式。在患者病情允许的情况下,护士应加强与患者家属的沟通与配合,适当放宽探视制度或实行弹性探视制度,让家属在探视时间多与患者交流,给患者情感上的支持,增加患者的康复信心。对于特殊要求尽可能给予满足。了解患者的心理特点,有针对性地开展心理护理。

(二) 治疗

躯体疾病与其伴发的焦虑抑郁互相影响,其症状的严重程度不仅与病情的危急程度、病程长短、躯体疾病之间的共病状况、医疗措施与用药情况等有关,还与患者的家庭支持、经济状况、心理应激、人格特征等社会心理因素密切相关。

抑郁障碍的治疗目标是通过及时规范的治疗控制症状,提高临床治愈率,最大限度减少病残率和自杀率,防止复燃及复发。治疗医师需要综合考虑躯体与精神方面的各种因素,采取相应的治疗策略和措施,缓解或消除症状,帮助患者重建治疗信心,提高治疗依从性和应对能力,促进躯体与心理全面康复。

1. 药物治疗 抗抑郁药物治疗是当前各种抑郁障碍的主要治疗方法,主张首先选择安全性高、疗效好的抗抑郁药物。例如,选择性 5- 羟色胺重摄取抑制剂(SSRI)、选择性 5- 羟色胺及去甲肾上腺素再摄取抑制剂(SNRI)、去甲肾上腺素(NE)及特异性 5-HT 能抗抑郁药(NaSSA)、NE 及 DA 再摄取抑制剂(NDRI)和其他新型抗抑郁剂(如阿戈美拉汀、褪黑素 MT_1/MT_2 受体激动剂和 $5\text{-}HT_{2C}$ 受体拮抗剂),是抑郁障碍治疗的 A 级推荐药物。

(1) SSRI:是近年临床上广泛应用的抗抑郁药,具有疗效好,不良反应少,耐受性好,服用方便等特点。主要有氟西汀、帕罗西汀、舍曲林、氟伏沙明、西酞普兰、艾司西酞普兰。

(2) SNRI:主要有文拉法辛(venlafaxine)、度洛西汀(duloxetine)及米那普仑(milnacipran)。适用于抑郁症、伴焦虑症状的抑郁障碍及广泛性焦虑症。

(3) NaSSA:米氮平(mirtazapine)是其代表药,适用于各种抑郁障碍,尤其适用于重度抑郁和明显焦虑、激越及失眠的抑郁患者。

2. 心理治疗 心理治疗可以减轻和缓解心理社会应激源相关的抑郁症状;改善正在接受抗抑郁药治疗患者对服药的依从性;矫正抑郁障碍继发的各种不良心理社会性后果;最大限度使患者达到心理社会功能和职业功能的康复;协同抗抑郁药维持治疗,预防抑郁障碍的复发。目前循证证据较多、疗效肯定的心理治疗方法包括:认知行为治疗、人际心理治疗和行为心理治疗。这些疗法对轻至中度抑郁障碍的疗效与抗抑郁药疗效相仿,但对严重的或内源性抑郁往往不能单独使用,须在药物治疗的基础上联合使用。

ICU 早期的心理干预可以明显减少抑郁的发病率,内容包括教育干预、咨询服务、床边压力管理法。可以由心理治疗师或者受过训练的护士和治疗师提供帮助。

(1) 认知行为疗法(cognitive-behavioral therapy,CBT):来源于 Beck 的认知疗法,是临床应用最广、公认有效的心理治疗。强调改变认知,认为认知和行为存在相互作用、相互影响、相互强化的关系,通过合理引导个体,在不断学习和思考中构建、充实和完善理性认知,从而产生情感与行为方面的改变,被认为是治疗抑郁症最行之有效的方法之一,对轻中重度抑郁的治疗都有效,治疗慢性抑郁效果更好。

抑郁障碍患者的 CBT 重点是鼓励患者监察内在导致抑郁的想法、行为和情感,减轻或消除功能性失调活动,同时帮助建立和支持适应性功能,可以在较长时间内预防抑郁复发。但是 CBT 治疗效果受到治疗师经验的影响,中度到重度的抑郁症患者,需要更有经验的 CBT 治疗师才能取得疗效。

(2) 人际心理治疗(interpersonal psychotherapy,IPT)主要通过帮助患者识别出这些诱发或促发其抑郁发作的人际因素,鼓励其释放哀伤,帮助其解决角色困惑与转换问题,学习必要的社交技能以建立新的人际关系和获得必要的社会支持,从而改善抑郁。

(3) 行为治疗(behavior therapy):行为治疗是应用实验和操作条件反射原理来认识和处

理临床问题的一类治疗方法。行为治疗需对患者的病理心理及有关功能障碍的总体水平进行检查确认,并分析相关影响因素,据此制订分步骤完成的行为干预措施和治疗方案,强调针对现实目标,解决具体问题,使患者积极面向未来。行为治疗常用的干预技术包括要求患者坚持写日记、每天记录情感和活动情况;增加一般性活动水平,尤其是娱乐活动;减少或处理不愉快的事件和活动;建立新的自我强化方式;放松或松弛练习;提高社交技巧;合理安排和计划时间和认知技巧的训练。

(4) 精神动力学心理治疗(psychodynamic psychotherapy):根据治疗时程可简单分为长程和短程两大类。目前推荐用于治疗抑郁障碍主要为短程疗法。短程动力学心理治疗是在治疗师极少主动参与的前提下,让患者自由联想和自由畅谈;通过谈话中的某些具体实例去发现线索和若干问题;从中选择患者认可的某个需要重点解决的焦点冲突;运用治疗性医患关系的作用来解释患者的这类内心冲突;在不依赖治疗师的条件下,通过最为简洁的手段让患者自我感悟和修通,对该问题和冲突达到新的认识,同时学会新的思考或情感表达方式。

(5) 支持性心理治疗:又称一般性心理治疗,通过倾听、解释、指导、疏泄、保证、鼓励和支持等技术,了解病史和问题的症结,建立良好的人际接触,对患者有关躯体和精神问题给予合适的解释,并可开展针对性的心理卫生知识教育。启动患者的情绪表达或疏泄,以减轻痛苦或烦恼。通过适当的保证作用提高患者的信心,让患者学会应用治疗过程中所学到的技巧,调节心理功能,提高处理问题的能力。并且在增强其心理承受力的同时,帮助患者去发现和寻找各类可动用的心理社会支持源。

(6) 团体心理治疗:团体治疗是通过个体间的互动来实现治疗目标,为抑郁症患者提供必要的社会支持以改善人际关系、提高对治疗的依从性、减轻抑郁症状和促进社会功能的恢复。

3. 康复治疗

(1) 运动疗法:进入 ICU 之前或之后的身体功能障碍可能与抑郁症状相关,物理治疗、作业治疗、运动疗法等非药物干预手段可能有效。进入 ICU 后的运动康复程序可以减少抑郁障碍的发生,如 6 周自我主导的康复锻炼手册可以提高患者身体功能,减少抑郁的发生。同时使用抗抑郁药可以进一步增进疗效,运动疗法能在大脑管理情绪的部位(边缘系统)产生大量内啡肽,使人产生愉快幸福感,减轻抑郁症状。患者可以结合兴趣选择其最喜爱最适合的运动使疗效最大化。同时患者参加集体性体育运动项目更能提高其参与的积极性,显著改善抑郁症状。

(2) 音乐疗法:音乐疗法对神经结构,特别是对大脑皮层及内分泌系统有直接影响,不仅能诱导放松和分散注意力,也具有改变肌肉能量、心率、呼吸频率、血压及心理困扰的功能,它通过减少神经内分泌和交感神经系统的活动,通过不同的旋律、速度和音调以达到调节情绪的作用,在改善患者疼痛、焦虑、抑郁等方面被证实有很大的潜力。它简单、安全、易行,作为一种有效的辅助治疗手段,广泛被运用于精神病学及康复医学。

(3) 重复经颅磁刺激(repetitive transcranial magnetic stimulation, rTMS):rTMS 是 1992 年在 TMS 基础上发展起来的新的神经电生理技术,能影响大脑局部和远隔皮质功能,实现皮质功能区域性重建,影响多种神经递质和基因表达。高频 rTMS 用于治疗抑郁症已得到普遍认同,如刺激频率 20Hz、80% 运动阈、刺激部位为左背外侧前额叶皮质,连续治疗 10 天可以获得明显抗抑郁作用,并且发现高频 rTMS 治疗的缓解率与难治性抑郁患者在经过平均 9.6 周的碳酸锂或三碘甲状腺原氨酸治疗后的缓解率相当。通过增加该区域与其他皮层相互联系的兴奋性,从而调整焦虑抑郁情绪,治疗焦虑和抑郁障碍共病疗效显著,起效迅速,安全性好。而低频 rTMS 对抑郁症的治疗作用尚有不同的观点。也有研究将 10Hz 高频 rTMS 与 1Hz 低频 rTMS 治疗抑郁症的疗效进行比较,结果表明高频 rTMS 与低频 rTMS 治疗对抑郁症均有治疗作用。

总体来说,rTMS 是比较安全、易耐受的,但临床应用过程中也出现了一些副反应的报道。常见报道有头痛、头部不适、纯音听力障碍、耳鸣。而人们最为关注的是 rTMS 是否引起患者癫痫发作。目前研究认为 rTMS 不会导致健康者出现长期神经系统、心血管系统、激素、运动、感觉或认知方面的副作用。单脉冲 rTMS 对正常者是安全的,但高频率、高强度 rTMS 甚至在健康者中也可能引起癫痫,rTMS 是否能诱发癫痫发作可能主要与刺激的强度、频率有关。低频、低强度 rTMS 治疗抑郁症有较好的安全性。

（4）经颅微电流刺激（cranial electrotherapy stimulation,CES）:CES 是应用微量脉冲电流作用于人体耳部附近（如耳垂、乳突、颧骨）,是美国食品和药物管理局批准的治疗焦虑、抑郁和失眠的技术。CES 和药物结合治疗或许可以加快药物的起效时间、减少药物治疗疗程,还可以减少药物摄入量,减轻药物副作用。对于抗抑郁治疗的患者,除了考虑药物治疗,可以首先考虑使用 CES 进行治疗。经颅微电流刺激疗法安全,无严重不良反应发生,仅有一过性头晕、恶心、贴电极处皮肤不适等轻微不适反应,经调整电流强度或休息后可缓解。

（5）经颅直流电刺激（transcranial direct current stimulation,tDCS）:tDCS 是利用微弱电流（1~2mA）调节大脑皮质神经细胞活动,刺激大脑皮层兴奋性的一种非侵袭性技术,在减轻抑郁症程度方面有效,tDCS 治疗方案需要被持续优化以降低复发率,尤其是难治性抑郁症患者的复发。实验提示,tDCS 与舍曲林的疗效相当,tDCS 和舍曲林联合治疗效果明显优于 tDCS 或舍曲林单独治疗。tDCS 技术治疗焦虑和抑郁障碍共病患者不仅影响刺激部位下的脑区功能活动,同时还影响相连的神经网络,有神经调节作用。tDCS 不仅可以提高药物疗效,而且可以作为药物治疗的辅助手段,用于降低药物的用量,减少药物不良反应。急性治疗期缺少一次或两次不影响 tDCS 的抗抑郁疗效。tDCS 的安全性与电流强度、电极片大小和电流刺激时间有关,目前 tDCS 治疗输出的电流一般为 1 ~ 2 mA 的微弱恒定电流,每次刺激时间 20 分钟左右,被认为是相对安全的。在有关 tDCS 的实验中,多数无不良反应或仅有轻微不良反应出现。若有不良反应出现,以电极片下局部轻刺痛感、皮肤发红、颈部疼痛等最为多见,有时会出现疲乏感、发痒,头痛、恶心、失眠等。

（6）改良电抽搐治疗（modified electroconvulsive therapy,MECT）:对于重度抑郁障碍,药物治疗效果不佳的可以考虑 MECT,与抗抑郁药物相比,它能使病情迅速得到缓解,有效率可高达 70%~90%。每次治疗前要严格体检,并进行风险评估。

（7）高压氧（hyperbaric oxygen,HBO）治疗:脑外伤后抑郁症的发生率为 6%~77%,对平均受伤 10 年的脑外伤患者进行调查,发现其抑郁、焦虑障碍对心理和社会功能问题的影响最突出。高压氧治疗在颅脑外伤的应用及疗效已得到广泛的关注及认可,并已成为脑卒中后康复治疗的重要组成部分。HBO 能改善脑细胞的供氧,使受损神经元的树状棘突得以部分恢复,修复受损的血脑屏障结构,防止血液内兴奋性物质对局部神经元的影响,加速受损脑组织的修复和脑功能的恢复,抑制乙酰胆碱能神经元的退行性变,这可能是 HBO 改善 TBI 患者情感障碍的机制。有研究发现氟西汀加高压氧能明显治疗脑卒中后抑郁并改善患者的认知功能,且其效果优于单纯使用氟西汀或者高压氧治疗。而对于 TBI 后抑郁的患者,则需给予 HBO 治疗 4 周以上才能达到改善的作用。

(8) 放松疗法(relaxation therapy):放松疗法又称松弛疗法、放松训练。它是一种通过有意识地训练控制自身的心理生理活动,降低唤醒水平,改善机体功能紊乱的治疗方法。常用的方法有:引导法、按摩、足疗、瑜伽、香薰法等。放松训练对抑郁症有显著的治疗效果。具体训练方法为:取仰卧位,采用腹式呼吸,在自我意念放松的暗示下,减慢呼吸节律,逐渐放松肌肉。从头面部到双肩、上下臂和手,再从胸部、背部、腹部、腰部、臀部到大腿、小腿、足部依次放松肌肉。直到全身放松,每天训练30分钟。

(9) 中医药疗法:针刺疗法可能通过调节大脑神经递质的水平而改善抑郁。针刺疗法尚缺乏统一的疗效评定标准,无法对多种针刺疗法进行较为客观的评价,但可以将其作为辅助药物治疗的一种手段,并进一步研究其机制,为针刺治疗抑郁障碍提供科学的理论基础。贴压相关耳穴可起到疏通经络、运行气血、调和五脏六腑以达心宁神安的作用。如神门穴,可调心宁神,主治失眠烦躁郁证;脑干、脑点等穴能镇静安神;皮质下、交感、内分泌等穴能调节中枢神经系统及内分泌系统的功能,纠正自主神经功能紊乱,从而起到调节情绪的作用。

穴位按摩有助于提高抑郁症的康复治疗效果及消除药物不良反应,治疗重点是头面部及手臂肩颈部的穴位(睛明、印堂、攒竹、鱼腰、丝竹空、头维、肩井、内关、外关、风池、合谷等),再到腹部及下肢穴位(中脘、关元、足三里、三阴交),最后直擦背部督脉。按摩的同时,注重与患者进行语言交流,调整情绪。

4. 其他治疗 ICU日记用于记录患者在ICU期间的日常经历,填补患者的记忆缺口,帮助患者区别哪些是真实记忆哪些是错觉或幻觉,是一项长期有效的干预方式。

阅读、绘画和书法艺术治疗可以让患者在追求美的过程中,稳定和调节情绪,具有普遍可及性,可以作为心理或药物治疗的辅助治疗方法。

(刘 坤 张 雯)

第二节 重症相关焦虑的康复

一、概述

(一) 定义

焦虑为持续恐惧,不断升高的精神张力、情绪活动以及自动觉醒,为可感知的情绪错乱及濒死感,而这些感受导致情绪的高敏感性。焦虑障碍包括具有过度害怕和焦虑,以及相关行为紊乱为特征的疾病,其主要类型为:惊恐障碍和广泛性焦虑障碍(generalized anxiety disorder,GAD)。惊恐障碍又称急性焦虑障碍,其主要特点是突然发作的、不可预测的、反复出现的、强烈的惊恐体验,一般历时5~20分钟,伴濒死感或失控感,患者常体验到濒临灾难性结局的害怕和恐惧,并伴有神经功能失调症状。广泛性焦虑障碍是一种以焦虑为主要临床表现的精神障碍,患者常常有不明原因的提心吊胆、紧张不安,并且有显著的自主神经功能紊乱症状、肌肉紧张及运动性不安。患者往往能够认识到这些担忧是过度和不恰当的,但是不能控制,因难以忍受而感受到痛苦,病程不定但趋于波动并且成为慢性。

以往重症相关研究结果提示引起焦虑的主要原因为广泛性焦虑障碍以及创伤后应激障碍(PTSD),但依据DSM-5最新分类标准,PTSD已从焦虑障碍中独立出来。

（二）流行病学

重症患者躯体疾病并发焦虑障碍的发生率为 5%~43%，远远高于正常人群。在胃肠外科 ICU 患者中，焦虑障碍的发生率为 29%；ICU 急性肺损伤患者为 38%~62%；在机械通气的患者中焦虑障碍的发生率可以高达 85%，是极其常见的并发症。近 1/4 患者在 ICU 入住时间若超过 3 天，焦虑则会持续至少 9 个月以上；急性肺损伤患者在出院后焦虑可持续 8 年。发病后第 2~3 个月、第 6 个月、第 12~14 个月焦虑症状的患病率分别为 32%~44%、40%、34%。在 ICU 出科后的数年，焦虑障碍的患病率仍高达 23%~41%。

（三）危险因素

与 ICU 患者焦虑高发相关的因素除了来自疾病本身，有创治疗措施以及封闭的治疗环境都可能造成患者生理、心理和社会的完整性受到威胁，且缺乏应对技巧。一旦压力超过其承受能力，就会出现精神和心理问题。

1. ICU 前危险因素 年轻、文化程度低、吸烟史、酒精依赖和发病前高体重指数（body mass index，BMI）都与重症患者焦虑的发生相关。女性患者在 ICU 中更容易出现乏力、睡眠障碍以及注意力下降，导致焦虑高发病率。

社会经济地位、ICU 前躯体健康水平、情绪和心理疾病史是焦虑的独立危险因素。原有基础疾病的患者焦虑发生率更高。心脏病患者合并焦虑症的危险比为 2.2，明显高于正常人群。脑卒中、帕金森病和癫痫患者中焦虑症状的发病率为 24%~40%。ICU 前心理疾病史（焦虑、抑郁和精神疾病）的患者患病时易发生严重焦虑：依赖性人格类型的患者面对需要与其熟悉的支持系统隔离的住院治疗会产生急性焦虑；如果治疗方案或诊断不清楚，强迫型的患者容易变得焦虑；医疗设施的侵入会引起分裂样患者的焦虑。

研究表明焦虑障碍有家族聚集性，遗传度大约为 32%。悲观的人格特质是重症相关焦虑症状的预测因子。

此外，焦虑障碍还与患者对心理、情绪和功能障碍应对能力和策略有关。

2. ICU 中危险因素

（1）疼痛：疼痛是 ICU 患者产生焦虑障碍的重要高危因素，ICU 患者必须忍耐疾病进展所带来的持续疼痛，同时还需要忍受侵入性治疗和检查带来的疼痛。

（2）睡眠障碍：ICU 患者睡眠质量严重下降，每天总睡眠时间少于 4 小时者占 97%，且患者对睡眠质量的评价普遍为显著不满意。睡眠不足可以导致机体疲乏、免疫力下降，影响机体对有害物质的清除，同时易产生不良情绪，而这些又与睡眠障碍互为因果，造成恶性循环。

（3）长时间机械通气：机械通气患者大部分时间感觉害怕，机械通气和撤机可以造成一系列痛苦症状如疼痛、不安和缺少睡眠。持续高水平的焦虑激活交感神经系统，使心率增加、血压上升、呼吸频率加快，导致不利的神经内分泌反应。交感神经系统兴奋可以引起严重并发症包括血管收缩、心肌刺激和支气管痉挛。肺血管的痉挛会严重影响组织供氧从而进一步增加呼吸功能障碍、加重疲劳，导致患者对机械通气的进一步依赖。无法控制的焦虑，不及时治疗会延长康复时间、增加死亡率。

（4）镇静：机械通气、气管插管及各种留置导管的不适可使 ICU 患者异常烦躁、焦虑，不配合治疗和护理，并产生人机对抗或自行拔管，所以 ICU 机械通气和非机械通气患者常常使用药物镇静以减轻痛苦和不良情绪、促进舒适感，但是长时间给药易造成心动过缓、低血压、功能维持障碍和谵妄的发生，可导致长期、严重的心理损害。谵妄是由多种原因导致的急性脑综合征，起病急，患者的认知功能下降、觉醒度改变、感知觉异常。患者住院期间出现谵妄,一定程度体现了患者精神层面的紊乱,是出院后焦虑发生的危险因素之一。

(5)疾病严重程度:急性生理与慢性健康评分Ⅱ(APACHEⅡ)是世界范围内 ICU 普遍使用的评分系统,分值高是 ICU 患者出院后出现焦虑症状的独立危险因素。APACHEⅡ分值高且清醒的患者在住院期间常常出现血氧低、心率快、电解质及内环境严重紊乱等表现,机体应激感及痛苦感均较强,可能是出院后易出现焦虑症状的原因。伤口延迟愈合、心肌缺氧、低血糖、神经内分泌紊乱、左心室舒张期功能障碍也与焦虑发生有关。强心剂和血管升压素的使用也可能是焦虑最强的临床危险因素。

(6)交流障碍:由于气管插管或气管切开导致患者无法发音、不能言语以及因为身体极度衰弱造成的交流障碍使患者产生极大的压力感,患者因为家属和医护人员不能准确理解自己内心的感受而感到痛苦。

(7)ICU 中错觉记忆、神经认知功能损害和缺少家庭和社会支持也是 ICU 患者焦虑的危险因素。

3. ICU 后危险因素 从 ICU 转出会造成患者和家属的焦虑,因为监护设备少、不同的医护人员、医护人数减少、比较少的关注、陌生的环境等会使他们感觉到被遗弃、无助、不被重视,认为这种转移是不安全的。增加的焦虑程度会导致对护理的需求增加、躯体症状的主诉增加、住院时间延长甚至又重新回到 ICU。

ICU 患者的精神心理问题不仅局限于在 ICU 病房内,其在出院后仍存在较明显的心理问题。疾病治疗和护理的长期性、医疗费用的居高不下、疾病对各组织器官功能的负面影响而导致的劳动能力下降、长期病假导致的经济收入下降,以及因疾病对配偶及其他家庭成员工作产生的影响,使许多患者面临经济问题。患者对经济问题和对未来丧失劳动能力的担忧,是产生焦虑的高危因素。

二、临床表现、诊断与评估

(一)焦虑的临床表现

以往研究结果提示重症相关的焦虑障碍主要为广泛性焦虑障碍。广泛性焦虑障碍起病缓慢,尽管部分患者可自行缓解,但多表现为反复发作、症状迁延。临床表现为:

1. 精神性焦虑 精神上的过度担心是焦虑症状的核心。表现为对未来可能发生的、难以预料的某种危险或不幸事件经常担心;对外界刺激敏感,易出现惊跳反应;注意力难以集中,易受干扰;难以入睡、睡中易惊醒;情绪易激惹等。

2. 躯体性焦虑 表现为运动性不安与肌肉紧张。可表现为搓手顿足、不能静坐、不停地来回走动、无目的的小动作增多、肌肉紧张感,严重时有肌肉酸痛。多见于胸部、颈部及肩背部肌肉,紧张性头痛也很常见。有的患者可出现肢体震颤,甚至语音发颤。

3. 自主神经功能紊乱 表现为心动过速、胸闷气短、头晕头痛、皮肤潮红、出汗或苍白、口干、吞咽梗阻感、胃部不适、恶心、腹痛、腹胀、便秘或腹泻、尿频等症状。有的患者可出现早泄、勃起功能障碍、月经紊乱、性欲缺乏等症状。

4. 其他症状 广泛性焦虑障碍患者常合并疲劳、抑郁、强迫、恐惧、惊恐发作及人格解体等症状。

(二)诊断

依据 DSM-5,广泛性焦虑障碍的诊断标准为:

1.在至少6个月的多数日子里,对于诸多事件或活动表现出过分的焦虑和担心。

2.个体难以控制这种担心。

3.这种焦虑和担心与下列6种症状中至少3种有关(在过去6个月中,至少一些症状在多数日子里存在,儿童只需1项):坐立不安或感到激动或紧张、容易疲倦、注意力难以集中或头脑一片空白、易激惹、肌肉紧张和睡眠障碍(难以入睡或保持睡眠状态,或休息不充分的、质量不满意的睡眠)。

4.这种焦虑、担心或躯体症状引起有临床意义的痛苦,或导致社交、职业或其他重要功能方面的损害。

5.这种障碍不能归因于某种物质(例如,滥用的毒品、药物)的生理效应,或其他躯体疾病(例如,甲状腺功能亢进)。

6.这种障碍不能用其他精神障碍来更好地解释。

（三）鉴别诊断

1.**躯体疾病所致焦虑**　如果基于病史、实验室检验或体格检查,可判断个体的焦虑和担心是其他特定躯体疾病(例如嗜铬细胞瘤、甲状腺功能亢进)的生理效应,就应诊断为与其他躯体疾病有关的焦虑障碍。代谢综合征、高血压、糖尿病等导致全身血管病变的疾病同时也可导致心脑血管疾病,包括冠心病、心肌梗死、脑梗死等,常常是中老年焦虑的器质性因素,源于疾病的焦虑反应可以加重疾病,此时的治疗应同时针对原发疾病和焦虑障碍。

2.**抑郁障碍**　广泛性焦虑与抑郁障碍有许多症状重叠,临床上可分别评估抑郁和焦虑的严重程度和病程,且优先考虑抑郁障碍的诊断,但如果焦虑或担忧严重到足以引起临床注意,则可以诊断为广泛性焦虑障碍。

3.**物质/药物所致的焦虑障碍**　可通过判定一种物质或药物是否与焦虑在病因学上相关来鉴别。例如,只在饮用大量咖啡后才产生的严重焦虑将被诊断为咖啡因所致的焦虑障碍。

（四）评估

1.**通过患者生理反应、行为反应、心理反应来评估**　生理反应线索包括心动过速、呼吸急促、咳嗽、血压偏高,但需要排除如疼痛等生理原因;行为反应线索包括面部肌肉紧张、痛苦表情、回避、抵触照看、坐立不安、捶打等;心理反应线索包括害怕、挫败感、退缩、生气。

2.**面部表情焦虑量表(face anxiety scale,FAS)**　FAS是一个自我评估焦虑状态的简易量表,特别适用于重症患者。该量表为5分制,把焦虑分成1~5不同等级,代表没有焦虑到极度焦虑,又可分类为低(1~2)、中到重(3~5)焦虑状态(图5-2-1)。患者可以通过言语或非言语进行作答。通过FAS可以对重症患者焦虑症状进行筛查,如结果为阳性可进行进一步评估。

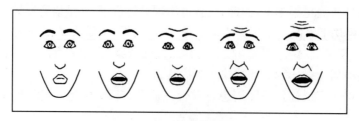

图5-2-1　面部表情焦虑量表FAS

3.**视觉模拟焦虑评分(visual analogue scale for anxiety,VAS-A)**　VAS-A为一条长

100mm 的直线,直线起始端为 0 分,表示完全没有焦虑,而直线终点为 10 分,表示患者所能承受的最大焦虑。评估焦虑时要求患者在直线上标记点来评估其状态,内容简单,可重复测量。VAS-A 法特异性及灵敏性高,因其简单可操作性高被应用于多项研究中,是用于评估 ICU 机械通气患者焦虑的有效工具,值得推广。

4. **焦虑 90 秒四问题询问法** 可以用来快速筛查焦虑症状(表 5-2-1)。如果回答阳性(即"是"或"有")有 2 项或以上,则需进一步作精神检查或转诊专科医师以明确诊断。

表 5-2-1 焦虑 90 秒四问题询问法

问题	阳性
你认为你是一个容易焦虑或紧张的人吗?	是(了解是否有焦虑性人格或特质)
最近一段时间,你是否比平时更感到焦虑或忐忑不安?	是(了解是否有广泛性焦虑)
是否有一些特殊场合或情景更容易使你紧张、焦虑?	是(了解是否有恐惧)
你曾经有过惊恐发作吗,即突然发生的强烈不适感或心慌、眩晕、感到憋气或呼吸困难等症状?	是(了解是否有惊恐)

5. **医院焦虑抑郁量表**(hospital anxiety and depression scale,HADS) 可以作为临床焦虑的筛选,它能描述焦虑程度,分值越高越焦虑,但不能用于诊断焦虑。HADS 作为焦虑评估工具在加拿大、美国、中国等都表现出较高的可靠性。在应用 HADS 过程中,阈值的选择与焦虑评估的准确性和敏感性关系密切。

6. **焦虑自评量表**(self rating anxiety scale,SAS) SAS 是由 Zung 于 1971 年编制,又称 Zung 焦虑量表,用于评价患者焦虑的主观感受。共 20 个项目,主要评定焦虑相关症状出现的频率。其标准分为四级:没有或很少时间、小部分时间、相当多时间、绝大部分时间或全部时间,分别赋值 1~4 分。焦虑总分 < 50 分者为正常;50~60 分者为轻度焦虑,61~70 分者是中度焦虑, > 70 分者是重度焦虑。在我国约一半以上的焦虑相关研究使用 SAS,是使用最广泛的焦虑评估量表。与其他量表相比该表内容相对简单,可在短时间内完成。国内多项研究认为,使用 SAS 评估患者术前心理状态可以准确评估术前焦虑的发生率、干预措施的有效性,以及预测焦虑水平与术后疼痛、手术预后的关系等。

7. **汉密尔顿焦虑量表**(Hamilton anxiety scale,HAMA) HAMA 是由 Hamilton 于 1959 年编制,是精神科临床常用量表之一,不同于以上量表,HAMA 需要经过培训的医生对患者进行评估。该量表包括 14 个项目,评估需 10~15 分钟,分 5 级,分别赋值 0~4 分。一般以 14 分为界,总分≥14 分有焦虑;超过 21 分有明显焦虑;得分超过 29 分可能为严重焦虑。得分与病情呈现良好的相关性。

8. **状态 - 特质焦虑量表**(state-trait anxiety inventory,STAI) STAI 由 Spielberger 等人于 1977 年编制,并于 1983 年修订,1988 年译成中文。STAI 包括两个方面:状态焦虑和特质焦虑。状态焦虑反映受试者当前状态的焦虑程度,是一种病理状态,持续时间短,程度较重,自主神经功能失调显著。特质焦虑反映受试者一贯的焦虑情况,为受试者自幼便显示出的焦虑倾向并持续终生。每部分 20 道题,完成问卷需 10~20 分钟。STAI 量表分四级,赋值 1~4 分。患者自评症状程度为"完全没有、有些、中等程度、非常明显",总分值为 20~80 分,得分越高则越焦虑。

STAI 广泛应用于多项研究中进行焦虑评估,均表现出良好的信度和效度,在国际上使用更为广泛,在国内也被应用于上千项研究之中,被认为是临床焦虑评估的"金标准",所得结果更加可靠。但是 STAI 量表共 40 项调查,所需时间较长,并且对患者的理解能力要求较高,这可能是限制其在国内应用的因素。在临床实际操作中,有不少研究试图将 STAI 量表进行简化,对个体的诊断和评估的作用还有待进一步研究。

三、预防与治疗

针对入住 ICU 的危重患者,在积极给予脏器功能复苏的同时,也应该重视其精神心理状态,提高正性情绪反应,从而更积极地配合治疗,提高生活质量。

(一) 预防措施

对死亡的担忧和恐惧是清醒患者最主要的负性心理反应。这源于患者对自身病情的悲观认知。因此应及时为患者提供相关信息,减轻患者对疾病的不确定感,提高患者对自身疾病认知的乐观性,可以一定程度引导患者在治疗与救护中有效地参与,信息要准确、简要、因人而异,有时提供太多太特殊的信息也会加剧焦虑。

ICU 患者既要面临包括环境、治疗措施在内的复杂性外源性应激源,也有患者的内心体验、认知改变等内在应激源,减少应激源才能从根源上减少焦虑障碍的发生。

呼吸机辅助通气、动静脉置管、频繁抽血化验等有创操作,都可能给患者带来痛苦,增加其心理负担。因此医护人员应努力提高自己的业务水平及操作熟练程度,并注重操作前、中、后与患者的沟通交流。在沟通过程中维护患者的自尊心,激励其自信心,可在一定程度上疏导患者的紧张、恐惧心理。

适度减少镇静剂的使用可预防焦虑的发生。封闭空间、医护表情、陌生的仪器管道、目睹病危患者的抢救或死亡,都可能加重清醒患者的担忧和害怕情绪。应注重营造舒适的治疗环境,减少环境对患者的不良刺激,尽量缓解患者的紧张情绪。

睡眠障碍的患者心理变得更加敏感、脆弱。应注意保持环境的安静,操作尽量集中进行,避开午间、晚间休息时间,必要时睡前 30 分钟由培训后的护士实施指压和按摩百汇、劳宫和涌泉穴 5~10 分钟以促进睡眠,患者睡眠状况的改善可以有效减少负性情绪。

各种治疗监护措施常使患者活动受限,为了防止拔管或坠床而进行的身体约束,更加限制了患者的活动,这些均会给清醒状态的患者带来不同程度的负性心理反应。在患者活动受限期间,医护人员应尽量协助其获得舒适体位,减轻不适感。

ICU 内没有家人陪护,社会支持水平较低,患者容易产生孤独、恐惧感。应正确评估患者的社会支持状况,帮助患者积极调动社会支持系统,减轻患者的不良心理体验。

当患者从 ICU 转至普通病房时,对转出 ICU 患者的生理、心理健康进行多学科综合评估,贯彻以患者为中心的原则,如召开转移前的家庭会议、定制说明文书、与患者和家属沟通、个性化教育、团队会议、在两个病区设置联络护士等,执行以患者安全、心理护理和多学科合作为主导的过渡护理模式,加强宣教、鼓励患者、保持沟通。

(二) 治疗

焦虑障碍的治疗目标是缓解或消除患者的焦虑症状及伴随症状,提高临床显效率和治愈率,最大限度减少病残率和自杀率,恢复患者社会功能,提高其生存质量,达到真正意义上的痊愈,预防复发。

治疗原则为根据生物 - 心理 - 社会医学模式,采用药物和心理综合治疗;焦虑障碍是一种慢性化和易复发性疾病,应当采取长期治疗的原则;应全面考虑患者的年龄特点、躯体状况、既往药物治疗史、有无并发症,因人而异进行个体化合理治疗。

1. 药物治疗　治疗焦虑障碍的主要药物有抗焦虑药、5-HT$_{1A}$ 受体部分激动剂和具有抗焦虑作用的抗抑郁药及其他药物。美国 FDA 批准的治疗 GAD 的药物有文拉法辛、度洛西汀、帕罗西汀、艾司西酞普兰和丁螺环通,我国 SFDA 批准治疗 GAD 的药物有文拉法辛缓释胶囊。

(1) SNRI:主要代表药物有文拉法辛和度洛西汀。SNRI 类药物具有疗效确切、不良反应少、耐受性好、服用方便等特点。临床应用广泛,常被推荐为治疗广泛性焦虑障碍的一线药物。

(2) 选择性 5-HT$_{1A}$ 受体激动剂:这类药物属于新型的非苯二氮䓬类抗焦虑药,其抗焦虑作用主要与 5-HT$_{1A}$ 具有较强的亲和力,能够激活突触前 5-HT$_{1A}$ 受体,抑制神经元放电,减少 5-HT 的合成与释放,但对突触后 5-HT$_{1A}$ 受体具有拮抗作用。目前临床常用的药物有丁螺环酮和坦度螺酮。丁螺环酮可用于治疗各种焦虑障碍。

(3) 5-HT 受体拮抗和再摄取抑制剂(SARI):主要代表药物为曲唑酮,其药理作用复杂,具有拮抗 5-HT$_2$ 受体,兴奋其他受体特别是 5-HT$_{1A}$ 而发挥作用。与镇静药物联用会加强中枢抑制,易引起血压降低,与降压药联用应谨慎。曲唑酮可用于伴有抑郁症状的焦虑障碍。

疼痛和焦虑在大脑的通路有部分重叠,其导致的认知情绪和行为变化可能与部分共同的神经通路和神经传导物质机制有关。疼痛和焦虑可以同时评估和治疗,疼痛可以影响抗焦虑药使用的剂量,抗焦虑药也可以起到镇痛的作用。

2. 心理治疗　心理治疗适用于各种焦虑障碍患者,对于轻到中度的焦虑障碍患者可以作为单独的治疗措施,具有取代抗焦虑药的潜在价值。心理治疗可以减轻和缓解患者的焦虑情绪和躯体症状;增进患者在治疗中的合作,坚持长期治疗;矫正由焦虑引起的各种不良心理社会性后果,最大限度恢复患者的心理社会功能和职业功能。

(1) 认知行为疗法:CBT 被用于暴露和矫正焦虑引起的曲解和非理性思维,治疗疗效确切,尤其是轻症患者治疗效果较为理想。CBT 常在几次治疗后才会起效,因此开始治疗时需用药物帮助减轻焦虑。维持治疗期间继续 CBT 可以降低复发危险性。此外,通过简短的认知行为心理教育项目也能缓解照顾者的焦虑症状。

(2) 精神动力学心理治疗:对焦虑障碍的患者有益是肯定的。目前推荐用于治疗 GAD 的精神动力学心理治疗主要是短程疗法。

(3) 生物反馈治疗:应激状态下人会表现出全身肌肉的紧张收缩,还会伴随心跳加快、呼吸急促、整体的警觉性增高。生物反馈治疗通过电子仪器将物理信号数字化从而让患者能够通过训练有意识地控制和调整自身的功能活动,起到缓解精神焦虑紧张的目的,从而更迅速、更有效地改善患者的躯体症状。临床上对焦虑症患者采用心理护理联合生物反馈的方法能显著改善患者的临床治疗效果,缩短临床治疗时间,显著提高患者生活质量。

(4) 转移注意力:是一种常用于帮助患者从消极观念、想法、认知中脱离出来的策略,这些消极观念、想法或认知可使患者感到害怕或焦虑。医生通过与患者进行一些简单的对话转移患者的注意力,讨论病情的进展和未来的健康状况,消除患者的忧虑,给予言语上的鼓励和支持,指导患者怎样正确地应对临床问题。

(5) 支持治疗:在 ICU 期间,医护人员积极主动关心患者、及时满足患者期望,使之得到生理、心理全方位的关注,有助于患者焦虑的缓解。同时家庭是个体最重要的支持系统,来自亲友尤其是配偶的安慰和鼓励,能增强患者战胜困难的信心,对缓解焦虑有积极的作用。充分动员家属及朋友增加对患者的探视和照顾,在探视时带来全家和外界的消息,并建议家属为患者准备祝福卡片和小礼物以减少患者的隔离感。同时,加强对家属的教育,让家属更好地了解患者病情、照顾好患者,也使家属更加了解医护人员,避免误会和偏见,缓解医患关系,提高家属配合治疗的积极性。

(6) 人际关系治疗(IPT):可以作为单一治疗或增效治疗,用于焦虑障碍各个阶段。IPT中患者和治疗师人际关系危机(如角色转换)的解决程度,与症状改善有关。

3. 康复治疗

(1) 恢复身体功能:在ICU期间对患者进行以运动功能为主的身体功能康复,有助于缓解重症患者的焦虑症状。具体方式因人因病而异,但时机很重要。有随机对照试验发现在机械通气插管后72小时内就接受早期作业和物理治疗的患者比接受相同康复治疗但平均介入时间为插管后7天的患者,更有可能在出院时恢复至独立的功能状态,且减轻焦虑的发生和程度。

(2) 音乐疗法:在ICU使用音乐疗法可以屏蔽监护室噪音;降低ICU环境对患者的影响;调节人体的生理节律;激活大脑的边缘系统,刺激垂体释放内啡肽;能利用放松移情的方法,促使情绪镇静,放松身心,从而减轻压力、疼痛和患者的焦虑。如安静舒缓的环境中听20~30分钟音乐可以减轻急性心梗或机械通气患者焦虑情绪,降低心率、呼吸频率和氧耗量。还可以通过减少与机械通气相关的症状,帮助撤机,音乐治疗可以潜在减少医疗费用(机械通气超过3周,ICU费用增加50%以上),增加患者满意度。

音乐治疗实施方便、费用低廉,以往研究发现没有歌词、简单重复的每分钟节拍为60~80下的和声、没有打击乐声音的音乐缓解患者焦虑症状效果最好。可以由护士事先询问患者喜欢的音乐种类,如果有条件可以由音乐治疗师选定曲目。音乐治疗可以由患者主导,每天最少听两次,或当感到焦虑或不想听到噪音时用耳机隔断或听音乐。在音乐治疗后护士或治疗师要持续监测患者以确定效果和效果持续时间,同时要意识到音乐可能造成的不良反应。

(3) 重复经颅磁刺激:焦虑患者额叶前皮质、扣带回等区域明显异常,且脑局部主要是额叶、颞叶、边缘系统及基底核血流量减少,在机体应激时比安静状态下脑局部血流灌注减少范围更为扩大,使继发脑组织代谢改变进一步加重。rTMS能增加脑血流速度,其机制可能与rTMS调节皮质代谢、神经元的兴奋阈值、刺激的频率参数、个体的耐受性等有关。低频rTMS能有效改善患者焦虑状态,同时降低神经功能缺损,对焦虑有很好的疗效。

(4) 经颅直流电刺激:tDCS不诱导产生动作电位,其通过阳极刺激左前额叶皮层背外侧,增加该区域以及与其他皮层相互联系的兴奋性,从而调整焦虑情绪,具有起效迅速、疗效显著和安全性好等特点。

(5) 经颅微电流刺激治疗:CES辅助抗焦虑药物(文拉法辛)治疗可较快改善广泛性焦虑症患者的症状。

(6) 按摩疗法:可使患者肌肉放松、恢复自控能力、增加自信,对缓解焦虑有积极作用,但是需要专业的技能和训练。按摩疗法必须在当患者同意且病情允许时进行,一般为20分钟左右的舒缓按摩。保持室内安静、空气新鲜,用轻柔的背景音乐创造一个舒适的环境,患者取仰卧位,护士或治疗师站在患者的床头:①头部、颈肩膀部伸展,抚摸患者前额,沿脸颊和下巴抚摸和拉伸肌肉,用手掌轻揉患者肩膀;②手臂按摩,从肩部开始间歇性揉捏患者手臂,再从手臂返回肩部,整个手臂包括从肩到手腕;③缓慢的手臂运动,包括全臂屈伸、肱骨旋转;④双下肢按摩,护士站在患者床尾,轻拉(牵引)患者双腿,每条腿分别牵引;⑤揉捏腿部肌肉,从大腿至患者足底;⑥如患者病情允许,使患者俯卧,为了保持舒适,在胸部下面垫上毛巾或小平垫,进行以下操作:轻抚和揉捏腿部肌肉(从臀部到脚踝),臀部区域圆周形轻抚;⑦用每只手的外侧缓慢按压患者脊柱两侧。按摩力度以患者感到舒适、无痛为最佳。

精油按摩是一种非侵入性治疗,且实施方便,价格便宜,可以改善患者的睡眠质量,减轻疼痛,缓解其焦虑情绪。

(7) 针灸治疗:针灸以其独特的理论体系及方法在治疗焦虑有效性的研究中占有非常重要的位置,且简便、经济、无毒副作用。临床治疗焦虑的常用穴位有:百会、神庭、四神聪、内关、神门、三阴交。百会、神庭均为督脉经穴,通络于脑,刺之可升阳清脑;四神聪是经外奇穴,刺之可助百会升举清阳、清脑安神;内关为手厥阴心包经穴,刺之可理气达神;神门属少阴,是心经的"原"穴,为心气出入的门户,心藏神,刺之可宁心安神;三阴交属足太阴脾经,足三阴在此交会,泻法刺之加灸可调脾胃,益肝肾,补脑髓,主要起到镇静宁心、补益脾肾、安神清脑之效。与传统针法相比,电针可以根据治疗需要准确、连续地调整刺激量,提高疗效。另外,采用电针结合耳穴等疗法,对改善焦虑症也有一定效果。

4. 其他治疗

(1) 日记疗法:患者和家属可以通过日记进行交流,根据患者的情绪波动及行为寻找焦虑的原因。通过这些记录找到康复方法,是一项长期有效的干预方式。

(2) 以患者为中心的治疗原则:在护理和康复治疗中让患者做决定,鼓励患者参与到治疗计划中去;要提供相关信息、重视患者对各种咨询的需求;去除交流障碍、鼓励患者倾听、言语交流、建立交流方式和途径,提高认知和交流能力;说话缓慢温和,通过同情心,设定界限、幽默、诚实的反应、眼神接触等建立积极融洽的医患关系;提供正面的情绪支持,消除疑虑,鼓励进步;对于患者处理问题方式给予正面反馈;通过无限制探视,为家属提供信息,鼓励家属参与治疗过程。总之,通过一系列以患者为中心的原则减轻患者的压力和焦虑。

(刘 坤 张 雯)

第三节 重症相关创伤后应激障碍的康复

一、概述

(一) 定义

创伤后应激障碍(post-traumatic stress disorder,PTSD)是由于受到异乎寻常的威胁性、灾难性心理创伤,导致延迟出现和长期持续的精神障碍。主要表现为经常不由自主地回想起创伤经历,回避与该事件有关的事物,警觉过高、易受惊等。PTSD 最初局限于战场经历,现在已扩展为包括暴力袭击、强奸、虐待、绑架、重大交通事故等日常生活事件和自然灾害在内的,一切引起严重精神创伤的事件所引发的精神障碍。

入住 ICU 本身对很多患者和家属是一个灾难性的经历,ICU 特殊的环境与治疗对患者是一个巨大的挑战,ICU 的治疗经历与 PTSD 研究始于 20 世纪 90 年代,近年来有关威胁生命的疾病(如癌症、HIV 感染、烧伤、器官移植)引起的 PTSD 及与 ICU 有关的 PTSD 等方面的研究增多,ICU 患者创伤后应激障碍愈发受到关注。

（二）流行病学

ICU 幸存者是 PTSD 的罹患人群之一,其发生率是一般住院人群的 3~4.3 倍。重症患者 PTSD 发生率的中位数是 22%,重症患者的不同人口学组成、入院标准、评价方法不同造成 PTSD 发病率不同。胸科、血管外科、高风险腹部手术和内科患者(排除烧伤和心外科患者)PTSD 有关症状发生率约为 5%;肺功能障碍或休克患者 PTSD 的发生率为 7%;急性冠脉综合征患者 PTSD 发生率为 12%;ARDS、心脏手术及感染性休克 ICU 患者日后 PTSD 及出现相关症状的发生率为 5%~64%。

ICU 患者并发 PTSD 的高风险已是不争的事实,不仅现患率居高不下,ICU 出院后患者 PTSD 的发生率也远高于其他患者,从 ICU 转出后创伤后压力并没有减轻且会持续数年,ICU 幸存者出院后 3 个月内 PTSD 的发生率达 16%~27.1%,12 个月的发生率达 15%~20%。PTSD 患者自杀风险高达 19%,远远高于普通人。

（三）危险因素

1. **患者因素** PTSD 的发生与性别、年龄、受教育程度有关。女性是 ICU 幸存者创伤后应激症状的一个危险因素,女性发生 PTSD 的风险是男性的 1.3 倍。缺乏父母关爱的青少年、经历创伤事件的儿童更易罹患 PTSD。有研究表明小于 55 岁是 PTSD 的独立危险因素,而老年患者因为慢性病和既往的住院史可能不会把 ICU 当成一种创伤体验,且老年患者比年轻患者接受较少的可能导致 PTSD 的 ICU 治疗。学历低也与 PTSD 独立相关,这可能与学历低的患者对医学相关知识的认知能力、接受能力以及发生重大疾病之后的自我调整能力相对较差有关。焦虑、敌意、易怒的特质以及 ICU 前酒精滥用与 PTSD 有关,而坚韧、乐观又可减少 PTSD 的发生。PTSD 发生与遗传因素也有一定关系。

2. **既往的心理疾病史** 既往的心理疾病史(尤其抑郁或焦虑)是明确的危险因素。经历创伤同时有精神疾病史的患者发生 PTSD 的概率明显增大。其他与 PTSD 相关的因素还包括家族精神病史、认知水平(如智力水平)、回避性人格等。

3. **疾病严重程度** PTSD 的发生与疾病的严重程度有关。APACHE Ⅱ 评分越高提示病情越严重,引起 PTSD 的可能性和严重性就越大。Charlson 共病指数≥2 发生 PTSD 的风险增加 1.3 倍,是 ICU 治疗后 PTSD 的危险因素。创伤伴随慢性疾病可能增加患 PTSD 的可能性,但多种疾病共病是否是 PTSD 的危险因素有待进一步研究。PTSD 的发生与在 ICU 居住的天数、支持脏器的数量、再入 ICU 次数有显著关联,ICU 住院超过 5 天和持续机械通气超过 5 天都是危险因素。

4. **ICU 环境和治疗因素** ICU 特殊的环境与治疗对患者是一个巨大的挑战,是其发生 PTSD 的独立危险因素,ICU 内的不愉快经历(如焦虑、呼吸衰竭、疼痛、噩梦)与患者 PTSD 的发生成正比。

镇痛、镇静药物可能与 PTSD 的发生有关,不同类型镇静剂、剂量和使用时间可能对 PTSD 的影响不同。重症患者疼痛与焦虑密切相关,焦虑是 PTSD 的危险因素。有研究表明镇静剂治疗可能增加患者的机械通气和 ICU 停留时间,增加谵妄发生。有较大剂量苯二氮䓬类镇静药、咪达唑仑、阿片类和全剂量劳拉西泮使用史与 ICU 后 PTSD 发生有关。

ICU 治疗会造成患者沟通障碍和自主能力受限,长时间镇静及非镇静状态下的躯体约束是 PTSD 的独立危险因素。另外侵入性治疗如气管插管、气管切开可进一步增加患者无助感,导致 PTSD 的发生。呼吸机撤离、撤药症状可能引起妄想和严重的焦虑状态,这种不利体验可因交流能力限制和逃避能力缺失而加强,易诱发 PTSD。

在我国绝大多数医院及国外一些专科 ICU 内严格的杜绝探视和限制探视制度下,封闭的环境以及对家人的思念都是重要的应激源。

5. 睡眠障碍 睡眠不良作为一个应激源,会对患者的心理状态和生活质量产生不良影响,睡眠质量与 PTSD 独立相关。创伤后应激障碍也会导致睡眠障碍,两者互为因果,因此,重视 ICU 期间的睡眠护理可能对减轻 PTSD 有重要意义。

6. 心理和记忆因素 ICU 患者记忆分为事实记忆、情感记忆、妄想性记忆。PTSD 患者早期的创伤性记忆与记忆缺失有关,重症患者在 ICU 内是否保留清晰、明确的事实记忆与 PTSD 发生密切相关。在 2 周时没有事实记忆的患者,在 8 周时有较高水平的 PTSD 症状及惊恐发作。妄想性记忆(幻觉、ICU 中妄想错觉事件和想法)是 PTSD 的独立危险因素。急性 PTSD 相关症状的发展可能与更多的错觉重现有关,且错误记忆表现得非常普遍持久。

二、临床表现、诊断与评估

(一) 临床表现

PTSD 临床核心症状主要有:

1. 闯入性再体验 创伤性体验的反复重现是 PTSD 最常见也是最具特征性的症状。持续地重新体验各种形式、反复发生的闯入性以错觉、幻觉构成的创伤性事件,重新表现出事件发生时所伴发的各种情感。

2. 警觉性增高 表现为过度警觉,惊跳反应增强,注意力不集中,难以入睡或睡得不深,易激惹及焦虑情绪和躯体不适症状,长此以往会导致抑郁、焦虑、自杀倾向、精神分裂症等诸多问题。

3. 回避 在创伤性事件后,患者对创伤伴有的刺激、与创伤有关的事物采取持续回避的态度。甚至出现相关的"选择性失忆"。患者似乎希望把这些"创伤性事件"从自己的记忆中"抹去"。

(二) 诊断标准

创伤后应激障碍可以出现在 1 岁之后的任何年龄。虽然在符合诊断标准前可能会有数月,甚至数年的延迟,但症状通常在创伤后的前 3 个月开始。DSM-5 关于 PTSD 的诊断标准(适用于成年人、青少年和 6 岁以上儿童)如下:

1. 以一种(或多种)方式接触实际或被威胁的死亡、严重的创伤或性暴力。
2. 在创伤性事件发生后,存在一个(或多个)与创伤性事件有关的侵入性症状。
3. 创伤性事件后,开始持续地回避与创伤性事件有关的刺激。
4. 与创伤性事件有关的认知和心境方面的负性改变,在创伤性事件发生后开始或加重。
5. 与创伤性事件有关的警觉或反应性有显著的改变,在创伤性事件发生后开始或加重。
6. 这种障碍的持续时间(诊断标准 2~5)超过 1 个月。
7. 这种障碍引起临床上明显的痛苦,或导致社交、职业或其他重要功能方面的损害。
8. 这种障碍不能归因于某种物质(例如,药物、酒精)的生理效应或其他躯体疾病。

（三）鉴别诊断

1. 与正常心理反应的区别　对异常灾难性事件的正常心理反应持续时间短,社会功能保持相对完整,经有效的心理危机干预或自身调节能迅速缓解,多表现为一般性的生理、心理反应。

2. 与强迫症的区别　强迫症患者,特别是有强迫思维的患者,其脑中也会不由自主地出现挥之不去的强迫思维,但患者能认识到这些思维是没有必要的、没有价值的,且通常没有明确的创伤性生活事件;PTSD 患者的"闪回"不是强迫观念,闪回的是既往发生过的创伤性事件,且患者并不会意识到他的闪回是不恰当的,他只是希望这些痛苦的体验不要再出现。

（四）评估

PTSD 临床上没有特别简单方便的量表,常用的有临床评定量表和 PTSD 症状自评量表。临床评定量表大多需由医生通过问诊来完成,通常只测出 PTSD 症状存在与否,并不能判断症状的频度与强度,常用工具有 PTSD 症状访谈量表(PSS-I)、PTSD 临床评定量表(CAPS)、PTSD 诊断访谈表(DIS)和 PTSD 访谈问卷(PTSD I)等。

症状自评量表相对简便易行,且不需临床医生操作。虽然这类量表没有提供 PTSD 的综合诊断,但是它们可提供有关特殊的 PTSD 症状严重程度和频度的详尽信息。因此,常与临床评定量表联合使用,以全面了解患者的症状。最常用的症状自评量表是应激事件影响量表(the impact of event scale-revised,IES-R)和 PTSD 检查表普通版(the posttraumatic stress checklist-civilian,PCL-C)。

1. IES-R　该量表包括侵袭性症状、回避症状、高警觉性症状 3 个分量表,总计 22 个条目。采用 0~4 分的 5 级评分,总分 0~88 分。量表总分在 0~8 分为亚临床,9~25 分为轻度,26~43 分为中度,44~88 分为重度。IES-R 可有效评估回避和侵袭性症状的严重程度,但不能很好测查高警觉症状。

2. PCL-C　作为 PTSD 的症状自评量表,因其内容简明、成本低、效益高而被广泛使用。对 PCL-C 的正常参考范围在国外有文献报道是 45~50 分之间,也有研究认为应降低 PCL-C 的参考值范围至 38 分,以增加其诊断的有效性。PCL-C 可测查 PTSD 症状的频率和严重程度,为 PTSD 症状提供多角度的描述,但不能确诊 PTSD。

三、预防与治疗

（一）预防

PTSD 尚无十分有效的治疗方法,大约 50% 的患者迁延为慢性病程,1/3 患者病程超过 10 年,严重影响患者的生存质量。PTSD 本身具有多因素性,不同疾病、创伤或者同一疾病不同的严重程度给患者带来的打击不同,加之家庭、社会等因素的影响及 ICU 环境、治疗的复杂多样性,所以必须要确认 PTSD 的危险因素,从 ICU 入院开始及时识别出高危人群,鼓励早期预防、早期干预。

1. 镇静药物的管理　在 ICU 内非真实的记忆与 PTSD 的发生密切相关,昏迷状态不会避免创伤性记忆的发生,合理使用镇静剂可以改善患者的症状,因此,如何在镇痛、镇静治疗中"保护"患者的"真实性记忆",是 ICU 医生应该考虑的问题。不同镇静方案与镇静程度对患者的 PTSD 有不同的影响,在 ICU 期间避免过量使用镇静剂,尤其是苯二氮䓬类,改为进行轻度镇静也许是更好的选择。实施"每日唤醒"的患者除机械通气时间、ICU 滞留时间缩短外,PTSD 的发生率也有减少的趋势。减少镇静剂使用量和间断使用镇静剂对 PTSD 患者较为安全。

2. **预防性心理干预** PTSD 最强的独立危险因素是 ICU 期间不良情绪、创伤体验和心理疾病史。ICU 不良情绪包括愤怒、神经质、情绪低落,面对压力困惑混乱,作为最强的独立危险因素之一可以诱发或者成为将来精神心理问题的触发器。对于高危人群采取预防性心理干预可帮助重症创伤患者从该应激性经历中恢复,改善其精神活动状况,增加对社会感知力,从而减低 PTSD 发生的风险。早期 ICU 心理干预包括及时识别不良情绪,提供咨询,为意识清楚的重症患者及家属提供情感支持和应对策略。这些心理干预由临床心理医生、接受过培训以及有人监督的重症护理人员和护士执行,可以在 ICU 床边和出 ICU 后普通病房完成。

3. **ICU 日记** PTSD 有关症状与在 ICU 的错误记忆有关。患者的记忆越接近现实,发生 PTSD 的可能性就越小。ICU 日记是一种有效、费用低、接受度高的干预方式,可以明显减少 PTSD 的发病率、帮助缓解 PTSD 症状。日记包括文字和图片,主要由护士记录,也可以由家属和其他医务人员记录。要帮助患者和家属在 ICU 期间建立 ICU 日记并于出院后利用该日记,同时需要根据患者情况来决定何时把日记给患者。除日记外,数字产品和社交媒体的存在也可以帮助患者修补 ICU 期间的记忆空白。

4. **早期药物预防** 急性创伤后给予皮质醇激素是预防 PTSD 的研究热点。ICU 治疗期间应用氢化可的松可以改善由于重症疾病引起的糖皮质激素传导受损,降低应激反应,抑制创伤记忆的重现,减少 ICU 治疗后长期幸存者的 PTSD 症状。氢化可的松的使用是 PTSD 的保护因素,但是可能造成长期的身体功能损伤。早期给予吗啡、普萘洛尔干预也可以明显减少严重创伤后 PTSD 的发生风险。

(二)治疗

为了缓解症状、恢复病前功能、防止复发,治疗应在最大可能远离创伤源的安全环境前提下,尽可能在患者熟悉的创伤性事件前的社会文化与家庭氛围下开始进行。

1. **药物治疗** 目前应用于 PTSD 临床及研究较多的主要为抗抑郁药、抗焦虑药、非典型抗精神病药、抗惊厥药等。

(1)选择性 5- 羟色胺重摄取抑制剂:PTSD 诊断确定后,首选治疗药物目前认为宜选用疗效和安全性较好的 SSRI 类抗抑郁药如帕罗西汀、舍曲林、氟西汀等,能够较好地改善 PTSD 的闪回、回避、警觉性增高症状,且可维持疗效、预防复发,对 PTSD 的共患疾病和相关症状也有治疗作用。帕罗西汀 20~40mg 治疗剂量安全、可耐受,随着 PTSD 病情严重程度增高,可以加大药物剂量,症状改善明显。

(2)非典型抗精神病药:单用或和其他精神类药联合使用对难治性 PTSD 患者显示出效果,对伴发有抑郁、精神病性症状的 PTSD 患者也能有效减轻症状,特别对睡眠有益。常用药物包括奥氮平,利培酮以及喹硫平。

(3)抗惊厥药和情绪稳定剂:抗惊厥药应用越来越广泛,锂盐、丙戊酸盐、卡马西平及新型抗惊厥药如拉莫三嗪、托吡酯、卡巴喷丁等用于 PTSD 的治疗均有效,是治疗 PTSD 的希望药物。新型抗惊厥药可以加速睡眠、减少噩梦频率,与安慰剂组相比,拉莫三嗪组显示出较高的反应率,特别是能够显著地减少反复性创伤体验和回避、麻木等症状;托吡酯对闯入性观念、梦魇、反复性创伤体验以及总的 PTSD 症状改善有帮助;卡马西平治疗后闯入、闪回、梦魇等症状减轻;给予丙戊酸盐和其他精神类药可以改善觉醒症状;丙戊酸盐和三环剂联合治疗后间断性冲动行为减轻。

2. 心理治疗 心理治疗是治疗 PTSD 的重要方法,认知行为疗法和暴露疗法是首选,可采用复合式心理疗法,如暴露疗法和认知重建相结合,可能比某种单一的心理疗法效果更好。

(1)认知行为疗法:通过 CBT 帮助患者确认有问题的思维方式,如:把创伤带来伤痛的责任归咎到自己,通过认知疗法扭转这种信念,告诉他们"这并不是你的错,你已经尽力了"等,帮助患者提高他们的思想认知,并通过认识的改变,以合理的理念代替消极因素。

(2)暴露疗法:适用于有严重侵入性回忆、病前无广泛性创伤经历、精神状况良好的患者,首先要确认患者在 ICU 中获得的引起其恐惧的想法、感受和场景。治疗过程中,在安全可控的环境下,治疗师要求患者反复重述创伤的过程,直到不再对回忆产生恐惧为止。目的是教会患者正视并控制恐惧,帮助其面对痛苦的记忆和感受,控制情绪,理性处事,正视现实,最大限度消除不合理观念。

(3)系统脱敏疗法:在治疗师的帮助下,患者首先回忆较轻微的创伤性记忆、事件、人物或场景。同时,教会患者运用肌肉、肢体和呼吸的渐进放松法调节情绪、身体和心理上对这些创伤性记忆的反应,然后引导患者逐步回忆越来越强烈的创伤性经历,并通过放松技术进一步调节身体和心理的反应。

(4)眼动脱敏与再加工(eye movement desensitization and reprocessing,EMDR):EMDR 是一种针对 PTSD 的心理治疗,需要较好的心理治疗经验和专门的培训。EMDR 治疗中要求患者双目睁开,眼睛跟着治疗师的手指方向快速移动。与此同时,要求患者想象看到创伤时的情景,同时有与创伤相关的认知和情感的语言化,伴有持续的眼扫射运动,通过这种方式来帮助患者面对创伤、应对创伤。

(5)小组治疗:将同一创伤事件受伤的患者组成一组,每一组员与其他组员一起分享经历,加深理解,讲述自己的故事和感受,互相支持,讨论如何应对、面对现实而不是执着于过去。小组治疗有助于降低孤独感,扩大交往,充实内心世界,改变被动和无助感,增加自信心。

(6)中医心理疗法:中医心理疗法旨在调动患者的积极性,以调控意识状态的技能治疗心理障碍,实现心身同治的目标。常有顺情从欲法、开导解惑法、移情变气法、习以平惊法和气功疗法等。

3. 康复治疗

(1)身体功能康复:重症患者身体功能在一定程度上与 PTSD 发生有关,身体功能越好,PTSD 症状缓解的可能性越大。应对策略为在 ICU 尽早开始康复治疗,持续并贯穿整个 ICU 后康复期,具体康复方式可以因人因病而异。

(2)重复经颅磁刺激:PTSD 的中枢机制仍不尽清楚,神经影像学研究发现 PTSD 患者存在杏仁核异常活跃和前额叶皮质、海马等区域功能减退的现象,尤其是大脑前额叶背外侧皮质存在着明显的功能异常。20Hz 背外侧前额叶皮质刺激可以明显减轻 PTSD 症状,且持续时间很长。20Hz rTMS 不会影响认知功能,对 PTSD 患者是安全的;低频率 0.3Hz 经颅磁放在左右侧运动皮质区可以瞬间降低 PTSD 症状,对躯体症状和焦虑抑郁症状也有效;10Hz 右背外侧前额叶皮质区刺激可以获得很好的效果,特别是再现和回避症状,而且持续时间可以达到 2 周。以上研究表明对 PTSD 患者皮质层进行 rTMS 治疗可以抑制与 PTSD 症状相关脑区的活动异常,从而改善相应的脑功能。除此之外,rTMS 对于神经发生也具有调节作用,而且长时程 rTMS 对脑源性神经营养因子水平具有促进作用,因此 rTMS 可以在一定程度上逆转在 PTSD 患者身上出现的病理及分子异常变化。目前 PTSD 的总体治疗现状不尽如人意,尝试使用 rTMS 将有助于改善 PTSD 的症状并且为完善 PTSD 的发病机制提供理论依据。

（3）中医治疗：针灸疗法基于中医的形神一体观，通过对穴位和经络系统的刺激，使经络畅通、气血调和，使患者心神安定。电针治疗创伤后应激障碍患者可引起相应脑区激活，在高警觉和躯体化症状改善方面效果好，且副作用小，依从性好，复发率低，针刺穴位常选百会、大椎和神庭等。推拿、拔罐等治疗方法能帮助患者缓解心理紧张，有效分散对负性情绪与行为的关注，调节神经系统的功能活动，使得躯体症状进一步得到缓解。

（4）音乐疗法：是一个系统干预的过程，在这个过程中，治疗师利用音乐体验的各种形式以及在治疗中发展起来的治疗关系，以此为动力来帮助患者减轻 PTSD。

4. 联合治疗 当单种方法治疗效果有限时，可以考虑联合治疗。当患者因不愿回忆痛苦记忆而拒绝接受治疗时，可以尝试在暴露疗法之前加用 2~3 次认知行为疗法，或者使用环丝氨酸、氢化可的松等减少患者的回避行为；rTMS 结合舍曲林治疗 PTSD 比单用舍曲林起效更快、效果更好；暴露疗法结合 rTMS 可降低患者对创伤相关刺激的反应，减轻高警觉症状，改善生理反应。

穴位刺激调控法是将穴位刺激法与认知行为疗法相结合的一种新型疗法。将两个电极片贴于两侧内关穴，用 50Hz 微电流进行皮肤电刺激，同时与认知行为疗法相结合，用于治疗急性应激障碍，可使焦虑、烦躁和恐惧在较短时间内消除，在 PTSD 中有显著疗效。

（刘坤　张雯）

第四节　小　　结

焦虑、抑郁、PTSD 可以互为因果、相互共存，有时甚至很难区别，且预防与治疗措施也有很多交集，识别高危人群及其临床症状是诊治的第一步。医务人员对相关知识欠缺会导致对重症相关精神和心理问题识别和治疗的不足，尤其是与躯体疾病并存时，所以加强 ICU 医护、康复医生、治疗师教育，尽早识别高危人群，进行简单筛选评估，对于症状较轻者予以关注或心理支持，症状明显、影响躯体疾病、给患者造成精神痛苦的治疗和康复，需要及时转介到心理治疗部门和精神科考虑药物或心理治疗。一般不主张非心理科、精神科医师做出相关诊断。

较好的身体功能可以增加活动能力和独立性，有利于心理健康，所以在保证患者安全的前提下，要尽早开展 ICU 康复介入。

ICU 生存者希望重新获得功能独立，而需要家属或机构长期照顾、需要在不同机构之间辗转是造成心理疾病的应激源。在 ICU 出院前，要尽可能提供合理的计划使患者得到妥善的治疗和安置，同时还要注意重症患者的家庭成员也会出现如焦虑、抑郁、应激障碍等的情绪和心理问题，创建患者、医务人员、家属的治疗联盟，促进全面康复。

让患者活着不是医疗终点，关注重症患者出院后的生活质量，并努力达到或尽可能接近疾病前的状态才是我们的目标。以患者为中心的服务理念必须贯穿始终，对于 ICU 出院后患者精神和心理问题的筛查必须涉及各年龄、性别和诊断，要及时识别患者的需求并提供相应帮助，要充分考虑治疗的必要性、安全性和可行性，治疗要重视循证依据、充分借鉴国内外研究成果和临床经验。通过对患者进行全面评估，包括躯体、精神状态以及影响因素，制订 ICU 出科后的康复程序、自我管理策略和随访计划，开设 ICU 后咨询服务，通过多种措施减轻患者的精神和心理问题，帮助他们重返家庭、重返社会。

（刘坤　张雯）

第六章

重症相关的心血管问题

第一节　重症相关的心脏问题康复

一、概述

心脏作为循环和心血管系统最重要的器官,正常的功能是确保机体重要脏器维持良好的血液灌注、提供充分的氧和营养物质,并带走代谢产物,使组织细胞能维持正常代谢和功能。大部分重症患者会在重症监护病房(ICU)接受强化监护下的治疗,但在治疗成功率有明显提升的情况下仍有高达 15%~25% 的死亡率。

多器官功能障碍综合征(multiple organ dysfunction syndrome,MODS)是重症患者的主要死因。在处于 MODS 状态时,多系统和脏器之间的相互作用使重症患者心脏功能障碍的病理生理过程更加复杂。创伤、感染、循环和呼吸衰竭、急慢性肾功能不全等多种疾病通过影响神经、体液调节因素和血流动力学引发心功能障碍。因此重症患者可能出现的严重循环问题,是很多重症患者最后的共同通路,包括严重的心律失常、泵衰竭、血流动力学不稳定,甚至心源性休克,严重时进一步引起肺、肾脏等主要脏器发生功能障碍或衰竭等。

(一) 定义

心脏功能改变(cardiac alteration)或心脏功能障碍(cardiac dysfunction)是指导致心脏功能表现异常的一些改变,主要包括前负荷异常(降低)、后负荷增加和心肌收缩能力下降。心脏功能改变或障碍是区别于心力衰竭(cardiac failure)的不同概念,心脏功能改变是指存在血流动力学改变,即心脏功能异常,但心血管系统本身功能并未出现衰竭的过程。心血管系统疾病本身也可以在系统功能衰竭之前出现一些功能改变,同样影响正常的血流动力学和组织灌注而导致严重后果。

(二) 流行病学

目前尚缺乏非心脏疾病所致重症阶段心脏功能改变较准确的流行病学数据。主要是由于重症患者的原发疾病不尽相同,不同疾病的发病年龄存在差异等因素,导致机构内部统计和机构之间比较存在一定困难。重症患者的原发疾病几乎可涉及全身所有脏器和系统,也可由不同病因所致,常见的有感染、休克、主要脏器/系统衰竭、重症肺炎或其他类型的呼吸衰竭、急慢性肾功能不全、肝功能不全、严重消化系统病变、糖尿病酮症酸中毒及糖尿病非酮症昏迷(高渗性昏迷)、水电解质紊乱和酸碱中毒等代谢性疾病。

Bossone 等人分析了 467 位非心脏疾病、入住 ICU 重症患者的心脏功能改变情况,结果发现 169 位(36%)患者存在心脏改变,其中心脏超声发现单一异常的有 103 位(22%)、两种异常的 34 位(7.2%)、三种及以上的 32 位(6.8%)。最常见的改变为局限性左心室功能异常,其次为左心室肥厚、瓣膜关闭不全以及室间隔肥厚等。需要紧急临床处置的情形包括严重左心室功能异常(17 例)、瓣膜赘生物(9 例)、严重肺动脉高压(7 例)、严重瓣膜反流或狭窄(7 例)以及 3 例伴有血流动力学异常的心包积液。

重症脓毒血症、脓毒血症和 MODS 死亡率高达 30%~80%，其中约一半患者的死亡是心血管系统功能不全导致的。脓毒血症伴 MODS 患者中仅有 40% 患者的心功能正常（＞80% 正常值）、40% 患者心脏泵血功能中度减退（60%~80% 正常值）、20% 患者泵血功能重度受损（≤40% 正常值）。其他研究也显示，严重脓毒症和脓毒症休克患者中，约有 44% 患者出现心功能障碍；而且与脓毒症正常心功能者相比，脓毒症伴有心功能障碍患者死亡风险增加 20%。入院 24 小时评估脓毒症休克患者心功能发现，53% 患者发生左心收缩和 / 或舒张功能障碍，37% 出现收缩功能障碍，33% 出现舒张功能障碍，17% 兼有收缩和舒张功能障碍。Pulido 等在 106 例严重脓毒症或脓毒症休克患者中发现 68 例（64%）患者存在心功能不全，其中，存在左心室舒张功能不全、左心室收缩功能不全和右心室功能不全的患者分别为 39 例（37%）、29 例（27%）和 33 例（31%），提示左心室舒张功能障碍所占比例最高。

Burch 于 1954 年报道了一组急性脑血管病患者出现心电图异常，此后对卒中后出现心脏功能改变的病例多有报道，其发生率为 62%~90%。动脉瘤性蛛网膜下腔出血（aneurysmal subarachnoid hemorrhage，aSAH）是一种复杂的、可能造成多器官功能障碍的疾病，死亡率高达 30%~50%，其主要的死亡原因包括原发出血灶及神经系统相关的并发症；此外还有约 23% 患者死于出血后的心血管及肺部并发症。不同脑部病变导致心功能障碍也存在差异。有学者统计 504 例急性缺血性卒中患者心脏功能，结果发现共有 35.9% 患者出现了心功能异常，大面积脑梗死发生率为 76.7%。

（三）心脏改变的病理生理学基础

重症患者心脏改变常见类型主要包括前负荷异常（降低）、后负荷增加和心肌收缩能力下降，一旦出现心脏改变，机体即调动自主调节机制以控制心脏功能改变的程度。若心脏功能改变的程度超出心脏代偿范围则可引起心功能不全，甚至表现为心力衰竭，从而引起肺脏、肾脏、胃肠道等重要脏器功能的进一步损害而陷入恶性循环。

1. **血流动力学变化**　心脏能通过一系列的适应性变化代偿各种不同原因导致的心肌收缩力下降而维持心输出量，保证重要脏器的组织灌注。代偿的主要方式可分为心脏代偿机制和心脏外代偿机制。心脏代偿机制包括通过心肌肥大以提高心肌收缩力，另外 Frank-Starling 定律是心脏代偿的最重要机制，通过增加心脏前负荷的方式保证心肌的最佳收缩长度，达到最大收缩力。对于已出现血流动力学变化的重症患者来说，机体还通过神经内分泌因素（尤其是肾素 - 血管紧张素 - 醛固酮系统）的改变，以心脏外代偿的方式调整体液容量平衡，达到通过提高心室灌注而提高心肌收缩力。

肺动脉高压是急性肺栓塞、重症肺炎等患者心脏功能障碍的原因。发生急性肺栓塞时，栓子堵塞肺动脉造成机械性肺毛细血管前动脉高压，肺循环阻力增加，肺动脉压上升，右心室后负荷增加，心输出量下降。当右心室负荷严重增加时，导致右心衰竭和血压下降。而且肺动脉压力升高程度与血管阻塞程度相关，当阻塞 50% 以上时才出现肺动脉压力显著升高、心脏指数下降、右心室后负荷明显升高；阻塞 85% 以上可发生猝死。

如果血流动力学变化持续超过心脏代偿机制和心脏外代偿机制的代偿效应，心脏即会出现心力衰竭、心输出量下降而导致肺水肿或组织脏器水肿。因此，维持稳定的血流动力学、保证最佳的心脏前负荷、减轻心脏额外负担是避免心功能障碍的重要措施。

2. **炎症反应**　正常情况下，机体受细菌、毒素或损伤刺激后，释放炎症介质引起全身炎症反应综合征（systemic inflammatory response syndrome，SIRS），炎症反应是机体对病原微生物的清除和损伤组织的修复,具有保护性作用。但当炎症反应异常放大或失控时,机体发生代偿性抗炎症反应综合征(compensatory anti-inflammatory response syndrome,CARS)。SIRS 与 CARS 保持平衡,即促炎介质与抗炎介质平衡的情况下内环境处于相对稳定状态,不会引起器官功能损伤;一旦 SIRS 与 CARS 失衡,机体将丧失内环境的稳定性,使炎症反应失控,释放的大量炎症介质引起过度的炎性反应,引起广泛的血管和器官内皮损伤、血小板黏附,进一步促使氧自由基释放和脂质代谢产物生成,在体内形成"瀑布效应"般的连锁反应,造成血管内皮损伤与血管通透性改变。炎症反应也使机体处于高代谢和高动力状态,持续的高代谢状态表现为高耗氧量、对心血管系统供血供氧需求增加;高动力循环状态表现为高心输出量和低外周血管阻力。

3. 神经 - 体液内分泌过度激活 心功能障碍早期,交感神经反射性兴奋,激活肾素 - 血管紧张素 - 醛固酮系统(renin-angiotensin-aldosterone system,RAAS)及精氨酸加压素(arginine vasopressin,AVP),以维持循环稳定并使心功能处于完全代偿阶段。随病情进展,RAAS 系统被过度激活,机体氧化应激反应增强、成纤维细胞增殖增加和细胞外基质沉积增多,进一步使心脏负荷增大、心肌耗氧量增加和心肌损伤,引起心脏舒缩功能障碍和心律失常,最终导致心脏和多器官功能障碍。AVP 是对血浆渗透压调节具有重要作用的脑垂体激素,AVP 与精氨酸加压素 V1 受体相结合,引起全身血管收缩而进一步加重心肌负荷、心功能障碍。

心功能障碍患者的脑钠肽(brain natriuretic peptide,BNP)和心钠肽(atrial natriuretic peptide,ANP)升高且两者相互抵抗使生理功能降低,引起水钠潴留。神经 - 体液内分泌过度激活还会导致 NO 释放增加,过多的 NO 减少 ATP 生成,诱导心肌细胞凋亡,从而损伤心肌而抑制心肌收缩。

ASAH 损伤累及下丘脑、边缘皮质、中脑网状结构时,应激反应激活下丘脑 - 垂体 - 靶腺轴,形成交感风暴,对心肌的自主调节产生影响,造成一系列心脏功能异常改变。SAH 损伤大脑半球岛叶皮质和下丘脑,引起心肌交感神经末梢释放大量儿茶酚胺,造成心肌溶解坏死。

4. 心肌顿抑与心肌损伤 炎症反应、心肌缺血、心肌再灌注、氧化应激损伤和神经内分泌激活等多种因素都可能导致心肌损伤。心肌损伤后可发生心肌顿抑(stunned myocardium,SM)和心肌冬眠(hibernating myocardium,HM)现象,属于心肌缺血、亚致死性的可逆性损伤状态。随着心肌损伤因素的持续存在,心脏的结构和功能在不停调整以改善心脏收缩功能,最终出现心肌重构。

全身炎症反应综合征(SIRS)对心肌功能抑制的主要病理生理基础包括引起线粒体功能障碍、肾上腺能受体下调、心肌细胞钙离子转运异常等进而使心肌出现能量代谢异常及心肌纤维的兴奋收缩耦联障碍。

(四)心外器官病变引起心功能障碍的机制

重症患者除了基础疾病可导致心功能障碍,还因为使用镇静药物、神经肌肉阻滞剂或被动卧床、制动而导致外周肌肉丧失机械负荷而加速萎缩,引起包括呼吸肌在内的骨骼肌萎缩和功能减退;其中机械通气患者由于呼吸肌主动活动减少而出现呼吸肌虚弱和呼吸肌导致的膈肌功能异常。

1. 脓毒症相关心功能不全(脓毒性心肌抑制) 脓毒症相关心功能不全是指发病前心功能良好、无明显心脏基础疾病的患者,在脓毒症影响下出现心肌抑制,心脏收缩、舒张功能障碍,心输出量下降而造成全身各组织器官供氧不足的临床综合征。脓毒症患者出现心肌功能障碍主要包括左心室收缩、舒张功能障碍和右心功能障碍。50% 的严重脓毒症患者会出现不同程度的心肌抑制,重症脓毒症患者一旦合并心功能不全,其死亡率可高达 70%~90%。

2. **心肺交互作用**(cardiopulmonary interaction) 心肺交互作用主要表现为胸膜腔内压和肺容量的变化对血流动力学的影响。胸膜腔内压和肺容量通过对左右心室前后负荷及静脉回流的影响对血流动力学产生不同效应。自然呼吸吸气相时,胸腔负压增大有利于静脉回流回右心,右心室前负荷和每搏量都增加;对左心而言,由于胸膜腔内压和动脉血压下降且胸膜腔内压下降幅度大于动脉压下降幅度,使左心室跨壁压增加,左心室后负荷增加。

急性肺栓塞时栓子堵塞肺动脉,造成机械性肺毛细血管前动脉高压、肺循环阻力增加、肺动脉压上升、右心室后负荷增加、心输出量下降。右心负荷严重增加时,导致右心衰竭、血压下降,即出现急性肺源性心脏病;肺循环阻塞,使肺静脉回流减少,右心室充盈压升高,室间隔左移,加之受到心包的限制,可引起体循环压降低,严重时可出现休克。

3. **心肾综合征**(cardiorenal syndrome,CRS) 临床上无论心脏还是肾脏作为原发性受损器官均可通过不同机制影响另一器官的功能,形成恶性循环。2008 年,欧洲多国学者对 2005 年初荷兰 Bongartz 等学者提出的 CRS 定义作了进一步细化,共分为 5 个亚型,其中 Ⅲ 型 CRS(急性 CRS)是指由于肾脏功能急性恶化(急性肾缺血或急性肾小球肾炎)导致的急性心力衰竭。Ⅲ 型 CRS 中的特殊类型是双侧肾动脉狭窄(或孤立肾的单侧肾动脉狭窄)患者易发生急性或失代偿性心衰,其机制与 RAAS 的过度激活有关;Ⅳ 型 CRS(慢性 CRS)是原发性慢性肾脏病(chronic kidney disease,CKD)造成心脏功能减退、左心室肥厚、舒张功能减退和 / 或不良心血管事件增加。根据肾小球滤过率(GFR)和肾脏疾病的严重程度将 CKD 分为 5 期,50% CKD 5 期患者死于心血管疾病。即使是轻中度 CKD(1~3 期)患者心血管疾病的患病率和病死率均明显增高,即肾脏功能与不良心血管事件呈显著的负相关性。Ⅴ 型 CRS(继发性 CRS)为急性或慢性全身性疾病所致的心肾功能不全。诱发疾病包括败血症、糖尿病、淀粉样变、红斑狼疮和类癌样变。最为常见的是严重的急性败血症,同时影响肾脏和心脏,诱发急性肾损伤(AKI)和心功能受损。

4. **脑心综合征** 主要是由神经系统多个水平上的神经 - 体液调节异常,且以神经机制为主要因素而导致的,如延髓是心血管运动调节中枢,脑干和下丘脑是自主神经调节中枢,下丘脑的一些核团与脑干的孤束核、迷走神经背侧核、疑核、中缝核均参与血管系统的调节。目前临床研究发现可能的具体机制包括:①下丘脑 - 垂体 - 肾上腺皮质系统;②交感 - 肾上腺髓质系统;③卒中后心脏本身病变或心电图(electrocardiogram,ECG)异常;④迷走神经皮质代表区及脑干有关迷走神经核团及迷走神经节等。如缺血性脑卒中可由于梗死病灶累及自主神经系统中枢引起自主神经功能障碍,导致交感神经活动过度、副交感神经活动抑制,使冠状动脉痉挛,影响心脏传导系统和心肌复极而出现心肌缺血的相应表现。T_6 以上平面脊髓损伤患者也可因不同诱因而出现自主神经过反射而表现为血压升高,继发迷走神经反射可出现心动过缓,其原因为脊髓损伤后丧失高位中枢的下行抑制作用。

5. **腹腔高压和腹腔间室综合征**(intra-abdominal hypertension/abdominal compartment syndrome,IHA/ACS) 是指腹内压大于 20mmHg 并伴有器官功能障碍。存在使腹内压增高危险因素(腹壁顺应性降低、腹腔内容物或肠道内容物增加、毛细血管渗漏 / 液体复苏)的患者可能出现腹腔高压,下腔静脉和门静脉直接受压使其血流量减少,同时胸腔内压力增加使上、下腔静脉血流进一步减少;胸腔内压力增高使心脏受压、舒张末期心室容积下降。腹腔高压使心脏后负荷明显增高,导致心输出量下降和心率代偿性增快。当腹内压达到 12~15mmHg 时,前负荷减少、心输出量下降;压力继续升高到 16~20mmHg 时心输出量进一步下降,中心静脉压和肺动脉楔压升高;当压力大于 20mmHg 时心功能显著不稳定,心输出量下降以致不能有效保证全身灌注。

二、临床特点

(一) 临床表现

由于此类患者都有显著的基础危重疾病,所以临床诊疗过程中不能忽视原有基础疾病的临床表现及其严重程度。

心脏泵功能障碍的直接后果是心输出量减少,引起组织器官低灌注,可表现为血压变化、呼吸困难、发绀、咳嗽、咳痰、咯血、乏力、头昏、心慌、肢体浮肿和少尿等临床症状或体征。心脏听诊可闻及舒张期奔马律、第一心音减弱或短促;肺部听诊可闻及不同程度细湿啰音。

(二) 无创监测

包括心率、袖带血压、指脉氧、心电图、超声心动图等。其中超声心动图可具体评价左、右心室功能,具有图像清晰、准确简便、可床旁检查等优点,在急危重症患者的诊断和临床监护中具有独特的应用价值。

(三) 有创监测

直接动脉血压(BP)、心率(HR)、中心静脉压(CVP)、右心房压(RAP)、右心室压(RVP)、肺动脉压(PAP)、肺动脉楔压(PAWP)、肺动脉舒张压(PADP)、每搏输出量(SV)、心排血量(CO)、心指数(CI)、CO/CI、心脏舒张末总容积量(GEDV)、血管外肺积水(EVLW)、体循环阻力(SVR)、心功能指数(CFI)、心肌收缩指数(dpmax/dtmax)的监测以及动静脉血气分析、氧代谢、组织灌注等可直接反映和动态显示心泵功能障碍程度及动态变化。

(四) 实验室检测

1. 血清心肌肌钙蛋白 T(cTnT)是心肌细胞的特异性抗原,只存在于心肌细胞中,在心肌内以游离和结合的形式存在,在心肌缺血受损后能快速、持久地释放入血,检测阳性率高,并可检出微小的心肌损伤,是评价心肌损伤的特异性指标;且 cTnT 在血中的浓度变化可特异性反映心肌结构蛋白的破坏情况,与心肌损伤程度存在着密切的平行关系。

2. 脑钠肽(brain natriuretic peptide,BNP)又称 B 型利钠肽(B-type natriuretic peptide),具有促进排钠、排尿和较强的舒张血管作用,可对抗 RAAS 的缩血管作用。心功能障碍可极大地激活利钠肽系统,心室容量负荷过重、室壁压力增加、心肌细胞损伤等因素均可导致 BNP 分泌增加,因此 BNP 可作为反映心功能的重要生化指标。慢性心衰血浆 BNP 浓度较正常升高且与心衰严重程度成正比。有学者认为 BNP 和 N-ANP 可用来诊断左心室功能障碍,应以 BNP > 75.00ng/L 且 N-ANP > 923.00ng/L 为诊断指标。

三、康复评定

对心脏泵功能受损的患者进行早期活动和康复训练,必须建立在充分评估其活动安全性的基础上。以国际功能、残疾和健康分类(ICF)为指导的康复评估全面关注身体结构、功能、活动和参与受限等各维度的功能障碍,并以此为基础确定身体活动和运动训练的恰当强度和训练方式。重症患者身体活动和运动训练的安全性需要充分权衡活动带来的益处以及制动对全身各系统所造成的不利影响，并且在康复治疗过程中继续实施必要的动态监护，以期在保证安全治疗的基础上体现康复治疗的价值。

（一）心脏泵功能评定

前文所述无创和有创检测、实验室指标均能反映心脏舒缩功能和泵血功能，可以作为患者血流动力学评估的重要依据。

（二）合作水平

意识状态和患者的配合能力或合作水平是判断患者是否能配合完成某些需要其主动参与的评估（如肌力测试），并确定患者治疗方式（被动运动或主动运动训练）的基础。常用方式包括 Glasgow 昏迷量表（Glasgow coma scale，GCS）或者让患者完成 5 项动作指令（S5Q）：①睁开你的双眼、然后闭眼；②现在请看着我；③张嘴并伸舌；④点头；⑤现在我开始数数，等我数到 5，你就马上皱眉。每项指令 1 分，得 5 分表示患者配合和合作水平良好。

（三）功能障碍及康复评定

由于患者基础疾病的差异，心脏功能受损情况对患者整体功能的影响也不尽相同，因此在定期评估患者临床情况（包括心肺功能和神经功能缺损）、意识状态（合作程度）、镇静程度、谵妄和疼痛等基础上，对患者功能状况，包括如肌力、关节活动度和移动能力进行评估。因此常采用徒手肌力评估（manual muscle test，MMT）、关节活动度（range of motion，ROM）等评估工具以外，还可以选用 Perme 危重患者活动评分量表（Perme score）、Chelsea 重症患者躯体功能评估工具、ICU 专用功能状态评分量表、ICU 移动能力评分表和危重患者躯体功能评估等；其中 Perme score 已经由国内学者完成汉化和信效度评估，在临床实际工作中可以根据具体情形选用。随着功能改善，患者可能还需要接受日常生活活动（ADL）能力、整体功能状态如平衡功能（常用 Berge 平衡量表）、步行能力 [常用功能性步行分类（FAC）] 等评估。

1. 关节活动度 虽然重症患者出现全身主要关节活动障碍的确切比例尚不明确，但是临床上可发现脊髓损伤、烧伤、脑损伤和卒中患者在长期滞留 ICU 治疗以后出现多关节活动受限的比例并不低。有学者统计，造成较长时间滞留 ICU 患者出现实质性功能影响的关节活动度受限的比例超过 30%。因此需要对重症患者的关节活动范围及导致 ROM 受限的常见原因（肌张力异常、肌肉长度、关节囊受损、皮肤完整性以及水肿）进行定期评估，康复专业技术人员进行完整 ROM 评估有时甚至能发现多发性创伤患者在急性期遗漏的部分损伤。

2. 肌肉力量 重症患者由于神经功能缺损或其他原因长期卧床、制动而导致肢体肌力丧失，徒手肌力评估确定肌力减退的范围或根据医学研究委员会（MRC）量表确定双侧 6 对上、下肢关键肌肉的力量并合计其肌力得分，MRC 总分得分 < 48 提示广泛肌力减退。尤其在患者恢复部分活动能力，需要确定行走训练的强度和判断预后时尤为重要。使用呼吸机后的患者还需要对呼吸肌力量进行合理评估。

3. Perme 危重患者活动评分量表（Perme score） 是由美国休斯敦 Methodist 医院的 Perme 等于 2014 年研制，并用于评估任何基础疾病诊断的危重患者，是适用于 ICU 内特定的可测量活动能力的评估工具。Perme score 包括 15 条项目，并由此组成 7 个维度。7 个维度包括精神状态、潜在性活动障碍、肢体功能、床上活动、转移、步行训练和平地步行。每个项目最高分值为 2~3 分，总分为 32 分。总分值越高表示患者活动障碍越小、活动能力越好和活动时所需要的辅助越少；总分值越低则表示患者活动能力越弱、活动障碍越大和活动时所需要的辅助越多。目前已由国内学者完成了量表汉化和信效度研究。

四、康复治疗

由于基础疾病的差异,需要接受康复治疗的患者可能分散于医院的不同 ICU 单元内,比如心脏疾病或心脏大血管术后患者可能在心脏 ICU(CCU)接受治疗,神经内科疾病或头部创伤患者术后可能入住神经 ICU(NICU)。康复医学专业人员需与相应专科医务人员共同参与患者评估,以选择合适的重症患者,在恰当的时间点开始康复治疗并根据患者病情变化及时调整康复治疗方案(表 6-1-1)。

表 6-1-1 鲁汶大学医院移动和运动训练渐进式进阶安排表

0 级	1 级	2 级	3 级	4 级	5 级
无合作 S5Q=0	无/低合作 S5Q < 3	中等合作 S5Q < 3	近乎完全合作 S5Q ≥ 4/5	完全合作 S5Q=5	完全合作 S5Q=5
未通过基础评估		通过基础评估			
基础评估 心肺功能不稳定: MAP < 60mmHg 或 FiO$_2$ > 60% 或 PaO$_2$/FiO$_2$ < 200 或 RR > 30 次/min 神经病学症状不稳定 急性手术 体温 > 40℃	由于神经病学表现、手术或创伤因素,患者无法离床坐于椅子上	由于神经病学表现、手术或创伤,或肥胖,患者无法主动转移至椅子	同时满足: ① MRC 总分 ≥ 36; ② BBS(Berg 平衡量表)坐站评估 0; ③ BBS 独立站立评估 0; ④ BBS 站立评估 ≥ 1	同时满足: ① MRC 总分 ≥ 48; ② BBS 坐站评估 ≥ 0; ③ BBS 独立站立评估 ≥ 0; ④ BBS 站立评估 ≥ 2	同时满足: ① MRC 总分 ≥ 48; ② BBS 坐站评估 ≥ 1; ③ BBS 独立站立评估 ≥ 2; ④ BBS 站立评估 ≥ 3
体位摆放 每 2 小时翻身	每 2 小时翻身 Fowler 体位(半坐卧位) 夹板	每 2 小时翻身 夹板 床上直立体位 被动床椅转移	每 2 小时翻身 被动床椅转移 床边坐起 辅助下站起	主动床椅转移 床边坐起 辅助下站起	主动床椅转移 床边坐起 独立站起
物理治疗 无	被动 ROM 训练 被动床边踏车运动 NMES(神经肌肉电刺激)	被动/主动 ROM 训练 上下肢抗阻训练 床上或坐位主被动踏车运动 NMES	被动/主动 ROM 训练 上下肢抗阻训练 床上或坐位主动踏车运动 NMES ADL	被动/主动 ROM 训练 上下肢抗阻训练 坐位主动踏车运动或上肢摇车运动 站立架/辅助下行走训练 NMES ADL	被动/主动 ROM 训练 上下肢抗阻训练 坐位主动踏车运动或上肢摇车运动 辅助下行走训练 NMES ADL

(刘元标)

第二节 深静脉血栓的康复

一、概述

1. 定义 深静脉血栓（deep vein thrombosis，DVT）是血液在深静脉内异常凝结引起的静脉回流障碍性疾病，多发生于下肢深静脉，可发生在下肢近端和远端。前者位于腘静脉或以上部位，后者位于腘静脉以下，下肢近端 DVT 是肺血栓栓塞症栓子的主要来源。

2. 流行病学 DVT 在国内外均属于常见病，美国每年有 30 万 ~80 万 DVT 和肺栓塞（PE）发生。在过去诊断为 DVT 患者中，至少有 30% 的患者可能再次发生有症状的 DVT。2003 年 White 综合了美国多家医学中心的报道，认为美国有症状的 DVT 发病率为(47~78)/10万。Ismail 等的研究发现双下肢 DVT 发生率无明显差异，髂、股、腘静脉发生率最高，胫静脉发生率较低。超过 60 岁，DVT 的发病率将急剧增加。

因病情、血栓预防方法和检查手段的不同，DVT 在重症患者中的发生率差异很大（5%~90%）。刚入住 ICU 的患者中，DVT 的发生率为 9.4%；入住 ICU 1 周以上未采取任何预防措施的患者，其发生率可增加至 25%~30%；创伤后最初 2 周的 DVT 发生率可达 60%；脓毒症患者早期（6 天）也是 DVT 的高发期，尽管接受了抗凝药物预防，DVT 的发生率仍可达 5% 左右；由于重症患者的 DVT 多无症状，故实际发生率可能更高。另一项单中心回顾性研究发现，重症患者转出 ICU 后仍属发生 DVT 的高危人群，究其原因可能与患者转出 ICU 后接受 DVT 预防的比率下降、住院和制动时间较长有关。故在重症患者转出 ICU 后评估其发生 DVT 的风险并进行预防仍非常重要。

3. 危险因素与发病机制 血流缓慢、静脉壁损伤和高凝状态是静脉血栓形成的三大因素。血液的正常状态是通过血管内皮系统、凝血和纤溶系统之间的相互作用及调控来完成，其中任一因素发生异常均可能出现血栓形成或出血。

（1）血流缓慢：肥胖、妊娠、长期卧床、充血性心功能不全、使用镇静剂或肌松剂、高纤维蛋白原血症、高脂血症、脱水、利尿、红细胞增多症等原因可引起血液黏滞度增加，出现全身或局部血流瘀滞、缓慢，为血栓形成创造条件。其主要通过以下机制促进血栓形成：①红细胞聚集成团，形成红色血栓；②促进血小板与内皮的黏附及聚集，增强血小板活性；③损伤血管内皮，启动凝血过程。

（2）静脉壁损伤：机械（如外伤、盆腔手术、股骨颈部手术、各种导管检查、静脉内导管留置、反复多次的静脉采血等）、化学（如高张液体注入等）、生物（如败血症、脓毒血症等）等因素均可导致血管内皮细胞损伤和 / 或静脉瓣膜结构的破坏，促使血栓形成。其发病机制为：①内皮损伤，内皮细胞组织因子过度表达及释放，外源性凝血途径激活；②血管完整性破坏，Ⅶ因子激活，内源性凝血途径启动；③血小板黏附、聚集、释放反应增加；④内皮细胞受损，内皮素释放，致血管收缩、血流受阻。

（3）高凝状态（凝血功能亢进）：在多种生理及病理状态下，人体凝血活性可显著增强，比如外伤、手术、感染、恶性肿瘤等情况下可促使凝血因子水平升高或活性增加，使血液处于高凝状态，成为静脉血栓的发病基础。高凝状态占重症患者的 30%~40%，但常无明显的特异性实验室指标异常，同时血栓形成的临床症状和体征可被重症患者潜在的多系统病变所掩盖,故文献中将其称为血栓形成倾向。

此外,抗凝活性降低(如 AT-Ⅲ 缺乏症、蛋白 C 缺乏症、蛋白 S 缺乏症等)和纤溶活力降低(如纤溶酶原结构或功能异常、纤溶酶原激活剂释放障碍、纤溶酶活化剂抑制物过多等)有利于血栓形成和扩大。

二、临床特点

1. 临床表现　依据受累静脉的部位、阻塞程度、发生速度、侧支循环是否建立、血管周围组织炎症等情况不同,DVT 的临床症状和体征差异很大。下肢深静脉血栓典型的临床表现为下肢肿胀、疼痛和压痛。

(1) 肿胀:突然发生的下肢肿胀最为常见,下肢静脉堵塞的部位与程度不同,肿胀的部位与程度也不同。髂股静脉血栓形成可导致整个下肢肿胀;股静脉血栓形成时肿胀位于膝或大腿下部;腘静脉血栓形成时肿胀位于足、踝和小腿下部;小腿深静脉血栓形成时肿胀可位于足和踝部;腋静脉、锁骨下静脉血栓形成会导致整个上肢肿胀。多数重症患者由于合并意识障碍、认知障碍、言语障碍等,无法主动表达可能出现的疼痛等不适,因此在该类患者的病情观察中,此项症状显得尤为重要,临床工作中应注意观察肢体肿胀的程度及皮肤的颜色,关注轻度的肿胀,对存在上述危险因素的患者,常规进行下肢围度的测量。

(2) 疼痛和压痛:疼痛和压痛是腓肠肌最常见的现象,血栓位于小腿肌肉静脉丛时,Homans 征和 Neuhof 征呈阳性(患肢伸直,足突然背屈时,引起小腿深部肌肉疼痛,为 Homans 征阳性;压迫小腿后方,引起局部疼痛,为 Neuhof 征阳性)。重症患者此项临床表现多不明显。

(3) 特殊类型的深静脉血栓:严重的下肢 DVT 患者可出现股白肿甚至股青肿。股白肿为全下肢明显肿胀、剧痛,股三角区、腘窝、小腿后方均有压痛,皮肤苍白,伴体温升高和心率加快;股青肿是下肢 DVT 最严重的情况,由于髂股静脉及其侧支全部被血栓堵塞,静脉回流严重受阻,组织张力极高,导致下肢动脉痉挛,肢体缺血,临床表现为患肢剧痛,皮肤发亮呈青紫色、皮温低伴有水疱,足背动脉搏动消失,全身反应强烈,体温升高,如不及时处理,可发生休克和静脉性坏疽。

下腔静脉血栓形成时多无明显的临床表现;锁骨下静脉血栓形成轻症患者无临床表现,重症患者可出现患侧上肢的肿胀;肠系膜静脉血栓形成时可出现腹痛、恶心呕吐、腹胀,腹痛位置不固定,疼痛程度不强,食欲正常,一般持续 5~14 天,突然移行为全腹的剧烈疼痛,如未合并肠梗阻,无腹膜刺激症状,腹痛重但腹部体征轻。

2. 辅助检查

(1) D- 二聚体测定:D- 二聚体是反映凝血激活及继发性纤溶的特异性分子标志物,诊断急性 DVT 的灵敏度较高($> 99\%$),$> 500\mu g/L$(ELISA 法检测)有重要参考价值。但由于重症患者受到如手术、创伤、感染、风湿疾病等因素的影响,D- 二聚体的检测对诊断 DVT 无特殊提示意义。

(2) 多普勒超声检查:灵敏度、准确性均较高,是 DVT 诊断的首选方法,适用于对患者的筛查和监测。超声检查对中心型 DVT 诊断的敏感性和特异性分别可达 95% 和 96%,对周围型 DVT 诊断的敏感性和特异性为 60% 和 70%。在超声检查前,按照 DVT 诊断的临床可能性评分,可将患有 DVT 的临床可能性分为高、中、低度。如连续两次超声检查均为阴性,对于低度可能的患者可以排除诊断,对于高、中度可能的患者,建议行血管造影等影像学检查。

(3) 数字减影血管造影(DSA):静脉造影是诊断 DVT 的"金标准",可准确地判断有无血栓,血栓的位置、范围、形态和侧支循环。但该检查属有创性检查,费用较高,且有发生对比剂过敏及栓塞的危险,影响了其临床使用。

(4) 其他检查:包括 CT 静脉成像、MR 静脉成像、阻抗容积描记、放射性核素检查等。

3. 诊断与鉴别诊断

(1) 诊断:典型的临床症状、体征以及辅助检查结果,不难诊断下肢 DVT,对下腔静脉、锁骨下静脉、肠系膜静脉等部位的血栓,由于缺乏临床表现,诊断相对困难,有时需借助有创检查完成;由于机械通气、镇静镇痛及意识障碍等因素的影响,重症患者缺乏主诉,且此类患者的 DVT 极少有典型的临床表现,更易被忽视,导致通常可用的临床诊断模式在重症患者中可能无效。另外,有些患者对进一步的确定性试验具有相对禁忌证(如机械通气、休克和肾功能衰竭)而被排斥在外。

(2) 鉴别诊断:对肢体的肿胀应区分是对称性的肿胀,还是单侧肢体的肿胀,鉴别全身性水肿和局部性水肿。出现小腿肌肉的疼痛及压痛时,应与肌肉疼痛进行鉴别,肌肉疼痛在腓肠肌的左右方向压痛明显,深静脉血栓形成的疼痛在前后位压迫(沿静脉走行)时疼痛增加(这种现象称为 Luke 征)。

4. 诊断策略

(1) 临床可能性评估:对存在危险因素的患者首先进行 DVT 的临床可能性评估,这样有助于区分 DVT 的疑似患者,提高 DVT 的确诊率。具体参考 Wells DVT 评分(表 6-2-1)。

表 6-2-1　Wells DVT 评分

临床特征	分值
肿瘤	1
瘫痪或近期下肢石膏固定	1
近期卧床 > 3 天,或大手术后 12 周内	1
沿深静脉走行的局部压痛	1
整个下肢的水肿	1
与健侧相比,小腿肿胀 > 3cm(胫骨粗隆下 10cm 处测量)	1
既往有 DVT 病史	1
凹陷性水肿(有症状腿部更严重)	1
有浅静脉的侧支循环(非静脉曲张性)	1
其他诊断(可能性大于或等于 DVT)	−2

注:低度可能,≤ 1 分;中度可能,1~2 分;高度可能,≥ 3 分

(2) 诊断流程:根据 Wells 临床评分,将患者分为低度和中/高度可能,具体诊断流程见图 6-2-1。

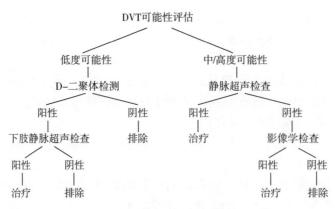

图 6-2-1 DVT 诊断流程

三、康复评定

1. 静脉功能评估 包括空气容积描记图、彩色多普勒超声、CT 和 MRI 等。

（1）空气容积描记图（air plethysmography，APG）是筛选下肢静脉系统疾病和评估治疗效果的静脉功能检查方法，测量下肢静脉血流量、容积、静脉瓣膜功能及下肢肌肉的泵功能。其中下肢静脉瓣膜功能测定的方法为：将光敏感器置于双足内踝上方 10cm 处，被测者坐位，双足做踝背伸动作，背伸动作 1 次 /s，共 10 次运动后终止运动，记录静脉重新充盈时间，以判断静脉瓣膜功能。

（2）其他：可通过多普勒听诊器判断不同血流的声音、血流是否通畅、是否存在反流音等；通过血管多普勒超声、B 型超声、静脉造影、血管内超声、放射性核素静脉造影等判断有无静脉形态的改变，静脉血流速度、静脉壁结构的变化和有无静脉狭窄等。

2. 功能障碍及康复评定 主要功能障碍包括疼痛、肿胀、关节功能障碍、心理障碍、活动和参与受限等。针对这些功能障碍的评定包括疼痛性质和程度评定、肢体围度测量、关节活动度测量、心理功能评定、日常生活活动能力评定、生存质量和环境评定等，详见相关章节。

四、康复预防与治疗

（一）康复预防

1. 保护静脉血管 应尽量避免静脉注射血管刺激性的药物，避免在同一静脉进行多次穿刺，穿刺部位如出现炎症反应，应立即重新建立静脉通道。留置静脉导管时，以颈内或锁骨下静脉为主，尽量避免在瘫痪侧下肢进行深、浅静脉穿刺置管或采血。

2. 适当饮水和补充液体 DVT 多由于制动所致，卧床后，下肢静脉回心血量增加，右心房压力增加，心房压力感受器兴奋，反馈给心血管中枢，降低了抗利尿激素的分泌，尿液增加，导致血容量减少。因此，适当饮水和补充液体成为预防 DVT 的必要措施。在补充液体时，不仅要考虑尿量，还应考虑呼气时水分的排出和皮肤的排汗情况等。

3. 适当变换体位 对于能够自主坐和站的患者，经常采取坐位和站位是预防深静脉血栓最常用和有效的措施。对于不能自主坐和站的患者，比如昏迷、脊柱骨折、骨盆骨折等，可通过床上靠坐等方式经常适当变化体位来减少静脉回流,降低心脏负荷,通过心血管中枢等调节血容量。但应避免久坐、久站,以免导致下肢肿胀。

4. 运动预防 包括肢体的主/被动活动和早期下床活动。适当的肢体活动可以通过肌肉泵的作用促进静脉回流,预防 DVT 的发生。在患者损伤部位没有固定的情况下,可以进行非损伤部位的肢体活动,以及损伤肢体肌肉等长收缩运动。但对合并有心肺疾病的患者在进行肢体活动时,避免强度过大,一般可采用不抗阻力的活动,必要时可在心电、血压、血氧饱和度监护下进行。此外,早期下床活动也有利于预防 DVT 的发生,具体机制可能与站立位降低心脏负荷和步行时肌肉泵活动促进静脉回流有关。

5. 压力预防 包括梯度压力袜和间歇气动加压装置。

(1)梯度压力袜:又称为抗血栓袜,它可以包裹下肢,并形成梯度压力,促进静脉回流,从而达到抗血栓的作用。但其也具有局限性,袜子长度和宽度的选择非常重要,不恰当地使用梯度压力袜可以导致多种并发症,比如皮肤刺激症状、下肢水肿、溃疡等。若抗血栓袜型号不合适或穿着于不适合的形态可能在近端形成"止血带效应",这样会阻断静脉和动脉血流,促进静脉血栓形成,严重的还可能造成动脉缺血。

(2)间歇气动加压装置:是循环性充气和放松充气的装置。该装置从足踝部位开始充气,依次充气至下肢近端,远端气囊先充气并形成较大的压力,近端气囊后充气并形成较小的压力,这样形成的效果就是深静脉受到压力将血液挤向近端,当气囊放松时血液从远端流入再次充盈。根据装置的包裹范围可分为腿长型、膝长型和足套。手术或受伤部位不同,可以选择不同的装置。无论何种类型的脑损伤患者,均建议在入院时即进行间歇气动加压治疗预防 PVT。

6. 药物预防 主要是普通肝素和低分子肝素。由于重症患者特殊性,目前尚无法给出具体的药物预防 DVT 开始时间、剂量和疗程,需依据患者的病情,实施个体化的方案。华法林可有效预防无症状 DVT,但需要监测国际标准化比值(INR),出血风险及起效限制了其临床应用。

7. 其他预防方法 包括神经肌肉电刺激、红外线、抬高患肢、热敷、向心性按摩、抗血小板聚集药物、活血化瘀中药等,亦对预防 DVT 有积极作用。

(二)康复治疗

对于已经发生 DVT 的患者,康复治疗的目标是预防肺栓塞的发生、减轻症状、促进血管再通、消除诱发血栓形成的各种危险因素。

1. 一般治疗 经常采取靠坐位、坐位或站立位,每次时间不宜过长,一般在 30 分钟之内,平卧时抬高下肢,使其高于心脏 20~30cm,以促进静脉回流,减轻肢体肿胀。避免在血栓形成的肢体局部按摩、挤压、热敷,以免导致血栓脱落。

2. 压力治疗 通常采取特制的压力袜或压力袖套。压力袜和压力袖套的制作要求压力从远端到近端的压力梯度,即远端压力最大,到近端压力最小。也可以使用弹力绷带向心性缠绕,从远端到近端,压力逐渐减少。使用压力袜、压力袖套或弹力绷带时,近端的松紧度以能将一个手指伸入为宜。在使用压力袜、压力袖套或弹力绷带前,应先将患肢抬高 5~10 分钟,尽量保证肢体静脉回流。急性下肢 DVT 患者不建议常规使用弹力袜预防血栓后综合征。

3. 运动治疗 血栓形成部位的远端肢体不抗阻力主动收缩,尤其是等长收缩运动,有利于通过肌肉泵的作用,促进静脉回流,如踝泵运动、股四头肌等长收缩运动、握拳运动等。运动治疗应避免在急性期进行,以免发生血栓脱落,导致栓塞。进行肌肉收缩时,强调动作缓慢持续,以增加运动的安全性。

4. 药物治疗

(1) 抗凝治疗:抗凝是 DVT 的基本治疗,可抑制血栓蔓延,有利于血栓自溶和管腔再通,从而减轻症状,降低肺栓塞的发生率和病死率。但是单纯抗凝不能有效消除血栓、降低静脉血栓栓塞症发生率。药物包括普通肝素、低分子肝素、维生素 K 拮抗剂(如华法林)、直接 II a 因子抑制剂(如阿加曲班)、X a 因子抑制剂(如磺达肝癸钠)等。普通肝素、低分子肝素、维生素 K 拮抗剂均需监测凝血功能,其中前两者存在导致血小板减少的风险;低分子肝素在肾功能不全的患者慎用;维生素 K 拮抗剂治疗剂量范围窄,个体差异大,药效易受多种食物和药物影响;直接 II a 因子抑制剂和直接 X a 因子抑制剂安全性相对较高,不需要监测凝血功能,对血小板减少症的患者更适合使用;维生素 K 拮抗剂、直接 X a 因子抑制剂等对预防复发有效。在凝血功能监测方面,低标准强度治疗(INR 1.5~1.8)效果有限,而且不能减少出血的发生率;高标准强度治疗(INR 3.1~4.0)并不能提供更好的抗血栓治疗效果,相反出血的风险增加。

针对急性期 DVT,建议使用维生素 K 拮抗剂联合低分子肝素或普通肝素;在 INR 达标且稳定 24 小时后,停用低分子肝素或普通肝素。也可以选用直接(或间接)X a 因子抑制剂。针对 DVT 的长期治疗,对于继发于一过性危险因素的初发 DVT 患者,使用维生素 K 拮抗剂 3 个月;危险因素不明的初发 DVT 患者,使用维生素 K 拮抗剂 6~12 个月或更长;伴有癌症并首次发生的 DVT,应用低分子肝素 3~6 个月后,长期使用维生素 K 拮抗剂。对于反复发病的 DVT 患者和易栓症患者,建议长期抗凝,但需定期进行风险效益评估。

(2) 溶栓治疗

1) 溶栓药物:尿激酶最为常用,对急性期血栓起效快,溶栓效果好,过敏反应少;常见的不良反应是出血。重组链激酶溶栓效果较好,但过敏反应多,出血发生率高。重组组织型纤溶酶原激活剂溶栓效果好,出血发生率低,可重复使用。

2) 溶栓方法:包括导管接触性溶栓和系统溶栓。导管接触性溶栓是将溶栓导管置入静脉血栓内,溶栓药物直接作用于血栓;系统溶栓是经外周静脉全身应用溶栓药物。导管接触性溶栓具有一定的优势,能提高血栓的溶解率,降低静脉血栓后遗症的发生率,治疗时间短,并发症少。系统溶栓的血栓溶解率较导管接触性溶栓低,但对早期 DVT 有一定效果,在部分患者能保留深静脉瓣膜功能,减少静脉血栓栓塞症的发生。对于急性期中央型或混合型 DVT,在全身情况好、预期生存期≥1 年、出血风险较小的前提下,首选导管接触性溶栓。如不具备导管溶栓的条件,可行系统溶栓。溶栓治疗过程中须监测血浆纤维蛋白原(FG)和凝血酶时间(TT),FG < 1.0 g/L 应停药,TT 的 INR 应控制在 2.0~3.0。

5. 手术治疗

(1) 下腔静脉滤器置入:下腔静脉滤器可以预防和减少肺栓塞的发生,长期置入下腔静脉滤器导致的下腔静脉阻塞和较高的深静脉血栓复发率等并发症亦逐渐引起关注。对多数 DVT 患者,不推荐常规应用下腔静脉滤器;对于有抗凝治疗禁忌证或有并发症,或在充分抗凝治疗的情况下仍发生肺栓塞者,建议置入下腔静脉滤器。有下列情况时可以考虑置入下腔静脉滤器:①髂、股静脉或下腔静脉内有漂浮血栓;②急性 DVT,拟行导管溶栓或手术取栓等血栓清除术者;③具有肺栓塞高危因素的患者行腹部、盆腔或下肢手术。

(2) 手术取栓:是消除血栓的有效方法,可迅速解除静脉梗阻。常用 Fogarty 导管经股静脉取出髂静脉血栓,用挤压取栓或顺行取栓清除股、腘静脉血栓。出现股青肿时,应立即手术取栓。对于发病 7 天以内的中央型或混合型 DVT 患者,全身情况良好,无重要脏器功能障碍也可行手术取栓。髂静脉狭窄或闭塞在 DVT 的发病中起重要作用,导管溶栓或手术取栓后同时矫正髂静脉狭窄或闭塞,可以提高通畅率,改善治疗效果,减少深静脉血栓后综合征的发生。因此推荐,成功行导管溶栓或切开取栓后,造影发现髂静脉狭窄 > 50%,建议首选球囊扩张和 / 或支架置入术,必要时采用外科手术解除髂静脉阻塞。

2016 年美国胸内科医师协会(ACCP)抗栓治疗循证指南认为,对于急性期近端 DVT 患者,建议给予单纯抗凝治疗,而不是首选导管溶栓治疗。对于急性下肢远端孤立性 DVT 患者,若有严重症状或血栓进展危险因素,建议初始抗凝治疗而非动态复查;若无严重症状或血栓进展相关的危险因素,建议 2 周后动态复查深静脉影像学检查,可不给予抗凝治疗:①复查后如果血栓未进展,推荐不应用抗凝剂;②如果血栓进展但仍局限于远端静脉者,建议应用抗凝剂;③如果血栓进展至近端静脉时,推荐应用抗凝剂。

(倪朝民)

第三节 肺栓塞的康复

一、概述

1. 定义 肺栓塞(pulmonary embolism,PE)是以各种栓子阻塞肺动脉系统为其发病原因的一组疾病或临床综合征的总称,包括肺血栓栓塞症(PTE)、脂肪栓塞综合征、羊水栓塞、空气栓塞等。

2. 流行病学 据报道,西方国家总人群 PE 的年发生率约为 0.5%,在心血管病的发病率仅次于高血压病和心肌梗死。欧洲、北美、澳大利亚和南美洲的研究表明,肺栓塞的年化死亡率为每 100 000 中 75~269 人,而 70 岁以上人群中的死亡率为 700/100 000。肺栓塞的临床表现多样,患者从完全无症状到以猝死为首发表现,其早期死亡率为 1%~50%。随着检测和诊断设备水平的不断提高,国内近年报道的 PE 发病率呈迅速升高趋势。中国医学科学院阜外医院连续 900 例尸检资料证实,肺段以上肺栓塞占心血管疾病的 11%。此外,有研究显示,年龄超过 40 岁的患者发生 PE 的风险较高,并且其危险度每十年将会提高近一倍,预计在未来越来越多的患者将被诊断出(或者死于)PE。

3. 危险因素与发病机制

(1) 下肢深静脉血栓形成:来自静脉系统的 PE 为血流瘀滞、血液黏滞度增加和静脉壁损伤三种因素共同参与的结果。DVT 往往是 PE 的原发病及先兆,在卧床时间较长的情况下突然活动、用力排便及静脉压急剧上升等因素均可造成血栓脱落及诱发 PE。大量应用止血剂、制动、创伤与外科手术可造成血流缓慢,并诱发 DVT 及 PE。国外报道约 82% 的 PE 患者有深静脉血栓。近年来,国内认为 DVT 已成为 PE 发病的主要基础病因。有研究证实,75%~95% 的 PE 由 DVT 栓子引起,且 65% 左右的 DVT 患者可能出现 PE。

(2) 慢性阻塞性肺疾病(COPD):COPD 已成为 PE 的独立危险因素。COPD 本身易合并细小动脉原位栓塞,同时 COPD 患者多为老年,吸烟者比例高,活动减少,心功能下降,长期低氧血症,继发红细胞增多、血液高凝、毛细血管内皮损伤等都为 PE 的继发危险因素。国外研究发现,在需要住院治疗的 COPD 急性发作患者中,有 1/4 可能出现肺栓塞;Prescott 等人曾报道 COPD 患者经尸检发现肺栓塞的发病率为 28%~51%。

（3）心脏疾患：PE 常见于心房颤动伴心力衰竭患者，此类患者由于长期卧床，加上利尿脱水治疗，血液黏滞度增高，静脉血流缓慢，容易导致静脉血栓，其栓子可来自右心房、右心室或深静脉系统。早在 20 世纪 80 年代，Klein 等就发现 PE 患者中房颤的发生率明显高于普通人群，故推测房颤可能是 PE 的危险因素之一。现代心脏超声技术证实房颤患者右心房和左心房一样，容易发生有利于血栓形成的血流动力学变化，这种变化在左右心之间无明显差别。北京协和医院 1950—1982 年确诊的 100 例 PE 患者中，有心脏病基础病因者 40例，其中以风湿性心脏病和动脉硬化性心脏病常见。

（4）恶性肿瘤：PE 是恶性肿瘤常见的并发症，恶性肿瘤使 PE 的发病率增加 4 倍。呼吸系统、消化系统、泌尿生殖系统和血液系统肿瘤最易发生肺栓塞。其导致肺栓塞的可能机制有：①恶性肿瘤细胞可表达和释放组织因子、癌促凝物质、丝氨酸蛋白酶、白介素 -1、肿瘤坏死因子 -α 等促进凝血，抑制抗凝，为血栓形成创造条件；②肿瘤对血管浸润，以及手术、放疗、化疗等抗肿瘤方法可损伤血管内皮，增加静脉血栓形成及肺栓塞的风险；③肿瘤压迫血管腔、患者长期卧床等因素也可促进静脉血栓形成。

（5）肾病综合征：肾病综合征者大量蛋白随尿液排出，血白蛋白降低，血浆胶体渗透压下降，有效循环血量减少；低蛋白血症促进肝脏合成脂类，并使脂类的分解减少，引起高脂血症，导致血液黏滞度增加；低蛋白血症促使肝脏合成纤维蛋白原及多种凝血因子，大量抗凝因子和纤溶酶从尿中丢失；血小板数量增多及功能亢进；大剂量激素及利尿剂的应用，加重代谢紊乱和低血容量。以上因素共同作用，导致肾病综合征患者发生 PE 的概率为 10%~35%。

（6）结缔组织病：系统性红斑狼疮和抗磷脂抗体综合征合并 PE 较为常见。系统性红斑狼疮患者在血管炎的基础上发生广泛微小血栓形成、雷诺现象和抗磷脂抗体综合征，导致肺动脉高压，是发生 PE 的重要原因。

（7）创伤及手术：创伤及手术可增加 PE 的风险，主要机制有：①导致血管壁及局部组织直接损伤，使组织因子进入血液，启动外源性凝血系统，同时血管内皮下胶原等暴露，通过激活ⅩⅡ因子，启动内源性凝血系统。②失血导致抗凝血酶Ⅲ减少，并抑制内源性纤溶系统，造成血液处于高凝状态。另外，滥用止血药、手术前后禁食水、肠道准备等亦是导致血液高凝状态的危险因素。③腹部、妇产科等大手术，引起肠麻痹，使髂静脉、下腔静脉回流受阻。④骨科脊髓损伤、肿瘤手术，术中肢体长时间不动，术后长期卧床均可造成下肢静脉血流瘀滞。⑤手术并发休克，导致微血管血流瘀滞及酸中毒促使微血栓形成。⑥术中输入过多红细胞或血容量相对不足导致血液黏滞度增高。⑦体外循环、人工肺、滤网、低温麻醉等使血流瘀滞。

（8）妊娠：孕产妇出现肺栓塞的可能机制有，①妊娠期间纤维蛋白原、凝血因子活性增高，凝血抑制蛋白、纤溶活性下降，妊娠时获得性蛋白 C 抵抗，血小板激活增加；②胎盘产生纤溶酶原激活剂抑制物使孕期纤溶系统抑制更为明显；③妊娠期胎儿本身重量增大，增加对子宫的压迫，盆腔充血，导致静脉血流瘀滞；④孕产妇分娩或手术导致血管壁损伤，易在血管壁上形成血栓，卧床后突然下床活动易导致血栓脱落致 PE。

（9）其他：包括年龄、性别、口服避孕药、肥胖、脱水、体外受精、高胆固醇血症、糖尿病、高同型半胱氨酸血症、寄生虫感染、血栓性静脉炎、静脉曲张等也应引起重视。

二、临床特点

1. 临床表现　本病多无特异性临床表现，常见症状有：①不明原因的呼吸困难和气促，尤以活动后明显,为 PE 最多见的症状;②胸痛,包括胸膜炎性胸痛和心绞痛样疼痛,胸痛在吸气时加重;③晕厥,可为 PE 的唯一或首发症状;④烦躁不安、多汗、恐惧感;⑤咯血,常为少量的咯血,大咯血少见;⑥咳嗽、心悸等。各病例可出现不同的症状,临床上"肺梗死三联征"指呼吸困难、胸痛及咯血,但仅见于不足 30% 的患者。

本病的体征呈非特异性,呼吸急促(呼吸频次为 20 次 /min 以上),发绀,双肺可闻及湿啰音,肺野偶可闻及血管杂音,合并肺不张和胸腔积液时可出现相应的体征;血压变化(严重时可出现血压下降甚至休克),颈静脉充盈或异常搏动,心动过速(心率 100 次 /min 以上),肺动脉第二音亢进或分裂,三尖瓣区可闻及收缩期杂音;可伴有发热,一般为低热,少数患者有 38℃ 以上的发热。其中呼吸频次增加、心动过速、发热被称为 Allen 综合征,但仅有 23% 的 PE 患者同时具有上述体征。

重症患者并发 PE 常见的临床表现包括:①自主呼吸状态下,低氧血症和低碳酸血症进行性恶化;②呼吸机控制通气的患者在镇静状态下出现低氧血症和低碳酸血症,并进行性恶化;③具有慢性肺部病变和已知 CO_2 潴留的患者出现呼吸困难加重,并出现低氧血症和动脉血二氧化碳分压($PaCO_2$)下降;④不明原因的发热;⑤在血流动力学监测过程中,突然出现肺动脉压和中心静脉压升高。

2. 辅助检查

(1) 动脉血气分析:常表现为低氧血症、低碳酸血症,过去认为动脉血气 $PaO_2 >$ 80mmHg,基本可以排除肺栓塞,但近年来发现仍有部分 PE 患者 $PaO_2 > 80mmHg$,因此此项检查不能称为绝对标准。肺泡 - 动脉血氧分压差比 PaO_2 敏感,有筛选疾病的临床诊断价值,在 PE 患者可增大。部分患者动脉血气分析正常。

(2) D- 二聚体测定:对 DVT 引起的 PE 有诊断价值,高于 500μg/L 具有临床意义。门急诊中低到中等度怀疑 PE 或不太可能是 PE 的患者,可首先进行 D- 二聚体测定,以减少不必要的影像学和放射学检查,D- 二聚体正常基本可以排除 PE;在临床低度怀疑 PE 或不太可能是 PE 的患者,使用一个高度或中度敏感试验得出正常的 D- 二聚体水平者可以排除 PE;当中度怀疑 PE 且 D- 二聚体中度敏感性检测阴性,需进一步检查;对于临床高度怀疑 PE 的患者,不建议 D- 二聚体检测。由于 D- 二聚体特异性太差,随着患者年龄的增加,其假阳性率也会增大。队列研究的荟萃分析表明,使用年龄调整后的 D- 二聚体上限值(对于 50 岁以上患者用年龄乘以 10),在不降低其敏感性的基础上会提高特异性。有研究发现,与传统使用的 500μg/L 作为上限值相比,使用年龄调整后的上限值作为判断标准,可在不增加假阴性率的基础上,对排除 PE 的诊断效率由 6.4% 升至 29.7%。

(3) 心电图检查:大多数病例有非特异性的心电图异常。最常见的改变为窦性心动过速。当肺动脉及右心压力升高时,可出现 V_1~V_4 的 T 波倒置和 ST 段异常、$S_IQ_{III}T_{III}$ 征(即 I 导联 S 波加深,III 导联出现 Q/q 波及 T 波倒置)、完全性或不完全性右束支传导阻滞、肺型 P 波、电轴右偏及顺钟向转位等。

(4) X 线胸片:①肺动脉阻塞征,表现为栓塞近端的肺动脉扩张,肺血流减少和肺野透光度增强,扩张的肺动脉突然远端变细,称为 Knuckle 征;②肺动脉高压征及右心扩大征,右下肺动脉干增宽或伴截断征,肺动脉段膨隆以及右心室扩大;③肺炎样浸润状阴影和肺不张,此种浸润性阴影的典型征象多呈楔形,凸向肺门,底边朝向胸膜,合并肺不张或膨胀不全,有肺不张侧可见横膈抬高,有时合并少至中量的胸腔积液。

（5）超声心动图：PE 合并右心室压力负荷增加，心脏超声可以迅速敏捷地检查出肺栓塞并发的右心负荷，这不仅是对肺栓塞早期诊断的手段之一，也是监测溶栓治疗后右心室形态动态变化的方法。PE 的超声心动图可以发现右心室壁局部运动幅度降低、右心室和 / 或右心房扩大、室间隔左移和运动异常、近端肺动脉扩张、三尖瓣反流速度增快、下腔静脉扩张。部分因血栓栓塞的患者，可在右心室、右心房或肺动脉近端发现血栓。

（6）CT 血管造影（CTA）：为诊断 PE 的经典方法。直接征象为肺动脉内对比剂的充盈缺损，伴或不伴轨道征的血流阻断；间接征象有肺动脉对比剂流动缓慢，局部低灌注，静脉回流延迟等。对于临床评估为低到高度可疑 PE 或 PE 可能患者，CT 血管造影正常可排除 PE；CT 血管造影显示肺血管段水平以上的栓子可确诊 PE。

（7）其他：包括乳酸脱氢酶（PE 时升高占 67%）、白细胞（增加）、血沉（增快）、纤维蛋白原、纤维蛋白降解产物、抗凝血酶Ⅲ等化验检查，以及下肢静脉彩超、放射性核素显像、磁共振血管成像（MRA）、血管内超声、血管内镜等检查。

3. 诊断与鉴别诊断

（1）诊断：在有 DVT 表现的患者中，出现上述临床表现，应警惕 PE 的存在。对于怀疑 PE 者应有适当的诊断程序。Charles 等提出的按病情稳定和不稳定分类，采取不同的诊断方案，具有一定的临床应用价值。该方案对稳定者采用 CTA 为基础的诊断方案。对不稳定者采用静脉加压超声检查为基础的方案，并且未将 D- 二聚体引入诊断程序。这是由于许多重症患者伴有凝血和炎症反应被激活，导致 D- 二聚体检测大幅波动，对诊断无确定性意义。但是 D- 二聚体阴性对排除 DVT 引起的 PE 具有可靠意义。

（2）鉴别诊断：主要需与冠心病进行鉴别，且可能和冠心病同时存在，必要时可进行心肌酶学、冠脉造影检查；此外，还应与肺炎、原发性肺动脉高压、主动脉夹层、其他原因所致的胸腔积液、晕厥、休克等进行鉴别。

4. 诊断策略

（1）临床可能性评估：尽管 PE 的症状、临床表现和常规检查缺乏敏感性和特异性，但综合临床判断和预测评分两个方面可帮助区分 PE 的疑似患者，并在行特殊检查前初步估计 PE 的可能性，这样可提高 PE 的确诊率。在特殊检查后（如 CT 检查后）PE 确诊的概率不仅取决于诊断性检查本身，还取决于特殊检查前的评估，后者已成为所有 PE 诊断流程中的重要环节。具体肺栓塞危险指数评分见表 6-3-1、表 6-3-2。

表 6-3-1　肺栓塞临床可能性评估（Wells 评分简化版）

临床特征	分值
既往 PE 或 DVT 病史	1
心率 ≥ 100 次 /min	1
过去 4 周内有手术或制动史	1
咯血	1
癌症活动期	1
DVT 临床表现	1
其他鉴别诊断的可能性低于 PE	1

注：0~1 分为可能性小；≥ 2 分为可能

表 6-3-2　肺栓塞临床可能性评估（Geneva 评分简化版）

项目	分值
既往肺栓塞或 DVT 病史	1
心率 75~94 次 /min	1
心率 ≥ 95 次 /min	1
过去 1 个月内手术史或骨折史	1
咯血	1
肿瘤活动期	1
单侧下肢痛	1
下肢深静脉触痛和单侧肿胀	1
年龄 > 65 岁	1

注:0~2 分为可能性小;≥ 3 分为可能

（2）诊断流程

1）伴有休克或低血压症状疑似高危 PE 的诊断流程:疑似高危 PE 是可迅速致死的危险状态,休克或低血压症状往往提示病情危重。该类患者临床诊断率很高,鉴别诊断包括急性瓣膜功能不全、心脏压塞、急性冠脉综合征和主动脉夹层。首选检查为床边经胸超声心动图检查,若急性肺栓塞引起患者血流动力学失代偿改变,超声可发现急性肺动脉高压和右心功能不全的表现。对于极度不稳定患者,超声心动图一旦发现右心室功能不全,应立即执行再灌注治疗,而无需进一步检查(图 6-3-1)。

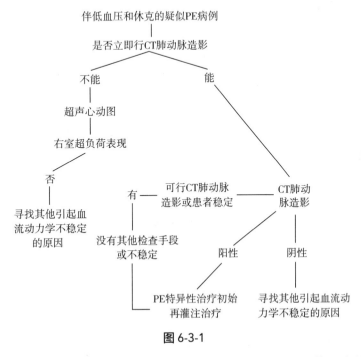

图 6-3-1

2）不伴有休克或低血压症状疑似 PE 的诊断流程:血浆 D- 二聚体测定结合临床评估是重要的初筛检查,可排除大约 30% 的患者,这类患者即使不接受治疗,3 个月内栓塞性事件发生概率 < 1%。临床高度怀疑 PE 的患者不需 D- 二聚体检测,因其阴性预测率较低。D-

二聚体的测定亦不适用住院患者,因需多次检测方能得到临床相关的阴性结果。在绝大多数中心,多排 CT 肺动脉高压造影是 D- 二聚体升高患者的二线检查,也是高度怀疑 PE 患者的一线检查。CT 肺动脉造影在肺动脉段以上水平的栓塞中诊断价值较高(图 6-3-2)。

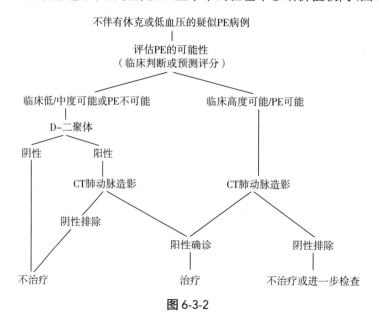

图 6-3-2

三、康复评定

1. 功能障碍与康复评定

(1)呼吸功能障碍:主要表现为呼吸困难、气促、咳嗽、咯血等,常用的评定方法包括肺功能检测、呼吸困难评定、呼吸功能改善程度评定、支气管分泌物清除能力评定等。

(2)循环功能障碍:主要表现为心悸、心动过速、休克等,常用的功能评定方法包括心功能评定、心电运动试验、心电图、动态心电图等。

(3)其他:包括运动功能障碍、心理障碍、活动和参与受限等及相关的康复评定,详见相关章节。

2. 预后评估

(1)临床指标:肺栓塞严重指数(PESI)是目前被证实的可有效预测 PE 预后的较好指标(表 6-3-3)。

表 6-3-3 肺栓塞严重程度指数(PESI 简化版)

临床指标	分值
年龄 > 80 岁	1
癌症	1
慢性心力衰竭和 / 或慢性肺部疾病	1
脉搏 ≥ 110 次 /min	1
收缩压 < 100mmHg	1
动脉血氧饱和度 < 90%	1

注:0 分为低危;≥ 1 分为中危

（2）超声心动图和 CT 对右心室的影像学评估：超声心动图评估 PE 风险的指标包括右心室扩大，右心室 / 左心室直径比值增高，右心室游离壁运动功能减退，三尖瓣反流速度增加，三尖瓣环收缩期位移（TAPSE）下降等。除右心室功能不全，超声心动图还可明确有无卵圆孔水平右向左分流以及右心栓子，此两种情况都和急性 PE 患者死亡率增加相关。CT 观察四腔心形态时若发现右心室扩大（舒张末期直径，与左心室相比较），提示右心室功能不全。

（3）实验室检查：常用的实验室评估指标包括 B 型钠尿肽（BNP）、心型脂肪酸结合蛋白（H-FABP）等。BNP 的水平对早期死亡率的阳性预测价值较低。然而，低水平 BNP 可预测患者短期转归良好，阴性预测价值较高。研究表明，对于血压正常的 PE 患者，BNP 上限设定为 600pg/ml 与患者预后关联性最好。H-FABP 是一种心肌损伤早期标志物，能够评估 PE 患者的 30 天预后情况。

四、康复预防与治疗

（一）康复预防

1. 一般措施 鼓励患者多饮水，以稀释血液，同时注意胆固醇摄入量，可适量饮茶及多摄入大蒜、黑木耳、新鲜果蔬，注意控制体重、戒烟及保持心态平稳；避免输入对静脉壁有刺激的溶液，早期拔除静脉插管，积极治疗静脉曲张及静脉血栓；在手术或处理外伤时，对邻近四肢或盆腔静脉周围组织应多加保护，避免损伤；选择合适的麻醉方式，尽可能避免全麻；缩短手术时间，术中减少对股静脉的扭曲及下肢大幅度屈曲、内旋、内收位的时间；避免长期使用止血药物；对术后、产后或慢性疾病长期卧床者，应鼓励患者进行下肢抬高等，并做肢体按摩、深呼吸和咳嗽动作以促进静脉回流；下肢活动应循序渐进，避免突然下蹲或起立。对于下肢深静脉血栓形成患者，在血栓形成后的 1～2 周内及溶栓治疗的早期，应绝对卧床休息，床上活动时避免动作过大，禁止按摩、挤压或热敷患肢，应保持大便通畅，避免排便导致的腹压过度增加。

2. 物理预防

（1）足底静脉泵：足底静脉泵是以外力模拟下肢肌肉收缩，对下肢的肌肉起到被动挤压作用，促进静脉回流，防止血液瘀积在深静脉内，从而达到预防深静脉血栓形成的作用。

（2）间歇充气加压装置：是根据加压的部位、气囊的数量、压力大小、加压频率、膨胀时间的不同而略有不同。其机制主要是通过可充气的气囊间歇性充气，使下肢和足底静脉受压，从而增加静脉回流，减少血液瘀滞；间歇性加压使静脉血通过静脉瓣时发生湍流，防止血流瘀滞，而静脉瓣正是血栓形成的始发点；间歇性加压促使内皮细胞因子的释放，抑制血小板聚集；促使内皮细胞释放尿激酶、组织纤溶酶等，加速纤维蛋白的溶解。

（3）梯度压力袜：可增加下肢远近端压力阶差，增加静脉回流，减轻静脉血流瘀滞状态。

（4）其他：包括踝泵运动、下肢主被动活动、腓肠肌电刺激等。

3. 药物预防 主要是对抗血液的高凝状态，防止血小板聚集。①右旋糖酐：具有抗血栓形成的作用，可使血栓形成的发生率中度降低，其不良反应有增加出血倾向、过敏和过度扩容引起肺水肿，现已不常用。②小剂量肝素：对手术时间超过 30 分钟者，可给予预防性抗凝治疗，使用肝素前应监测部分凝血活酶时间及血小板计数，对过敏、凝血功能缺陷、严重高血压及出血倾向者禁用，且一般不用于脑部、眼及脊髓术后的预防。③低分子肝素：能快速持续地抗血栓形成，具有改善血流动力学、生物利用度高、半衰期长、出血危险性低等优点。

应用标准剂量时无需实验室监测。④华法林：和维生素 K 竞争性地与酶蛋白结合，阻碍维生素 K 的利用而抗凝。在整个治疗过程中的凝血功能监测应使国际标准化比值维持在 2~3。应注意其不良反应为出血，老年人、潜在的消化道病变或肾脏病变等应慎用。⑤其他：如阿司匹林、氯吡格雷等，可减少血小板中血栓素的生成而抗血小板聚集及抗血栓形成。

4. 手术预防　放置下腔静脉滤器是预防 PE 较为有效的方法，可使 PE 的发生率由 60%~70% 降至 0.9%~5%，但对 DVT 本身无治疗作用。永久性的下腔静脉滤器虽可降低 PE 再发的风险，但会增加 DVT 的风险。目前仅推荐在有抗凝治疗禁忌或静脉血栓栓塞症复发率极高的情况时使用，妊娠妇女在分娩前有大面积肺栓塞史亦可使用，但均应在抗凝治疗后立即取出滤器。

（二）康复治疗

1. 急救治疗　对于急性 PE 患者要注意全身情况，严密监测呼吸、血压、心率、静脉压、心电图及血气的变化；保持安静，绝对卧床，避免用力防止栓子再次脱落，必要时给予吗啡、哌替啶等止痛；吸氧可提高氧分压，对合并严重呼吸衰竭可使用经面罩无创机械通气或经气管插管机械通气，应避免气管切开，以免在抗凝或溶栓过程中局部大量出血，同时应维持心肺功能，抗休克和纠正心律失常。

2. 抗凝治疗　抗凝治疗的目的在于预防肺动脉血栓的周围出现血栓延伸，抑制由血栓所致的神经、体液因素的过度分泌，防止静脉血栓进展。抗凝治疗初期使用肝素、低分子肝素等肠外抗凝药物（使用 5~10 天），以后用华法林（该药起始治疗时需与肠外抗凝药物进行重叠）维持，或可以应用新型口服抗凝药物重叠治疗，如达比加群酯或依度沙班，还可以直接选用利伐沙班或阿哌沙班起始口服治疗，标准的抗凝疗程至少为 3 个月。随着治疗指南的发表，利伐沙班、达比加群酯和阿哌沙班在欧洲已被批准用于治疗静脉血栓栓塞症。无近端肺动脉受累的 PE，且无下肢近端 DVT 患者，若血栓后综合征复发风险低，建议临床观察；若血栓后综合征复发风险高，建议初始即抗凝治疗。

3. 溶栓治疗　急性 PE 治疗的最终目标是去除血栓，溶栓治疗能够改善深静脉瓣的功能，改善肺毛细血管的弥散能力，增加肺毛细血管容积。高危（存在持续动脉压下降或休克）PE 患者是静脉溶栓治疗的指征。相比单独应用普通肝素，急性 PE 溶栓治疗可以更快地恢复肺血流灌注。早期解除肺血管阻塞可以使肺动脉压力和阻力快速下降，同时可以改善右心室功能。在应用链激酶或尿激酶溶栓治疗时应停用普通肝素，但如果应用重组组织型纤溶酶原激活剂（rt-PA）则可以继续使用普通肝素。在溶栓治疗开始时，应用低分子肝素或磺达肝癸钠的患者，应在停止注射低分子肝素（每天 2 次）12 小时后，或者停止注射低分子肝素或磺达肝癸钠（每天 1 次）24 小时后再使用普通肝素。考虑到溶栓治疗的出血风险及其可能终止或逆转肝素抗凝效果，溶栓治疗结束后继续使用普通肝素几个小时，再改用低分子肝素或磺达肝癸钠。

4. 手术治疗

（1）血栓切除术：肺血栓切除术是一个相对简单的操作技术。有研究证实，在血流动力学出现障碍前，快速进行系统性及个体化适应证评估后的围手术期病死率为 6% 或者更少。

（2）经皮导管介入治疗：介入治疗的目的是通过清除阻塞主肺动脉的血栓，从而使右心室功能恢复，进而改善症状和生存率。对于有溶栓治疗绝对禁忌证的患者，介入治疗可以选择猪尾导管或漂浮导管碎栓术、流变血栓切除术、血栓抽吸术、血栓旋磨切除术。没有溶栓绝对禁忌证的患者，首选经导管局部溶栓。

5. 呼吸训练　呼吸训练主要针对病情稳定的 PE 患者,训练的目的在于改善换气,改善肺部及胸部的弹性,维持和增大胸廓的活动度,强化有效的咳嗽,强化呼吸肌,改善呼吸的协调性,缓解胸部的紧张,增强患者的体质。常用的训练方法包括缩唇呼吸法、腹式呼吸法、部分呼吸法、呼吸肌强化训练法、上部胸廓辅助呼吸法、下部胸廓辅助呼吸法、一侧胸廓辅助呼吸法,以及利用本体感觉、视觉反馈、听觉反馈、易化技术的辅助呼吸训练方法等。训练应尽可能在安静的环境中进行;训练前充分向患者说明呼吸训练的目的和合理性,指导患者尽可能保持全身放松的良肢位;训练开始时,不要让患者长呼气,这是导致呼吸急促的原因;吸气初期,不要让患者呼吸辅助肌收缩;对仍存在呼吸困难的患者,首先考虑辅助呼吸法,并注意维持呼吸的通畅;不要让患者努力地呼吸,呼气时必须有意识地放松。

6. 运动疗法　常用的运动疗法包括放松训练、胸廓的放松训练、步行训练、活动平板训练、四肢 / 躯干的肌力训练、日常生活活动训练等。运动的强度主要由患者的自觉症状、心率、呼吸频率、血氧饱和度、耗氧量等的指标综合判断决定。简单的运动处方是把喘息和疲劳感等自觉症状作为 Borg 分级的指标进行使用。制定运动处方首先要选择合适的运动方式,然后确定运动强度(包括确定目标心率、运动频率和运动时间)。运动中尽量采用缩唇呼吸或腹式呼吸,出现呼吸困难时在各运动中做 1~2 次腹式呼吸。携带氧气运动时,注意氧流量的调节。

(1) 放松训练:包括床上体位变换、坐位练习、床边站位练习、床边步行练习等。训练前预先有必要增加氧浓度,当患者主诉呼吸困难时,不要增加运动量。观察生命体征变化时,应终止训练。

(2) 胸廓的放松训练:主要目的是增加胸廓的活动度,可进行躯干的前屈、侧屈和旋转运动。

(3) 步行训练:步行时采用腹式呼吸行走,可以用计步器,运动量以训练前一周的平均值为指标开始,500 步 / 周逐步增加,目标是达到 5 000~6 000 步 /d。

(4) 活动平板训练:此训练可增加下肢肌力和运动耐力,改善呼吸循环系统功能。负荷量与距离、倾斜度有关。运动时步行速度最好不要变化,因为速度变化会引起呼吸和行走节奏的变乱。运动负荷量应在心率控制在 120 次 /min 以下,没有心律失常、呼吸困难的症状,测出最大距离后,按照其 60%~80% 开始,每周增加 50~100m 的负荷,行走 1 000m 以上再增加倾斜角度。

(5) 其他:包括四肢 / 躯干肌力训练、日常生活活动训练等。目前都是增加患者运动量,减少日常生活中的呼吸困难和痛苦。

7. 心理干预　PE 患者多会存在明显的心理障碍,包括紧张、焦虑、沮丧等,适当的心理干预是 PE 康复的重要内容,如通过肌肉放松、瑜伽、气功等技术完成放松训练;可选择一些放松精神和心灵的音乐使患者舒缓焦虑情绪。放松训练应该整合到患者的日常生活中去,以控制呼吸困难和疼痛等。

(倪朝民)

第七章

重症相关的肌肉骨骼问题

第一节　ICU 获得性肌无力的康复

一、概述

(一) 定义

重症监护病房获得性肌无力(intensive care unit-acquired weakness, ICU-AW)是危重患者因感染、创伤、手术和烧伤等因素引发的严重和长期的,以肢体肌力减弱为主要表现,除疾病本身无其他原因可以解释的一类并发症。随着诊治水平的不断提高,ICU 患者的死亡率明显下降,但 ICU-AW 的发病率逐年增加。在机械通气 5~7 天的患者中,有 26%~65% 的患者在苏醒后发现存在 ICU-AW,其中有 25% 的患者在苏醒 7 天后仍保持肌无力。在长期机械通气(≥10 天)的患者中,ICU-AW 的发病率高达 67%。

(二) 高危因素及危害

据美国胸科学会临床实践指南报道,ICU-AW 高危因素较多,包括败血症、急性呼吸窘迫综合征(ARDS)、多器官功能障碍综合征(MODS)、长时间制动、高血糖、肠外营养、高龄及呼吸机相关膈肌功能障碍等。

肌无力可延长患者的机械通气时间和住院时间,增加患者出院后的死亡风险,并长期影响患者出院后生活质量。

(三) 临床分型

ICU-AW 是一类神经肌肉疾病,包括危重症多发性神经病(critical illness polyneuropathy, CIP)和危重症肌病(critical illness myopathy, CIM)。CIP 是一种影响肢体和呼吸肌肉轴突末梢感觉和运动的多发性神经病,尤其以败血症和 MODS 为多;而 CIM 主要指危重症患者发生周围神经、神经肌肉接头和肌肉的损害。

两者通常并存,共同导致危重患者肌无力甚至肌肉萎缩。30%~50% 的危重患者发生 CIP 或 CIM,重症监护室(ICU)住院 7 天以上患者 ICU-AW 发病率可达 49%~77%。

(四) 临床特征

CIP 和 CIM 的主要临床特征:患者初期活动迟缓,对称性肌无力,软瘫伴深反射减弱;后期严重时四肢瘫痪,深反射消失,肌萎缩。与多数肌病不同的是,ICU-AW 同时发生在远心端和近心端肌肉,下肢较上肢影响更大,近端较远端影响更大;且面部和眼部肌肉很少受累。因此 ICU-AW 患者对疼痛等刺激常表现为痛苦表情,但不伴随肢体运动,腱反射可减弱。患者对疼痛、温度及振动的敏感性降低或消失,但在临床上不易评估。

自主神经功能障碍,包括周围和中枢交感神经系统和副交感神经系统。ICU-AW 患者常在异常 R-R 变异、冷脸试验、活检皮肤汗腺去神经化、皮肤皱纹试验中表现为阳性。

（五）发病机制

虽然目前已进行过多项研究，但 ICU-AW 的具体发病机制仍不明确。研究表明，ICU-AW 导致肌肉蛋白合成减少，肌肉分解代谢增加，肌肉质量减少，肌肉力量减少。ICU-AW 引起肌萎缩的显著特征是肌球蛋白和肌球蛋白相关蛋白丢失，这不同于慢性疾病引起的肌萎缩。根据目前重症疾病急性阶段和短期动物模型（数周内）的研究结果显示，在疾病的急性阶段，肌群的降解代谢大量上调。在 ICU 环境中，促炎因子（如 TNF-α，IL-1 和 IL-6）及机械静息等刺激可通过信号通路增加泛素蛋白酶体系统（ubiquitinproteasome system，UPS）的活性而导致肌肉萎缩。此外，一项队列研究显示，对于 ICU 幸存者，转出 ICU 后其肌纤维蛋白水解并不会持续进行，但其肌肉变得肥大的能力受损及卫星细胞减少，导致其萎缩的肌肉在出院 6 个月可发现肌纤维横截面积减少。

（六）诊断

目前还没有普遍接受的 ICU-AW 诊断标准，包括如何及何时进行诊断。目前的指南建议在床旁使用英国医学研究委员会（medical research council，MRC）量表评分作为诊断 ICU-AW 的工具，MRC 为 6 级肌力评定法，每级评分 0~5 分，通过双侧上肢（伸腕、屈肘、肩关节外展）及双侧下肢（足背屈、伸膝、屈髋）肌力对运动功能进行评价，MRC 总分范围 0（四肢瘫）~60（肌力正常）分。如果小于 48 分可诊断 ICU-AW。其他肌力评估方法包括手持测力和握力器。但这些方法均需患者清醒、配合良好，且不能明确肌力下降的原因，无法区分 CIP 及 CIM，故存在其局限性。

肌纤维活检是诊断 CIP 和 CIM 的"金标准"，CIM 的严重程度与肌球蛋白重链损伤程度有关，CIP 主要与神经源性萎缩有关。活检作为一项有创检查，使用前提是有其他导致肌病的因素（如多发性肌炎）存在，故临床组织学活检使用受限。微创下使用探针经皮穿刺活检，能在患者肌球蛋白/肌动蛋白比例下降时迅速诊断 CIM。

生物标志物的使用可以使未来的新疗法有更好的靶向性。在 ICU-AW 患者中肌酸激酶可能升高，但其特异性及敏感性均较差。ICU-AW 患者的血浆神经丝水平（轴索损伤的生物标志物）也可能升高，峰值神经丝水平对 ICU-AW 有较好的鉴别能力，但这一峰值仅发生较晚，无法进行早期诊断。

（七）鉴别诊断

ICU-AW 患者多无原发的神经肌肉病变，且在 ICU 住院前无肌无力的症状，是 ICU-AW 与其他疾病导致肌无力的主要鉴别点。其他鉴别诊断包括急性横断性脊髓炎、硬膜外脓肿、脊髓梗死、创伤性脊髓损伤等可导致全身性肌无力的疾病，此类患者多有中枢神经系统外伤或感染，直接导致神经功能异常。

二、康复评定

（一）病情评估

病情评估由高年资医师完成，内容包括神经、呼吸、循环等系统情况，通过评估选择康复治疗的运动方式。

（二）康复锻炼评估

康复锻炼评估由康复医师与物理治疗师完成，内容包括关节活动度、肌力、肌张力与肌肉耐力、日常生活能力（activities of daily life，ADL）等。

三、康复治疗

1. 原发病的治疗。

2. 健康教育 对清醒患者,讲解病情及自身情况,鼓励患者以积极的态度进行康复治疗,并向患者及时反馈生命体征的信息,转移患者的注意力,适当增加患者家属短时间探视频率,有预见性地解决患者的心理障碍,消除恐惧感。

3. 运动治疗 康复锻炼应尽早进行,早期康复训练的前提是患者生命体征平稳,无康复禁忌证,入院48小时内就应开始。

早期康复方式:呼吸肌训练及肢体训练(床上被动活动关节→床上主动活动关节→床边主动活动→协助离床活动)5d/周,每次锻炼时间根据患者的具体情况定。只有在完成上阶段训练后,才进入下一阶段。如果在康复过程中患者不能耐受,或是病情有变化趋势,立即停止活动。

(1)呼吸肌训练:呼吸肌无力导致呼吸机依赖,而呼吸机依赖进一步加重呼吸肌无力。呼吸肌的训练尤其是吸气肌训练(inspiratory muscle training,IMT)可改善患者呼吸泵功能,训练方法包括腹式呼吸、呼吸控制及阈值压力训练等,每周进行3~5次,每次20~30分钟的IMT训练。

(2)四肢关节被动运动:昏迷或持续镇静及四肢肌检查<3级的患者,当肌力为0级时,被动活动各个关节及各个方向的运动5~8个/组,每次做2组,不超过正常活动度的1/2,2次/d;当肌力为1~2级时,被动活动各个关节及各个方向的运动5~8个/组,每次做2组。全范围关节活动度训练,2次/d。

(3)四肢关节主动运动:握拳和双上肢上举练习,双下肢屈曲90°,直腿抬高30°,两腿交替练习,5~10min/次,3次/d,并每隔2小时翻身侧卧,从床上坐直,即床头抬高,鼓励患者按照上述方法进行主动运动,维持坐姿20min/次,3次/d。随后,在病情允许的情况下,逐渐抬高床头至半坐位,运动方法同上。

(4)床边坐立:清醒及上肢肌力>3级患者,给予背部支撑在病床边坐,首次10分钟,耐受者逐次增加至20min/次,2次/d。

(5)坐床边椅上:患者清醒,可将患者扶到床边椅上或使用专用起重仪,根据患者肌力调整座位角度,首次锻炼时间1小时,2次/d,耐受者逐渐增至2h/次。有条件者,同时添加下肢肌力锻炼方式,如床边脚踏车锻炼。

(6)床边站立:患者身躯及下肢肌力能耐受站立,但不能行走,可提供上臂支持的仪器,并协助患者在床边站立。患者有严重的神经肌肉萎缩,没有支撑无法站立时,使用"站立床"帮助患者站立,10~30min/次,2次/d。

(7)行走:患者肌力≥4级,物理治疗师、医生、护士共同组织协调,可协助患者在病房内行走,2次/d,行走距离根据患者耐受程度而定。

(8)功率自行车:功率自行车可为ICU中镇静或清醒等状态的卧床患者,提供被动、主动辅助和主动抵抗运动。研究显示,每天20分钟,每周5天的功率自行车运动可增加患者的股四头肌力量,提高自我认知功能状态,并增加其功能锻炼能力。

4. 物理因子治疗 肌肉电刺激(electrical muscle stimulation,EMS)疗法以低频脉冲电流刺激肌肉群,促进其收缩功能的恢复,对重症患者肌肉含量和肌力有保护作用,是患者主动活动的替代疗法。

EMS具有抗炎作用,可改善微循环和线粒体功能,促进葡萄糖氧化和抗氧化酶的释放。

新近研究显示,EMS不仅能保护直接刺激的肌肉,还对未受到刺激的肌肉群产生保护作用。

有研究表明,重症患者每天接受55分钟EMS治疗可避免CIP/CIM加重,缩短机械通气时间和住院时间。

(何成奇)

第二节　重症相关骨与关节问题的康复

重症患者在治疗过程中时常遇到骨关节的一些问题,如骨折、截肢、筋膜室间隔综合征,而重症患者在治疗过程中也常遇到骨关节并发症的问题,其中关节挛缩、异位骨化、骨质疏松最为常见,而这些骨关节疾病将会对重症监护的患者不管是在治疗的急性期还是以后的慢性期造成不同程度的伤害,因此在重症监护期间如何防治患者骨与关节相关的损伤与并发症十分必要。

一、常见骨关节问题

(一)骨折

1. 定义　骨或骨小梁的完整性和连续性发生断离。

2. 危险因素及发生原因　常发生于房屋倒塌、坠落、建筑事故、交通事故等外伤或地震、山体滑坡等灾难之中。

3. 分类　①根据骨折的稳定性,分为稳定性骨折和不稳定性骨折;②根据骨折周围软组织损伤程度可分为闭合性骨折和开放性骨折;③根据导致骨折的原因,可分为外伤性骨折和病理性骨折。

4. 临床表现　骨折的一般表现:局部疼痛、肿胀和功能障碍。骨折特有体征:①畸形;②异常活动;③骨擦音或骨擦感。

5. 处理与预防

(1)伤口处理与抗生素:术后冰敷可防止术中和术后的血肿,伤口需用密封性敷料包盖以防止污染。预防性输注抗生素。

(2)液体管理:术后早期、仔细的液体管理是获得良好功能结局的关键。测量尿量是监控补液的最佳方式。

(3)压疮预防:早期手术、定期变换体位和早期活动是预防压疮的最好办法。压疮的危险因素如尿失禁、疼痛、体重过轻或体弱均应考虑到。患者应放置在低压床垫上,每天检查皮肤是否有发红和水疱。可用Barden量表评估和检测压疮。

(4)血栓预防:早期手术和早期活动是预防血栓和肺栓塞的关键。气动血液循环加压、弹力梯度袜均可预防血栓形成,但气动血液循环加压将患者限制于床,压力梯度袜穿着困难,可导致足部溃疡。术后应用低分子肝素28~35天可减少血栓发生率,但也有出血、伤口愈合并发症和血小板减少的风险。应结合机械性和药物性预防措施的利弊,个体化选择。

(5)运动疗法:重点是防止压疮,被动活动以预防血栓,呼吸训练以预防肺炎,慢慢扩展到减轻水肿的关节被动练习。包括主动和被动运动、神经生理技术、器械练习、呼吸练习和放松练习;依据个人的身体状况和手术类型,可采用不同的技术:等长运动、被动活动、抗阻运动、步态训练、指导式运动。受累关节的关节活动范围和健肢的肌力是治疗的重点。运动疗法不仅可提高患者的总体功能,亦可改善患者情绪,重获信心。单一关节的灵活性和全身活动能力必须同时进行训练。

(6) 物理因子疗法:目的是减轻疼痛、改善功能、降低肌张力、促进组织和器官营养,并通过淋巴回流减轻肿胀。理疗可分为水疗、热疗、电疗、磁疗等,需注意心肺疾病不能应用热疗,心脏功能不全禁用淋巴回流,体内有金属置入物禁用电疗、磁疗。

(7) 作业疗法:目的是训练正常的运动模式和生理功能,减少病理性的异常运动模式。主要包括:精细运动和综合功能训练、关节功能的恢复和提高、残疾和老年人辅助用具的咨询和使用训练、日常生活活动能力训练和感觉运动功能训练。

(8) 心理支持:许多骨折患者创伤后有应激反应和焦虑。个人和团体训练有助于患者面对这些恐惧,并学会克服这些问题的行为策略。

(二) 截肢

1. 定义　截肢是指由于手术切除、先天性或自发原因引起的、肢体或有皮肤覆盖保护的身体部分或完全缺失。一般从横断面上进行截肢,部分截肢时也可以从纵切面上进行操作。

2. 危险因素及发生原因　上肢截肢的最常见原因是外伤,其造成的截肢所占比例为50%~89.8%。第二位原因是肿瘤。上肢截肢最常见的是手指截肢。机械、电力工具、爆炸、自我造成的损伤和袭击,尤其是电动工具是外伤性截肢最常见的原因。大多数患者接受上肢截肢时的年龄为20~50岁。男性比女性发生外伤性截肢有更大的风险。血管因素是下肢截肢的主要原因(54%),外伤是引起下肢截肢的第二位常见原因,然后是肿瘤。

3. 分类

上肢截肢分为:肩部截肢、上臂截肢、肘部截肢、前臂截肢、腕部截肢、手掌与手指截肢。

下肢截肢分为:半骨盆切除、髋部截肢、大腿截肢、小腿截肢、足部截肢。

4. 临床表现与诊断　截肢患者术后或者创伤后结局为失去肢体。因此,患者可能出现一系列相关临床表现,如幻肢感觉、幻肢痛、残肢痛和手术本身引起的疼痛。

5. 处理与预防

(1) 伤口及瘢痕处理:使用软质绷带或去除伤口引流后行早期假肢适配,这两种方法都可以利用假肢保护伤口,并可能减少幻肢痛;瘢痕按摩可以防止僵硬,使其相对不那么敏感;紫外线、激光等物理因子应用可促伤口愈合;超声波、蜡疗、磁疗可软化瘢痕、松解粘连,配合运动疗法改善关节活动范围。

(2) 水肿的控制和残端塑形:通过抬高残肢和活动残留的近端关节可以减轻水肿。吸引器去除以后必须即刻使用梭织的弹性绷带,采用八字结缠绕法以便使远端压力加大,近端压力较小。目标是让患者或患者的家属能独立穿脱压力衣。残肢加压包扎也可进行残端塑形,使残端易于假肢适配。即使是施行关节离断术的患者,绷带包扎也必须超过紧邻的近端关节。红外线、微波、蜡疗等物理因子疗法可改善循环,减轻水肿,促进伤口愈合。

(3) 脱敏疗法:使用按摩、加压、接触不同材质进行脱敏疗法,使残端皮肤拥有正常敏感度,能够耐受与假肢接受腔的接触。

(4) 疼痛控制:截肢后患者可能会经历残肢痛、幻肢痛、幻肢感觉及肢体一般意识的缺失。无论何种类型疼痛,必须在手术后立即采用各种不同药物和方法进行处理。例如手术后立即使用患者自控性镇痛泵,随后可口服非甾体抗炎药和其他镇痛药。对于幻肢痛患者,可以选择抗抑郁药、抗惊厥药和镇静止痛类药物。临床经验表明,经皮神经电刺激(TENS)、冰敷、按摩和脱敏治疗也是有效的。

（5）关节活动范围和肌力：实现独立和使用价值很重要的基础是所有保留的关节拥有全关节活动范围以及所有保留的肌肉拥有适当的力量、耐力和灵活性。术后第 1 天即可开始被动和主动练习。为了使用自身力源假肢，最重要的是患者双侧肩胛带有良好的活动性。代偿运动的方式取决于具体任务。

（6）活动和参与：术后即刻或早期佩戴假肢能提高患者接受能力，有利于功能重建。作业治疗师和矫形器师可以做简单的改造，如使用一脚蹬鞋、尼龙搭扣鞋、有半硬质塑料夹子的餐具等，使患者能独立完成日常生活。作业治疗师还需教会患者如何使用一只手完成活动。

（7）心理问题：截肢者抑郁症的发生率为 18%~35%，有截肢相关疼痛的患者更易患抑郁症。抑郁症需区别于悲伤反应和术后调整期。截肢以后患者身体结构的完整性出现永久性不可逆的丧失，最初患者经历的都是持续一段时间的心理休克期或否认期，随后出现"强烈的恢复意愿"，最后经历的就是对自身形象的重新构建，整个心理恢复过程可能需要经历 18 个月之久。心理支持是患者能产生正确适应性改变的重要因素，具体形式可以是心理治疗和针对患者本人、照料者和家庭进行心理教育，可以以个人或小组治疗的形式进行。必要情况下，针对抑郁或焦虑要采取特殊的心理干预措施。

（三）筋膜室间隔综合征

1. 定义　由骨、骨间膜、肌间隔、深筋膜等组成的所有密闭的解剖空间即筋膜室内，任何原因造成的组织间隙压力超过灌注压，导致筋膜室内组织（如肌肉神经组织等）因急性缺血坏死、神经麻痹、坏疽、横纹肌溶解所致肢体功能障碍、器官功能衰竭甚至危及生命的一系列综合征。

2. 危险因素及发生原因　最常见于四肢创伤后，特别是合并长骨骨折，好发部位为前臂和小腿，其次是手、足、大腿。其特点是诱因多样，发展迅速，常伴发于重物挤压导致的四肢骨折或合并软组织损伤、四肢血管损伤或肢体过度活动所致血肿、烧伤、骨科外固定器械使用不当，髓内钉手术后，以及多种原因造成的肢体长时间受压等。

骨筋膜室综合征在上肢最好发生于前臂掌侧及背侧筋膜间隙；下肢好发生于胫后深间隙及胫前间隙，其次为胫后浅间隙。前臂桡侧肱桡肌间隙及小腿外侧、腓骨肌间隙，虽然也位于前臂及小腿，但其间隙的骨壁仅是单骨（桡骨或腓骨），而不是骨间膜及双骨，因而该间隙也具有相对可扩展性，发生在该间隙的骨筋膜室综合征较少。手内骨间肌间隙也是可以发生筋膜室间隔综合征的部位。上臂间区及髂腰肌间隙偶有发生。

3. 临床表现　发病一般均比较迅速，严重者大约 24 小时即可形成典型的症状和体征。主要症状体征包括"6P"：疼痛、苍白、感觉异常、麻痹、无脉及皮温异常。

早期呈进行性疼痛，不因肢体固定或经处理而减轻疼痛；肌肉因缺血而疼痛加重，直至肌肉完全坏死之前疼痛持续加重而不缓解，存在向远端放射趋势；肌腹处明显压痛是筋膜间隙内肌肉缺血的重要体征。于肢体末端被动牵拉该肌，如前臂掌侧筋膜间隙综合征时，被动牵拉伸直手指，则引起屈指肌的严重疼痛。由于肌肉损伤肿胀及疼痛而进一步导致主动活动障碍。肢体肿胀是最早的体征，在前臂小腿等处所覆筋膜坚韧，肿胀不甚严重，但皮肤肿胀明显，常起水疱；肢体末端颜色大都正常，微血管充盈时间基本正常，但通过筋膜间隔区动脉搏动常减弱或消失；缺血短时间即可出现神经传导功能障碍表现为受累肢体末端皮温下降、感觉减退、肌力降低、神经传导功能完全丧失，进一步导致支配区感觉完全丧失。屈侧肌肉挛缩较伸侧为严重，故呈屈腕、屈指畸形，尺神经与正中神经支配之手内肌与指感觉麻痹。在小腿，其后侧肌群肌肉丰富,挛缩程度远较胫前肌组为严重,故多呈现固定马蹄内翻畸形。如胫后深间隔的趾屈总肌、长屈肌等挛缩,则为屈趾畸形。由于胫后浅间隔的小腿三头肌并未挛缩,无马蹄畸形。当足下垂时,足趾可以伸直,而于踝背屈时,则屈趾畸形出现,被动不能伸直足趾。

4. 处理与预防

(1) 术前康复:术前保持患肢正确的功能位,最大限度避免功能障碍和畸形,解除挤压因素,制动患肢并适当抬高,置于心脏等高水平;局部禁用按摩和热敷;患肢制动,避免增加组织耗氧量,严密观察患肢末梢血运变化;可加强受累肢体远端的等长肌力训练,预防深静脉血栓等并发症及合并症;加强未受累关节的主、被动活动,避免继发性关节功能障碍。48 小时后局部可予以磁疗、超短波治疗、超声等物理因子治疗消除血肿、止痛等。

(2) 术后康复:术后第 1 天进行以主动运动为主、被动运动为辅的训练,指导患者进行除患肢外各关节的主动活动。患肢训练方法:股四头肌等长收缩 10 秒,休息 10 秒,每 10 次为一组,每天完成 5~10 组;负重训练:根据骨折愈合情况逐渐增加力量;牵引训练:从 5kg 逐渐加至 25kg,3 次 / 周,同时还应做前臂旋转练习。术后应予以局部理疗、肌力增强训练、持续被动运动(CPM)和关节活动训练。因创伤的意外和突然,使患者心理受到极大冲击,导致一系列心理问题,因此应早期进行心理干预,发挥患者的主观能动性,以积极配合治疗。

二、骨关节常见并发症

(一) 关节挛缩

1. **定义**　关节挛缩是指关节主 / 被动活动时关节活动度受限,病因常见于关节本身及其周围的肌肉、软组织、皮肤等的结构改变。关节挛缩会导致 ICU 患者遭受更严重的残疾,同时使其住院周期延长、住院费用增加。有研究报道,对 ICU 出院患者在住院期间发生关节挛缩者,相对于未发生者有着更高的死亡率和致残率。

2. **危险因素及发生原因**　关节挛缩非常重要的一个原因是重症监护患者的长期制动,其中患者在 ICU 里治疗时间的长短也是发病的独立危险因素。与此同时,骨折、神经损伤、肢体肿胀等也是发病的重要危险因素。有临床报道显示,颅脑损伤、脑卒中、脊髓损伤、外周神经损伤、烧伤等因素将导致患者肢体运动功能障碍,这些患者长期处于制动状态,逐渐导致关节活动功能受限和丧失。另外,风湿性疾病、骨关节炎等本身会导致关节活动功能障碍的疾病,将加重关节挛缩。

关节在制动时,关节连接处机械压力减小,将导致关节囊的缩短,滑膜细胞的减少,同时关节囊里Ⅲ型胶原蛋白减少、Ⅰ型胶原蛋白增加,使关节呈现出纤维化趋势。另外,长期制动将导致软骨细胞死亡,细胞外基质减少,最终导致关节退行性改变。

3. **分类**　①肌肉源性:继发于神经病变的肌肉纤维化,例如痉挛;②关节源性:关节内骨折、软骨炎、滑膜炎、半月板和盂唇损伤等;③肌腱源性:肌腱损伤、移位、缩短;④皮肤源性:烧伤、系统性硬皮病;⑤混合源性。

4. **临床表现与诊断**　关节挛缩刚发生时患者通常可无明显疼痛症状,由于重症监护的患者长期处于镇静状态继而缺乏肢体活动,不容易发现关节僵硬及关节疼痛。待发现关节僵硬和疼痛时可能已发生明显的关节挛缩,一旦发生将严重干扰患者的日常活动能力,包括转移、行走、睡眠等,甚至连普通的坐立也会受到影响。关节挛缩的发现往往开始于肌肉骨骼检查,而 ICU 中也容易忽略。特别对于颅脑损伤、脑卒中、脊髓损伤、周围神经损伤、神经肌肉系统疾病的重症患者,被动关节活动度检查尤为重要。除了体格检查,影像学检查将有利于排除可能的鉴别诊断。

5. 处理与预防

(1) 早期活动:ICU 患者早期关节活动是预防关节挛缩的最重要的措施。数据显示,早期活动能够减少重症患者的住院时间、增加其出院比例。对有自主活动能力的患者可根据病情减少或间断使用镇静剂,给予患者肢体主动运动的条件。对于肢体活动能力受限的患者,例如持续镇静、中枢和外周神经损伤的患者,使用被动运动能够有效预防和控制关节挛缩,可采用手法治疗的方式进行关节松动治疗。持续被动运动常常运用于全膝关节置换术后的患者,但对于 ICU 中的患者同样适用。

(2) 牵伸运动:牵伸运动在预防和治疗关节挛缩的作用虽然受到一些质疑,但目前为止仍是最常用的预防和治疗关节挛缩的主要手段之一。牵伸运动包括对体位的摆放、矫形器的使用以及康复治疗师的手法治疗等。例如,偏瘫患者良肢位的摆放能够有效抗痉挛和预防关节挛缩,静态矫形器的使用能够有效地使腕手、足踝功能障碍患者早期预防关节挛缩,动态矫形器的使用可以根据患者病情需要动态调整关节的角度预防挛缩发生。

(3) 药物治疗:痉挛的发生常常会导致关节挛缩加剧。抗痉挛药物的使用,例如口服巴氯芬、替扎尼定、舍曲林,鞘内使用巴氯芬泵,以及肉毒毒素的注射治疗,均可改善痉挛症状。有研究报道,糖皮质激素和酮替芬的使用能够降低关节挛缩的发生率。

(4) 手术治疗:严重的关节挛缩畸形常常不能使用保守方案治疗,可考虑使用关节松解术、肌腱延长术、关节置换术等外科手段处理。

(二) 异位骨化

1. 定义 异位骨化是指在软组织或肌肉中出现成骨细胞并钙化发展成骨。异位骨化的发生将会导致 ICU 患者延长住院时间、遭受长期的肢体功能障碍。

2. 危险因素及发生原因 容易发生异位骨化的独立危险因素包括以下几种:脊髓损伤、骨折、痉挛、制动、压疮等。但即便是没有神经损伤和创伤的重症监护患者依然会发生异位骨化。异位骨化发生的机制未明,但在炎症发生区域常常会导致骨髓间充质干细胞聚集和增殖,一部分间充质干细胞分化为成骨细胞,这是异位骨化发生的细胞学基础。成骨细胞随后沉积于软组织或肌肉区域,发生钙化,逐渐形成异位骨化。

3. 分类 ①神经源性:脊髓损伤、颅脑外伤、急性炎症性脱髓鞘、多发性神经病、肌肉神经阻滞等;②创伤源性:烧伤、骨折、关节手术等;③其他:重症监护患者。

4. 临床表现与诊断 异位骨化最明显的临床表现是伴有疼痛的关节活动度下降。对于昏迷或者持续镇静的患者,体格检查会发现局部红肿、皮温升高等。异位骨化的平均发生时间为 2 个月,但颅脑外伤患者常发生于损伤后 2~3 周,脊髓损伤患者可能发生在损伤后 1~2 个月。异位骨化常常发生于大关节,无外伤的重症患者最常见的受累部位为髋关节、肩关节、膝关节。烧伤患者则容易发生于肘关节、髋关节、膝关节、腕手关节。

血清学标志物和影像学是诊断异位骨化的常用辅助手段。虽然血清碱性磷酸酶升高与异位骨化的关系受到一些争议,但在神经系统损伤、外伤和重症监护患者中发现,2 周左右后血清碱性磷酸酶明显升高,10 周左右为高峰。另外,血清肌酸激酶、血沉、C 反应蛋白也被用于发病时的观察指标。与此同时,影像学的观察也尤为重要,X 线是诊断异位骨化的常用检查手段,但临床研究发现,^{99m}Tc 标记的磷酸三相骨扫描可早于 X 线,平均早 4~6 周。但在使用骨扫描时需注意排除肌肉骨骼肿瘤及软组织感染等使放射性核素摄取增加的原因。

另外，MRI 检查能够较早地对一些特定的重症监护患者发生异位骨化时得出阳性结果。

5. 处理与预防

（1）药物治疗：非甾体抗炎药是公认的预防异位骨化形成和治疗异位骨化的药物，它被认为能够阻止前体细胞的分化和迁移。有研究报道，吲哚美辛能够有效降低脊髓损伤患者发生异位骨化的发生率，能够改善 ICU 中神经肌肉阻滞患者发生异位骨化后的功能。

双膦酸盐类药物能够通过抑制羟基磷灰石取代非结晶磷酸钙、减少成骨细胞数量来阻止骨化发生。有研究报道，颅脑损伤患者使用依替膦酸钠能够降低异位骨化的发生率。另外，依替膦酸钠用于已经发生异位骨化的 ICU 神经肌肉阻滞患者可减轻局部肿胀、改善关节活动度。

（2）放射治疗：放射治疗也是经典的预防和治疗异位骨化的方法，它是通过抑制间充质细胞分化为成骨细胞来抑制异位骨化的发生发展。有临床报道证实，在治疗效果上放射治疗优于吲哚美辛，但又有报道称放射治疗可增加骨折的不愈合率。

（3）手术治疗：对于难以使用保守方案、功能障碍明显的患者，手术切除是治疗异位骨化的有效方法。但由于异位骨化容易复发，因此手术时间的选择尤为重要。

（三）骨质疏松

1. 定义　骨质疏松是指骨密度低于成熟骨量峰值 2.5 倍标准差的临床状态，其分为原发性和继发性。原发性中的 I 型发生在绝经后的女性，Ⅱ 型发生于大于 75 岁的老年人。继发性的发病原因主要为内分泌和代谢异常、营养障碍、系统性疾病、活动减少和重症患者使用的药物。

2. 危险因素和发生原因　一般人群的危险因素包括骨折、类固醇等药物使用、吸烟、饮酒、低体重、类风湿关节炎等。但重症监护患者的发生原因包括以下几类：

（1）制动：制动导致骨分解，造成高钙血症、高尿酸血症，抑制甲状旁腺激素生产，导致维生素 D 合成下降。

（2）维生素 D 缺乏：维生素 D 摄入和吸收减少、肝肾功能低下，导致钙化成骨下降。

（3）激素水平异常：在急性期，垂体应激导致促肾上腺皮质激素增多，使肾上腺分泌增加，皮质醇升高。在亚急性期，垂体功能下降，从而导致生长激素分泌减少、促甲状腺激素分泌减少，最终导致破骨细胞功能异常造成骨吸收。

（4）细胞因子调节：肿瘤坏死因子、白介素 6、白介素 1 升高，使破骨细胞活化，最终导致骨吸收。

（5）药物因素：糖皮质激素的使用抑制成骨细胞增殖，利尿剂的使用导致钙排泄增加。

3. 临床表现　骨质疏松的重症监护患者由于骨密度下降，其骨折风险增加，其中高钙血症的患者可能会发生肌肉骨骼疼痛、嗜睡、疲劳、恶心、多尿等，严重的情况可能发生精神变化，导致心律失常等。

4. 处理与预防

（1）药物治疗：药物治疗是预防与治疗 ICU 患者发生骨质疏松的重要方案，包括维生素 D 和双膦酸盐类药物。研究推荐，持续机械通气的非高钙血症或高尿酸血症患者，每天补充维生素 D2。帕米磷酸盐和骨化三醇可使重症患者的骨吸收标志物减少。

（2）运动疗法：制动是骨质疏松发生的重要原因之一，因此在康复小组指导下，患者安全有效地在病床上主动运动、床旁站立、行走均能有效低骨质疏松的发生率；对昏迷或持续镇静患者，在生命体征达标下进行被动运动、站立也可以达到预防骨质疏松、减轻骨质疏松的效果。

（张长杰）

第八章

重症相关的呼吸问题

第一节　重症患者机械辅助通气的康复

一、概述

(一) 机械通气的定义

机械通气是重症患者呼吸支持和治疗呼吸衰竭的重要手段,是利用机械装置(主要为呼吸机)来代替、控制或改变自主呼吸运动的一种通气方式。其主要目的是为患者提供充足的气体交换,改善通气和氧合,防止机体缺氧和二氧化碳潴留,降低呼吸功。呼吸机见图 8-1-1、图 8-1-2。

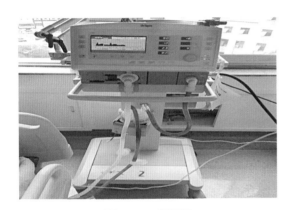

图 8-1-1　呼吸机

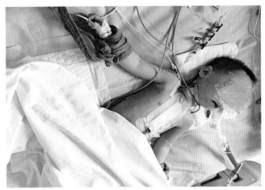

图 8-1-2　重症患者使用呼吸机

(二) 机械通气的分类

1. 机械通气按应用类型分为

(1) 控制性机械通气(CMV):患者不需要用力呼吸或只用很少力气呼吸,主要由呼吸机触发、控制和切换患者的呼吸。

(2) 辅助性机械通气(AMV):患者可以进行一定程度的呼吸情况下,由呼吸机辅助或增强患者的自主呼吸。

2. 按吸、呼气相的切换方式分类

(1) 定压型:呼吸道内压力达到预计值后,呼吸机打开呼气阀,胸廓和肺被动性萎陷或由负压产生呼气,当气道内压力不断下降,呼吸机再次通过正压产生气流,并引起吸气。潮气量受气道阻力及肺顺应性影响较大,但结构简单、同步性能好,适用于有一定自主呼吸、病情较轻的患者。

(2) 定容型:通过正压将预计潮气量送入肺内,达到预计潮气量后,停止供气,进入呼气状态。能提供预定的潮气量,通气量稳定,受气道阻力及肺顺应性影响小,通气量稳定,适用于气道阻力大、经常变动或无自主呼吸的危重患者。

（3）定时型：按照预先设计的吸气及呼气时间供气（目前最常见的控制通气切换方法）。

（4）混合型（多功能型）。

3. 按照通气频率供气

（1）高频通气：通气频率＞120次/min。

1）优点：低气道压，低胸内压，对循环影响与常规通气相似，需密闭气道。

2）缺点：不利于二氧化碳的排出。

3）分类：高频正压通气、高频喷射通气、高频振荡通气、高频叩击通气。

（2）常频通气：通气频率＜60次/min。

4. 按工作原理分类

（1）有创正压通气：是指通过建立人工气道（经鼻或经口气管插管、气管切开）进行的正压机械通气方式。

（2）无创正压通气：是指不需建立人工气道进行的正压机械通气方式，临床多应用口鼻面罩或鼻罩进行正压通气，另外也有采用全面罩、鼻塞等方式进行正压通气治疗。

（三）呼吸功的定义及影响因素

1. 呼吸功　呼吸肌克服呼吸系统的弹性阻力（肺组织、胸壁和腹腔）和非弹性阻力（气道阻力、流速）所做功的总和。

2. 影响因素

（1）患者因素：肺疾病的部位、自主呼吸水平、呼吸动力改变、心血管功能失调、镇静程度。

（2）呼吸机因素：机械通气方式和设置、人机同步水平。

二、各系统评定及临床并发症

长期机械通气会导致患者呼吸肌无力、呼吸机依赖、情感障碍、认知障碍、肢体功能障碍等。康复医师与治疗师应在对患者多方面进行动态评估的情况下，为患者量身定制个体化的机械辅助通气下的康复方案，尽早进行康复治疗，最终帮助患者撤离呼吸机，同时每天动态观察机械辅助通气下患者各项指标，以确定患者是否适合早期进行物理治疗。

（一）各系统临床监测

1. 呼吸功情况的评定　应用机械通气首要目的就是降低呼吸功，加强气体交换。插管进行机械通气的呼吸功取决于患者相关因素和呼吸机相关因素，要评定患者的肺部疾病、心血管情况、呼吸水平、镇静程度和呼吸机通气方式和设置并着重观测人机同步性。以下是几个常用呼吸功评定指标：

（1）$P_{0.1}$：吸气的第一个100毫秒产生的（患者尽力）负压值。正常值为2~5cmH$_2$O。$P_{0.1}$增加提示触发吸气时呼吸功增加。

（2）内源性PEEP：在间歇正压通气的前提下，使呼气末气道内保持一定压力。正常被动呼气末产生的PEEP值客观评估肺内残气量。

（3）吸气负压/最大吸气压（NIF/MIP）：由患者产生的最大吸气压，正常值为70~100cmH$_2$O。

（4）潮气量降低、每分钟通气量降低、呼吸频率增加等都可提示呼吸功增加。

2. 呼吸肌功能评定　长期机械通气患者常出现呼吸肌无力、呼吸肌异常导致撤机失败。评定呼吸肌功能常用指标有：

（1）呼吸频率：是指每分钟的呼吸次数，正常成年人每分钟静息呼吸 12~16 次，小儿呼吸比成人快，每分钟可达 20~30 次；新生儿的呼吸频率可达每分钟 44 次。呼吸频率增加可提示呼吸肌功能下降。

（2）潮气量：是指平静呼吸时每次吸入或呼出的气量。潮气量减少可提示呼吸肌功能下降。

（3）呼吸肌肌电图：通过呼吸肌肌电图的检查来直观反映呼吸肌功能。

（4）浅快呼吸指数：是呼吸频率和潮气量的比值，能很好评估呼吸肌功能和撤机条件。

3. 气体交换和氧合作用的评定

（1）血气分析（电化学法）：动脉血气（氧分压、二氧化碳分压和 pH）可提供患者代谢信息及呼吸情况。

（2）无创血氧饱和度测定（光学法）：血氧饱和度（SpO_2）是血液中氧的浓度，它是呼吸循环的重要生理参数。SpO_2 正常情况下大于等于 94%，当 SpO_2 高于 70% 时脉搏血氧测量仪误差仅 ±2%，SpO_2 低于 70% 时则可有误差。

4. 心血管系统评定 通过无创监测和有创监测的各项技术对患者的血压、心率、心律、尿量、中心静脉压、动脉压、心输出量等进行综合的评估，以判断患者心血管功能状态和对康复治疗的适应性改变。

5. 神经肌肉系统评定

（1）评估患者镇静剂使用情况，常用镇静评分标准（Ramsay 评分）（表 8-1-1）。

表 8-1-1　Ramsay 评分

1 级	清醒：患者焦虑、不安或烦躁
2 级	清醒：患者合作、定向力良好或安静
3 级	清醒：患者仅对命令有反应
4 级	睡眠：患者对轻叩眉间或强声刺激反应敏捷
5 级	睡眠：患者对轻叩眉间或者强声刺激反应迟钝
6 级	睡眠：患者对轻叩眉间或者强声刺激无任何反应

1）充分镇静：Ramsay 评分 2、3 级。

2）诊断和治疗性操作：Ramsay 评分 5、6 级。

（2）意识水平：最常用的意识水平评定方法是 Glasgow 昏迷量表。

（3）对中枢神经系统和周围神经系统的评定：判定患者是否有脑血管意外和周围神经损伤。

6. 机械通气对患者支持水平及人机同步性评定 机械通气主要目的是提供充足的气体交换。为达到最佳通气效果，呼吸机必须能对患者的吸气做出即时反应，同时提供无阻碍呼气。治疗师和医师通过对机械通气患者的病情了解，对气道压、流量和容量波形的细致观察，识别人机同步性，观察肺、胸廓顺应性改变或者气道阻力的变化并发现任何增加呼吸功的潜在因素。

（二）机械辅助通气患者常见相关问题及并发症

1. 呼吸功增加 使用机械通气是为了降低呼吸功和增强气体交换，当出现人机不同步时，呼吸功将增加。

2. 呼吸肌和外周肌无力　机械通气超过 48 小时便能降低膈肌肌力和呼吸肌持久性，同时卧床和疾病本身因素又进一步导致肌力下降，肌肉萎缩。

3. 肺容量减少、肺顺应性降低、气体交换减少　机械通气的患者，因为肺通气良好的区域仍优先通气而通气差的部分仍优先灌注血液，仰卧位时尤其明显，因此，没有自主呼吸的单一正压通气可能减少气体交换，且缺乏换气的机械通气将导致肺表面活性物质释放减少，肺顺应性降低和渐进性肺不张，在肺下垂部分亦可发生膈顶移位和肺容量减少。

4. 黏膜纤毛清洁作用减弱　长时间气管插管、机械通气、卧床、镇静和分泌物滞留等因素能抑制黏膜纤毛清洁作用，同时插管和机械通气超过 48 小时可使患者大量厌氧菌定植，又进一步损害纤毛的活力，破坏上皮完整性。

5. 重症监护室获得性衰弱 / 重症监护室获得性肌无力（参见第七章第一节）。

6. 情感障碍、认知障碍。

7. 气压性损伤　在用呼吸机时由于压力过高或持续时间较长，可因肺泡破裂致不同程度气压伤，如间质性气肿、纵隔气肿、自发性或张力性气胸。预防办法为尽量以较低压力维持血气在正常范围，流量不要过大。

8. 喉损伤　最重要的并发症，插管超过 72 小时即可发生轻度水肿，可静脉滴注或局部雾化吸入皮质激素，重者拔管困难时可行气管切开。

9. 对心血管系统影响　持续的高气道压尤其高 PEEP 可影响回心血量。使心搏出量减少，内脏血流量灌注减少。

10. 呼吸道感染　气管插管本身可将上气道的正常菌群带入下气道造成感染，污染的吸痰管、器械，不清洁的手等均可将病原菌带入下呼吸道。病原菌多是耐药性和毒性非常强的杆菌、链球菌或其他革兰氏阴性杆菌。当发生感染时应使用抗生素。预防方面最重要的是无菌操作，预防性使用抗生素并不能降低或延缓感染的发生，反而会导致多种耐抗生素的菌株感染。

11. 肺 - 支气管发育不良　新生儿及婴幼儿长期使用呼吸机，特别是长期使用高浓度氧吸入时可发生。

三、康复治疗

（一）康复治疗的意义

重症监护室（ICU）的患者病情危重，病症多样复杂，对重症患者的康复治疗，不仅包括对患者骨骼肌肉系统和神经系统功能的维持、优化，还包括对患者心肺系统功能的训练和改善，特别是对机械辅助通气下的患者进行心肺功能改善，并对患者呼吸机撤离、拔管等起到积极的作用。

（二）适应证和禁忌证

1. 适应证　由于患者本身病情和长时间机械辅助通气导致的肺容量减少、呼吸做功增加、痰液潴留、气体交换减少、呼吸肌和外周肌无力、黏膜纤毛清洁作用减弱、肺不张、呼吸衰竭等。

2. 禁忌证　患者不适合进行康复的标准（表 8-1-2）。

表 8-1-2 患者不适合进行康复的标准

心率	< 40 次/min;或 > 130 次/min
	> 70% 年龄的最大心率值
	新发心肌梗死
	新发心律失常
	三度房室传导阻滞(未安置起搏器)
呼吸	< 5 次/min;或 > 45 次/min
	血氧饱和度 < 88%
	不能耐受的呼吸困难
	呼气末正压增高
血压	收缩压 > 180mmHg;舒张压 < 60mmHg 或 > 110mmHg
意识水平	患者镇静和昏迷(RASS=−3、−4 或 −5)
	患者拒绝
	患者躁动需要增加镇静药物(RASS > 2)
机械通气	$FiO_2 \geqslant 0.6$;$PEEP \geqslant 10\ cmH_2O$
	脆弱的人工气道
	人机不同步
其他	直立位血压下降 > 10mmHg,并伴有症状
	近期血栓栓塞(心脏彩超提示心房有血栓者)
	未控制的活动性出血
	不稳定的骨折、脊髓损伤;严重受限的骨关节疾病
	血栓性静脉炎

(三)机械辅助通气下的被动训练

1. 气道廓清技术

(1)胸部叩拍、振动、摇动。

1)叩拍:将手掌微屈凹陷,窝成杯状,以腕部有节奏的屈伸运动叩拍需要区域,对于婴儿可使用边缘柔软的面罩进行叩拍。

2)振动、摇动、压迫:物理治疗师通过双手振动、挤压和放松患者胸壁从而使其产生较大的振荡,在胸部扩张运动中呼气时进行。

(2)徒手过度通气:常与扣拍、振动和体位转换联合使用。常用于气管切开的机械通气患者。将患者摆放在利于引流的位置,一名治疗师用一个复苏器帮助患者缓慢地深吸气,使肺部膨胀,短暂维持后提供一个快速释放动作,诱发气体快速呼出。另一名治疗师在患者呼气时开始使用摇动或振动来清除分泌物。

(3)气道抽吸:在气管插管或行气管切开的患者使用吸引管清除上呼吸道的分泌物。适用于气管插管患者痰液潴留、机械通气时潮气量下降和气道峰值增高、无法通过咳嗽清除分泌物、各种原因导致的咳嗽无力。

(4)高频胸壁振荡:使用充气背心紧贴患者胸壁,以 5~20Hz 的频率对胸壁进行压迫振荡。

2. 肌力训练

(1)呼吸肌肌力被动训练

1)体外膈肌起搏:通过膈神经电刺激技术增强膈肌收缩力。将两组小电极贴在双侧胸锁乳突肌外缘下 1/3 处,大电极贴在同组小电极对应的锁骨中线第二肋间胸大肌皮肤表面,每天进行一次,每次 30 分钟。适应证:伴或不伴有呼吸衰竭的慢性阻塞性肺疾病患者、低氧血症及Ⅰ型呼吸衰竭、膈肌功能康复训练治疗、部分慢性呼吸病症康复辅助治疗,对部分支气管哮喘和顽固性呃逆亦可能有疗效。

2)呼吸肌神经肌肉促进技术:呼吸是一个复杂的行为,支配它的各种调节机制大部分受中枢神经系统控制。选择性的外来本体感受和完整的刺激应用,在通气器官中产生反射性反应来辅助呼吸。

(2)外周骨骼肌被动训练:常用的功能性电刺激(FES)是利用一定强度的低频脉冲电流,通过预先设定的程序来刺激一组或多组肌肉,诱发肌肉运动或模拟正常的自主运动,以达到改善或恢复被刺激肌肉或肌群功能的目的。频率一般为 1~100Hz,电流强度为 0~100mA。

3. 早期被动活动

(1)肢体的运动:早期进行上下肢体各关节的被动运动,减少长期卧床导致的肌肉萎缩、肌力下降、深静脉血栓等并发症。

(2)体位改变

1)抬高床头使患者从仰卧位转移到床上长坐位。

2)使用站立床将卧床患者体位转换到直立位(角度根据患者耐受情况调节,可逐步增加)尽早让患者适应体位改变,增加骨骼肌应力,预防骨质疏松等。

(四)机械辅助通气下的主动训练

1. 气道廓清技术

(1)主动循环呼吸技术:可以改善肺功能和预防肺塌陷,有效清除气道分泌物减轻低氧血症、气流阻塞,避免咳嗽引起的疲劳。

1)呼吸控制(膈式呼吸、腹式呼吸):在主动循环呼吸中,介于两个主动部分之间的休息间歇为呼吸控制。适用于呼吸做功增加、呼吸急促、过度通气、呼吸模式改变、焦虑等。操作时要确保患者头部、肩部及胸部均放松且没有主动收缩腹肌。

2)胸廓扩张训练(深呼吸、胸式呼吸):着重于吸气的深呼吸运动,放松呼气后进行最深的吸气可在深吸气末憋气 3 秒钟或深吸气末通过鼻腔吸气以补偿旁路通气。应避免让患者一次连续做 3~4 个深呼吸。适用于胸廓塌陷导致的扩张受限、痰液潴留、肺不张、疼痛等。

3)用力呼气技术:吸气后张嘴缓慢用力呼气,进行一到两次用力呼气后,呼吸控制一段时间再重新开始。适用于痰液潴留,应与呼吸控制、胸廓扩张运动联合灵活使用。

(2)咳嗽训练:咳嗽是人体清除呼吸道内的分泌物或异物的保护性主动生理反射。在患者处于良好的支撑体位且放松的情况下,让患者进行深吸气,在吸气末憋气 2 秒,让气体充盈气道,关闭声门,然后将气体快速有力的咳出。注意胸骨切开患者在咳嗽时应对胸骨进行保护性动作(抱胸或环抱枕头)。

(3)自主引流:通过在不同肺容量时呼吸,使气道内产生高速气流,促进分泌物排出的方法,目的是最大限度地增大气道内的气流,以改善通气功能并清除黏液。

(4)振荡呼气正压:使用结合了呼气过程中气道内气体振荡技术与可变的呼气正压技术的装置,帮助患者进行痰液排出。常用的装置有 Flutteer、Shaker、R-C Cornet、Acapella。

2. 肌力训练

（1）呼吸肌训练

1）深呼吸训练（可应用手法、弹力带辅助或施加阻力）。

2）激励式肺量计：是在进行缓慢深吸气时给予视觉反馈的一种装置，以增加患者的吸气容量、增加胸廓扩张。该装置由患者的努力吸气所激活，正在进行的吸气动作由视觉反馈所激励，如球被吸至顶端或预设容量值。

（2）外周骨骼肌训练：物理治疗师对患者进行的骨关节松动和放松训练。

1）松动技术：包括对颈椎和胸椎棘突、横突、肋软骨和胸肋关节以及盂肱关节的被动活动。最常用的是改善胸廓扩张和旋转的范围和质量，以及增加肋骨的灵活性。

2）放松训练：帮助患者减少不必要的肌肉紧张。包括适当运用言语，手势及姿势的提示对呼吸的建议及特定的放松技巧。简单的体位（前倾坐位及患侧在上的侧卧均是有效的），通过声音刺激使患者安心，均对焦虑相关的呼吸做功增加及支气管痉挛有显著影响。

3. 早期主动活动

（1）肢体运动

1）床上四肢抗阻训练：每天对患者进行四肢的徒手肌力训练，根据患者神经肌肉和心肺功能（特别注意心衰患者）情况调节阻力大小。

2）下肢轮替曲轴运动：仰卧位时可做踝泵、双下肢交替屈髋屈膝和伸髋伸膝、双下肢交替直腿抬高；坐位时双下肢交替屈髋；站立位时双下肢交替屈髋90°。

（2）体位改变：鼓励患者尽早进行主动的体位改变，从仰卧位到长坐位、从床沿坐到离床坐、从床边坐位到直立位。

（五）机械辅助通气患者康复过程中终止训练的标准

见表 8-1-3。

表 8-1-3 机械辅助通气患者康复过程中终止训练的标准

心率	< 40 次 /min；或 > 130 次 /min 下降 > 20% 的静息心率 新发的心律失常 > 70% 年龄的最大心率值
呼吸	> 40 次 /min 患者不能耐受的呼吸困难
血压	收缩压 > 180mmHg 收缩压 / 舒张压下降 > 20% 直立性低血压伴随晕厥症状
血氧饱和度	< 88% 下降 > 4%
其他	治疗中或后出现头痛、意识模糊、严重疲劳、运动失调、呼吸困难和恶心等症状

（余　茜）

第二节　重症患者的呼吸治疗

一、概述

重症患者在重症监护室(ICU)里由于自身疾病、长时间卧床、机械通气的使用、运动减少等原因,骨骼肌肉系统、神经系统、心肺系统功能受到很大影响,在呼吸系统方面也会产生相应的并发症,因此对重症患者的康复需将呼吸治疗重视起来。

二、临床表现

对重症患者的评定和问题的发现是有效治疗的关键,合理的物理治疗介入是一个复杂的决定过程。康复治疗师可根据重要的临床表现特征来判断重症患者呼吸相关的问题:

1. **呼吸困难**　指患者主观上有空气不足或呼吸费力的感觉,而客观上表现为呼吸频率、深度和节律的改变。它是一种呼吸和心血管疾病患者常见的痛苦症状。患者的描述可揭示呼吸困难发生在运动中或者休息时的情况以及在检查中患者的呼吸模式变化等。

2. **气道廓清困难**　气道廓清基于黏液纤毛廓清和有效的咳嗽。正常的气道廓清系统出现异常时将导致分泌物沉积、气道阻塞,甚至出现肺不张。其临床特征为分泌物过多或潴留,可有慢性痰性咳嗽。检查发现呼吸模式的改变,听诊可发现呼吸音减弱或消失,支气管呼吸音、啰音或哮鸣音。

3. **气体交换受限和气流受限**　气体交换障碍表现出低氧血症、高碳酸血症或低碳酸血症。当呼吸系统不能提供足够的气体交换以满足代谢需要时,即出现呼吸衰竭。气流受限是呼吸中阻力异常和气流受阻,并常与其他问题一起出现。气流受限患者常诉胸闷、气紧、喘息、咳嗽和日常生活活动受限。检查中可出现呼吸功增加、呼吸频率增加、呼气相增加。

4. **呼吸功改变**　肺部疾病、心血管功能失调、呼吸动力改变,以及自主呼吸的水平和机械通气的方式、设置和人机同步性等都会引起呼吸功的改变。

5. **呼吸肌功能障碍**　常见于神经肌肉功能障碍、结缔组织病、胸廓异常和心衰,也可出现在营养不良或口服皮质类固醇的患者。患者主观可诉气短、呼吸急促,也可能出现呼吸模式异常、肺活量(VC)下降、气体交换异常等。

6. **姿势异常、胸廓顺应性降低或畸形**　慢性肺部疾病或神经肌肉疾病的患者常出现胸廓和姿势的异常。在此状态下,肌肉长度、耐力和力量都会发生改变。

7. **疼痛**　可分为呼吸源性胸痛、心血管性胸痛、神经肌肉骨骼系统疼痛、消化道疼痛和假性心绞痛。

三、康复评估

1. 一般情况

(1)患者全身稳定情况和对治疗的反应:注意评测患者的血压、心率、心律、血氧饱和度、呼吸频率、体温等生理指标是否平稳,能否开展早期康复并观测这些指标在治疗过程中的改变。

（2）注意患者身上的器械如输液器、引流管、气管插管、静脉置管等对治疗的影响。

（3）患者活动受限情况：患者活动受限一般是由于身上器械设备或脊柱稳定性问题导致。

2. 中枢神经系统

（1）患者的镇静情况和意识水平：Ramsay 评分、Glasgow 昏迷量表、AVPU 分级（表 8-2-1）。

表 8-2-1　AVPU 分级

A	患者警觉
V	患者对声音有反应
P	患者对痛刺激有反应
U	患者无反应

（2）神经功能损伤情况：包括中枢神经损伤和周围神经损伤的评定。运动功能评定（肌力、肌张力、关节活动度、日常生活能力等），感觉功能评定（浅感觉、深感觉、神经反射等），电生理评定（强度-时间曲线检查、肌电图检查）。其中脊髓损伤对患者呼吸功能影响最大。

1）美国脊髓协会（ASIA）制订的脊髓损伤神经功能评定标准见表 8-2-2。

表 8-2-2　ASIA 神经损伤分级法

A——完全性损伤	在骶段无任何感觉运动功能保留
B——不完全性损伤	在神经平面以下包括骶段（$S_4 \sim S_5$）存在感觉功能，但无运动功能
C——不完全性损伤	在神经平面以下存在运动功能，并且大部分关键肌的肌力小于 3 级
D——不完全性损伤	在神经平面以下存在运动功能，并且大部分关键肌的肌力大于或等于 3 级
E——正常	感觉和运动功能正常

2）脊髓损伤平面与呼吸功能的关系见表 8-2-3。

表 8-2-3　脊髓损伤平面与呼吸功能的关系

损伤平面	呼吸功能
C_2	无呼吸功能
C_4	部分膈肌和颈部肌肉
C_6	膈肌和颈部肌肉
T_4	膈肌、部分肋间肌、颈部肌肉
T_{10}	膈肌、肋间肌、颈部和上腹部肌肉
T_{12}	膈肌、肋间肌、颈部和腹部肌肉

3. 心血管系统

（1）患者心率和节律情况：当患者心率出现 < 40 次 /min、> 130 次 /min、> 70% 年龄的最大心率值时或当患者有新发心肌梗死或新发心律失常时，都不适宜进行康复治疗。

（2）患者的血压情况：当患者收缩压 > 180mmHg，舒张压 < 60mmHg 或 > 110mmHg；或在治疗过程中血压下降 20% 时，不宜进行康复治疗。

（3）血管活性药物使用情况：多巴胺、肾上腺素等血管活性药物的使用量和中心静脉通道通畅度。

4. 生化检查　感染指标、蛋白指标、凝血功能指标、血小板指标、肝肾功能。

5. 呼吸系统

（1）给氧方式及通气方式：注意观测患者是鼻导管吸氧还是面罩吸氧，查看吸氧的浓度。如使用机械辅助通气，应观察通气方式、呼吸机模式和参数及人机同步性。

（2）患者呼吸模式、呼吸频率、胸廓扩张度

1）呼吸模式：通过视诊和触诊评测患者的呼吸模式，不规律的呼吸模式可能与呼吸系统衰弱和神经系统损害有关。

2）呼吸频率：正常成年人每分钟静息呼吸为 12~16 次，正常情况下吸气为主动运动，呼气为被动运动，吸气与呼气时间比率为 1：(1.5~2)。当患者主观感觉呼吸费力、呼吸频率增加时，称为呼吸急促。呼吸急促评定方法可用纽约心脏协会呼吸急促分级（表 8-2-4）。

表 8-2-4　纽约心脏协会呼吸急促分级

Ⅰ级	日常活动无症状。呼吸急促出现在剧烈活动后，如爬山、快速单车运动、越野滑雪运动等
Ⅱ级	从事日常活动即有症状出现，如爬楼梯、铺床、购物拎大量物品时就会出现呼吸困难
Ⅲ级	从事轻微的日常活动即有症状出现，如淋浴、穿衣时即感觉呼吸困难
Ⅳ级	即使在休息状态下也会感觉呼吸困难

3）胸廓扩张度：正常吸气时胸廓的前后径、左右径和垂直径均增加。胸骨及肋骨的运动使胸廓前后径、左右径发生改变，垂直径的改变是通过膈肌的收缩，使腹内容物下降来实现的。当患者的呼吸肌发生功能障碍或胸廓畸形(脊柱后凸、脊柱后侧弯、鸡胸、漏斗胸)时会出现胸廓扩张度改变。

（3）血气分析、氧饱和度（见第八章第一节）。

（4）患者自主咳嗽或吸痰情况，痰的量和性状

1）咳嗽：是为了保护和维持气道通畅正常的重要生理反应，它同时受到人体自主神经和反射的支配。有效的咳嗽可以促进排痰，利于病情恢复，以及依此可判断是有痰的咳嗽还是干咳。常见的咳嗽有高声、犬吠样咳嗽(牛声)、饭后或饮水后反复咳嗽、持久性干咳、夜间咳嗽、慢性咳嗽、长期排痰性咳嗽等。

2）痰：痰是气管、支气管过量的分泌物，可由咳嗽用力哈气而由气道排出。可根据痰液的性状对痰液进行分级（表 8-2-5）。

表 8-2-5　痰液分级法

M1	黏液状，无肉眼可见脓液
M2	大部分黏液状液体，含有肉眼可见脓液
P1	1/3 脓液，2/3 黏液状液体
P2	2/3 脓液，1/3 黏液状液体
P3	＞ 2/3 脓液

（5）呼吸音：是气流通过支气管达到胸壁的声音。康复医师和治疗师通过听诊来辨别正常呼吸音、支气管呼吸音、呼吸音减弱、喘息(干啰音)、湿啰音、胸膜摩擦音、语音共振等，并

根据不同的呼吸音判断患者呼吸系统的问题。

(6) 胸部 X 线和 CT 检查。

四、康复治疗

1. 重症患者呼吸治疗的意义 呼吸功能训练是根据不同患者的病理生理学机制,有针对性地拟订和实施的呼吸康复训练,对于重症患者来讲,其意义在于:

(1) 增强肺通气功能,提高呼吸肌功能,纠正病理性呼吸模式,促进痰液排出。

(2) 改善肺换气功能。

(3) 促进血液循环和组织换气,提高日常生活能力。

2. 重症患者呼吸治疗的禁忌证

(1) 临床病情不稳,感染未控制。

(2) 合并严重肺功能或充血性心力衰竭,呼吸衰竭。

(3) 训练治疗时可导致病情恶化的其他临床情况。

3. 治疗方法

(1) 正压通气

1) 肺过度充气技术:实施通气支持的危重患者经常有渐进性肺不张和与黏膜纤毛清洁力受损的肺顺应性降低有关的潜在问题。肺过度通气技术能够提高肺的顺应性,改善气体交换,增强分泌物排出和复张肺不张。手动肺过度充气技术(MHI)和呼吸机肺过度充气技术(VHI)就是为了保护正常防御机制缺失的患者,改善其肺通气和腺体分泌功能。

2) 手动肺过度充气技术(或球囊鼓肺)(MHI):是通过有活瓣的回路和球囊提供给患者灵活的呼吸方式。理想的 MHI 包括缓慢吸气、吸气后屏气和快速呼气。

3) 呼吸机肺过度充气(VHL):是用于机械通气患者中的,替代手动肺过度充气的方法。这个方法需要患者接上呼吸机。

(2) 无创通气 是指呼吸机通过口或鼻面罩与患者相连进行的正压通气,无需建立有创人工气道。可使用双气道正压通气(BiPAP)、持续正压通气(CPAP)和间歇性正压呼吸(IPPB)

(3) 呼吸物理治疗技术

1) 主动循环呼吸技术 见图 8-2-1(详见第八章第一节)。①呼吸控制(膈式呼吸、腹式呼吸);②胸廓扩张运动(深呼吸、胸式呼吸);③用力呼气技术。

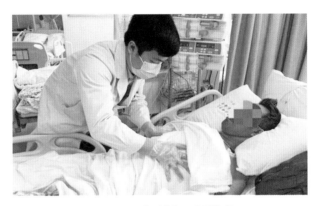

图 8-2-1 主动循环呼吸技术

2）背部叩拍和胸部振动、摇动　呼气时胸壁拍击和振动,普遍用于重症患者,且常与肺过度充气技术及转换体位联合使用。

3）自主引流　是通过在不同肺容量时呼吸,使气道内产生高速气流,促进分泌物排出的方法,目的是最大限度地增大气道内的气流,以改善通气功能并清除黏液。该技术要求缓慢呼吸,并保持上气道(口腔和声门)开放,可在呼吸过程中屏气 2~4 秒,利于气体在肺段内充盈。

（4）咳嗽与辅助咳嗽

1）咳嗽:是人体清除呼吸道内的分泌物或异物的保护性主动生理反射。在患者处于良好的支撑体位且放松的情况下,让患者进行深吸气,在吸气末憋气 2 秒钟,让气体充盈气道,关闭声门,然后将气体快速有力的咳出。注意胸骨切开或肋骨骨折患者在咳嗽时应对胸骨进行保护性动作(抱胸或环抱枕头)。

2）辅助咳嗽:物理治疗师通过用手向上推压膈肌代替膈肌的作用,协助患者咳嗽,特别是针对有脊髓损伤的患者。

3）咳嗽辅助装置:是一种在正压通气后迅速转为负压以辅助咳嗽的装置,对于因神经肌肉疾病无法产生有效咳嗽的患者最为有效。

（5）高频胸壁振荡　使用充气背心紧贴患者胸壁,以 5~20Hz 的频率对胸壁进行压迫振荡。

（6）分泌物排出技术

1）开放式 / 闭合式吸引术:因为危重患者经常插管,所以常规肺内分泌物引流必不可少。以前多使用开放式吸引技术,现在经常使用"管内"吸引技术(闭合式吸引),把一根密封的导管与气管内导管相连,使在气管内导管不与呼吸机分离的情况下完成吸引。

2）经鼻 / 经口吸引和微创气管切开术:在拔管前或拔管时对咳嗽无效或分泌物增多的患者避免实施插管时,都是很必要的。微型气管切开术在加强监护时经常用到,且对分泌物滞留、咳嗽无力和禁忌或不能耐受经鼻 / 口插管的患者意义重大。

（7）激励式肺量计　是在进行缓慢深吸气时给予视觉反馈的一种装置,以增加患者的吸气容量和胸廓扩张。

（8）气道湿化与雾化　为防止吸入气流造成呼吸道干燥或其中分泌物干燥结痂而不容易排出,可加入药物进行吸入治疗,常需要对吸入气体进行湿化或雾化。具体气道湿化的要点见表 8-2-6。

表 8-2-6　气道湿化要点

	成人	儿童 / 婴儿
适应证	口腔干燥、痰液潴留,尤其是黏稠痰液、咳痰困难、持续吸氧的患者	与成人相同
	经气管切开或气管插管进行辅助通气的患者	
禁忌证	无	无
注意事项	为减轻患者气道痉挛,必要时可使用盐水,但盐水会降低湿化装置的使用寿命	与成人相同
	如不对湿化装置进行监测,应有温度探测及报警装置,防止气道、呼吸道烫伤	

(9) 体位引流 由重力协助潴留的分泌物引流。改变危重患者体位是一个非常重要的手段,治疗受累肺叶而使患者处于特殊体位可增高呼气流速、改善氧合、增加痰清除量、快速无副作用地达到稳定的血流动力学。但如体位改变引起危重患者的心血管变化,应严密监测。重力辅助的体位引流见表 8-2-7。

表 8-2-7 重力辅助的体位引流

肺叶		体位
上叶	尖段	直立坐位
	后段右侧	左侧卧位,与床面水平成 45°夹角,背后和头部分别垫一个枕头
	后段左侧	右侧卧位,与床面水平成 45°夹角,用 3 个枕头将肩部抬高 30cm
	前段	屈膝仰卧位
舌段	上舌段	仰卧位将身体向右侧稍稍倾斜,在左侧从肩到髋部垫一个枕头支持
	下舌段	胸部朝下与地面成 15°夹角
中叶	外侧段	仰卧位将身体向左侧稍稍倾斜,在右侧从肩到髋部垫一个枕头支持
	内侧段	胸部朝下与地面成 15°夹角
下叶	背段	俯卧位,腹部垫一枕头
	内基底段	右侧卧位,胸部朝下与地面成 20°夹角
	前基底段	屈膝仰卧位,胸部朝下与地面成 20°夹角
	外基底段	向对侧侧卧,胸部朝下与地面成 20°夹角
	后基底段	俯卧位在腹下垫一个枕头,胸部朝下与地面成 20°夹角

(9) 运动 对于重症患者,被动/主动活动、站立床的使用、站立和行走都可增加功能残气量和促进气体有效交换、促进痰液的排出,可使插管、机械通气等患者的潮气量、吸气量和分钟通气量在短期内得到改善。

(余 茜)

第三节 重症患者的气道管理

一、定义

保证气道通畅是抢救和复苏的重要环节和基本前提,危重症患者因治疗需要,往往早期即建立人工气道。当人工气道建立后,黏膜纤毛清除功能受损、小气道塌陷、肺不张、咳嗽反射受抑制,分泌物潴留在支气管中,肺泡表面活性物质减少,容易导致痰栓和诱发肺部感染等并发症。因此,人工气道的管理成为危重症患者管理的一个重要部分,是保证气道通畅和救治成功的先决条件。

人工气道是指通过鼻腔或口腔插入气管或直接在上呼吸道置入导管所建立的气体通道,以便为气道有效引流、通畅或机械通气提供条件。目前常用的人工气道包括经口/鼻气管插管和气管切开。

二、目的

①保证呼吸道通畅;②保护气道,预防误吸;③便于呼吸道分泌物的清除;④为机械通气提供封闭通道。

三、人工气道的选择

人工气道以声门为界,分为上呼吸道人工气道和下呼吸道人工气道,人工气道的选择根据患者病情、治疗的需要而定。

(一) 上呼吸道人工气道

上呼吸道人工气道一般包括口咽通气道和鼻咽通气道等,适用于舌体肥大、舌根后坠等所致的上呼吸道梗阻,用于开放气道同时便于呼吸道分泌物的清除。

(二) 下呼吸道人工气道

下呼吸道人工气道主要指气管插管和气管切开。气管插管以经口气管插管和经鼻气管插管最常见。临床上根据患者的意识状态、呼吸道分泌物的性状、病情严重程度,以及是否有紧急情况等综合判断分析,选择最佳的插管方式,以减少患者的痛苦和并发症。经口气管插管以直视、快捷、易操作、排痰容易、并发症少为优势,是 ICU 抢救中最为可靠和有效的急救措施,但易于脱管。而经鼻气管插管对于清醒患者依从性更好,便于口腔护理,尤其对需要较长时间带管的患者更为适合。气管切开术是临床危重患者常用的急救方法之一,用于开放气道、解除喉梗阻和需要机械通气的患者。目的是增加患者舒适度,利于口腔护理和清除呼吸道分泌物,长期插管可能引起喉、气道狭窄等。

四、人工气道的管理

(一) 心理护理

气管插管或气管切开技术带有一定的创伤性,加之气管非常敏感。清醒患者对气管内留置导管常难以忍受。护理人员应:①向患者解释建立人工气道的重要性、目的及配合的方法等。②护理工作应细致入微,体贴关心患者,取得患者的信任和配合,使之感到安全,减轻躁动不安和紧张情绪。③人工气道影响患者的语言交流,常使患者感到孤独和恐惧。护士应经常询问患者的感觉,通过面部表情,肢体语言,如手势、点头或摇头、睁闭眼等方法加强交流,以了解患者的想法和要求,满足其需要。在示意不能表达清楚时,可用文字沟通。④经常与患者握手、说话,服务态度和蔼,操作轻柔,增加患者的安全感。

(二) 人工气道的固定

1. 经口气管插管的固定　剪一条长约 35cm,宽 2cm 的胶布,从一端剪开后固定,未剪开的一段从耳根处开始固定在一侧颊部,将气管插管靠向口腔的一侧,剪开的一端胶布以气管插管外露部分为中心,交叉固定在另一侧颊部。注意经口气管插管要放置牙垫,防止患者双齿咬合时夹闭气管插管。固定后注意听诊双肺呼吸音动度是否一致。每 24 小时更换牙垫,并将气管导管位置从口腔的一侧移至另一侧,若口腔内分泌物浸湿固定胶布,随时更换胶布重新固定。外加一根系带可增加自行拔管的难度,两人配合进行,防止意外脱管。

2. 经鼻气管插管的固定 剪一根长 10cm,宽 2.5cm 的白布纹胶布,从中间剪开一部分后固定(约 2/3),宽的一端贴在鼻翼上,将另一端两条细长的胶布,分别环绕在气管插管的外露部分。胶布应定时更换或潮湿后随时更换。一般成人导管标记长度位置是 25~29cm,经鼻插管虽然比经口插管更让人耐受,但留置时间稍长时,对置管侧鼻翼黏膜的压迫会随之加重,有时还会波及鼻翼的局部皮肤,引起压迫性水肿,并继发感染。因而应经常改变固定导管的支撑点,如内外两侧交替,另外,应尽量避免呼吸机管路和接口处对导管和其支撑点的压迫,要充分利用呼吸机管路的支架。

3. 气管切开造口置管的固定 准备两根寸带,一长一短,分别系于套管两侧,将长的一端绕过颈后,在颈部左侧或右侧打一死结,以防脱出,松紧要适度,以一指的空隙为宜。翻身时最好有两人合作,保持头颈部与气管导管活动的一致性,且注意对气管导管的压力减小到最低,尤其是螺纹管长度应适宜,辅以有效支架扶托,可防止脱管发生。

(三) 人工气道的湿化

正常的上呼吸道黏膜有加湿、加温、滤过和清除呼吸道内异物的功能。建立人工气道以后,呼吸道加湿、加温功能丧失,纤毛运动功能减弱,造成分泌物排出不畅。因此,进行呼吸道湿化非常重要。

人工气道湿化的方法 恒温湿化、雾化吸入和气管内滴入是最常用的湿化方法。

(1) 恒温湿化器:是呼吸机的重要组成部分,可以加温湿化空气,减少寒冷、干燥的气体对呼吸道黏膜的刺激,使气体进入呼吸道后温度逐渐升至体温水平。湿化装置温度设置在 32~37℃,超过 40℃ 可造成气道烫伤。注意使呼吸机管路上的接水杯处于垂直状态,加温后的气体可在呼吸机管道产生凝结水,要经常清除,以免积水太多反流入患者气道内发生气道感染。另外应注意湿化器内随时添加灭菌注射用水或蒸馏水,不得使用生理盐水和药物。

(2) 雾化吸入及给药:雾化吸入通过文丘里效应将药物水溶液雾化成 5~10μm 微滴送入气道后在局部发挥药物作用,可用于稀释分泌物,刺激咳痰以及治疗某些肺部疾病。雾化液一般选择蒸馏水或生理盐水,根据病情加入药物。

目前绝大多数呼吸机有雾化装置,在吸气回路中连接雾化罐进行喷雾,起到湿化和通过雾化呼吸道局部给药的作用。

为防止因为雾化时吸入气体的氧浓度下降、药物刺激等因素导致患者出现憋气、咳嗽、呼吸困难、发绀、烦躁等临床表现,因此在雾化操作前及操作时,应注意及时吸出呼吸道分泌物。

(3) 气管内滴入:气管内滴入是一种传统的气道湿化方法,许多研究从不同角度证明了气管内滴注生理盐水对患者不但没有明显的有利作用,而且有着不可忽略的有害作用和潜在的危险。

常用湿化液为 0.45% 的生理盐水,因为 0.9% 的生理盐水进入支气管肺内,水分蒸发后,盐分沉积在肺泡支气管形成高渗状态,易引起支气管肺水肿,不利于气体交换,而 0.45% 的生理盐水吸入后在气道内再浓缩,使之接近 0.9% 的生理盐水,对气道无刺激作用,效果较为满意。

此外,对于存在咳嗽反射的患者,当一定量的生理盐水滴入气道时,会引起患者刺激性咳嗽,致大量气体进入呼吸道,使痰液随咳嗽进一步向纵深转移而进入肺,使肺内感染机会增加。现在临床上多应用 2% 碳酸氢钠溶液,在吸痰前抽吸 2~5ml,于患者吸气时注入气道,可迅速降低痰液泡沫的表面张力,从而稀释痰液,使其易于吸出。蒸馏水用于分泌物稠厚、量多,需积极排痰者。湿化过度可增加气道阻力,个别导致气管痉挛和水潴留,加重心脏负担或诱发心力衰竭。

(4) 采用地面洒水及空气加湿器等方法使室内空气相对湿度达到 50%,局部湿度达到 80% 左右,室温保持在 22~24℃为宜。

(四) 气道分泌物的清除

人工气道建立后,吸痰是一项极为重要的护理,对保持气道通畅,改善通气和控制感染极为重要。吸痰的次数视分泌物多少而定,原则上要保持呼吸道通畅。操作时动作应准确、轻柔、敏捷。

1. 吸痰方式

(1) 电动吸引器吸痰法:其构造主要由马达、偏心轮、气体过滤器、压力表及安全瓶和储液瓶组成。安全瓶和储液瓶是两个容量为 1 000ml 的容器,瓶塞上有两根玻璃管,并有橡胶管相互连接。原理:接通电源后,马达带动偏心轮,从吸气孔吸出瓶内的空气,并由排气孔排出,这样不断地循环转动,使瓶内产生负压,将痰吸出。

(2) 注射器吸痰法:在无吸引器的情况下,可用 50ml 或 100ml 注射器,接头处连一橡皮导管,其尖端放入口腔、鼻腔或气管套管内,边抽动注射器活塞边使导管后退,吸出痰液或呕吐物。

(3) 中心吸引装置吸痰法:该装置利用管道通路到达各病室单位,应用时装上吸痰导管,开动小开关,即可抽吸。

2. 吸痰管及吸痰时机的选择

(1) 吸痰管长度应选择比气管套管长 4~5cm,而以深入气管导管下方 1~2cm 为宜。吸痰管的粗细也很重要,过细,黏稠痰不易吸出;过粗,不易插入气管插管且可造成吸痰时缺氧,一般以能被顺利插入的最大外径为妥,宜选择不超过人工气道内径的 1/2 粗度。

(2) 吸引负压要求:不宜过大,成人 40.0~53.3kPa,儿童 < 40.0kPa 为宜。

(3) 适时吸痰:过去常规 2 小时吸痰一次,经验证明更易误伤血管,不必要的刺激反而使分泌物增多;吸痰不及时又可造成呼吸道不畅、通气量降低、窒息,所以适时吸痰是保持呼吸道通畅的关键。

(4) 适时吸痰标准:正常听力距患者 50cm 左右听到痰鸣音;呼吸机高压报警;听诊痰鸣音。

3. 吸痰的注意事项

(1) 吸痰应遵循无菌技术操作原则,每次均须更换无菌吸痰管。

(2) 严格掌握吸痰时间,以免加重患者缺氧。每次吸痰不宜超过 15 秒。

(3) 对于痰液黏稠不易吸出患者,在吸痰前可给予 0.45% 的生理盐水或 2% 碳酸氢钠溶液 2~5ml 冲洗管道,待几次通气后再吸痰。如患者无自主呼吸或自主呼吸很弱,吸痰与冲洗要同时进行,每次吸痰时间不要超过 10 秒。

(4) 吸痰同时要观察患者的心率、血压、脉搏氧饱和度变化,如有明显的脉搏氧饱和度下降或颜面发绀要立即停止操作,还应观察痰液的性质、颜色和量,判断痰液黏度。

(5) 为防止或减轻吸痰时出现憋气,吸痰前后给予高浓度吸氧,如果吸痰前后不给予高浓度氧会造成缺氧和低氧血症,因此,吸痰前后各给 2~3 分钟纯氧应列为吸痰标准操作步骤。

(6) 吸痰时先吸引气管插管或气管切开导管内分泌物,再吸引口、鼻腔内分泌物。抽吸过口、鼻腔分泌物的吸痰管,绝不可再吸气道内分泌物。每次吸痰最多连续 3 次,且每次持续时间不超过 10~15 秒,动作要轻柔,同时密切观察,以免 SaO_2 降低甚至出现窒息和气道损伤。

4. 吸痰的并发症 ①气道黏膜损伤、肺不张;②加重缺氧;③心率增快、心律失常;④支气管哮喘患者,可能诱发支气管痉挛;⑤颅内压升高;⑥感染等。

(五) 气囊的管理

1. 气囊的作用 使气管插管固定在相应部位,使导管与气管壁之间严密无隙,既防止呕吐物、血液或分泌物流入肺内,又避免机械通气时漏气。

2. 气囊的充盈度 气管毛细血管灌注压约 $30cmH_2O$,若气囊压力大于此压力则可致缺血性损伤或组织坏死。目前所用的气管导管均采用低压高容气囊,充气后囊内压多不超过 $25cmH_2O$,不易造成气管黏膜损伤。充气程度以气囊有弹性为准,如触口唇,一般充气 8~10ml,不需要气囊定期放气。常采用有双套囊的导管,交替使用可以减少气管黏膜局部压迫。

3. 监测气囊压力问题 充气时最好有测压装置,无条件测压时,需掌握最小闭合容量技术:即气囊充气后,吸气时无气体漏出。方法:将听诊器放于胸前,向气囊内注气,直到听不到漏气声为止,抽出 0.5ml 气体,可闻少量的漏气声,再注气,直到在吸气时听不到漏气声为止。每 4~8 小时监测气囊压力一次,鼻饲前一定要监测气囊压力。

4. 定期放气囊问题 以往认为气管插管或气管切开气囊应常规定期放气、充气,目前认为这是不需要的,但是非常规性放气或调整,仍是十分必要的。

5. 气囊漏气判断 如果机械通气的过程中呼吸机低压报警,呼吸机送气时可听到漏气声,在排除体外段气道漏气后即应考虑气囊破裂。此时患者往往有明显的喉鸣,或者用注射器从套管内无限抽出气体时,应立即通知医生进行处理,必要时更换导管。

(六) 人工气道给氧

经气管插管(经口或经鼻)和气管切开造口管内给氧,也是临床上常用的给氧途径。其氧疗效果好,有利于呼吸道分泌物的排出、保持呼吸道通畅,主要适用于肺部感染严重、呼吸道分泌物多或黏稠不易排出的患者,也常用于昏迷或意识障碍,不能主动排痰和随时有可能发生误吸的患者。肺部感染严重、呼吸道分泌物多的患者,应加强翻身、拍背、雾化吸入等护理措施,并鼓励患者主动咳嗽、排痰,必要时吸痰,以保证呼吸道通畅,保证氧疗的临床效果。根据吸入氧浓度可分为三类:

1. 低浓度氧疗 吸入氧浓度 24%~35%。适用于轻度低氧血症患者,可缓解缺氧症状。

2. 中等浓度氧疗 吸入氧浓度在 35%~50%,适用于有明显肺泡通气量/肺血流量(VA/Q)失调或显著弥散障碍且无 CO_2 潴留的患者,如左心衰竭引起的肺水肿、心肌梗死、休克、脑缺血,特别是血红蛋白浓度很低或心输出量不足的患者,在出现组织缺氧时宜采用中等浓度氧疗。

3. 高浓度氧疗 吸入氧浓度在 50% 以上,适用于无 CO_2 潴留的极度 VA/Q 失调的患者,如 ARDS、一氧化碳中毒等。心肺复苏患者在复苏后短时间内一般都采用高浓度氧疗。

(七) 人工气道的管道拔除

1. 拔除气管插管 在拔管前需对患者进行适当解释。患者取半卧位,先用简易人工呼吸器给予人工呼吸,使患者吸氧同时肺部充分扩张。然后吸引气道、口腔内的分泌物,尤其要吸引导管外气囊周围的分泌物。在抽尽气囊内的气体后即可迅速拔管。拔管后立即让患者咳嗽,咳出气道内分泌物以确保呼吸道通畅。拔管一般选择在上午进行,以便监护。有些患者拔管后可发现患者再吸气时,胸骨上窝及气管和软组织发生回缩,伴吸气性哮鸣音。一旦发生此类情况首先采取保守治疗:①吸入冷的湿化气体;②患者取坐位;③肾上腺素(1‰)0.25~0.5ml,加入3ml生理盐水,用面罩湿化吸入,每3~4小时1次;④地塞米松1mg加入10ml生理盐水吸入;⑤短期内(约3天)应用地塞米松4mg静脉注射,每4~6小时1次,如无效或出现威胁生命的气管阻塞,则需立即重新插管,插管时可选用较小的气管插管或直接做气管切开。

2. 拔除气管切开造口置管　一般说来与上述方法大致相似。拔除后需用无菌纱布覆盖造口,当患者咳嗽或说话时,应用手按压该部位,一般造口几天后可闭合。在拔管后的几小时内应禁食,以后可先进行流食,如无误吸再进普通饮食。

(八)人工气道护理的注意事项

1. 气管插管　①体位:患者的头部稍后仰,协助其每1~2小时转动变换头部位置,避免导管压迫咽喉部,经常改变体位可减轻导管对局部的损伤并利于痰液引流。②固定:妥善固定气管插管,减少导管周围皮肤、黏膜的损伤。对神志清醒的患者,应做好心理护理,防止患者自行将导管拔出。躁动的患者及时应用镇静剂并用约束带固定手脚。③避免导管随呼吸运动上、下滑动而损伤气管黏膜;标明气管插管深度,随时检查导管位置,严格交接班以及时发现导管有无滑入一侧支气管或滑出。④选择合适的牙垫,应比导管略粗,避免患者咬扁导管,影响气道通畅。⑤保持导管通畅,及时吸出导管、口腔及鼻腔内的分泌物;定时雾化吸入,防止痰液黏稠不易吸出。⑥保持口腔清洁,定时做口腔护理,用3%过氧化氢和清水冲洗口腔,防止口腔溃疡。⑦若气道阻力大或导管过细、无效腔气量大,可将留在口腔外的过长导管剪掉。⑧翻身时,在移动患者的同时,应将气管导管与呼吸机连接管同步移动,避免气管导管过度牵拉或扭曲导致意外脱管或气道阻塞。⑨拔出气管插管后,密切观察患者的反应,注意有无会厌炎、喉头水肿、喉痉挛等并发症发生,并经鼻导管或开放式面罩给予吸氧,以预防低氧血症。

2. 气管切开　①固定导管的纱带要松紧适当,在48小时内严防套管滑脱或移位。②适当支撑与呼吸机管道相连处的管道,以免重力作用于导管,引起气管受压而造成气管黏膜坏死。③导管套囊适当充气,防止漏气或因压力过高而影响气管黏膜血液供应。④切口周围的纱布每天2次定时更换,保持清洁干燥;密切观察伤口有无渗血,周围有无皮下气肿、感染、湿疹等;局部涂抗生素软膏或用凡士林纱布;若使用金属带套囊导管,其内套管每天取出、消毒2次。塑料套管每1~2个月更换1次。⑤给患者翻身时方法同气管插管。⑥拔出气管导管后,及时清理窦道内分泌物,经常更换纱布,使窦道逐渐愈合。

(余　茜　赵素华)

第九章

重症相关的消化问题

第一节　重症患者吞咽障碍的康复

一、吞咽的解剖生理基础

吞咽(进食)是食物经咀嚼形成的食团由口腔经咽和食管入胃的过程,是人类运动功能协调最好、最准确的一组复杂的运动模式,其主要生理过程包括认知期、口腔准备期、口腔期、咽期和食管期。

1. 解剖结构

(1) 口腔:口腔是消化道的起始部,其前壁为上、下唇,侧壁为颊,上壁为腭,下壁为口腔底。口腔向前经口唇围成的口裂通向外界,向后经咽峡与咽相通。

整个口腔借上、下牙弓(包括牙槽突和牙列)和牙龈分为前外侧部的口腔前庭和后内侧部的固有口腔。前者是上、下唇和颊与上、下牙弓和牙龈之间的狭窄间隙;后者位于上、下牙弓和牙龈所围成的空间,其顶为腭,底由黏膜、肌和皮肤组成。

1) 口唇:分为上唇和下唇,中间为口轮匝肌,内面为黏膜。口唇的游离缘是皮肤与黏膜的移行部称唇红,其内含皮脂腺,为毛细血管最丰富部位之一,缺氧时可呈绛紫色,称为发绀。

2) 颊:是口腔的两侧壁,其构造与唇相似,由黏膜、颊肌和皮肤构成,在上颌第 2 磨牙牙冠相对的颊黏膜上有腮腺管乳头,其上有腮腺管的开口。

3) 腭:是口腔的上壁,分隔鼻腔和口腔,分为硬腭和软腭两部分。硬腭位于前 2/3,主要由上颌骨的腭突和腭骨的水平板表面覆以黏膜构成。软腭位于后 1/3,主要由肌、肌腱和黏膜构成,前分呈水平位;后分斜向后下称腭帆,后缘游离,其中部有垂向下方的凸起称腭垂或悬雍垂。自腭帆两侧各向下方分出两条黏膜皱襞,前方为腭舌弓,后方为腭咽弓,两者之间为扁桃体窝,容纳腭扁桃体。腭垂、腭帆游离缘、两侧腭舌弓及舌根共同构成咽峡,是口腔和咽的分界。软腭在静止状态时垂向下方,当吞咽时软腭上提,贴近咽后壁,从而将鼻腔与口腔隔离开来。软腭肌均为骨骼肌,包括腭帆张肌、腭帆提肌、腭垂肌、腭舌肌和腭咽肌。

4) 牙:是人体最坚硬的器官,具有咀嚼食物和辅助发音等作用。位于口腔前庭与固有口腔之间,镶嵌于上、下颌骨的牙槽内,分别排列成上牙弓和下牙弓。

5) 舌:邻近口腔底,基本结构为骨骼肌和表面覆盖的黏膜,具有协调咀嚼和吞咽食物、感觉味觉及辅助发音等功能。舌体背面黏膜表面可见舌乳头,部分舌乳头以及软腭、会厌等处的黏膜上皮含有味蕾,为味觉感受器。舌肌为骨骼肌,分为舌内肌和舌外肌,其中以颏舌肌在临床上较为重要,具有伸舌、使舌尖伸向对侧等功能,如一侧瘫痪,则伸舌偏向瘫痪侧。

6) 唾液腺:位于口腔周围,能分泌并向口腔排泄唾液。分为大、小两类,小唾液腺位于口腔各部黏膜内,属黏膜腺,如唇腺、颊腺、腭腺和舌腺等。大唾液腺有 3 对,即腮腺、下颌下腺和舌下腺。

（2）咽：咽是消化管上端扩大的部分，是消化道与呼吸道的共同通道。位于第 1~6 颈椎前方，上端起于颅底，下端约在第 6 颈椎下缘或环状软骨的高度移行于食管。

咽分为鼻咽、口咽和喉咽三部分。

1）鼻咽：位于鼻腔后方，上达颅底，下至腭帆游离缘平面续口咽部，向前经鼻后孔通鼻腔。

2）口咽：位于腭帆游离缘与会厌上缘平面之间，向前经咽峡与口腔相通，上续鼻咽部，下通喉咽部。口咽的前壁主要为舌根后部，此处有一呈矢状位的黏膜皱襞称舌会厌正中襞，两侧的深窝称为会厌谷，为异物易停留处。

3）喉咽：上起自会厌上缘平面，下至第 6 颈椎体下缘平面与食管相续。在喉口两侧各有一深窝称梨状隐窝，常为异物滞留之处。

4）咽壁肌：为骨骼肌，包括咽缩肌和咽提肌。当吞咽时，各咽缩肌自上而下依次收缩，将食团推向食管；咽提肌收缩，上提咽喉，舌根后压，会厌封闭喉口，食团通过会厌，经咽喉进入食管。

（3）食管：是肌性管状器官，长约 25cm，上端在第 6 颈椎下缘平面与咽相接，下端约平第 11 胸椎体高度与胃贲门相接，分为颈部、胸部和腹部。有 3 处生理性狭窄，分别为食管起始部、食管在左主支气管后方与其交叉处及食管通过膈肌食管裂孔处，为食管异物滞留好发部位。

2. 生理过程

（1）认知期：对食物的形态、性质等进行认知判断，产生食欲。

（2）口腔准备期：食团被放置在舌上，舌的运动能力及有力的咀嚼肌配合，通过强有力的运动将食团推入咽，受大脑皮层控制。

（3）口腔期：食团从口腔进入咽的过程。首先通过咀嚼在舌的后面形成食团，然后舌尖上举，接触硬腭，通过由下颌舌骨肌为主的肌群收缩，将食团推向软腭后方至咽。受大脑皮层控制，也称随意期。

（4）咽期：食团从咽进入食管口的过程，食团刺激了软腭部的感受器，引起一系列肌肉的反射性收缩。过程极快，约 0.7 秒，由反射性活动组成，为非随意动作。

（5）食管期：自食管入口沿食管下行至胃，由食管肌肉的顺序收缩完成。正常运行时间为 6~10 秒，属于不随意运动。

（6）唾液：唾液的分泌由脑干涎核控制，其内包含消化酶和润滑液，具有湿润和稀释食物，使食物顺利从口腔进入食管的作用。

二、重症患者吞咽障碍的分类、病因及流行病学

吞咽障碍是指由于下颌、双唇、舌、软腭、咽喉、食管等器官结构和 / 或功能受损，从而不能安全有效地把食物经口输送至胃内的过程。

1. 重症患者的吞咽障碍分类

（1）原发型吞咽障碍（original sawallowing disorder）：由于患者意识障碍、吞咽中枢和 / 或其他吞咽相关器官直接受到损伤而导致的吞咽障碍，称为原发型吞咽障碍，如脑卒中、神经肌肉疾病、头颈部肿瘤术后、放疗术后、谵妄和痴呆等患者。

（2）ICU 获得性吞咽障碍（ICU-acquired swallowing disorder）：临床中我们发现，在为

了救治患者而进行的必要的长时间机械通气、反复气管插管、气管切开等措施也可能会影响患者的吞咽功能,此种类型的吞咽功能障碍被称为获得性吞咽障碍或 ICU 获得性吞咽障碍。拔管后的吞咽障碍主要有以下几种原因所致:①舌的力量和感觉功能受损;②因各种原因所致喉功能受损;③神经肌肉受损;④疾病所致认知功能受损,如嗜睡等导致吞咽反射异常。

引起重症患者吞咽障碍的危险因素主要包括:①机械通气,插管时间＞48 小时,每插管多一天,吞咽障碍危险增加 1.93 倍;②插管前吞咽功能减退;③头颈或食管的肿瘤,手术,放化疗;④卒中或神经肌肉疾病;⑤气管造口术(tracheostomy);⑥严重胃食管反流;⑦长期卧床仰卧位;⑧年龄和手术类型;⑨围手术期经食管超声心动图。

(3) 喂养 - 吞咽障碍(feeding-swallowing disorder):在儿童重症医学科我们还可能会遇到婴幼儿在营养摄入过程出现奶瓶喂养或母乳喂养障碍的患者,除此之外,儿童的吞咽模式与成人的吞咽模式也存有一定差异,我们把此类吞咽障碍称为喂养 - 吞咽障碍(feeding-swallowing disorder)。

2. 流行病学 吞咽障碍在 ICU 重症患者中的发病率明显高于其他患者,且与年龄高度相关。2000—2007 年美国重症患者吞咽障碍的发生逐年增长,其中老年和年轻患者的发病率分别是 70.4% 和 29.6%,60~80 岁患者人群中发病率是其他组的 2 倍,而 90 岁以上人群中发病率是其他组的 3 倍以上。ICU 长期经口气管插管患者的吞咽障碍发生率为44%~87%。一项回顾性分析统计了 148 例经口气管插管时限大于 48 小时的患者人群发现,大约 40% 的患者在出院时仍存有吞咽障碍。Macht 等人进行的回顾性队列研究发现,纳入的曾经气管插管的 446 例 ICU 患者,拔管后吞咽困难(postextubation dysphagia,PED)的发生率为 83.9%,其中轻、中和重度患者分别占 52.1%、27.5% 和 20.3%。Macht 还报道了 184名存在神经功能障碍的患者,PED 发生率为 93%,轻、中和重度患者分别占 34%、26% 和33%。KayChoong 等人发现 ICU 患者经常会出现吞咽障碍,发生率可以达到 62%。而发病率统计结果存在较大差异主要是因为对于吞咽障碍的定义不同。Rommel 等人报道早产儿和 / 或体重低于 10% 的新生儿虽然出院时是全经口喂养,但是他们极有可能出现发育性喂养障碍。Arvedson 和 Lefton-Greif 等人发现正常发育的婴幼儿喂养障碍发病率为 25% 到45%,且在发育障碍的婴幼儿中发病率可以高达 80%。

三、ICU 获得性吞咽障碍的评估

气管切开是 ICU 中诊疗危重患者比较普遍的处置手段,这样可以短时间内重建患者的呼吸通道以及被动通气。ICU 患者拔管后出现吞咽障碍的比例较高,且常伴有口腔摄食延迟,这就有可能导致获得性肺炎、反复插管、住院时间延长以及营养障碍等。气管切开会导致正常吞咽功能的空气动力学发生变化,进而导致吞咽障碍以及误吸的出现。气管切开后首先出现的相关表现为声门下气压降低,这就会影响环甲肌的运动,这些异常会导致吞咽过程中声门闭合欠佳。一般说来,吞咽是在呼气相发生的,且吞咽的一瞬间呼吸是暂停的。因此,呼吸与吞咽的协调是保证吞咽功能正常进行的必要因素。但是,气管切开会破坏呼吸与吞咽的协调运动。

ICU 内吞咽功能的评定应从床旁评估开始,评估判断其有无相应的风险。最常见临床指征为患者觉醒意识降低,不能够保持一定的觉醒状态进而导致进食、饮水出现危险。

当患者进食尚未完毕,口腔存有食物或液体而进入睡眠状态时,气道处于开放状态,这会极大地增加误吸的风险。认知、行为学的异常也会降低进食的安全性且增加误吸的风险。

1. 功能评估的主要内容 对吞咽功能的评估可分为非进食状态和进食状态两种。

(1)非进食状态的评估:①与吞咽相关的临床情况,包括对患者的主诉、病史、服药史等一般情况的评估;②营养状况,包括患者的体重变化、体重指数(body mass index,BMI)、食物的摄入量;用何种营养方式,如经口、管饲或其他方式;③口颜面功能评估,主要包括唇、下颌、软腭、舌等与吞咽有关的肌肉运动、力量及感觉检查;④吞咽相关反射功能,包括吞咽反射、呕吐反射、咳嗽反射等检查;⑤喉功能评估,包括音质或音量的变化、发音控制或范围、主动咳嗽或喉部清理、吞唾液时喉部的处理、喉上抬能力等5大方面;⑥一般运动功能的评估,与吞咽相关的姿势保持,与平衡能力、吞咽食物时相关的上肢功能、耐力等方面的评估;⑦气道状况,是否有插管、气管套管、呼吸机的使用等;⑧高级脑功能评估,严格上来说,高级脑功能在非进食状态和进食状态均需要评估;重点在于评估患者有无吞咽失用、有无半侧空间忽略症、能否集中注意进食、能否听懂指令并执行指令。

(2)进食状态的评估:在患者进食时,通过观察和测量最直接地评估患者吞咽功能。专家认为,以下几个方面应该重点评估:①进食姿势,正常的姿势是进食的前提条件,应观察患者采取何种姿势,是否能保持坐位,进食时躯干是否能保持平衡,姿势的调整是否对进食会产生影响;②对食物的认知,也称先行期的评估,主要观察患者对食物的认知情况,是否有意识地进食;③放入口的位置,患者是否能将食物正常地送入口中,张口是否正常,食物入口的顺畅性,是否有食物漏出等;④一口量,评估患者一次安全进食和吞咽的食物量,建议从2~4ml开始;⑤进食吞咽时间,包括一次吞咽的时间和一餐的进食时间;⑥呼吸情况,正常吞咽需要瞬间暂停呼吸(喉入口关闭0.3~0.5秒),让食物通过咽腔并咀嚼时,用鼻呼吸;⑦适合患者安全吞咽的食物性状;⑧分泌物的情况;⑨口服药物评估。

2. 床旁吞咽筛查/检查方法 常用的床旁吞咽筛查/检查方法主要有反复唾液吞咽试验、洼田饮水试验、摄食-吞咽功能评估、才藤氏吞咽障碍7级评价法等。

(1)反复唾液吞咽试验:检查者示指触摸下颌窝,中指触摸舌骨,无名指触摸甲状软骨,小指触摸环状软骨,观察喉部能否上抬。

(2)洼田饮水试验:采用"profile",即简洁的外观、概况、特征或趋势描述,未涉及量化概念,归纳为5种简况(表9-1-1)。

表9-1-1 洼田饮水试验

Ⅰ	a	可以5秒以内喝完一次喝完,无呛咳	正常
	b	可以5秒以上喝完一次喝完,无呛咳	可疑
Ⅱ		分两次以上喝完,无呛咳	
Ⅲ		能一次喝完,但有呛咳	
Ⅳ		分两次以上喝完,并有呛咳	异常
Ⅴ		呛咳不断,难以全部喝完	

(3)摄食-吞咽功能评估:通过观察患者的意识程度、口腔及舌的运动、进食的种类及摄食量、进食环境、有无呛咳等方面对患者的摄食-吞咽功能进行评估(表9-1-2)。

表 9-1-2　摄食 - 吞咽功能评估

日期	
意识程度 咳嗽 体温 食欲 命令	□清醒　　□嗜睡　　□昏迷　　□强烈 □弱　　□缺失 _____℃ □正常　　□稍差　　□很差 □理解　　□部分理解　□不能理解
开口 舌头运动: 　　　　前后 　　　　左右 　　　　上下 流涎	_____cm □好　　□中　　□弱　　□缺失 □好　　□中　　□弱　　□缺失 □好　　□中　　□弱　　□缺失 □有　　□无
进食 摄食量 所用时间 补充营养	种类:　　　　热量: _____ml　　_____kg _____分钟 种类:　　　　热量:
进食场所 躯干角度 帮助	□病房　　□治疗室　　□其他(　　) □端坐位　□半卧位(____°) □自理　　□部分辅助　□完全依赖
食物摄入 咀嚼运动 从口中流出	□好　　　　□差　　　□不能 □好　　　　□中　　　□弱　　□缺失 □有　　　　　　　　□无
呛咳情况: 水 (　) (　) (　)	 □有　　　□可疑　　□无 □有　　　□可疑　　□无 □有　　　□可疑　　□无 □有　　　□可疑　　□无
咽下后声音变化	□有　　　　　　　　□无
喉头运动 其他	□好　　□中　　□弱　　□缺失

（4）才藤氏吞咽障碍 7 级评价法:可根据患者进食的表现分为 7 级,具体分级标准见表 9-1-3。

表 9-1-3　才藤氏吞咽障碍 7 级评价法

分级	障碍类型	表现
7 级	正常	摄食咽下没有困难,没有康复医学治疗的必要
6 级	轻度问题	摄食咽下有轻度问题,摄食时有必要改变食物的形态,如因咀嚼不充分需要吃软食,但是口腔残留很少,不误咽
5 级	口腔问题	主要是吞咽口腔期中度或重度障碍,需要改善咀嚼的形态,吃饭的时间延长,口腔内残留食物增多,吞咽时需要他人的提示或者监视,没有误咽

续表

分级	障碍类型	表现
4级	机会误咽	用一般的方法摄食吞咽有误咽,但经过调整姿势或一口量的变化和咽下代偿后可以充分防止误咽
3级	水的误咽	有水的误咽,使用误咽防止法也不能控制,改变食物形态有一定的效果,吃饭只能咽下食物,但摄取的能量不充分。多数情况下需要静脉营养,全身长期的管理需要考虑胃造瘘,如果能采取适当的摄食咽下方法,同样可以保证水分和营养的供给,还有可能直接咽下训练
2级	食物误咽	改变食物的形态没有效果,水和营养基本上由静脉供给
1级	唾液误咽	唾液产生误咽,不能进食、饮水,不能进行直接的吞咽训练

3. 仪器检查方法　当无法判定患者的吞咽功能是否有异常或者需要弄清楚问题点的时候,可以采用器械评估。评估吞咽功能障碍的"金标准"是吞咽造影录像检查(video fluoroscopic swallowing study,VFSS),不过由于种种原因很难给 ICU 患者进行此功能评估,大都用吞咽纤维内镜检查(fiberoptic endoscopic evaluation of swallowing,FEES)进行相应的功能评估(图 9-1-1~ 图 9-1-3)。两者的优势与局限性见表 9-1-4。

表 9-1-4　吞咽造影录像检查和吞咽纤维内镜检查比较

	吞咽造影录像检查	吞咽纤维内镜检查
优势	结构性或功能性异常	鼻黏膜颜色与感觉
	障碍出现部位、程度和代偿方式	会厌、杓状软骨、声带运动
	指导进食体位和姿势	咽部积液:渗透、溢出、残留
	价格便宜	检查过程无不适,可床旁进行
局限性	为放射线检查	仅能局部观察
	需要吞食钡剂	无法观察吞咽整个过程
	设备庞大,操作复杂	
	检查姿势必须为端坐位	

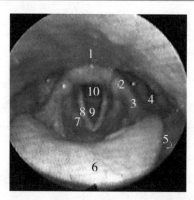

图 9-1-1　休息位下纤维内镜观察咽喉部
1. 后咽壁;2. 杓状软骨;3. 杓状会厌襞;4. 梨状隐窝;5. 会厌谷;6. 会厌软骨;
7. 假声带;8. 真声带;9. 声门下;10. 气管

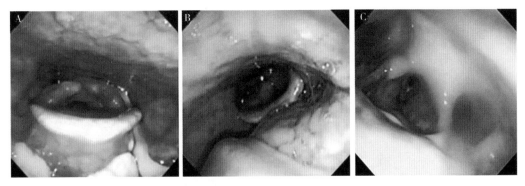

图 9-1-2 纤维内镜观察吞咽问题

A. 渗透,食团进入喉前庭,但没有下降至真声带下;B. 误吸,食团进入声带以下,引起剧烈呛咳;
C. 残留,食物残留 > 一口量 15%,主要集中在会厌谷或梨状隐窝

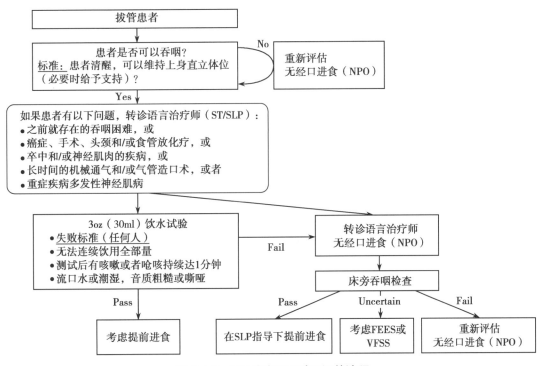

图 9-1-3 ICU 患者吞咽障碍评估流程

四、重症患者吞咽障碍的康复治疗

1. **营养支持** 营养是吞咽障碍患者需要首先考虑的问题,需要为患者选择适宜的营养给予方式,营养支持的途径选择包括经口进食、经鼻胃管喂食、间歇性经口胃管喂食、鼻肠管喂食、经胃造瘘术喂食、全肠内营养等。需要根据患者情况选择合适的营养支持途径,同时及时对患者的营养状况进行评估。

2. **促进吞咽功能恢复的方法**

(1) 间接训练

1) 舌的运动训练:适用于运送食团和咀嚼障碍时,主要方法包括舌根上抬训练、舌尖上抬训练、舌尖左右摆动训练。

2）嘴唇关闭训练：适用于嘴唇关闭障碍，食物从口中漏出时，主要方法为抿嘴唇。

3）喉腔关闭训练：适用于喉腔封闭障碍，喝水时出现误咽的情况。主要方法为用于治疗发声的推拉训练，推墙或椅子的扶手，同时用力发出"i"或"e"。

4）冷压刺激法（thermal-tactile stimulation，TTS）：适用于喉上抬幅度小、肌肉收缩不协调。方法为用泡过柠檬水的冰棉签，轻轻施压摩擦前腭弓。刺激数次之后，请患者紧闭嘴唇，进行空吞咽。

5）Shaker 运动法：适用于食管上括约肌开放不充分，梨状隐窝有残留以及出现误咽时。方法为仰卧位，双肩贴于地面，抬起头部至能看见脚尖的程度，维持1分钟，间隔1分钟反复。如果有颈椎病和心脏病的患者，必须和主管医师商量后再进行训练。

6）舌尖保持吞咽训练：适用于咽反射弱，咽腔有残留。方法为咬住舌尖同时吞咽唾液。

（2）直接训练

1）调整姿势：可用颈部转动法调整身体角度，适用于梨状隐窝有残留以及咽腔收缩左右不对称时。

2）调整食物形态

3）协助吞咽手法：常用手法包括声门上吞咽（supraglottic swallow，SGS）和孟德森吞咽法（Mendelson maneuver）。声门上吞咽适用于声门关闭不良或过慢，吞咽反射延迟，具体方法为将食物放于口中，嘱患者吸气后屏气、吞咽，接着直接咳嗽。孟德森吞咽法适用于喉上抬不充分，食管上括约肌开放不全，具体方法为手指放在喉结处，被动抬升喉。

4）进食方法：可刺激位于白齿后三角的K点诱发吞咽反射，同时调整进食频率及一口量。

5）改善进食环境及进食器具。

（谢欲晓）

第二节　重症相关肠功能障碍

一、解剖生理基础

肠道功能多种多样，早期认识主要偏重于营养物质的消化、吸收及分泌某些胃肠道激素等。随着对重症医学的研究不断深入，人们逐步认识到肠道不仅是一个消化器官，同时也是一个免疫器官，在重症患者病情发展过程中起着重要作用。当机体在感染、创伤、休克等应激状况下，肠道系统进行血液再分布，肠道及相关的免疫细胞激活并释放大量的炎性介质，参与多器官功能障碍综合征（multiple organ dysfunction syndrome，MODS）的发病过程。

1. 消化生理　消化是食物在消化道内被分解为小分子的过程，有两种方式：①机械消化，通过消化道肌肉的舒缩活动，将食物磨碎，并使之与消化液充分混合，以及将食物不断向消化道的远端推送。②化学性消化，消化液中含有各种消化酶，能分别分解蛋白质、脂肪和糖类等物质，使之成为小分子物质。

消化液主要由有机物、离子和水组成，其主要功能为：①稀释食物，使之与血浆的渗透压相等，有利于吸收；②改变消化腔内的 pH 值，使之适应消化酶活性的需要；③水解复杂的食物成分，使之便于吸收；④通过分泌黏液、抗体和大量液体，保护消化道黏膜，防止物理性和化学性损伤。

吸收是指食物经过消化后,通过消化道黏膜,进入血液和淋巴循环的过程。消化和吸收是两个相辅相成、紧密联系的过程。不能被消化和吸收的食物残渣,最后以粪便的形式排出体外。

2. 肠黏膜屏障

(1) 机械屏障:由黏液层、肠黏膜上皮细胞、细胞间紧密连接等构成,肠道黏膜上皮细胞不断更新以保持黏膜屏障的完整性,紧密连接是相邻上皮细胞间隙的连接,起着封闭细胞间隙的作用。肠道机械屏障的完整性是集体防御各种有害病原体入侵的第一道防线,是保证肠黏膜屏障功能的主要因素。

在创伤、休克、严重感染、重症胰腺炎、严重烧伤、窒息、呼吸衰竭等因素下,危重患者胃肠道发生缺血/再灌注损伤后肠黏膜细胞中生成大量自由基,其通过脂质过氧化反应破坏肠黏膜屏障,大量炎性介质作用下肠黏膜细胞凋亡,导致严重的肠黏膜损伤,肠通透性增加,出现肠黏膜机械屏障障碍。

(2) 生物屏障:胃肠道是人体的"细菌总库",包括需氧菌、兼性厌氧菌和厌氧菌,其中大部分为厌氧菌。正常的肠道各种菌群之间共生共存,构成肠道的生物屏障,在防御病原体的侵犯、合成维生素、物质代谢等方面起着重要作用。

危重症患者由于广谱抗生素的长期、大量应用,肠道疾患,手术改变肠道正常的生理解剖结构等原因,造成正常菌群栖居环境的损害,致使肠道菌群失调,耐药性菌株产生,使得肠道菌群定植力降低,削弱了生物屏障的作用。

(3) 化学屏障:消化系统每天分泌 6~8L 胃酸、肠液、胆汁、胰液等消化液,是肠黏膜化学屏障的主要成分。各种消化液具有杀菌抑菌的作用,组织细菌及内毒素在肠道的定植和吸附,大量的消化液还可通过稀释作用减弱细菌毒力,使细菌内毒素异位的机会降至最低。

危重症患者因长期禁食或胃肠外营养,使胃肠道长期处于无负荷状态,胃酸、胆汁、溶菌酶、黏多糖等分泌减少,肠液杀菌能力减弱,造成肠黏膜化学屏障功能障碍,严重导致细菌、内毒素移位。

(4) 免疫屏障:肠黏膜细胞分泌的免疫球蛋白和肠道黏膜内肠黏膜相关淋巴组织共同构成肠免疫屏障。肠道作为黏膜相关淋巴组织的重要组成部分,对机体免疫应答有着调节、杀菌、抑菌,阻止细菌对肠上皮细胞的黏附、破坏及中和毒素等多种十分重要的保护作用。

严重创伤、休克时,肠黏膜缺血缺氧破坏了肠道免疫细胞生存环境,使肠道免疫屏障储备耗竭,特别是分泌型免疫球蛋白 A 分泌减少,肠道集合淋巴组织的功能以及细胞数量均显著下降,淋巴细胞凋亡增多,肠黏膜中归巢淋巴细胞减少,提示肠道免疫屏障受损,抵御细菌易位的能力下降,出现肠黏膜免疫屏障障碍。

二、肠功能障碍的定义、病因和发病机制

1. 定义 20 世纪 50 年代文献中即已出现"肠功能衰竭"一词,国内一些学者认为肠功能障碍为肠实质和/或功能的损害,导致消化、吸收营养和/或屏障功能发生严重障碍。2012 年欧洲重症医学会腹部问题工作组依据循证医学证据以及专家意见制订和颁布了关于重症患者胃肠功能分级诊疗推荐意见,提出急性胃肠损伤(acute gastrointestinal injury, AGI)是指由于重症患者急性疾病本身导致的胃肠道功能障碍。

2. 病因 AGI 可分为原发性和继发性两类:①原发性 AGI 是指由胃肠道系统的原发疾病或直接损伤导致的急性胃肠损伤(第一打击)。常见于胃肠道系统损伤初期。如腹膜炎、

胰腺或肝脏病理改变、腹部手术、腹部创伤等。②继发性 AGI 是机体对重症疾病反应的结果,无胃肠系统原发疾病(第二打击)。无胃肠道系统直接损伤。如发生于肺炎、心脏疾病、非腹部手术或创伤、心肺复苏后等。

常见的病因主要包括:

(1) 严重感染性疾病:如细菌、病毒等多种病原所致的严重脓毒症、脓毒性休克、重症肺炎、重症腹腔内感染、胰腺炎等。

(2) 各种原因所致的组织缺血缺氧:如窒息、急性呼吸窘迫综合征、各种休克、中毒及心肺复苏术后等。

(3) 严重创伤、烧伤、颅脑损伤或病变。

(4) 各种与全身炎症反应相关的综合征,如噬血细胞综合征、巨噬细胞活化综合征、MODS 等。

(5) 医源性因素:大量输血、输液。

3. 发病机制 肠道组织缺血易感性较高,肠道血流灌注下降,导致肠黏膜供氧不足,致使肠黏膜出现缺血缺氧损害,发生肠功能障碍。肠功能障碍的发生机制主要为肠黏膜屏障功能障碍、谷氨酰胺缺乏、胃肠激素紊乱等。

(1) 肠黏膜屏障功能障碍:肠道机械、化学、免疫、生物屏障功能受损,导致肠道抗损伤、自我修复及阻止有害物质进入机体能力降低。在多种因素作用下,导致肠黏膜损伤,进而增大了肠道通透性,使得肠道菌群失调,进一步造成肠道内毒素与细菌移位,诱发或者加重全身炎症与 MODS。

(2) 谷氨酰胺与胃肠激素紊乱:谷氨酰胺是胃肠道黏膜与免疫细胞的能量来源,若机体谷氨酰胺代谢紊乱,就会导致受损肠壁无法修复。当严重创伤及重症患者胃肠道激素分泌紊乱时,就会削弱肠道蠕动。二者均可致使肠道内毒素与细菌无法彻底清除,增大肠道通透性,导致细菌、病毒经受损肠壁进入循环,分布全身,最终发生肠功能障碍。

三、肠功能障碍相关临床表现及其处理

1. 呕吐 是指由于胃肠道和胸腹壁肌肉收缩引起的胃肠道内容物经口排出。与反流不同,反流是胃内容物在无作用力情况下反流至口腔。由于对 ICU 患者无法鉴别是否发生上述作用力过程,因此通常将反流和呕吐一起进行评估。

2. 胃潴留 单次胃液回抽超过 200ml 定义为大量胃潴留。

推荐静脉使用胃复安和 / 或红霉素,不推荐使用西沙比利或常规使用促动力药物。针灸刺激治疗有可能促进神经外科 ICU 患者胃排空的恢复。尽可能避免或减少使用阿片类药物,降低镇静深度。如果单次残留超过 500ml,建议暂停胃内营养,给予幽门后营养。

3. 腹泻 每天解 3 次以上稀水样便,并且量大于 200~250g/d(或超过 250ml/d),可分为分泌性、渗透性、动力性和渗出性。在重症患者中建议将腹泻分为疾病相关性、食物 / 喂养相关性和药物相关性腹泻。

维持水电解质平衡、血流动力学稳定和保护组织器官(纠正低血容量防止肾功能损害)。同时,积极寻找并尽可能终止(如轻泻剂、山梨醇、乳果糖、抗生素)或纠正(如吸收不良、炎性肠道疾病等)发病因素。重症患者发生喂养相关的腹泻时,需减慢喂养速度、重新放置营养管或稀释营养配方,加入膳食纤维延长食物转运时间。严重或反复发作的难辨梭状杆菌引起的腹泻,首选口服万古霉素,而非甲硝唑。

4. 胃肠道出血　指任何进入胃肠道内腔的出血,并经呕吐液、胃内容物或粪便等标本隐血试验证实。

对于明显的胃肠道出血,血流动力学状态决定了治疗策略。伴有血流动力学障碍的出血,内镜检查可以明确诊断。但活动性和大量出血时,除了内镜检查,血管造影术是合适的选择。推荐早期(24 小时之内)上消化道内镜检查,而急性静脉曲张出血需要更紧急(12 小时之内)的干预,联合使用肾上腺素和血管夹、热凝固术或注射组织硬化剂等方法,不推荐常规复查内镜。当再出血时,推荐复查内镜。上消化道内镜检查阴性的胃肠道出血,需进行结肠镜检查;而结肠镜亦阴性时,可使用内镜探查小肠。内镜检查阴性的活动性消化道出血,需考虑内镜手术或介入治疗。

5. 下消化道麻痹(麻痹性肠梗阻)　指肠蠕动功能受损,导致粪便不能排出体外。临床症状包括至少 3 天肛门停止排便,肠鸣音存在或消失,同时需排除机械性肠梗阻。

尽可能撤除减慢肠蠕动的药物(儿茶酚胺、镇静、阿片类药物)和纠正损害肠动力的因素(高血糖、低钾血症)。由于上述治疗作用显现延迟,通便药物必须尽早或预防性使用。促动力药物如多潘立酮、甲氧氯普胺片和红霉素,可用于刺激上消化道(胃和小肠),而新斯的明可以促进小肠和结肠动力,应作为肠道动力紊乱的一个标准治疗措施。

6. 异常肠鸣音　正常肠鸣音为 3~5 次/min。建议肠鸣音听诊方法为:腹部两个象限内听诊至少 1 分钟,并在随后较短时间内重复一次。

(1)蠕动消失:听诊未闻及肠鸣音。肠鸣音完全消失是不正常的。然而必须指出,肠鸣音的存在并不能说明肠动力正常,而肠鸣音重新出现也并不意味着麻痹改善。

(2)肠鸣音亢进:听诊闻及过多的肠鸣音。肠梗阻时,肠道试图通过梗阻部位,可产生肠鸣音亢进。

7. 肠管扩张　当腹部平片或 CT 显示结肠直径超过 6cm(盲肠超过 9cm)或小肠直径超过 3cm 即可诊断。

维持水电解质平衡,胃肠减压,择期手术后患者不推荐常规使用鼻胃管减压。盲肠直径超过 10cm、24 小时内未改善者,在排除机械性肠梗阻后建议静脉使用新斯的明。盲肠直径超过 10cm、保守治疗 24~48 小时未改善者,推荐使用结肠镜进行非外科减压。结肠镜减压有效率达 80%,但存在一定的风险。当盲肠直径≤12cm 时,联合结肠镜减压的保守治疗可以持续 48~72 小时。保守治疗无效者,由于存在穿孔的风险,建议行外科手术治疗。使用胸椎硬膜外麻醉的腹腔镜手术,术后一定程度上可以改善肠道功能,预防肠管扩张。

四、肠功能障碍的检查方法

1. 胃肠动力功能检查

(1)X 线检查:可口服钡条,每隔一定时间透视或摄片,以标志物计数来计算胃排空和结肠通过时间。

(2)超声检查:在被检查者进食一定量液体前后,应用实时超声或三维实时超声,测量胃体、胃底、胃窦部前后径、上下径的大小和面积,计算出胃窦、胃体面积减少的速度,从而得出胃排空和半排空时间。

(3)核素检查:将标记核素的液体或固体食物给试验者服用后,经 γ 照相机进行连续照相或应用单光子计算机断层扫描成像技术,经过计算机处理得出单位时间的排空率和胃半排空时间、小肠半排空时间,了解从胃到小肠、结肠的排空情况。

(4) 胃肠电监测:采集胃 3 个部位的基本电节律以及升、降、乙状结肠的振荡波,在胃肠动力障碍性疾病的动力学分型上有较高的临床意义。

(5) 胃肠测压法:主要有低顺应性的灌注测压法和腔内微创传感测压法。前者用微泵向导管内恒速注水,导管末端侧孔溢水时克服的阻力即为胃肠腔内压力。后者是在一根细的导管顶部安装几个微型压力传感器,末端通过导线与压力记录仪连接。

(6) 呼吸试验:主要有氢气呼吸试验和 $^{13}CO_2$ 呼吸试验。测定口服试剂到肺泡中标记气体的比例大于 1/20 万所需的时间。

(7) 胶囊生理参数遥测和胶囊内镜。

2. 肠消化吸收功能检测

(1) 碳水化合物吸收检测

1) 粪便 pH 检查:腹泻患者粪便 pH < 5.5 是碳水化合物吸收不良的有力证据。

2) 短链脂肪酸和乳酸是细菌对碳水化合物进行分解代谢的产物,可通过滴定法来检测其在粪便中的量。

(2) 脂肪吸收检测

1) 粪便脂肪定量分析法是一种对脂肪酸化学当量进行滴定分析的测量方法。

2) 粪便脂肪半定量分析,以随机挑取的粪便标本进行分析,其对脂肪泻诊断有较高的灵敏度和特异度。

3) 粪便脂肪定性分析:将随机挑取的粪便标本加上冰醋酸和苏丹 Ⅲ 染液后在显微镜下进行脂肪分析。

4) ^{14}C- 三油酸酯呼气试验:摄入核素 ^{14}C 标记的三酰甘油后,检测呼气中 $^{14}CO_2$ 的量,脂肪吸收不良会引起肺排出 $^{14}CO_2$ 减少。

5) 血清学检查,通过测定血清中 β- 胡萝卜素浓度,对脂肪吸收不良的性质进行测定。

(3) 蛋白质吸收检测:检测所收集粪便标本的氮含量。

(4) 胃肠激素检测:胃泌素是引起消化道应激损伤的原因之一,危重患者易发生消化道出血,可能与高胃泌素有关。

3. 肠屏障功能检测

(1) 肠通透性检测

1) 糖分子探针:如尿乳果糖与甘露醇比值,乳果糖和甘露醇在体内不代谢,受肠腔内渗透压影响较小。

2) 血浆内毒素水平:是 G⁻ 细菌细胞壁的脂多糖成分,肠黏膜屏障功能下降,肠道内细菌或内毒素向肠腔外迁移,血液中可出现一段时间内的增高。

3) 血浆二胺氧化酶活性:是人类和所有哺乳动物肠黏膜绒毛上皮细胞中具有高度活性的细胞内酶,以空、回肠活性最高,血浆中增高提示存在肠屏障的破坏。

(2) 肠黏膜损伤检查:测定外周血 D- 乳酸水平。是细菌代谢、裂解产物,肠缺血等原因导致肠黏膜细胞损伤细胞间紧密连接破坏,肠通透性增加后,肠腔内 D- 乳酸经受损黏膜入血。

五、肠功能障碍的治疗

1. 原发病治疗　对可能导致肠功能障碍的原发疾病进行积极治疗,改善肠道缺氧缺血症状,纠正休克,控制感染。对于具有手术指征的患者,给予手术治疗。对合并 MODS 的患者,给予重症监护病房监护,并加强脏器对症支持治疗。

2. 免疫治疗 在临床治疗中,应注重肠黏膜保护,为此,给予免疫调节剂治疗,增强或者抑制机体免疫应答,改善机体免疫状态,从而保护机体免疫功能的正常发挥,实现预期的疗效。免疫调节剂主要有免疫球蛋白、人抗血清等。

3. 微生态制剂治疗 在肠道菌群失调中,微生态制剂得到了广泛运用,其通过对肠道益生菌的补充,对致病菌生长予以控制,从而保护肠黏膜屏障功能,调节肠道菌群,增强机体免疫力,改善微生态系统。

4. 抗生素治疗 在肠功能障碍治疗中,抗生素发挥着十分重要的作用,但不宜长期使用、滥用。在实际临床中,可选择一些对大部分致病菌敏感、不受食物与粪便其他成分影响及不影响肠道菌群活性的抗生素,以此有效平衡肠道微生态。通常情况下,临床治疗中选用的抗生素主要有庆大霉素、妥布霉素、诺氟沙星等。

5. 营养治疗 在肠功能障碍患者营养治疗中,其目的主要是促进细胞代谢,改善机体器官功能,以此加快患者康复。若未能给予及时、有效的营养支持,就会导致患者免疫功能降低,从而损伤细胞功能,造成感染,甚至死亡。

(1) 肠内营养:对患者进行肠内营养治疗,可使消化道保持适当负荷。保护消化道功能,以免肠黏膜受损,影响营养代谢。因为重症患者胃排空延迟,易出现肠内营养不耐受情况。为此,应注意患者肠功能障碍及衰竭的改善,以此加快患者康复,提高预后。

(2) 膳食纤维:膳食纤维可在大肠内完全或者部分被发酵,形成短链脂肪酸,进而减低肠道 pH 值,促进益生菌繁殖,刺激肠黏膜,从而促进肠蠕动,改善肠道菌群。

(3) 谷氨酰胺:谷氨酰胺可促进蛋白质合成,改善机体营养状态,维持正氮平衡,同时增强肠黏膜抗氧化、屏障功能,促进免疫功能提高。此外,通过谷氨酰胺的补充,可调节肠道菌群,阻止致病菌生长,从而减少肠道细菌移位,取得良好的疗效。

六、急性胃肠损伤分级处理

1. 急性胃肠损伤 I 级(存在胃肠功能障碍和衰竭的危险因素) 有明确病因,胃肠道功能部分受损。胃肠道症状常常发生在机体经历一个打击(如手术、休克等)之后,具有暂时性和自限性的特点。如腹部术后恶心呕吐及肠鸣音消失;休克早期肠动力减弱。

整体情况在逐渐改善,除了静脉给予足够的液体,不需针对胃肠道症状给予特殊的干预措施。建议损伤后 24~48 小时尽早给予肠内营养。尽可能减少损伤胃肠动力药物(如儿茶酚胺、阿片类药物)的使用。

2. 急性胃肠损伤 II 级(胃肠功能障碍) 胃肠道不具备完整的消化和吸收功能,无法满足机体对营养物质和水的需求,胃肠功能障碍未影响患者一般状况。胃肠道症状急性发生,须给予一定的干预措施才能满足机体对营养和水分的需求。急性胃肠损伤通常发生在没有针对胃肠道干预的基础上,或者当腹部手术造成的胃肠道并发症较预期更加严重时,此时亦认为发生急性胃肠损伤 II 级。如胃轻瘫伴有大量胃潴留或反流、下消化道麻痹、腹泻、腹腔内高压(IAH) I 级 [腹内压(IAP)12~15mmHg]、胃内容物或粪便中可见出血、食物不耐受 [尝试肠内营养途径 72 小时未达到 20kcal/(kg·d)目标]。

需采取一定的治疗措施,防止进展为胃肠功能衰竭。处理措施包括:腹腔内高压的治疗;恢复胃肠道功能(如应用促动力药物);给予肠内营养;如果发生大量胃潴留或反流,可尝试给予少量的肠内营养;胃轻瘫患者当促动力药无效时,考虑给予幽门后营养。

3. 急性胃肠损伤Ⅲ级(胃肠功能衰竭)　给予干预处理后,胃肠功能仍不能恢复,整体状况没有改善。临床常见于经积极治疗(红霉素、放置幽门后管等)后,食物不耐受持续得不到改善,多器官功能障碍综合征进行性恶化。如持续食物不耐受——大量胃潴留、持续胃肠道麻痹、肠管扩张、腹腔内高压进展至Ⅱ级(腹内压 15~20mmHg)、腹腔灌注压(APP)下降(< 60mmHg)。

监测和处理腹腔内高压。排除其他腹腔疾病,如胆囊炎、腹膜炎、肠道缺血。尽早停用导致胃肠道麻痹的药物。避免给予早期的肠外营养以降低院内感染发生率。需常规尝试性给予少量的肠内营养。

4. 急性胃肠损伤Ⅳ级(胃肠功能衰竭伴有远隔器官功能障碍)　急性胃肠损伤逐步进展,多器官功能障碍综合征和休克进行性恶化,随时有生命危险。患者一般状况急剧恶化,伴远隔器官功能障碍。如肠道缺血坏死、导致失血性休克的胃肠道出血、Ogilvie 综合征、需要积极减压的腹腔间室综合征(ACS)。

保守治疗无效,需要急诊剖腹手术或其他急救处理(如结肠镜减压)。

AGI 分级诊断与阶段处理策略见图 9-2-1。

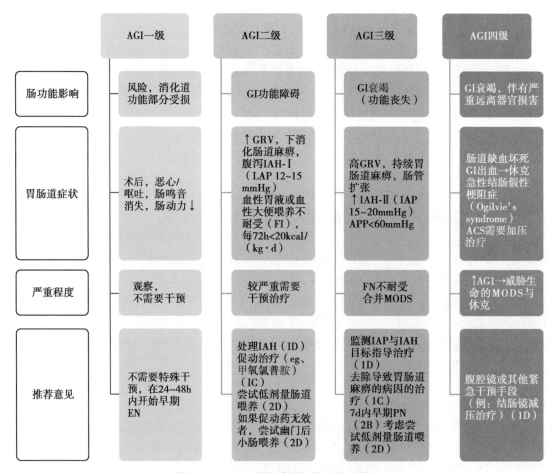

图 9-2-1　AGI 分级诊断与阶段处理策略

七、特殊类型肠功能障碍的处理

1. 食物不耐受综合征(FI)是指任何临床原因(呕吐、腹泻、胃肠道出血、肠瘘等)引起的肠内营养不耐受的通用名词。当经过 72 小时,20kcal/(kg·d)的能量供给目标不能由肠内营养途径实现,或者因任何临床原因停止肠内营养的,需考虑 FI。

FI 常需要临床干预来维持或重建胃肠道功能:限制使用损害肠动力药物、应用促动力药物和/或通便药物,控制腹内压。尝试给予少量的肠内营养。FI 者应给予补充肠外营养。目前数据显示,延迟 1 周的肠外营养与早期肠外营养相比,可以促进病情恢复。

2. 腹腔内高压

(1) 腹腔内高压(IAH):指 6 小时内至少 2 次测量 IAP≥12mmHg。正常腹内压 5~7mmHg。腹内压存在固有的变化和波动。当一天中 IAP 至少 4 次测量的平均值不低于 12mmHg,同样需考虑 IAH。

动态监测液体复苏,避免过度复苏。对于原发 IAH 术后患者,持续的胸椎硬膜外镇痛可以降低 IAP。建议使用鼻胃管/结肠减压方法,用于排出胃肠道的内容物。腹腔积液患者,推荐使用经皮管道引流减压。床头抬高超过 20° 是 IAH 发展的额外危险因素。肌松药可以降低 IAP,但由于其过多的副作用,仅在特定的患者中使用。

(2) 腹腔间室综合征(ACS):指腹内压持续增高,6 小时内至少 2 次腹内压测量均超过 20mmHg,并出现新的器官功能障碍。

尽管外科减压是治疗 ACS 唯一确切的处理措施,但其适应证和手术时机的选择仍然存在争议。对于保守治疗无效的 ACS 患者,推荐外科减压作为抢救生命的重要措施。对于存在多个 IAH/ACS 危险因素患者,在进行剖腹手术时,可以给予预防性减压措施。在大多数严重的腹主动脉瘤破裂或腹部创伤患者,可以不关腹,使用人工膜覆盖,避免 ACS 进一步发展。

(谢欲晓)

第三节　重症患者神经源性肠道康复

一、解剖生理基础

1. 解剖基础

(1) 结肠的解剖和收缩:结肠是具有良好顺应性的袋状结构,长约 1.5m,始于回盲瓣,止于肛门括约肌,分为升结肠、横结肠、降结肠和乙状结肠四部分。重力作用和结肠袋协调收缩为排空因素。回盲瓣到直肠的传输时间为 12~30 小时。

结肠收缩共有两种形式:①序贯收缩(蠕动),黏膜下神经丛节律性慢波序贯性沿结肠传播。可以双向传播,环形肌层收缩以搅拌、混合食物。使肠道内的物质得到充分吸收。纵行肌协调性收缩和食团前环形肌抑制,以及纵行肌舒张时食团后环形肌收缩。食团前环形肌收缩是由肌间神经丛释放乙酰胆碱引起的,环形肌舒张是由内在抑制性神经元放电增加引起的;食团后环形肌收缩是持续性抑制性神经元突触暂时关闭引起的肌源性收缩,或肌肉的胆碱能兴奋性传入造成,或两者兼有。②集团收缩(摆动),排便的基本动力,促使升结肠和横结肠内的物质迅速排入降结肠。

(2) 直肠:是消化道位于盆腔下部的一段,全长 10~14cm,在第 3 骶椎前方起自乙状结肠,沿骶、尾椎前方下行,穿过盆膈移行于肛管。直肠内面有 3 个直肠横襞,由黏膜及环形肌构成,具有阻挡粪便下移的作用。

(3) 肛管:肛管上界为直肠穿过盆膈平面,下界为肛门,长约 4cm,被肛门括约肌包绕,平时处于收缩状态,有控制排便的作用。

肛管周围有肛门内、外括约肌和肛提肌等。①肛门内括约肌:由肠壁环形肌增厚形成的平滑肌管,环绕肛管上 3/4 段,从肛管直肠交界向下延伸至白线(下界标志),有协助排便的作用。②肛门外括约肌:为骨骼肌管,位于肛管平滑肌之外,围绕整个肛门,受意识支配,有较强的控制排便功能。分为皮下部、浅部和深部。皮下部位于内括约肌下缘和外括约肌浅部上方,为环绕肛管下端的环形肌束,在肛门口附近和白线下方位于皮肤深层,此纤维切断不会产生大便失禁;浅部位于皮下部上方,为环绕内括约肌下部的椭圆形肌束,前后分别附着于会阴中心腱和尾骨尖;深部位于浅部上方,为环绕内括约肌上下的较厚环形肌束。浅部和深部是控制排便的重要肌束,分别受阴部神经直肠下支和 S_4 会阴支支配。

2. 排便机制

(1) 排便反射:包括不随意的低级反射和随意的高级反射活动。当直肠容积达 150~200ml,直肠腔内压力升至 7.3kPa 时,可刺激直肠末端肠壁压力感受器,发出冲动沿骶神经和腹下神经的传入纤维传入腰骶部脊髓内的低级排便中枢,同时上传至大脑皮层而产生便意。①如环境许可,大脑皮层即发出冲动使排便中枢兴奋增强,排便中枢发出的冲动沿盆神经的副交感神经传出,使乙状结肠和直肠收缩;沿骶神经和阴部神经传出,使肛门外括约肌舒张。同时有意识地深吸气,声门关闭,增加胸腔压力,膈肌下降、腹肌收缩,增加腹腔压力;耻骨直肠肌刺激性舒张使肛门直肠角增大;提肛肌收缩,肛管缩短,产生排便动作。②如环境不允许,则由腹下神经和阴部神经传出冲动,随意收缩肛门外括约肌,制止粪便排出,同时持续的直肠扩张促发肛门内括约肌反射性舒张(直肠肛门抑制性反射),将粪便推送回乙状结肠,从而抑制排便过程。

(2) 直肠肛门反射:包括直肠肛门兴奋反射和直肠肛门抑制反射,分别是由于扩张直肠后引起肛门外括约肌收缩和内括约肌松弛。肛管内压力下降,内容物在此压力差的作用下下降。

(3) 胃 - 结肠反射:正常成人进食 1 000cal 食物可引起结肠电活动和运动增强,40~50 分钟内恢复到基线水平,受神经、激素调节,与食物中脂肪等含量有关。

二、神经源性肠道的定义、病因

1. 定义　神经源性肠道是一类由于神经系统病变导致肠道(主要包括结肠、直肠、肛门)功能失常,即存储和 / 或排泄的功能障碍,进而产生大便失禁、排便困难、便秘、腹胀、排便时间延长等一系列症状及并发症的疾病的总称。

2. 病因　所有可能累及有关排便生理活动神经调节过程的神经性病变,包括中枢性、外周性以及外伤和炎症,都有可能影响肠道功能。例如,脑血管病变、帕金森病、多发性硬化症、糖尿病、脊髓膨出、脊髓损伤、骨盆腔的外伤或手术、感染性疾病等。

三、神经源性肠道的分类

根据临床表现主要分为便秘和失禁;根据神经损伤部位不同分为上运动神经源性功能障碍和下运动神经源性肠道功能障碍。

1. 便秘和失禁

(1) 便秘:多见于上运动神经元综合征,包括脑卒中、脑外伤、脊髓损伤等。也与长期卧床、脱水状态、饮食缺乏粗纤维、肠道局部梗阻(肿瘤、痉挛)、肛门局部刺激和激惹、肠道运动异常等有关。

病理基础:①肛门括约肌痉挛,包括内括约肌(IAS)和外括约肌(EAS);②肠道反射抑制、交感神经过度兴奋和/或副交感神经兴奋性降低,导致肠道运动减弱,特别是升结肠运动减弱,致使卧位时升结肠和横结肠内的粪便难以克服重力,向降结肠运动;③粪团过于干燥,既与饮食结构和水平衡有关,也与粪团在结肠内时间过长有关。

(2) 失禁

病理基础:①肛门内、外括约肌松弛,通常与骶丛神经失神经支配或脊髓排便中枢控制能力降低有关,也与盆底肌无力有关。多见于昏迷、低位脊髓损伤、老年人等。②肠道吸收障碍,通常与肠道炎症和血液循环障碍有关,也见于结肠排空动力过分强烈,粪团在结肠停留时间过短,水分吸收时间不足。见于各种结肠炎性疾病、小肠和结肠激惹症等。不适当的饮食结构也与此有关,例如进食过多过分油腻、难以吸收和有肠道刺激性的食物。

2. 上运动神经源性和下运动神经源性肠道功能障碍见表 9-3-1。

表 9-3-1　上运动神经源性和下运动神经源性肠道功能障碍特点

类型	脊髓损伤平面	便意	排便反射	肛门括约肌静息张力	直肠肛门反射	结肠通过时间	临床表现
上运动神经源性肠道功能障碍	圆锥以上	无	有	增加	无	延长	不能随意控制排便,大便失禁或便秘
下运动神经源性肠道功能障碍	圆锥或马尾神经	无	无	降低	无	显著延长	"漏粪"或排便困难

四、神经源性肠道的功能评估

1. 病史采集　应包括发病前、后的肠道功能,主要从以下几点进行评估:饮食情况(目前进食量、补液与纤维素摄入量),排便功能(排便量、次数、排便时间、排便习惯、大便性状等),腹部症状和体征(腹胀、便秘、腹泻等),排便时体位的影响以及目前的肠道治疗,评估肠道症状对患者日常生活能力及社会参与能力的影响。

2. 体格检查

(1) 神经查体:了解患者神志及精神状态,评估患者的认知能力、语言表达能力,评估患者的肌力、肌张力及感觉,确定患者运动和感觉受损的平面和程度。

（2）肛周查体

1）视诊：可观察肛门外括约肌的形态。正常情况下，外括约肌是紧缩在一起的，存在一定的静息张力。而在下运动神经元损害中则平整或呈扇形。做 Valsalva 动作，如大笑、打喷嚏、咳嗽时能否节制大便排出、是否有便意、有无排便的紧急感。

2）感觉：检查肛门周围皮肤的触觉及针刺觉（四个象限均应查到）。

3）直肠指诊：评估外括约肌的张力、有无痔疮，如果是男性患者还要检查前列腺有无增生。具体方法：戴手套的手指插入肛门，直到指尖没有感受到压力为止，压力突然降低的地方为肛门直肠连接处。沿后壁，离肛门边界 1.5~2.5cm 处，可触及一个隆起，即为耻骨直肠肌，它推动手指前进。如果触及不到隆起物或没有推动手指的感觉就说明耻骨直肠肌萎缩或功能障碍。在手指退出肛门前，要求患者有意识地收缩肛门以确定肛门外括约肌有无随意收缩及耻骨直肠肌的张力和控制如何。

4）反射

肛门皮肤反射：针刺肛周皮肤可见肛门反射性收缩。如果 S_{2-4} 反射弧未受损，则该反射应存在。

球海绵体肌反射：快速弹击或挤压阴茎龟头或阴蒂时可触及直肠收缩。该反射在上运动神经元病变中表现活跃，而在下运动神经元病变中和脊髓休克期则消失。如果内括约肌和外括约肌正处于松弛中，应等待几秒钟以使其张力恢复。

3. 辅助检查

（1）结肠镜或肛门镜等内镜检查：明确有无肠道结构性异常。

（2）肛门外括约肌肌电图检查：了解支配直肠肌肉的各运动有无失神经。

（3）盐水灌肠控制实验：定量评估盐水灌肠后直肠对液体的控制。

（4）肛门直肠测压：了解肛门直肠的压力及结肠移行性运动的情况。

（5）胃肠通过测定：用于判断结肠通过情况，主要了解在一定时间内标志物的分布，用以判断是通过缓慢还是排除障碍。简易方法：口服 20 根钡条，48 小时后，排出量＞90% 为正常。如存留的钡条大部分集中在乙状结肠和直肠区域则提示为出口梗阻型便秘，必要时可在 72 小时再摄片一张以助判断。

五、神经源性肠道的功能训练

1. 概述

（1）定义：直肠训练是针对肠道功能障碍所采取的各种恢复性康复治疗措施，直肠控制障碍是上运动神经元损伤后常见的功能问题，也是困扰患者最大的问题之一。

（2）适应证：脊髓损伤、脑卒中、脑外伤等各种原因导致患者直肠储存和控制功能障碍。患者手功能良好可以独立完成，否则可由陪护者进行，但患者必须能够主动配合。

（3）禁忌证：①神志不清，或无法配合治疗；②肛门和直肠局部皮肤破损，或严重感染；③肛门或直肠肿瘤。

2. 康复训练方法

（1）定时排便：根据患者具体排便习惯，每天选择固定的时间进行排便训练，养成每天定时排便的习惯，定时排便制度强调按照患者既往习惯选择排便时机。排便体位以蹲、坐位为佳，坐位大便有利于降低排便阻力、提高患者自尊、减少护理工作量、减轻心脏负担。对于脊髓损伤的患者也可使用辅助装置协助排便,如站立台和改良马桶。

(2) 辅助排便训练

1) 按摩:餐后半小时和排便时顺时针方向进行腹部按摩,腹部按摩可增强肠道活动,有利于肠道内容物运行排泄。排便前可以用润滑过的手指轻柔地按摩肛周或肛管,刺激排便反射的产生。注意训练时操作应轻柔,避免伤及肛门和直肠黏膜,甚至伤及肛门括约肌。

2) 肛门牵张技术:用示指或中指带指套,涂润滑油,缓慢插入肛门,把直肠壁向肛门一侧缓慢持续地牵拉,可以有效地缓解肛门内外括约肌的痉挛,同时扩大直肠腔,诱发肠道反射,促进粪团排出。严重痔疮、肛门脱垂或其他肛周疾病患者不建议使用。

(3) 运动训练:站立和步行训练可减少便秘,同时腹肌训练、吸气训练,如仰卧起坐、腹式深呼吸、提肛运动也可改善便秘;运动疗法身体耐力训练可加强肠道蠕动动力,对于长期卧床者尤为重要。

(4) 生物反馈训练:生物反馈训练是一种新兴生物行为治疗方法,主要包括测压反馈技术、肌电反馈技术。与传统治疗相比,它具有相对非侵入性、易耐受、治疗费用低、可门诊治疗等优点。使肛门括约肌收缩压、收缩时间及直肠液体潴留容量明显增高,直肠肛门协调功能也有改善,感觉到便意的阈值降低,大便频率及失禁的次数减少。对于便秘的患者可通过生物反馈治疗训练骨盆底肌肉放松和模拟排便。前者是在肛管或接近肛门的地方放置感应器,用于监测并给患者提供盆底肌肉的反馈信息;后者是在直肠内放置一个贮满水的气囊,模拟练习排便。

(5) 饮食管理

1) 改变饮食结构,增加含糖及粗纤维素食物的摄入(如糙米、全麦食品、蔬菜、水果等),可提高肠内不被吸收的负离子数量,增加粪便的液体容积及粪便的流动性,通过改变粪团形状以改善肠道排空阻力。

2) 保证合理的身体水平衡,摄入适量的液体(不含酒精、咖啡、利尿剂),也可促进排便。

(6) 电刺激疗法:主要包括经皮电刺激、经直肠电刺激、经膀胱电刺激疗法、骶神经调节疗法,通过改善血流,促进蛋白质合成,加强肌肉力量,调节感觉的传入、传出及自主神经通路,改善肠道功能。

(7) 经肛门灌洗:经肛门将灌洗液灌入直肠和结肠以辅助粪便从肠道排出。适用于 T_6 以上脊髓损伤的患者,但经常灌肠可导致灌肠依赖、肠穿孔、结肠炎、电解质紊乱等不良反应。

(8) 药物治疗:可使用肠道活动促进剂、缓泻剂、解痉剂和肛门润滑剂(石蜡油类)等;大便失禁时使用肠道活动抑制剂、肠道收敛剂和水分吸附剂。有肠道感染时采用敏感的抗菌药物。

1) 新斯的明:有效促进神经源性肠道患者肠道蠕动,主要作用于副交感神经而增加对结肠副交感神经冲动的传入。

2) 西沙比利:可减少神经源性肠道的便秘,缩短传输时间。

3) 口服缓泻剂:软化粪便,刺激肠蠕动,但长期应用可诱发或加重便秘,并产生依赖。

4) 直肠栓剂:甘油栓等。

(9) 神经阻滞技术:对于肛门括约肌痉挛导致便秘的患者,可采用肛门周围肌内注射肉毒毒素,或采用苯酚进行骶神经注射,以缓解局部肌肉痉挛。

（10）外科治疗：对于顽固性便秘或失禁的患者可选择功能性神经、肌肉移位或移植，如选择性骶神经后跟切断配合骶神经前跟电刺激、肠造瘘和肠缩短吻合术。

六、脊髓损伤后神经源性肠道分期管理

1. **急性期**　肠道管理麻痹性肠梗阻一般持续48~72小时，患者在肠鸣音未出现前静脉输液维持营养，每24小时不超过2 000ml左右液体入量直到肠鸣音恢复，麻痹性肠梗阻消退，方可进食，先进食清淡流质食物，逐渐过渡到普食。

2. **脊髓休克期**　肠道没有自主的排便反射和活动，每天应对患者进行直肠指诊，判断脊髓休克是否消退。

3. **脊髓休克后期**　根据肠道特点，反射型肠道每天或隔天进行辅助排便，排便8~12小时前可服用缓泻剂，并进行腹部及肛周按摩。

4. **无反射型肠道**　排便8~12小时前可服用缓泻剂，腹部顺时针按摩，辅助排便。

（谢欲晓）

第十章

重症相关的泌尿问题

第一节　重症相关的膀胱问题

一、概述

(一)病因及发病机制

1. 病因　能影响控制膀胱功能的神经系统的各种疾病,只要有一部分的神经组织受到伤害,就可能影响膀胱的功能,如卒中、帕金森病、多发性硬化、糖尿病、椎间盘突出、脊髓外伤、盆腔外伤等。此外,使用药物、认知改变、肢体功能障碍、不良的排尿习惯、器官老化、焦虑等精神心理因素等也会影响排尿功能。

2. 发病机制　长期卧床会导致膀胱或肾结石以及泌尿道感染的发生率增高。卧位时,腹内压降低、腹肌无力、膈肌活动受限、盆底肌松弛、神经损伤患者的神经支配异常,均不利于膀胱排空。仰卧位时,尿液经输尿管引流,将从收集系统向上积聚,这些均易导致尿液不能排泄完全,继而引起尿潴留和感染。随尿排出的钙磷增加、尿潴留、尿路感染是尿路结石形成的三大因素。关于神经源性膀胱的发病机制,见本节"神经源性膀胱"部分。

3. 并发症　包括上尿路并发症,如肾功能恶化、肾盂积水、肾结石、肾盂肾炎等;下尿路并发症,如:膀胱炎、膀胱结石、膀胱输尿管反流、尿道损伤、膀胱逼尿肌失用性萎缩等。

(二)临床表现

1. 症状、体征　尿潴留按病程可分为急性尿潴留和慢性尿潴留。对于神经源性膀胱功能障碍的分类,常用 Wein 分类。该分类是基于尿动力学表现的分类(表 10-1-1),有助于指导治疗。

表 10-1-1　尿动力学和功能学分类(Wein 分类)

尿失禁
膀胱的原因
逼尿肌过度活跃
膀胱容量降低
膀胱顺应性低
正常(认知的 / 移动性的问题)
膀胱流出道的原因
括约肌无力
尿潴留
膀胱的原因
逼尿肌无反射
膀胱容量大 / 高顺应性
正常(认知的 / 移动性的问题)

膀胱流出道的原因

　　高排尿压低尿流率

　　内括约肌协同失调

　　外括约肌协同失调

　　括约肌过度活跃(即括约肌或非括约肌协同失调)

尿潴留和尿失禁

膀胱的原因

　　逼尿肌无抑制收缩伴有活动低下

　　无收缩

　　正常(认知的/移动性的问题)

　　尿路感染包括下尿路感染(膀胱炎)和上尿路感染(肾盂肾炎),可伴有便秘、大便失禁、会阴部感觉减退或丧失、肢体瘫痪等症状。

　　2. **实验室检查**　常用的辅助检查包括尿常规、血常规、肾功能、尿细菌学检查及药敏试验、泌尿系超声、泌尿系平片、膀胱尿道造影检查、尿流动力学检查及相关电生理检查等。

(三)康复治疗

　　1. **排尿障碍的治疗选择**

　　(1) 膀胱源性尿失禁:①行为治疗,定时排尿、限制液体摄入、生物反馈;②药物治疗,口服抗胆碱能药物、解痉药、三环类抗抑郁药、血管加压素(DDAVP),膀胱内灌注奥昔布宁、膀胱内C型传入纤维神经毒素(辣椒素、树胶脂毒素)、钙拮抗剂、前列腺素抑制剂;③外科手术,膀胱扩大术、尿流改道、去神经支配、神经电刺激、膀胱壁注射肉毒素;④支持治疗,尿片、外部集尿器、间歇导尿、留置尿管。

　　(2) 括约肌源性尿失禁:①行为治疗,定时排尿、盆底训练、生物反馈;②药物治疗,α受体激动剂、雌激素、尿道周围注射填充剂;③外科手术,人工括约肌、尿道悬吊、神经电刺激;④支持治疗,同膀胱源性。

　　(3) 膀胱源性尿潴留:①行为治疗,定时排尿(认知和移动性降低)、耻骨上叩击(膀胱收缩力弱)、Valsalva屏气法、Crede按压法;②药物治疗,胆碱能激动剂、膀胱内前列腺素、麻醉剂拮抗药;③外科手术,括约肌切开术、神经电刺激(如果存在膀胱收缩)。

　　(4) 括约肌/出口源性尿潴留:①行为治疗,生物反馈、耻骨上叩击、肛门伸展/剪式收缩;②药物治疗,α受体阻滞剂、巴氯芬、地西泮、丹曲林;③外科手术,括约肌切开术、肉毒毒素注射、阴部神经切除、膀胱出口手术、尿道支架、球囊扩张;④支持治疗,同膀胱源性。

　　2. **饮食治疗**　根据患者所需控制每天摄水量。确保除静脉输液外,每天经口摄水1 500~2 000ml。ICU鼻饲饮食的患者,可每餐全流饮食加温水;输液期间除按时鼻饲,可不用摄水;其他时间每餐间需补充饮水。ICU气管切开患者,为避免痰液干燥不利于排痰,需根据痰液性状于20:00至次晨6:00予水300~500ml。包括任何流质饮食,如牛奶、果汁等。并要记录前一天的出入量,以便于制订患者输液量,一般500~800ml。如患者出汗较多,痰液较干燥,要适当增加水分摄入。而脊髓损伤等其他神经源性膀胱患者建议夜间尽量不摄水。但是,对于留置尿管导尿患者,为预防尿路感染和导管表面结晶形成,建议多饮水、多排尿,以有效进行机械性"内冲洗"。预防感染的同时,多饮水可以增加钙从泌尿系统的排泄,从而减少尿路结石发生。限制饮食中的钙含量,减少钙的吸收,也有助于减少结石形成。另外,嘱患者饮食应清淡易消化且富于营养,忌辛辣、刺激性食物,防止便秘。

3. 药物治疗 根据药敏结果积极抗感染治疗,关于预防性使用抗生素的有效性还存在争议。可以给予膀胱冲洗等,但不建议在膀胱冲洗时加入抗生素,因为局部用药不仅不能控制尿路感染,且极易形成耐药;若患者存在单纯菌尿,无明显的全身感染及局部感染的症状,则不考虑使用抗生素。

4. 运动疗法

(1)肢体功能训练:ICU 患者因限制活动的负面效果影响,逼尿肌收缩力下降、括约肌协调不足,加重了膀胱功能障碍。因此,应尽可能让患者及早活动,注意变换体位。尽快从床上靠起、坐起或辅助站立,恢复坐位或站立位排尿。对于如卒中或脊髓损伤等重症患者,去除 Foley 导尿管和发动排泄试验时应配合进行坐、行训练。

(2)膀胱功能训练:对膀胱肌直接或间接训练,重建排尿反射。可采用盆底肌练习法、肛门牵拉技术、排尿反射训练、代偿性排尿训练(如 Valsalva 屏气法和 Crede 按压法)、水出入量控制训练。

5. 膀胱管理 早期的膀胱功能训练对于缩短留置尿管的时间,减少并发症,保护膀胱功能有非常重要的意义。依据 2010 年卫生部颁发的《导尿管相关尿路感染预防与控制技术指南》评估患者留置尿管的必要性及拔管指征(图 10-1-1)。

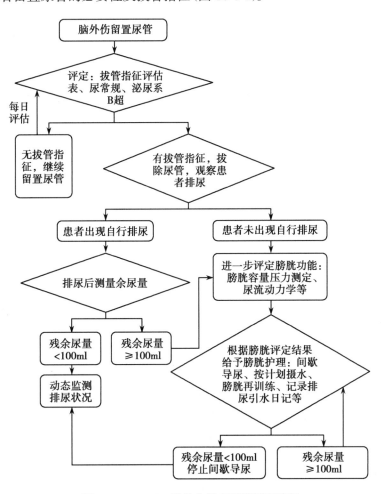

图 10-1-1 IRCU 脑外伤患者膀胱管理流程

二、神经源性膀胱

(一)障碍特征

1. 排尿障碍(大膀胱/尿潴留) 主要症状为排尿困难、尿潴留及充溢性尿失禁等,由脊髓排尿反射弧损害造成。常见于圆锥、马尾损害,急性休克期的横贯性脊髓病。表现为膀胱逼尿肌张力低或消失,尿充盈膀胱后不引起反射性排尿,导致尿潴留。过度充盈后剩余残尿多,膀胱容量大。如病损累及脊髓后柱或感觉通路,患者尽管膀胱充盈,但尿意消失。

2. 储尿障碍(小膀胱/尿失禁) 主要症状为尿频、尿急和紧迫性尿失禁。由于骶髓排尿中枢以上的神经通路损害,排尿反射失去中枢的控制,如旁中央小叶损害、脊髓炎。表现为膀胱容量减小,逼尿肌张力增高,尿道外括约肌失去控制,导尿滴沥性尿失禁,尿次数多,而每次尿量少。

3. 协调障碍(储尿和排尿均障碍) 由逼尿肌与括约肌失协调引起。排尿是一种协同动作,逼尿肌的收缩和膀胱颈、尿道外括约肌的张开必须协同进行,才能使尿液全部排出。如逼尿肌和括约肌功能协同失调,则尿液不能排出或只能部分排出。临床上有两种情况:①逼尿肌和膀胱颈部功能协同失调,主要发生在下运动神经元病变或原发性感觉神经元病变。由于副交感神经损害对交感神经的抑制作用减弱,从而导致膀胱颈部收缩加强。临床表现为排尿困难、尿流无力、排尿滴沥、尿频、尿急及反复尿路感染等。②逼尿肌和尿道外括约肌功能协同失调,常发生在各种神经源性膀胱功能障碍。临床上分为两类。一类为逼尿肌收缩过程中,外括约肌出现持续性痉挛或突然发生无抑制性收缩。另一类是外括约肌突然发生无抑制性松弛而引起尿失禁。临床上主要表现为排尿困难、尿流缓慢、排尿滴沥、尿潴留、尿频、尿失禁及反复尿路感染。

(二)功能评估

1. 脏器层面评估 尿流动力学检查包括:①尿流率测定(uroflowmetry,UF),主要参数包括最大尿流率(maximum flow rate,MFR)、平均尿流率、尿流时间及尿量。尿流率为无创伤性检查,反映下尿路贮尿/排尿的综合性功能,适用于各种排尿功能障碍患者,但不能据此作出病因性分析。②膀胱压力容积测定(cystometry,CMG),反映膀胱功能,包括膀胱压、直肠压(代表腹压)及逼尿肌压(膀胱压减去直肠压)。③尿道压力分布测定(urethral pressure profile,UPP),主要参数有最大尿道闭合压、功能性尿道长度。用于了解尿道功能、贮尿期尿道控尿能力和排尿期尿道压力变化。④括约肌肌电图,检测尿道外括约肌功能。常见逼尿肌括约肌协同失调和括约肌肌电活动突然停止两种异常情况。⑤尿流动力学和B型超声或X线同步联合检查。⑥膀胱镜检查。⑦X线和B超检查。

2. 个体层面评估

(1)日常生活活动能力评估:可使用改良Barthel指数量表、功能独立性量表(functional independence measure,FIM)等评估活动性和个人生活自理水平。

(2)运动功能评估:包括肌力评估、步态分析、平衡及协调功能的评估。

3. 社会层面评估 包括在家庭生活方面获得家庭生活的必需品和完成家庭任务的能力评估,在社会生活方面处理人际交往和人际关系、参与社区生活的能力评估,对期望回归工作岗位的患者就业能力方面的作业水平、适应就业的潜力和就业的妨碍因素的评估,在生活质量方面的生活满意度、健康良好状态的评估(如SF-36量表)及心理评估。

（三）康复治疗

神经源性膀胱功能障碍的治疗原则是：保持或改进尿路情况；控制或消除尿路感染；膀胱在贮尿期保持低压；膀胱在低压下能适当排空；适当控尿能力；尽量不使用导尿管或造瘘；能适应社会生活；能满足职业需要。

1. 肾功能障碍

（1）药物治疗：目前治疗药物主要分两类，①失禁型采用增加膀胱顺应性、调节膀胱颈和增加尿道出口阻力的药物。②潴留型则采用增加膀胱收缩力、降低膀胱颈和尿道阻力的药物。常见可用于临床的药物有：①抗胆碱能药物，其中以奥昔布宁作为代表，其广泛应用于治疗痉挛性膀胱。托特罗定是一种抗毒蕈碱药，并被证实具有膀胱特异性，大大减少了口干等副作用的发生。②中枢性肌松剂，如盐酸乙哌立松；抑制兴奋性氨基酸释放剂，如巴氯芬。③α受体阻断剂，通过阻断α1、α2受体来缓解排尿困难，如阿呋唑嗪。④A型肉毒毒素局部注射，主要针对尿道外括约肌痉挛引起排尿困难的患者。常用的注射方法为膀胱镜下尿道外括约肌和/或内括约肌多点注射，能有效缓解尿道括约肌的痉挛。

（2）手术治疗：目的是增加膀胱功能容量、降低功能容量下的逼尿肌压力、保证肾排空无梗阻。常用手术治疗方法有A型肉毒毒素膀胱壁（或尿道括约肌）注射术、膀胱扩大术、逼尿肌成形术、膀胱颈切开术、尿道支架置入术、骶神经后根切断+骶神经前根刺激术、耻骨上膀胱造瘘术等。

2. ADL障碍

（1）手法辅助排尿：在控制尿管膀胱反流和泌尿系感染的情况下可进行Crede按压法和Valsalva屏气法。Crede按压法：用手按摩膀胱区3~5分钟，用拳头由脐下3cm深按压向耻骨方向滚动，动作缓慢柔和，同时嘱患者增加腹压帮助尿排出。Valsalva屏气法：患者取坐位，身体前倾，屏气呼吸，增加腹压，向下用力做排尿动作帮助尿液排出。以上两法适用于逼尿肌无反射而尿道括约肌无痉挛的患者。另外可通过叩击耻骨上区、会阴部或下腹部，摩擦大腿内侧，挤压阴茎，刺激肛门等"扳机点"（所谓扳机点是指患者的敏感点，如在小腹周围某一点轻轻叩击或按压膀胱，拍打大腿内侧，轻轻牵拉阴毛，挠脚心等位置，这样可帮助患者自行排尿）诱发排尿。

（2）康复训练：积极的膀胱训练可使神经源性膀胱患者恢复一定的储尿功能，形成有规律的自主性排尿。

1）反射性排尿训练：适用于脊髓损伤患者手功能允许或照顾者愿意参与训练，以维持和改善反射性排尿的情况。在导尿前半小时，教会患者或家属反复多次在耻骨上区不同部位进行叩击，寻找"敏感点"（即扳机点），用手指轻叩耻骨上区或大腿上1/3内侧，牵拉阴毛诱发膀胱反射性收缩，产生排尿。每个患者对敏感点的感觉不同：有的感觉脸部发热；有的感觉有"蚁走感"；有的感觉头皮发麻发胀；有的身体会发生抖动同时皮肤起"鸡皮疙瘩"。一旦确定了敏感点的位置，定时叩击，尿液即能排出。禁忌证：逼尿肌收缩不良；膀胱内压力长时间高于$40cmH_2O$（$1cmH_2O=0.098kPa$），引发非协调性排尿；膀胱-输尿管反流；膀胱容量过小，复发性尿路感染持续存在。

2）代偿性排尿训练：适用于逼尿肌和括约肌均活动不足的患者。Creda按压法：即膀胱充盈，膀胱底达脐上二指时，操作者用单手由外向内按摩患者下腹部，用力均匀，由轻而重，待膀胱缩成球状，一手托住膀胱底，一手向前下方挤压膀胱，排尿后操作者将左手放在右手背上加压排尿，力求排尽尿液。加压时，力度视病情而异，尿失禁者可用力稍大，方向由前朝向会阴部。手法按压排尿量不少于留置导尿的 3/4,自主排尿后测出残余尿量 50~100ml 为成功。括约肌反射亢进、逼尿肌括约肌失协调、膀胱出口梗阻、膀胱 - 输尿管反流、颅内高压、尿道异常患者禁用此法。Valsalva 屏气法:患者取坐位,身体前倾,增加腹压,向下做排便动作,帮助排出尿液。患有心律失常或心功能不全患者不适合行屏气动作。

3) 肛门牵张训练:适用盆底肌痉挛的患者。方法是先缓慢牵张肛门使盆底肌放松,再采用 Valsalva 屏气法排空膀胱,同时做排便训练。

4) 盆底肌训练:适用于盆底肌尚有收缩功能的尿失禁患者。方法:患者平卧于床上,做肛门的收缩和放松动作,每次收缩维持 5~10 秒,10~20 次 / 组,3 组 /d。此法适用于骶髓水平以上损伤存在尿失禁的患者,但慎用于心律失常或心功能不全、膀胱出血(血尿)、尿路感染急性期和肌张力过高的患者。

5) 行为技巧训练:部分患者可训练延时排尿,以形成 3~4 小时的间歇。

6) 排尿意识的训练:适用于留置尿管的患者。每次放尿前 5 分钟,患者平卧于床上,指导其全身放松,想象自己处在一个安静、宽敞的卫生间,听着潺潺的流水声,准备排尿,并试图自己排尿,然后由陪同人员缓缓放尿。

(3) 导尿治疗:导尿管理是一种常规方法,特别是间歇导尿对于许多神经源性膀胱患者的治疗来说仍是主流方法。

1) 间歇导尿:是指在无菌或清洁的条件下定时将导尿管经尿道插入膀胱内,使膀胱能够有规律地排空尿液的方法。方法:每 4~6 小时导尿 1 次,保持膀胱容量在 500ml 以下,配合饮水控制。残余尿量在 80ml 以下时,可停止导尿。排出尿液时一定要把膀胱排空,使膀胱保持一定容量,防止膀胱挛缩;使膀胱养成节律性充盈和排空的习惯,促使膀胱反射性收缩。早期进行间歇导尿是膀胱训练的一种重要方式,是协助膀胱排空的“金标准”。膀胱间歇性充盈与排空,有助于膀胱反射的恢复。长期留置尿管会引发泌尿系统感染、慢性膀胱挛缩,影响肾功能,及早拔除尿管、实施间歇导尿已成为脊髓损伤患者泌尿系统管理的主要手段。

2) 留置导尿:目前已很少使用,但在一些特殊病例也可以应用,如急救阶段及脊髓休克早期、患者需大量静脉输液、尿潴留、手术等。患者应每天摄入足量液体,保证有充足尿量冲洗膀胱,每天尿量保持在 1 500~1 800ml。

实践证明,留置导尿易发生感染、结石、血尿等并发症;而且在膀胱功能恢复与重建方面,采用间歇导尿效果明显高于留置导尿。由患者与家属可参与的清洁间歇导尿成为当今康复的发展趋势,现在临床康复认为在患者病情允许的情况下,应该做到尽量早地拔出留置导尿管。

(4) 外部集尿器:常用于逼尿肌反射亢进伴严重尿失禁者,可代替留置导尿管。其缺点为女性患者、过度肥胖、阴茎回缩的患者不宜使用,且使用不当可引起皮肤溃疡、感染、皮肤过敏等并发症。

(5) 物理因子疗法:通过调整不同的电刺激参数,模拟不同功能活动时的神经电活动,从而达到控制膀胱尿道功能的目的,是目前治疗下尿路功能障碍最具前景的途径之一。

1) 电刺激疗法:电刺激疗法是应用低频脉冲电流刺激肌肉使其收缩,以恢复其运动功能的方法。在治疗膀胱排尿功能障碍方面,已进行了多年的试验和临床研究,取得不错的疗效。近年来随着现代科学技术手段不断改进,电刺激疗法也迅速发展,成为重建神经源性膀胱功能的重要方法之一。

2）电针治疗：是针刺疗法与电刺激疗法相结合的产物，现代医学将电针治疗与尿流动力学检测相结合，使电针治疗变得更有针对性和准确性。考虑到脊髓损伤后神经源性膀胱的病理生理复杂性，不同类型神经源性膀胱如何选择电针刺激的穴位、强度、时间目前仍旧没有形成系统的治疗理论，因此还有待进一步研究。

3）功能性电刺激（FES）：膀胱功能性电刺激治疗是通过肛门或阴道电极来刺激盆底肌肉，从而引起相应潴尿和排尿肌的活动。随着科技的进步和相关仪器的改进，有学者认为新的 FES 在治疗脊髓损伤后神经源性膀胱方面，无需行骶神经背根切断就可以消除逼尿肌反射性亢进。同时 FES 在刺激神经肌肉的同时，也刺激传入神经。加上不断重复的运动模式信息，传入中枢神经系统，在皮层形成兴奋痕迹，可逐渐恢复原有的运动功能。

4）骶神经电刺激（SARS）：SARS 是通过刺激电流作用于特定的骶神经，调节膀胱、尿道外括约肌和盆底肌的功能，从而达到重建脊髓损伤后神经源性膀胱的储、排尿功能。SARS 可简单分为植入性 SARS 和体表性骶神经电刺激。体表性骶神经电刺激（SS-TENS）在治疗某些难治性尿失禁方面有很好的疗效。一般认为行植入性 SARS 治疗前后应该进行相关尿流动力学详细检查。

5）骶神经根功能性磁刺激（FMS）：FMS 是一种新型非创伤性的神经系统刺激方法，具有安全、无创等优点，不产生疼痛又不需要在肛门或阴道放置电极，被认为是优于传统电刺激的一种方法。

6）微波治疗：是一种高频电磁波，作用于人体局部，能使局部肌肉松弛，缓解肌肉痉挛。具有较强的穿透力，增强膀胱平滑肌张力，减少括约肌张力，促进膀胱功能恢复，尤其对脊髓损伤后痉挛性膀胱功能障碍具有较好疗效。

3. 心理辅导及健康教育 神经源性膀胱患者多会因自身疾病及膀胱功能减退对生活的影响而造成其产生不同程度的负性心理，如焦虑、自卑、失望、恐惧等。这就需要医护人员及时以真诚、亲切的态度与患者及其家属进行良好的交流，积极对患者进行心理疏导，使心理护理贯穿整个病程，做好患者的心理疏导工作，帮助排解因排尿障碍带来的生活和社交困难。向患者说明膀胱训练的重要性，以让患者建立自行排尿的信心，取得与患者合作，使患者主动参与治疗、训练、学会自理。同时，对患者家属进行良好沟通及健康教育，就相关疾病知识、治疗方法及膀胱护理等知识进一步宣传，指导正确的膀胱功能训练手法，讲解训练的意义，让家属介入训练，为患者回归家庭创造条件。

健康教育包括：神经源性膀胱疾病知识；介绍膀胱训练的方法、残余尿的测定方法及间歇性导尿的相关知识；指导患者自我管理膀胱的方法；教会膀胱自我管理技术：饮水计划，按时记录排尿日记；并发症的观察及预防；尿液颜色、气味、透亮度、尿量等的观察；正确执行间歇导尿，控制饮水量，避免膀胱过度膨胀，及时发现、治疗并发症；患者功能训练必须医护、家属和患者三位一体，让家属介入的目的是为患者回归家庭创造条件。

三、急性尿潴留

（一）障碍特征

1. 发病机制 急性尿潴留的病因主要分为两种：机械性梗阻和动力性梗阻。机械性梗阻如膀胱出口和尿道的急性或慢性梗阻性病变都可引起急性尿潴留。较常见的急性梗阻性病变为尿道损伤或结石、异物的突然堵塞。慢性梗阻性病变为前列腺增生、尿道狭窄等。动力性梗阻即膀胱、尿道并无器质性梗阻病变,尿潴留由排尿功能障碍所引起,如手术麻醉后尿潴留,特别是腰麻和肛管直肠手术后;中枢和周围神经损伤、炎症、肿瘤以及松弛平滑肌的药物(如阿托品、山莨菪碱等),高热、昏迷的患者亦可发生急性尿潴留。

2. 临床表现　患者常有骨盆骨折、骑跨伤病史,或既往有前列腺增生症,此次因劳累、受寒、酗酒或使用阿托品、山莨菪碱类药物后发作,以及有麻醉手术,尿道结石、低钾血症等病史。患者往往痛苦异常,腹胀难忍,用力排尿而不能排出。下腹胀满,叩诊浊音,有时可呈球形胀满的膀胱,触之疼痛加剧。有时可在体检中发现前列腺增生症,尿道外口狭窄,如尿道断裂可见会阴血肿、尿外渗等。病情严重者可出现尿毒症表现,如恶心、呕吐、厌食,这一点尤其在合并慢性尿潴留的患者多见。

(二) 功能评估

1. 脏器层面评估　导尿试验、B超检查、肾-输尿管-膀胱摄影及静脉肾盂造影。

2. 个体层面评估　尿流动力学检查、膀胱压力与容积测定、症状评估。国际前列腺症状评分(I-PSS)包含7个问卷题,仍被保留作为建议性检查方法。其他得到认可的症状问卷表有丹麦前列腺症状评分(DAN-PSS-1)和国际尿控协会-男性(ICS-male)问卷表。I-PSS问卷表为患者自我评价问卷表。答案为0~5个等级。每个问题允许患者从6个等级(0~5)选出1个等级以表示某一特殊症状的频率。得分区间为0~35分(无症状至症状极为严重)。患者可进行如下分类:① 0~7为轻度症状;② 8~19为中度症状;③ 20~35为重度症状。困扰评分(bother of score,BS)得分区间为0~6分。BS与I-PSS相结合,并作为独立的部分了解患者对其目前症状水平的主观感受(图10-1-2)。

国际前列腺症状评分（I-PSS）与泌尿症状困扰评分（BS）

病人姓名＿＿＿＿＿　出生日期＿＿＿＿＿　身份证号＿＿＿＿＿　填表日期＿＿＿＿＿

症状	国际前列腺症状评分（I-PSS）						
	无	少于1/5	少于1/2	约1/2	多于1/2	几乎总是	
1. 过去1个月排尿不尽感?	0	1	2	3	4	5	
2. 过去1个月排尿后2h以内又要排尿?	0	1	2	3	4	5	
3. 过去1个月排尿时中断和开始多次?	0	1	2	3	4	5	
4. 过去1个月排尿不能等待?	0	1	2	3	4	5	
5. 过去1个月感觉尿线变细?	0	1	2	3	4	5	
6. 过去1个月感觉排尿费力?	0	1	2	3	4	5	
	无	1次	2次	3次	4次	5次或5次以上	
7. 过去1个月夜间睡觉时起床排尿次数?	0	1	2	3	4	5	
						I-PSS总分=	
泌尿症状困扰评分（BS）							
	非常好	好	多数满意	满意和不满意各半	多数不满意	不愉快	很痛苦
假如在你的有生之年将伴有目前的泌尿系症状，你认为如何?	0	1	2	3	4	5	6
						困扰积分（BS）=	

图 10-1-2　国际前列腺症状评分和泌尿症状困扰评分

3. 社会层面评估　生活质量评定量表(the MOS item short from health survey,SF-36)是在1988年Stewartse研制的医疗结局研究量表(MOS SF)的基础上,由美国波士顿健康研究发展而来。1991年浙江大学医学院社会医学教研室翻译了中文版的SF-36。

（三）康复治疗

1. 肾功能障碍

（1）药物治疗

1）治疗神经源性逼尿肌过度活动的药物：M 受体阻滞剂（高度推荐）是治疗神经源性膀胱逼尿肌过度活动的一线药物。该类药物在减少神经源性逼尿肌过度活动的同时，也会降低逼尿肌收缩力导致残余尿量增加，因此部分患者需要加用间歇导尿。托特罗定（商品名：宁通），初始推荐剂量为 2mg/ 次，每日 2 次。奥昔布宁（中文别名：尿多灵），5mg/ 次，每日 2~3 次。盐酸曲司氯铵，初始剂量为 20mg/ 次，每日 2 次。索利那新（商品名：卫喜康），新一代 M 受体阻滞剂，推荐剂量为 5mg/ 次，每日 1 次。

2）治疗神经源性逼尿肌无力的药物：对于无膀胱出口梗阻的逼尿肌无反射患者可选择使用氯贝胆碱，而对于存在逼尿肌 - 括约肌协调失调的患者不推荐使用。氯贝胆碱的规范用药推荐：10~30mg/ 次，每日 3~4 次，开始可用 5~10mg，以后每小时重复给药，直用至 30mg，或获得满意效果，给药后 30~60 分钟起效，作用持续 1 小时。

3）降低膀胱出口阻力的药物：α 受体阻滞剂（推荐）可以降低膀胱出口阻力，显著降低逼尿肌漏尿点压力，副作用较少。常见用药有坦索罗辛，200mg/ 次，每日 1 次。特拉唑嗪，2mg/ 次，每晚睡前服。哌唑嗪，0.5~1mg/ 次，每日 3 次。

4）增加膀胱出口阻力的药物：目前尚无有效药物能够治疗神经源性膀胱尿道括约肌功能不全。

（2）非药物治疗

1）间歇清洁导尿——膀胱再训练（高度推荐）：是协助膀胱排空的"金标准"。膀胱再训练是利用时间控制、饮水、诱导与间歇导尿法来施行（表 10-1-2），施行的时间以一般人排尿时间 4 小时为一个单元，有效的膀胱训练容量为 350~400ml，因此平均每小时进水量（包括各类食物的含水量）需 100~150ml，3 个半小时后利用敲尿或压尿方式连续诱导排尿，不论是否排尿都需再做导尿。通常为了有充足的睡眠，晚上采用留置尿管不训练。控制水分摄取及尿量，每小时进水量包括饮水及主食、汤类、水果等含水总量，每天的尿量最好有 1 500~2 000ml。

表 10-1-2 排尿日记记录表

日期	年 月 日					年 月 日				
时间	进水量	漏尿	自排	导尿	其他	进水量	漏尿	自排	导尿	其他
06:00										
07:00										
08:00										
09:00										
10:00										
11:00										
12:00										
13:00										
14:00										
15:00										

续表

时间	进水量	漏尿	自排	导尿	其他	进水量	漏尿	自排	导尿	其他
16:00										
17:00										
18:00										
19:00										
20:00										
21:00										
22:00										
23:00										
00:00										
01:00										
02:00										
03:00										
04:00										
05:00										
总量										

说明:①水量包括水、汤、果汁、粥等所有食品含水量及静脉输液量总和;②睡前 3 小时不饮水;③自主排尿量请在"自排"栏填上容量;④"漏尿"指尿湿裤子、床单、尿片;⑤其他包括尿中带血、尿有臭味、混浊、沉淀物、插尿管有困难、发热等。

2）留置导尿:嘱定时、定量饮水,采用定时夹闭 - 打开方式训练膀胱排尿功能,并逐渐延长夹闭时间,最终实现恢复膀胱排尿功能。

3）盆底电刺激:对于盆底肌及尿道括约肌不完全去神经化的患者,推荐使用经阴道或肛门电极进行盆底电刺激;盆底电刺激结合生物反馈治疗可以在增加盆底肌觉醒性的同时使肌肉被动收缩。

4）生物反馈:推荐应用肌电图生物反馈指导训练盆底肌,能够加强肌肉收缩后放松和盆底肌张力,巩固盆底肌训练的效果。

2. **ADL 障碍盆底肌锻炼**　应用于产妇生产中,能够有效降低产后尿潴留的发生率,提高产妇的生活质量。具体做法:双膝分开身体稍向前倾坐,想象正要站立姿势,自然收缩盆底肌肉(提肛运动),持续 10 秒,还原坐直后放松腰部。重复收缩 5 次,每次休息 10 秒,每日200 次,可分早、中、晚 3 个时段完成。

3. **生活方式指导**　饮食指导、疾病教育、心理指导、日常护理、复职复学指导等。

四、尿失禁

(一)障碍特征

1. **发病机制**　尿失禁是指客观上的不自主漏尿,可引起社会或卫生健康问题。2003 年国际尿控协会(ICS)推荐以下分类:压力性尿失禁(stress urinary incontinence, SUI)、急迫性尿失禁

（urge urinary incontinence，UUI）及混合性尿失禁（mixed urinary incontinence，MUT）。压力性尿失禁最常见（49%），其次为混合性尿失禁（29%）和急迫性尿失禁（22%）。中青年女性主要为压力性尿失禁，老年女性则以混合性尿失禁最为常见。男性尿失禁以急迫性尿失禁为主（40%~80%），其次是混合性尿失禁（10%~30%）和压力性尿失禁（＜10%）。压力性尿失禁与许多因素有关，其中包括年龄、生育、盆腔手术史、家庭史、便秘和吸烟等。急迫性尿失禁主要原因是逼尿肌过度活动。ICS 将逼尿肌过度活动定义为膀胱充盈期间出现自发或诱发的逼尿肌不自主收缩。从临床实际出发把逼尿肌过度活动分为原发性、神经源性和非神经源性更有意义。

2. 临床表现

（1）压力性尿失禁的症状是患者在用力、咳嗽或打喷嚏时出现不自主漏尿。体征是在用力、打喷嚏或咳嗽时观察到尿液从尿道口不自主地同步流出。压力性尿失禁的尿流动力学定义为在逼尿肌无收缩情况下，伴随着腹压增高出现的尿液不自主漏出。

（2）急迫性尿失禁的症状是伴随尿急或紧随其后出现不自主漏尿。体征是观察到伴随尿急或紧随其后从尿道出现不自主漏尿。逼尿肌过度活动引起的尿失禁在尿流动力学检查时，可以观察到与逼尿肌不自主收缩有关的漏尿。

（3）混合性尿失禁指既有尿急等急迫性尿失禁成分，又有用力打喷嚏或咳嗽引起的不自主漏尿等压力性尿失禁成分。

（二）功能评估

1. 脏器层面评估

（1）尿失禁的测量：频率 - 尿量表（frequency volume chart，FVC）或排尿日记能够记录患者日常活动期间的排尿模式。ICS 推荐了 3 种不同格式的排尿日记，即排尿时间表、频率 - 尿量表、排尿日记。排尿时间表单纯记录 24 小时的排尿时间和次数，频率 - 尿量表在此基础上还包括排尿量。排尿日记还包括尿失禁等不良事件发生的时间和次数、尿垫使用情况、液体摄入量以及摄入时间、尿急程度等。应依据临床需求和患者自身情况选择最适宜的记录持续时间，1 份良好的频率容量表（包括第 2 天晨起的第 1 次排尿）就可以恰当地反映患者日常排尿习惯。

（2）尿流动力学检查：包括尿流率测定、充盈期和排尿期的膀胱压力测定、尿道压力、盆底和会阴神经肌肉的神经电生理检查等。

2. 个体层面评估
多通过对患者的日常生活活动能力（activities of daily living，ADL）来评定。ADL 是个体完成最基本活动所应具备的能力，对于健康人而言，每天要完成的排尿行为与起床、穿衣服、刷牙、洗脸等活动一样，相对容易，但对于尿失禁患者而言却是艰难的任务。尿失禁常合并其他疾病，如脑卒中及脊髓损伤，故可参考相关疾病的 ADL 评定方法进行尿失禁患者的个体层面评估。其中应用较广泛的量表是巴塞尔指数（Barthel index）和功能独立性评定（functional independence measure，FIM）。

3. 社会层面评估
尿失禁患者普遍伴有抑郁、焦虑、恐惧、偏执等情绪问题，均存在着明显的心理障碍，心理状况较差。虽然尿失禁不会导致死亡，但给患者造成了严重的心理负担，导致社交减少、生活质量严重下降。临床常用汉密尔顿焦虑量表（Hamilton anxiety scale，HAMA）和焦虑自评量表（self-rating anxiety scale，SAS）评估患者心理状态，用于衡量焦虑状态的严重程度及治疗过程中的变化情况。

（三）康复治疗

1. 急迫性尿失禁的药物治疗
是治疗因逼尿肌过度活动引起的尿急和急迫性尿失禁

（膀胱过度活动症）的主要方法。治疗膀胱过度活动症/逼尿肌过度活动（OAB/DO）的药物主要包括抗毒蕈碱药物、作用于膜通道类药物、混合作用机制类药物、三环类抗抑郁药和前列腺素（PG）抑制药等。一般认为人类膀胱收缩最主要是通过乙酰胆碱诱导刺激膀胱平滑肌中的节后副交感胆碱能受体引起，抗胆碱能药物通过竞争性抑制乙酰胆碱从而抑制膀胱的不稳定收缩，故抗毒蕈碱药物是目前应用最广泛的一线用药。现将 2009 年国际尿失禁咨询委员会（ICI）推荐的用于治疗 OAB/DO 的药物及推荐等级列举如下，供大家参考（表 10-1-3）。

表 10-1-3　ICI 推荐的用于治疗 OAB/DO 的药物及推荐等级
（根据修订版牛津系统进行分级推荐）

用于治疗 OAB/DO 的药物	证据等级	推荐等级
抗毒蕈碱药物		
托罗特定	1	A
索利那新	1	A
曲司氯铵	1	A
达非那新	1	A
富马酸非索罗定缓释片	1	A
溴丙胺太林	2	B
阿托品	3	C
作用于膜通道类药物		
钙离子拮抗药	2	D
钾通道开放药	2	D
混合作用机制类药物		
奥昔布宁	1	A
丙哌维林	1	A
黄酮哌酯	2	D
抗抑郁药		
丙米嗪	3	C
度洛西汀	2	C
α 肾上腺素能受体拮抗药		
阿呋唑嗪	3	C
多沙唑嗪	3	C
哌唑嗪	3	C
特拉唑嗪	3	C
坦索罗辛	3	C
β 肾上腺素能受体拮抗药		
特布他林	3	C
沙丁胺醇	3	C

续表

用于治疗 OAB/DO 的药物	证据等级	推荐等级
米拉贝隆（YM-178）	2	B
磷酸二酯酶Ⅴ（PDE5）抑制药		
伐地那非、西地那非	2	B
环氧合酶抑制药		
吲哚美辛	3	C
氟吡洛芬	3	C
其他药物		
巴氯芬	3	C
辣椒素	2	C
利妥昔单抗（RTX）	2	C
肉毒毒素	2	B
激素类		
雌激素	2	C
去氨加压素	1	A

（1）常用毒蕈碱受体阻滞药：①曲司氯铵，推荐剂量 20mg/ 次，2 次 /d。②托特罗定，有速释型和缓释型两种剂型。速释型托特罗定片（TOLT-IR）一般用法为 1~2mg/ 次，2 次 /d。缓释型托特罗定片（TOLT-ER）一般用法为 2~4mg/ 次，1 次 /d。缓释型托特罗定片较速释型托特罗定片有更好的有效性和耐受性。③索利那新，推荐初始剂量 5mg/ 次，1 次 /d。如耐受良好可增至 10mg/d。最佳有效和耐受剂量为 5~10mg/ 次，1 次 /d，更大的剂量（如 20mg/次，1 次 /d）会更有效。④达非那新，有 7.5mg 和 15mg 两种剂量，达非那新已经开发出控释剂型，可以每天给药 1 次，推荐剂量是 7.5~15mg/d。毒蕈碱受体阻滞药的不良反应是由于分布膀胱以外其他组织内的毒蕈碱受体同时被抑制所致。不良反应的轻重程度取决于以下因素：受体的选择性、膀胱的选择性、药物的理化性质（亲油性分子大小、极性）、药物渗透和通过血脑屏障的能力等。抗胆碱能受体药物常见不良反应有口干、便秘、视物模糊等。

（2）混合作用机制类药物：奥昔布宁速释片作用于膀胱逼尿肌，降低膀胱内压、增加容量、减少膀胱的不自主性收缩，从而缓解尿急、尿频和尿失禁等症状。成年患者应用奥昔布宁建议初始剂量为 5mg/ 次，1 次 /d，以后逐渐增加剂量，每次增加 5mg。成年人常用量为 5mg/ 次，2~4 次 /d，最大剂量为 30mg/d。奥昔布宁皮肤贴片贴附于腹部或臀部皮肤，每周 2 次，用于急迫性或混合性尿失禁的治疗。

（3）其他用于急迫性尿失禁（OAB）治疗的药物：去氨加压素，对儿童夜间遗尿症和由于多尿导致的成年人夜尿症均有肯定的疗效。由于逼尿肌过度活动造成的夜间尿频和遗尿，可以鼻内应用去氨加压素治疗。口服去氨加压素也被证实治疗遗尿症有效。

2. 压力性尿失禁的药物治疗 通过增加尿道平滑肌和横纹肌的张力和紧张度达到增加尿道闭合压的目的。

（1）作用于尿道平滑肌、括约肌的药物：盐酸米多君，选择性 α_1 肾上腺素能受体激动药，单次用药有较好的改善压力性尿失禁作用,对于那些不能长期服药而又需要外出的患者,可在外出前 30 分钟单次服用以达到暂时控制尿失禁的目的。盐酸米多君初始剂量为 2.5mg/次,2~3 次 /d,口服。必要时可逐渐增加到每次 10mg。高血压患者应慎重用药。

(2) 作用于尿道横纹肌括约肌的药物:盐酸度洛西汀,可以通过阴部神经末梢释放乙酰胆碱,治疗压力性尿失禁的效果肯定,不良反应的发生率也在可接受范围以内。

(3) 雌激素类药物:雌激素,治疗压力性尿失禁的作用尚存在争论。雌激素替代疗法,可补充更年期妇女体内雌激素不足,以防治老年性阴道炎、压力性尿失禁、冠心病、骨质疏松症等。压力性尿失禁患者并发尿路感染率极高,雌激素替代疗法和抗感染应同时进行,才可在短期内获得满意疗效。

3. 盆底肌训练　分为“基础治疗项目”和“高级治疗项目”,前者包括 Kegel 训练、阴道锥训练及简易家用会阴压力计,无需昂贵仪器,可以在家中使用。高级治疗项目需要使用较为复杂的仪器,需由较高年资的治疗师在门诊中实施。

(1) 盆底肌训练:最近推荐使用盆底肌训练(pelvic floor muscle training,PFMT)一词代替传统的 Kegel 训练,其定义是由“专业人员指导的重复自主收缩盆底肌训练的治疗”。Kegel 训练指患者有意识地对以肛提肌为主的盆底肌进行自主性收缩以加强控尿的能力,Kegel 指导患者用力收缩盆底肌来预防及治疗产后尿失禁。PFMT 已被提倡为预防及治疗尿失禁的手段。以“训练(training)”一词来替代“练习(exercises)”是为了强调治疗方案中不断重复的重要性,此疗法的目的在于改善盆底肌功能。通过训练盆底肌能进行更强或更快的收缩,盆底肌纤维会进行性增厚从而增加盆底肌的体积。

1) 盆底肌训练原则:①训练方法要正确,在训练中要辅助患者正确识别盆底肌的部位,从而进行有效的盆底肌收缩训练,盆底肌收缩同时必须放松腹部和大腿的肌肉,避免臀大肌及腹肌的收缩。②持久性,即使症状已经改善,仍需持之以恒,并进行“场景反射”训练,当有咳嗽、打喷嚏或大笑之前,能形成主动有力收缩盆底肌的条件反射。③合理掌握训练节奏不要过度锻炼,在训练时要注意盆底肌收缩时间不能过长,否则会导致盆底肌疲劳。④患者盆底肌肌力恢复到 4 级以上时,可以练习增加不同程度的腹部压力情况下腹部肌和盆底肌协调收缩运动。循序渐进的肌肉训练或连同其他物理治疗辅助训练,如生物反馈、阴道锥、盆底电刺激,可以帮助恢复和加强盆底肌。

2) 治疗压力性尿失禁作用机制:①使盆底肌肌纤维增粗,从而增强盆底肌的收缩力和张力,当腹部压力突然增高时,这种训练会增加尿道闭合压力防止漏尿发生。②膀胱颈部有盆底肌支撑,因此,加强盆底肌力量可防止膀胱颈下移从而减少尿失禁发生。③盆底肌收缩可能会刺激腹横肌收缩,影响肌肉活动的协调和日常生活中骨盆 / 腹部的活动。

3) 治疗急迫性尿失禁作用机制:盆底肌训练也可以用来治疗急迫性尿失禁。其原理是盆底肌收缩可以反射性或自主性抑制逼尿肌的收缩。

(2) 生物反馈治疗:指任何通过提供躯体功能的信息,训练患者控制躯体功能的方法,常采用模拟的声音或视觉信号,提示(或反映)患者正常及异常盆底肌活动的状态,使医师及患者了解盆底肌锻炼的情况,以制订正确的、更有效的盆底肌锻炼方案。生物反馈能够用于指导盆底肌训练和帮助主动收缩盆底肌。常见的有指检反馈、视觉反馈和阴道锥等方式。

1) 阴道内指检反馈:开始 PFMT 训练以前,应常规进行指检来评估阴道和盆底肌功能,阴道内指检测评盆底肌也是生物反馈的一种形式。由于它具有侵入性,所以目前视觉反馈方法被优先使用。

2) 视觉反馈:视觉反馈仪器的核心是一个微型的会阴收缩力计量仪,由一个压力探头和一个数字显示器组成,其他的部件有数据记录仪和可供患者观看的数字屏幕。会阴收缩力可以通过阴道探头或盆底肌电图获得。尽管得到的数据并不十分精确,但它可以帮助一些女性患者训练盆底肌的收缩能力。

3) 阴道锥训练:阴道锥是 1985 年 Plevnik 介绍的加强盆底肌力的方法,它由带有金属内芯的医用材料塑料球囊组成,重量从 20~100g 不等,或重量相同,但直径大小不等。应用阴道锥训练的目的在于训练和强化盆底肌的功能。理论上而言,阴道锥脱出时的感觉会产生强烈的感受反馈,而为了维持阴道锥停留在阴道内,必须加强盆底肌收缩力。基于上述理论,各种不同尺寸、形状和重量(20~100g)的阴道锥被开发出来。阴道锥常分 5 个重量级,训练时从最轻或直径最大的球囊开始,具体操作方法如下:首先在阴道内试着插入重量最轻的阴道锥,行走时收缩盆底肌将其保持在阴道内,然后再尝试逐渐增加阴道锥的重量。最后选择可以通过盆底肌收缩维持在阴道内 1 分钟以上时间最大重量的阴道锥开始训练,每天 2 次,行走时患者要尽量延长维持阴道锥在阴道内的时间,一旦阴道锥在体内可以保持超过 15 分钟,就可以试着增加到更重的阴道锥。推荐的方案为每次 15 分钟,每天 1 次,持续 3 个月。它属初级的生物反馈,具有简单、方便、安全、有效、无不良反应等特点。阴道锥训练不适合处于月经期以及患有中重度器官脱垂、阴道感染、萎缩性阴道炎等病变的女性。

(3) 行为治疗:正常的下尿路功能有赖于完整的解剖和神经肌肉机制的相互协调,但控尿能力还需要后天的学习和正确的行为调节。行为治疗的核心是指教育患者了解自身情况,制订一系列治疗方案以减少或根治尿失禁。有时行为治疗被误认为只是限制饮水和定时排尿,但实际上行为治疗的内容更为丰富。现在并无最好的行为治疗标准方案或方法,尽管不同的医师对行为治疗有各自的侧重点,但任何治疗方案均需教育患者了解正常泌尿道功能。有观点认为膀胱过度活动症一部分是由于不良的后天行为所致,因此,行为治疗的目的是再学习。行为治疗的各种基本元素均以基本教育技巧为中心,如用模拟活动的方式去重新培养正常行为,重建尿控功能。盆底肌训练既属行为治疗(教育患者认识肌肉的解剖和功能、学习训练肌肉保持下尿路功能),也属于物理治疗(训练肌肉收缩力、增强控尿功能)。在任何情况下,患者教育在行为治疗中起到核心作用。行为治疗可以减少尿失禁的次数,并且没有不良反应。另外行为治疗可以辅助其他治疗方式应用,如配合药物或者手术治疗使用。

1) 膀胱训练:是指对自身排尿行为的修正,使自己重新获得控尿的能力。训练的理念为:①再教育;②定时排尿;③积极的强化反馈。这种训练需要患者主动参与,能控制尿急、延迟排尿或按时排尿,其目的是通过控制尿急和减少排尿次数,从而增加膀胱容量,改善膀胱过度活动症。膀胱训练适用于有尿频、尿急症状以及急迫性尿失禁或混合性尿失禁的患者。

膀胱训练一般结合排尿时间表提醒患者不要过早地对尿急做出反应,有意识地延长排尿间隔,最后达到 2.5~3 小时排尿 1 次,逐渐使每次排尿量 >300ml。患者在膀胱训练前、后各填写 3 天的排尿日记(包括自我监测是否按进度训练、评价改善程度、是否需要调整排尿时间间隔等),以评价膀胱训练的效果。

常用的帮助减少尿急的方法有:①消除外界刺激,如关掉水龙头;②更换体位,屈腿站立并交叉双腿会对一些患者有帮助;③压迫会阴,如坐在一些坚硬的物体,如椅子扶手或卷毛巾上;④收缩盆底肌,努力保持 20 秒;⑤思考一些复杂问题来分散你的注意力,如思考某个数学问题,直到排尿感觉消退;⑥踮脚站立可能会对部分患者有帮助。

2) 定时排尿:定时排尿治疗自始至终要有一个固定的排尿时间表。定时排尿的作用是通过规律排空膀胱,在发生尿失禁前就排空膀胱而防止尿失禁发生。定时排尿主要应用于不能单独如厕的患者,这需要有基本的公用设施,并且需要在夜间每隔 2~4 小时提醒患者定时排尿的照护人员。这种方法也可以应用于无尿频、排尿不规律的女性尿失禁门诊者。

膀胱训练应该与控制尿急的训练相结合,并经常联合使用抗胆碱能药物,特别是对于症状严重的患者和神经源性膀胱患者更应如此。与"膀胱训练"不同,"定时排尿"是指患者根据固定的时间间隔表排尿,通常每 2~4 小时 1 次,从而使那些排尿次数减少和 / 或膀胱感觉减低的患者达到正常排尿频率。典型例子是糖尿病所致的神经源性膀胱患者,他们没有正常的膀胱感觉,因此,会不适当地延迟排尿。

目前没有证据显示哪一种膀胱训练方案最佳,膀胱训练的典型设计一般由排尿间隔 1 小时开始(或根据排尿日记选定更适当的间隔时间),在达到控尿目的后间隔时间每次增加 15~30 分钟,最终目标是排尿间隔时间 2~4 小时无尿失禁发生。药物治疗通常最先使用,所有患者应该在个体化的基础上将药物治疗与行为治疗相结合。

(4) 电刺激和磁刺激治疗:利用电或磁场作为刺激源对盆底神经和 / 或肌肉进行刺激,从而达到对下尿路及盆底功能进行治疗的方法。

1) 电刺激治疗:指用低频电流刺激盆腔神经或阴部神经引起反射性刺激,通过神经回路增强尿道括约肌收缩,或者直接刺激盆底肌收缩以加强控尿能力。神经和肌肉受到刺激后形成冲动,兴奋交感通路并抑制副交感通路,抑制膀胱收缩达到治疗膀胱过度活动症的目的。

电刺激适应证:①盆底肌薄弱者;②压力性、急迫性及混合性尿失禁和膀胱过度活动症患者;③原发性括约肌功能不全者。对于压力性尿失禁患者使用间断脉冲频率 35~50Hz 的刺激时,盆底肌通常会产生很好的收缩。对于急迫性尿失禁患者建议使用持续低频(5~10Hz)交流电刺激来抑制逼尿肌过度活动。电刺激治疗不要在月经期或妊娠期进行。

操作方法:电刺激主要通过携带电池或者电源动力的刺激器完成。电刺激可以选择不同的波形、频率、强度、电极放置位置的组合治疗方案。中高频刺激(50~200Hz)通过阴道或肛门电极治疗压力性尿失禁,其目的为直接刺激盆底和尿道的肌肉以引起其收缩。电刺激亦能够用于治疗急迫性或混合性尿失禁患者。低频刺激(5~20Hz)用于激活抑制膀胱的神经及减少逼尿肌的过度活动。具体方法是将电极置于阴道或直肠,一般为每次 20 分钟,每周 2 次,6 周为 1 个疗程。临床上多应用肛门探头电极、阴道探头电极或皮肤表面电极等。大部分的装置是采用阴道或肛门电极,但采用肛周或胫后神经黏附电极的外周刺激亦可达到其效果,男性患者觉得这种治疗方式较肛门电极治疗更易接受。应根据患者不同的盆底功能障碍病理和发生机制选择与之相适宜的有效的电刺激电流参数。

疗效:电刺激治疗尿失禁的治疗效果不一,其作用的原理尚不明确,很难区分其疗效为电刺激治疗效果还是安慰剂效应。有研究认为电刺激治疗老年尿失禁患者有效率较低,故不建议向老年尿失禁患者推荐此项治疗。而且对混合性尿失禁进行双重刺激的疗效仍未被确切评估,在这种双重刺激方式中,使用高频刺激括约肌以及低频刺激膀胱似乎较理想。

女性压力性尿失禁以及膀胱过度活动症患者可以选择电刺激治疗,建议女性膀胱过度活动症患者居家隔天采用 4~10Hz 的电刺激治疗,压力性尿失禁患者居家每天采用 50Hz 电刺激治疗。

2) 磁刺激治疗:同电刺激不同,体外进行磁刺激的目的是刺激盆底肌和骶神经根,并且不需要在肛门或阴道插入探针。系列研究提示磁刺激对尿失禁有一定的治疗效果,并且还没有有关不良反应的报道。

操作方法:患者坐于治疗椅上,座椅中有磁性发生器,通过外部电源控制。坐位时患者的会阴部位于治疗椅的中心,盆底肌和括约肌正好位于脉冲磁场区域的作用轴上。无论何种尿失禁,一个标准的疗程包含高频和低频的 20 分钟持续刺激。低频刺激诱发一种脉冲式肛提肌收缩,而高频刺激则产生一种很强的强直性收缩。医师根据治疗计划及患者,调节刺激强度至舒适水平。

优点:可以穿着衣服进行治疗,不需要皮肤准备。体表没有电极,无需针刺等有创操作。这种刺激为非特异性,与组织相互作用后,磁波不会明显衰减。因此,其他肌肉、神经甚至子宫也能对刺激产生反应。大部分患者很认可这种治疗。它的不足是治疗期间要在诊所或医院重复进行刺激。磁刺激治疗尿失禁的机制尚不完全清楚,目前考虑主要与磁刺激产生的被动盆底肌训练或者抑制逼尿肌过度活动有关。

(5) 传统康复方法:针刺中极、关元、足三里、三阴交等穴位,可提升盆底肌的张力,从而改善膀胱功能,治疗尿失禁。对于小儿尿失禁,中医认为其主要原因为肾阳不足、肺脾气虚。治疗原则为健脾宣肺,温肾固摄。常取针刺部位包括中级、膀胱俞、三阴交、气海、关元、肾俞、足三里、阴陵泉。

4. 生活方式指导　生活方式因素在尿失禁的发病率及其病情发展中起着重要的作用,然而其评估应用行为治疗的实际效果研究甚少。

(1) 合理饮食:①因便秘而长期用力排便、过度增加腹压是导致盆腔器官脱垂和尿失禁的一个危险因素。饮食要清淡,多食富含纤维素的食物治疗便秘。②降低咖啡因的摄入。咖啡因是众所周知的神经系统刺激物,在体内和体外试验中均证实对逼尿肌有刺激作用,促进逼尿肌不稳定收缩。建议尿失禁患者减少咖啡因的摄入。③对于尿失禁患者建议遵从已有的人群健康饮食指南,饮用适度的酒精饮品,食用充足的水果和蔬菜,恰当的液体摄入量有利于减少尿失禁,尿失禁和膀胱过度活动症(OAB)的患者应限制饮用碳酸类饮料。

(2) 防止尿道感染:养成大小便后由前往后擦手纸的习惯,避免尿道口感染。性生活前,夫妻先用温开水洗净外阴,性交后女方立即排空尿液,清洗外阴。若性交后发生尿痛、尿频,可服抗尿路感染药物 3~5 天,在炎症初期快速治愈。

(3) 规律生活:①戒烟,吸烟除了是膀胱癌的主要危险因素,还可能是诱发压力性尿失禁(SUI)和膀胱过度活动症(OAB)的一个危险因素。吸烟引发咳嗽可以诱发 SUI,尿中排泄的尼古丁和其他毒素可能刺激膀胱导致 OAB。②有规律的性生活,研究证明更年期绝经后的妇女继续保持有规律的性生活,能明显延缓卵巢合成雌激素功能的生理性退变,降低压力性尿失禁发生率,同时可防止其他老年性疾病,提高健康水平。③加强体育锻炼,积极治疗各种慢性疾病。肺气肿、哮喘、支气管炎、肥胖、腹腔内巨大肿瘤等,都可引起腹压增高而导致尿失禁,应积极治疗该类慢性疾病,改善全身营养状况。同时要进行适当的体育锻炼和盆底肌群锻炼。最简便的方法是每天晨醒下床前和晚上就寝平卧后,各做 45~100 次紧缩肛门和上提肛门活动,可以明显改善尿失禁症状。④规律排尿(定时排尿)。与主动排尿训练或者如厕训练方法相反,规律排尿这一训练方法适用于生活认知能力完整的患者。膀胱训练是 OAB 和急迫性尿失禁患者最常进行的基础治疗。

(4) 阳光心态:要有乐观、豁达的心情,以积极平和的心态,笑对生活和工作中的成功、失败、压力和烦恼,学会自己调节心境和情绪。

(5) 减肥:肥胖是发生尿失禁的独立危险因素之一。肥胖导致的过度负荷可潜在并持续破坏膀胱及盆腔器官的支持结构,从而可能引起尿失禁,尤其是压力性尿失禁。对于病态及中度肥胖者,减轻体重可在一定程度上改善尿失禁,降低尿失禁的发生率。保持正常体重是预防尿失禁发生的重要因素。

（6）改变体位:通过改变体位以减少腹压增加引起的漏尿,当咳嗽或用力时,通过双腿的交叉或双腿向前屈曲交叉,可以减少腹压增加诱发的漏尿。另外,坐在椅子扶手上也可以帮助防止尿失禁。

（四）合并症的康复处理

尿失禁常合并其他疾病出现,尤其是老年性尿失禁者,故应积极治疗其合并症,以期改善相关症状,提高生活质量。

1. **合并局部病变**　阴部湿疹、溃疡、泌尿系感染、菌尿等行对症治疗。

2. **合并糖尿病**　控制血糖以减少渗透性利尿和相关多尿症,并改善尿失禁。

3. **关节退行性变**　药物和非药物治疗疼痛可以提高运动和如厕能力。

4. **慢性肺部疾病**　抑制咳嗽可减少压力性尿失禁和咳嗽诱发的急迫性尿失禁。

5. **睡眠呼吸暂停综合征**　诊治睡眠呼吸暂停,通常予持续性正压气道设备,可改善症状,减少夜间多尿症及相关夜尿和尿失禁。

6. **严重便秘和大便硬结**　恰当应用粪便软化剂,摄入充足液体,运动,戒躁。

7. **神经和精神疾病、卒中**　急性卒中后尿失禁往往与康复一并处理;持续性尿失禁应该进一步专科处理。对于永久性运动障碍人群,规范如厕辅助很重要。

8. **抑郁症**　改善抑郁的药物和非药物治疗可改善尿失禁。

（江钟立）

第二节　重症相关的肾脏问题

一、概述

（一）障碍特征

1. **分期**　我国 1992 年 6 月《中华内科杂志》编委会肾病专业组制订的慢性肾功能不全的分期标准见表 10-2-1。但是,这种临床分期是为了适应当时中国肾脏病诊断、治疗的临床现状。目前推荐使用 K/DOQI 中的肾功能分期标准（表 10-2-2）。

表 10-2-1　肾功能不全分期

	血清肌酐 /（μmol/L）	肾小球滤过率 /（ml/min）	临床症状
肾功能不全代偿期	133~<178	50~≤80	临床常无症状
肾功能不全失代偿期	178~<443	20~<50	常出现乏力、食欲减退或轻度胃部不适感,可出现贫血
肾功能衰竭期	443~<707	10~<20	症状明显,乏力、消化道症状尤为突出,贫血严重,伴有内环境紊乱
肾功能衰竭终末期(尿毒症期)	≥707	<10	出现尿毒症症状

表 10-2-2 慢性肾脏病(CKD)分期

分期	描述	肾小球滤过率/(ml/min)
1 期	肾功能正常	≥90
2 期	肾功能轻度下降	60~89
3 期	肾功能中度下降	59~30
4 期	肾功能重度下降	15~29
5 期	肾衰竭	<15

2. 流行病学 最近我国一项慢性肾脏病的流行病学调查显示,中国成年人群 CKD 的患病率为 10.8%,但成年 CKD 的知晓率仅为 12.5%。CKD 在我国呈现"高患病率,低知晓率"的状态。由于缺乏肾脏病知识,20%~30% 的患者首次到医院就诊时就发现肾功能损害已经到了不可逆转的阶段。CKD 不断进展将导致尿毒症的发生,尿毒症具有高致残率、高病死率和高医疗费用的特点。

3. 病因 原发性肾小球肾炎、继发性肾小球肾炎(糖尿病肾病等)、间质小管疾病、肾血管性疾病(高血压等)、遗传性肾病、梗阻性肾病。

4. 并发症 慢性肾功能不全,尤其透析患者并发症可累及全身各个系统,如心血管疾病、肺、肝脏、血液、消化系统、骨关节、神经系统、结缔组织病及血脂异常等。

(二)临床表现

1. 症状和体征

(1) 尿量和排尿异常:急性肾功能障碍时,首先表现为肌酐浓度升高,6 小时内尿量少于 $0.5ml/(kg \cdot h)$。

(2) 浮肿和脱水:浮肿是由水、Na^+ 过剩、低白蛋白血症等机制引起的毛细血管静水压升高和组织间液增加的状态。脱水分为:①高渗性脱水(水分流失多于钠的流失,血浆渗透压升高);②等渗性脱水(丢失液体的渗透压与细胞外液相等,常见于腹泻、呕吐、烧伤等);③低渗性脱水(细胞外液流失 Na^+ 比水多的状态,表现为血压下降和低钠血症,出现头痛、呕吐、痉挛等中枢神经症状)。

(3) 水、电解质代谢紊乱:代谢性酸中毒,水、钠代谢紊乱,钾、钙、磷、镁代谢紊乱,三大能量物质及维生素代谢紊乱等。

2. 实验室检查

(1) 尿液检查:①蛋白尿,每天尿蛋白定量超过 150mg 或尿蛋白/肌酐 >200mg/g。分为生理性蛋白尿(体位性蛋白尿)和病理性蛋白尿(肾小球性蛋白尿、肾小管性蛋白尿、溢出性蛋白尿)。②血尿,肉眼血尿和镜下血尿(400 倍显微镜下每个视野超过 5~6 个红细胞时,即诊断为病理性血尿)。③尿沉渣的显微镜检查,红细胞(高倍视野下有 5 个以上判定为病理性)、白细胞(高倍视野下观察到 5 个以上判定为病理性)、上皮细胞(尿中检出肾小管上皮细胞、移行上皮细胞、扁平上皮细胞)。④管型:常见的有透明管型、红细胞管型、白细胞管型、上皮管型、颗粒管型、蜡样管型和脂肪管型,不同的管型常提示不同的疾病改变。

(2) 血液检查:血肌酐(SCr)>451μmol/L、血尿素氮(BUN)>20mg/dl。

(3) 肾小球滤过率(GFR)测定:正常值平均在 $(100 \pm 10)ml/(min \cdot 1.73m^2)$,女性较男性

略低。

（4）影像学检查：包括超声显像、静脉尿路造影、CT、MRI、肾血管造影、放射性核素检查等。

（5）肾活检：为明确诊断、指导治疗或判断预后，排除禁忌证时可行肾穿刺活检。

（三）康复治疗

肾脏康复是以减轻肾脏疾病及透析患者身体和精神的负担，调整机体状态，改善预后，以及心理、社会和职业状态为目的而进行的运动疗法、饮食疗法、水分管理、药物治疗、宣教、精神心理调整等长期的综合性治疗。肾脏康复是在 1994 年的国际康复协会（Life Options Rehabilitation Advisory Council，LORAC）被正式系统定义和认同的。LORAC 定义肾脏康复包括鼓励（encouragement）、教育（education）、运动（exercise）、就业（employment）和评估（evaluation）5 个部分。肾脏康复作为内脏疾病康复的内容之一，是对于肾脏病患者执行包括运动、药物、饮食、教育与心理疗法在内的系统康复治疗。

1. **饮食治疗**　饮食的管理对于 CKD 的治疗和预防，以及延缓 CKD 病情的进展极为重要。控制饮食能够减少含氮代谢产物生成，减轻症状及其相关并发症。饮食治疗的标准是依据尿蛋白浓度分别进行分类，CKD4 级（GFR < 30）的患者从储备代偿期开始进行更严格的低蛋白饮食，可以有效地延迟透析介入的时期。2009 年日本肾脏学会修订的成人慢性肾脏病的饮食治疗标准见表 10-2-3。

表 10-2-3　成人慢性肾脏病的饮食治疗标准

病期	总能量 / [kcal/(kg·d)]	蛋白质 / [g/(kg·d)]	食盐 / (g/d)	钾 / (g/d)
第 1 期（GFR ≥ 90） 尿蛋白量 < 0.5g/d[#1] 尿蛋白量 ≥ 0.5g/d	27~39[#2] 27~39[#2]	不严格控制 0.8~1.0	< 10[#3] < 6	
第 2 期（GFR 60~89） 尿蛋白量 < 0.5g/d[#1] 尿蛋白量 ≥ 0.5g/d	27~39[#2] 27~39[#2]	不严格控制 0.8~1.0	< 10[#3] < 6	
第 3 期（GFR 30~59） 尿蛋白量 < 0.5g/d[#1] 尿蛋白量 ≥ 0.5g/d	27~39[#2] 27~39[#2]	0.8~1.0 0.6~0.8	3~6 3~6	< 2 < 2
第 4 期（GFR 15~29）	27~39[#2]	0.6~0.8	3~6	< 1.5
第 5 期（GFR < 15）	27~39[#2]	0.6~0.8[#4]	3~6	< 1.5
第 5D 期（透析治疗中）	内容见下表（血液透析、腹膜透析）			

kg：使用身高(m)^2×22 计算出标准体重。GFR：肾小球滤过率[ml/(min·1.73m^2)]

#1：不能储存 24 小时尿的时候，可以使用随机尿的尿蛋白 / 肌酐比值 0.5

#2：和日本厚生劳动省制订的 2010 年版饮食摄取标准一致。根据性别、年龄、身体活动水平推算出每天必需的不同能量

#3：有高血压患者 < 6

#4：有报道显示低于 0.5g/(kg·d)的超低蛋白质摄入可以有效延缓透析介入的时期

第 5D 期的饮食治疗标准 血液透析(每周 3 次)					
总能量 / [kcal/(kg·d)]	蛋白质 / [g/(kg·d)]	食盐 / (g/d)	水分 / (ml/d)	钾 / (g/d)	磷 / (mg/d)
27~39#5	1.0~1.2	<6	尽量少 (<15/kg DW)	<2	<蛋白质(g)×15

kg:使用身高(m)²×22 计算出标准体重,kg DW:干重(dry weight,透析时的基础体重)

#5:和日本厚生劳动省制定的 2010 年版饮食摄取标准一致。根据性别、年龄、身体活动水平推算出每天必需的不同能量

腹膜透析					
总能量 / [kcal/(kg·d)]	蛋白质 / [g/(kg·d)]	食盐 / (g/d)	水分 / (ml/d)	钾 / (g/d)	磷 / (mg/d)
27~39#6	0.9~1.2#7	尿量(L)×5 + PD 除水(L)×7.5	尿量+除水量	无限制 #8	<蛋白质(g)×15

kg:使用身高(m)²×22 计算出标准体重;PD:腹膜透析

#6:和日本厚生劳动省制定的 2010 年版饮食摄取标准一致。根据性别、年龄、身体活动水平推算出来不同的每天必需的能量

#7:参考 2009 年版腹膜透析指南

#8:高钾血症时和血液透析限制一样

2. 药物治疗

(1) 合理、有效的降压:原则上以血管紧张素转化酶抑制剂(ACEI)和血管紧张素受体拮抗剂(ARB)为首选。使用 ACEI 和 ARB 达不到降压目标时,要考虑利尿剂或钙拮抗剂的同时使用。现在 ARB 和噻嗪类利尿剂,ARB 和 Ca^+ 拮抗剂的混合剂都已有出售。

(2) 纠正酸中毒和水、电解质紊乱:①酸中毒,口服碳酸氢钠,轻者 1.5~3.0g/d;中、重度患者 3~15g/d,必要时可静脉输入。合并心衰者可同时服用或注射呋塞米 20~200mg/d,防止水钠潴留。②纠正水钠紊乱,一般氯化钠摄入量应小于 6~8g/d,有明显水肿、高血压者,钠摄入量限制在 2~3g/d(NaCl 5~7g/d),个别严重病例可限制为 1~2g/d(NaCl 2.5~5g/d)。③高钾血症的防治,当 GFR<25ml/min 时,应适当限制钾摄入;当 GFR<10ml/min 或血钾>5.5mmol/L 时,应更严格限制钾摄入;可适当使用利尿剂(呋塞米、布美他尼等),增加尿钾排出;对严重高钾血症(血钾>6.5mmol/L)时,应及时给予血液透析治疗。

(3) 纠正贫血和重组人促红细胞生成素(rHuEPO)的应用:肾性贫血要使用红细胞生成刺激剂(erythropoiesis- stimulating agent,ESA)。使用 ESA 进行治疗时,血红蛋白(Hb)的合成就会亢进,对铁的需求增大,当转铁蛋白饱和度(TSAT)为 20% 以下以及血清贮藏铁浓度为 100ng/ml 以下时是补充铁的治疗标准。储备代偿期 CKD 患者的口服铁剂是 100~200mg/d;当缺乏铁的状态或 Hb 值没有改善时,改用静脉注射铁剂。

(4) 纠正诱因及并发症:包括防治感染,严格控制血糖、血脂水平,同时需纠正低钙血症、高磷血症和肾营养不良等。

（5）其他：肾脏功能进一步恶化，GFR < 10ml/min（糖尿病肾病可适当提前至 10~15ml/min）并有明显尿毒症表现，则应进行肾脏替代治疗，包括血液透析、腹膜透析和肾脏移植。

3. 运动疗法 慢性肾脏疾病（CKD）患者（未进行血液透析）的运动耐力，随着肾功能的障碍程度加重逐渐降低。运动耐力的降低从 2 期 CKD 患者（轻度肾功能障碍）开始，到 3 期 CKD 患者（中等程度肾功能障碍）进展到极度低下。CKD 患者的运动耐力低下，是肾性贫血、尿毒症、心血管合并症、骨骼肌变性、肌病以及为保护肾功能而限制过多活动等多种因素共同作用，使得骨骼肌力量和末梢功能都下降的结果。血液透析患者的运动耐力和健康人相比，无氧阈（AT）值水平的氧摄取量及峰值摄氧量（VO_2 peak）是年龄、性别、体重等因素校正后的基准值的 50%~60%。这一下降的运动耐力水平，相当于 NYHA 心功能分级Ⅲ级心衰患者的极低水平值。运动疗法能有效改善透析患者的运动耐力、低营养 / 炎症复合综合征、蛋白异化和生活质量（QOL）等。运动疗法对透析患者的效果如表 10-2-4。

表 10-2-4　运动疗法对肾衰透析患者的效果

- 最大摄氧量的增加
- 左心室收缩能力的提高（安静时、运动时）
- 心脏副交感神经的活化
- 心脏交感神经紧张状态的改善
- 营养不良 - 炎症 - 动脉粥样硬化（MIA）综合征的改善
- 贫血的改善
- 睡眠质量的提高
- 烦躁、抑郁、QOL 的改善
- ADL 的改善
- 前腕静脉扩容能力（特别是等张性运动引起的）的增加
- 透析效率的改善
- 死亡率的下降

（1）运动的类型：包括步行、自行车、慢跑、游泳等持续性氧摄取的有氧运动和肌肉收缩与舒张交替往复的等张性运动。有氧运动肌肉的疲劳感小，可以长时间地持续进行，改善运动耐力。近年来，局部的肌肉训练（阻力训练）也开始被尝试引入并使用。

（2）运动强度：① Borg 指数法，多以 11~13 的运动强度作为适宜的运动强度；② Karvonen 公式法，处方心率 =（最大心率 - 安静时心率）× k + 安静时心率，系数 k 根据患者的疾病种类、药物减慢心率的严重程度、有无长期服用药物等来综合设定；③二乘积拐点法，收缩压和心率的乘积（二乘积）作为运动强度的设定点；④ AT 值法，以呼吸气体分析确定 AT，并以 AT 值下的运动水平作为运动处方的强度。

（3）时间：以 20~60min/ 次作为指导。低强度的长时间运动，或者是短时间的一天多次进行，都可以取得运动治疗效果。

（4）频率：以每周 3~5 天为目标，间隔时间不超过 3 天为宜。

（5）周期：一般要 2~4 周才能表现出运动疗法的效果。

（6）其他：运动前后要进行准备活动和整理活动。肾功能不全的患者，由于贫血、骨代谢异常等原因，运动过程中要十分注意。运动处方要充分考虑每个患者的不同情况和病情状况，制订符合每一个不同患者的个性化处方。

4. 心理治疗 血液透析患者在未进行肾脏移植的情况下，必须要进行每周3天，每次3~5小时的血液透析，直至死亡。这种沉重的精神压力难以估测。其他的透析患者也都背负着来自身体、精神、经济，还有社会的压力，这些压力都是正常人难以想象的。这些压力不仅给患者本人，也给患者家属带来巨大负担。透析治疗对患者家属的压力也是极大的，因此医疗工作人员有必要对患者家属多方留意。由于各种压力，透析治疗让终末期肾脏病（end stage renal disease，ESRD）患者产生了种种心理变化。这种变化与伊丽莎白·库布勒·罗斯提出的晚期癌症患者的"接受死亡"有关联。透析治疗不是连接死亡而是生命延续的转变，两者有巨大的差别。透析治疗期时达到类似"接受死亡"的心理变化，最终接纳透析，更进一步适应透析。在透析治疗期让患者迅速"接受"透析，医疗工作者给其提供充足的信息也是相当重要的，因此医疗工作者要认识到"聆听""理解""同感"，还有"支持"这一过程，才可以应对患者的各类问题。

5. 其他 肾功能不全者应避免劳累，去除感染等诱因，避免接触肾毒性药物或毒物，采取健康的生活方式（如戒烟限酒、适量运动和调整情绪等）以及合理饮食。

（江钟立　陈珍珍）

二、肾功能不全代偿期

（一）障碍特征

1. 发病机制 慢性肾脏病（CKD）的病因不同，发生肾损害的机制各不相同。但是随着肾损害的进展，不论是何种原发疾患，都是通过肾小球硬化、肾小管间质纤维化或者血流异常等，即最终共同途径发展至肾功能衰竭。

2. 临床表现

（1）第1期（CKD2期）：肾代偿功能下降，GFR > 50ml/min。由于残存肾单位的代偿功能尚正常，临床无任何症状，血生化检查也正常，正常蛋白质摄取范围内无氮质血症。

（2）第2期（CKD3期）：肾功能不全，GFR30~50ml/min。出现轻度的氮质血症和贫血。常出现乏力、食欲减退或轻度胃部不适。不注意饮食限制或脱水、感染、手术应激、劳累等情况下肾功能容易恶化，由于尿浓缩功能下降可出现多尿（夜尿）。

（二）功能评估

1. 脏器层面评估

（1）肾脏功能评估：尿液、血液、影像学、核医学检查以及肾活检。

（2）脏器并发症评估：心血管疾病（水肿、高血压等）、肺疾病（尿毒症性肺炎、肺肾综合征等）、血液系统疾病（贫血）等脏器功能。

2. 个体层面评估 主要包括患者的日常生活活动能力、运动能力（主要包括心肺运动耐力、最大摄氧量的功能、代谢当量、AT及AT时的脉率、运动负荷试验、运动处方）、大脑高级功能的评估，如简易精神状态检查量表（MMSE）、蒙特利尔认知评估（MoCA）等。

3. 社会层面评估 主要包括生活质量评估（SF-36）、心理评估，如显性焦虑量表（MAS）和抑郁自评量表（SDS）、职业评估。职业评估包括再就业（就读）评估和维持工作或调岗评估两种，评估内容见表10-2-5。

表 10-2-5 两种类型职业评估的要求

评定类型	工作内容相同点	工作内容不同点
再就业类型	1. 都需要进行首次评估面谈,了解患者的一般个人资料、病史、工作经验等	职业兴趣、技术技能特长、工作准备、基线功能性能力评估
维持工作或调岗类型	2. 基本的身体功能评估 3. 患者的个人期望	工作分析、特指功能性能力评估、工作模拟评估、工作现场人体工效学分析

(三)康复治疗

1. 药物治疗 合理、有效地降压、调脂,纠正肾性贫血、高钾血症、代谢性酸中毒、高尿酸血症、高磷血症、低钙血症及二次性副甲状腺功能亢进症等并发症。

2. 运动疗法 美国运动医学会(ACSM)最近发表的运动负荷试验和运动处方指南中详述了关于 CKD 患者的运动负荷试验和运动处方,运动负荷试验的注意事项见表 10-2-6,运动建议见表 10-2-7。

表 10-2-6 CKD 患者运动负荷试验注意事项

- 医学检查,咨询患者的肾内科主管医生,包括高血压、糖尿病治疗的常用药物,患者常服用的多种药物
- CKD 患者(分期 1~4)进行多阶段运动负荷试验时,应按照标准的运动负荷试验法实施
- CKD 患者使用跑台或功率自行车的步骤,特别是使用跑台更加普遍
  - 因为这类患者身体功能下降,改良 Bruce 法、Balke 法、Naughton 法,或者由此衍生的跑台方案都是适合的
  - 若使用自行车,开始时准备运动的负荷强度设定推荐 20~25W。以该负荷强度每 1~3 分钟增加 10~30W
  - 血液透析患者,应当在不进行血液透析的日子实施运动负荷试验,测定没有动静脉瘘上肢的血压。最大心率应达到预测最大心率的 75%
- 长期携带型腹膜透析患者,腹腔在没有腹膜透析液的状态下实施运动负荷试验
- CKD 患者,心率不能作为设定运动强度的可信赖指标,应经常监测自主运动强度
- 肾移植后的患者,可进行标准的运动负荷试验
  - 运动的肌力测定一般使用等于或高于 3-RM(如 10~12-RM)负荷。因为可能会引起疲劳性骨折,所以对于 CKD 患者,一般 1-RM 试验为禁忌
- 肌力和肌耐力,60°~80°/s 的角速度范围内使用等速性机械,能够进行安全的评价。
- 多种多样的体力检查均可用于 CKD 患者。用于评价心血管系统适应能力(如 6 分钟步行试验)、肌力检查(如坐位—立位—坐位试验)、平衡能力(如 Berg 平衡)的试验均可以使用。

表 10-2-7 ACSM 对慢性肾疾病患者(不限透析患者)的运动建议

频度	有氧运动:3~5d/ 周;抗阻运动:2~3d/ 周
强度	中等强度的有氧运动,[即最大摄氧量的 40%~60%,Borg 指数(RPE)6~20 点(15 点法)的 11~13 点],抗阻运动 1-RM 的 60%~75%。
时间	有氧运动:持续的有氧运动 20~60min/d,但是如果不能坚持这么长时间,则进行每次运动 10 分钟后休息的间歇性运动,共计 20~60min /d。 抗阻训练:10~15 次为 1 组,根据患者的运动量和时间,决定实施几组
种类	步行、功率自行车等有氧运动,抗阻运动,使用器械或自由运动,选择可以训练大肌群的 8~10 种不同的运动

续表

频度	有氧运动:3~5d/周;抗阻运动:2~3d/周
特殊情况	血液透析患者,透析后不能马上进行训练,非透析日可以进行训练。如果在透析中进行训练,为了防止低血压反应,其运动应在透析治疗进行的前半部分尝试 心率作为运动强度的指标信赖性低,建议使用主观疲劳感知评估(RPE) 在保证不对患者动静脉接合部位直接施加体重的情况下,于动静脉接合部位的腕部进行运动 腹膜透析患者,持续携带式腹膜透析中的患者,腹腔内有透析液时可以尝试运动,其结果不符合预想的,建议在去除体液的情况下再尝试运动

3. 生活方式指导见表 10-2-8。

表 10-2-8 生活习惯的矫正项目

1. 低盐	<6g/d
2. 食盐以外的营养素	积极摄入蔬菜和水果 * 限制胆固醇、饱和脂肪酸的摄入 积极摄入鱼(鱼油)
3. 减重	BMI[体重(kg)÷身高(m)^2]<25
4. 运动	无心血管疾病的高血压患者,定期进行以中等强度为主的有氧运动(以30min/d以上为目标)
5. 限制饮酒	酒精计算 男性 20~30ml/d 以内 女性 10~20ml/d 以内
6. 戒烟	

* 严重的肾损害患者易发生高钾血症,所以不推荐多食用蔬菜和水果。特别是肥胖、糖尿病等有必要限制热量的患者不推荐过度摄入含糖多的水果

(四)合并症的康复处理

慢性肾功能不全的患者,可合并各个系统疾病同时发生,也可并发各个系统的疾病。以常见的心功能不全和慢性阻塞性肺疾病为例。

1. 合并心功能不全 心力衰竭是所有心脏疾病的终末期,呈进行性病理状态,准确评估患者病情变化至关重要。表 10-2-9 所示为运动疗法的禁忌证。心脏康复的目的是通过改善运动能力以改善 QOL,同时改善预后(包括预防再住院)。近年来心脏康复不仅实施运动疗法,同时也尝试并用日式温热疗法(和温疗法)和呼吸训练。

表 10-2-9 心力衰竭运动疗法禁忌

绝对禁忌	①过去1周内心力衰竭症状加重
	②不稳定心绞痛,心肌缺血阈值低者[<2代谢当量(METs)]
	③适合手术的瓣膜性心脏病(特别是主动脉瓣狭窄)
	④重度左心室流出道狭窄(阻塞型肥厚性心肌病)

续表

绝对禁忌	⑤未经治疗的运动诱发性严重心律失常（室性）
	⑥活动性心肌炎
	⑦急性全身性疾病或发热
	⑧其他（重症高血压、中度以上大动脉瘤、血栓性静脉炎、2 周以内有栓塞症等）
相对禁忌	① NYHA Ⅳ级或正使用强心药者
	②过去 1 周内体重增加 2kg 以上
	③中度左心室流出道狭窄
	④运动诱发收缩压下降
	⑤运动诱发心律失常（非持续性室性心动过速、快速心房颤动等）
	⑥高度房室传导阻滞
	⑦运动导致症状恶化（疲乏、眩晕、多汗、呼吸困难等）

（1）日式温热疗法：Tei 等提出的干桑拿温热疗法，是在温暖身心的温度（60℃）下使全身均等加温 15 分钟，使身体深部体温上升 1~2℃后，进一步安静保温 30 分钟，达到持续温和的温热效果，结束时补充出汗丢失的适量水分的一种治疗方法。这是一种通过改善血管内皮功能，纠正神经体液因子和交感神经系统的异常亢进等恶性循环过程，改善心力衰竭症状的疗法。可以用于运动疗法实施困难的病例，与运动疗法并用可能更加有效。

（2）运动处方：推荐室内步行、踏车、轻度有氧训练、低强度抗阻运动。慢跑和游泳等负荷强度太大，不适合心力衰竭患者。由反复的低强度、短时间运动开始，逐渐（通常 1 周左右）增加强度和时间。运动初期从非常低的强度开始，如平地步行 50m/min，踏车 0~20W（肌力明显下降者可借助电动自行车），如果可行的话，可进行前述的运动负荷试验确定运动强度。初期由低强度持续时间 5~10 分钟开始，逐渐延长持续时间。每次 20~30 分钟。2 次 /d，共计 40~60 分钟为目标。频率：重症患者每周 3 次，轻症患者每周 5 次。

（3）抗阻运动：过去认为会显著升高血压增加心脏负荷，对心脏病患者是禁忌。但是近年来，肌力明显下降的患者只做有氧运动的效果不明显，进而提倡并用低强度的肌力训练。具体实施方法：使用弹力带和轻哑铃（1~2kg），最大反覆次数（repetition maximum，RM）10 以上（能反复进行 10 次以上的运动强度）为目标，对全身肌群进行 8~15 次 / 组的训练，做 1~2 组，每周 2~3 次。注意血压变化，尤其是重度心力衰竭者，注意不要超负荷。

2. 合并慢性阻塞性肺疾病　90% 以上的 COPD 患者有吸烟史，以咳嗽、咳痰、呼吸困难等症状多见，治疗方法包括戒烟、药物疗法、氧气疗法等，但没有根治的方法。呼吸康复治疗在改善患者呼吸困难症状及运动耐力的同时，可以提高与健康相关联的 QOL 和 ADL，是目前公认的改善患者 QOL 效果远远大于药物治疗的一种疗法。在美国胸科医师协会和美国心肺康复协会（ACCP/AACVPR）、英国胸科协会（BTS）、慢性阻塞性肺疾病全球倡议（GOLD）等各种指南中，呼吸康复有效性已被认可并推广，其内容见表 10-2-10。

运动疗法为呼吸康复治疗的核心，包括呼吸训练、ADL 训练、全身耐力和肌肉力量训练 3 部分。①呼吸训练：腹式呼吸、缩唇呼吸、辅助呼吸、胸廓放松训练等。通过训练改善慢性呼吸系统疾病患者中比较常见的呼吸运动异常，提高全身肌肉关节柔韧性，提升运动效率。② ADL 训练：通过训练使患者能进行日常生活的基本动作（如起立、上下楼梯等）。③全身耐力训练:包括上肢和下肢运动,最被推荐的是步行等下肢运动训练,因步行具有持续性负荷且不需要工具,所以是最容易开展的运动疗法。④肌肉训练:COPD 等患者中出现骨骼肌力量减退的比例较多。肌肉训练分为等张性、等速性及等长性运动,患者可以在床上利用自身重力、使用弹力带或哑铃进行训练。

表 10-2-10 呼吸康复治疗内容

患者教育	康复护理、康复治疗
针对呼吸系统疾病知识的指导	护理
戒烟指导及环境因素改善	ADL 训练
药物指导	全身耐力,肌力训练
感染预防指导	呼吸训练
与患者生活相关的动作指导	
营养指导	
家庭氧气疗法与呼吸器指导(必要时)	
患者的自我管理	
心理支持	
社会福利的利用	

(江钟立　陈珍珍)

三、肾脏替代治疗

(一)障碍特征

1. 定义及流行病学

(1)肾脏替代治疗:包括血液透析、腹膜透析和肾移植。血液透析和腹膜透析可替代肾脏部分排泄功能,成功的肾移植可完全恢复肾脏的功能,临床上需根据患者病情选择合适的肾脏替代治疗方式。血液透析(hemodialysis,HD)简称血透,主要替代肾脏对溶质(主要是小分子溶质)和液体的清除功能,其利用透析膜使血液和透析液间接接触,经过扩散和超滤过进行溶质交换和除去水分。包括血液出入口的血管通道,防止引出体外血液凝固的抗凝剂、透析器、透析液、透析监测仪等要素。腹膜透析(peritoneal dialysis,PD)简称腹透,利用患者自身腹膜为半透膜的特性,通过向腹腔内灌注透析液,实现血液与透析液之间溶质交换以清除血液内的代谢废物,维持电解质和酸碱平衡,同时清除过多的液体。两种透析方法利弊对比见表 10-2-11。

表 10-2-11 血液透析和腹膜透析的利和弊

	血液透析	腹膜透析
约束时间	每周来院 3 次,每次 4~5 小时	对来院时间的约束少,能兼顾就职或上学,每月来院 1 次左右
治疗中的症状	透析中可能出现血压下降、肌肉痉挛、头痛、恶心等,透析前后身体变化较大	连续地进行透析,身体无明显变化,较少引起心脏、血管的负担

续表

	血液透析	腹膜透析
抗凝药	由于应用抗凝剂,透析中以及透析后容易出血	不使用抗凝剂
残存肾功能	早期肾功能就已丧失	维持残存肾功能,另一方面,随着肾功能丧失出现透析不充分
通路	穿刺时疼痛、通路不全	导管护理,体型问题
感染	败血症、分流感染	腹膜炎、导管出口感染
饮食限制	需要严格限制钾	(由于长期透析)需要严格限制水分
期限	无限制	5~6 年(有包裹性腹膜炎的可能)

（2）流行病学：截至 2012 年 12 月 31 日,我国维持血液透析患者 244 121 例,维持腹膜透析患者 37 942 例。据估计,我国透析患者人数每年还将以 20%~30% 速度增长,对医疗卫生事业造成了巨大的挑战。在快速增长的内脏功能障碍患者中,2006 年以透析患者为主的肾脏功能障碍人数已达 23.4 万人,仅次于心脏功能障碍,位居第二位。

2. **发病机制**　任何原因导致慢性肾脏损害,逐步可进展至慢性肾功能衰竭。其病理生理：①由于肾小球功能下降导致本应该从肾脏排泄的物质蓄积体内;②肾脏不能维持内环境稳定导致水电解质平衡和酸碱平衡异常;③肾脏分泌激素异常引起的症状。根据美国肾脏病基金会提出的"肾脏病预后质量倡议"（K/DOQI）中的概念、定义,慢性肾功能衰竭相当于慢性肾脏病（chronic kidney disease,CKD）的第 4 ［eGFR 15~29ml/（min·1.73m^2）］~5 期［eGFR < 15ml/（min·1.73m^2）］。

3. **临床表现**　透析患者一般都会出现肾性贫血、尿毒症性营养不良（由于经口摄入蛋白质减少以及透析相关的蛋白质异常所致）、骨骼肌量减少和功能异常、肌力下降、运动耐量下降、易疲劳、活动量减少、生活质量下降等症状。长期透析治疗会引起心衰和低血压等并发症,使患者生活质量大幅下降（表 10-2-12）。为此,临床上急需寻求预防和改善透析患者并发症和提高 QOL 的治疗方法。

表 10-2-12　透析患者遇到的问题

1. 循环系统	心衰是第一位死因
	合并糖尿病、高血压等慢病的肾病患者越来越多呈老龄化趋势
2. 肾性贫血	促红细胞生成素合成减少
3. 代谢、免疫系统	胰岛素敏感性下降
	肌蛋白的异化亢进
	营养成分从透析液中流失
	影响炎症、纤维化、动脉硬化的细胞因子增加
4. 肌肉、骨骼系统	肌力下降
5. 骨关节系统	肾性骨营养不良症
	透析相关性淀粉样变
6. 心理精神	心理压力
	生活质量低下
7. 运动能力下降	

（二）功能评估

1. 脏器层面评估

（1）透析介入时间评估：表 10-2-13 是日本厚生科学研究肾功能衰竭医疗研究班制订的透析准备标准，从临床症状、肾功能、日常生活障碍程度等 3 个方面综合判断。不同于既往仅根据"血肌酐值 8mg/dl 以上"诊断肾功能衰竭，加入了临床症状和日常生活障碍程度，使得透析准备的标准更加确切。

表 10-2-13 慢性肾功能衰竭的透析准备标准

Ⅰ. 临床症状	体液潴留（全身性浮肿、高度低蛋白血症、肺水肿） 体液异常（难以控制的电解质、酸碱平衡异常） 消化系统症状（恶心呕吐、食欲不振、腹泻等） 循环系统症状（严重高血压、心功能衰竭、心膜炎） 神经系统症状（中枢末梢神经障碍、精神障碍） 血液异常（严重的贫血症状、出血倾向） 视力障碍（尿毒症性视网膜炎、糖尿病视网膜病） 上述 7 条中具备 3 条以上为高度（30 分），2 条为中度（20 分），1 条为轻度（10 分）
Ⅱ. 肾功能	血清 Cr（mg/dl）/ Ccr（ml/min）分数 ＞8（＜10）为 30 分 5~8（10~20）为 20 分 3~5（20~30）为 10 分
Ⅲ. 日常生活障碍程度	由于尿毒症症状导致不能起床者（30 分） 日常生活受到显著限制为中度（20 分） 上班上学或家庭劳动受到限制的为轻度（10 分）
合计 60 分以上进行透析准备	

注：年少者（＜10 岁）、年老者（＞65 岁）、有全身性血管并发症者加 10 分

（2）透析结果评估：可通过透析前后血生化[血尿素氮（BUN）、肌酐（Cr）、尿酸（UA）、钠离子、钾离子、氯离子、总钙、无机磷]的数值、透析时间和频率、血流量和透析器性能等众多指标进行评价。但是，患者进行透析治疗时，如果有单一指标能客观地评价透析质量无疑会非常便利。Kt/V 指标的提出实现了这个目标，Kt/V 分别代表透析器对尿素的清除率（K），单次透析时间（t），尿素在体内的分布容积（V）。临床操作中，通常根据透析前后的尿素氮浓度模拟计算 Kt/V。日本透析医学会统计调查委员会指出，Kt/V 达到 1.2 之前，随着 Kt/V 增加，死亡风险性下降，所以 Kt/V 的最适水平为 1.2 以上。Kt/V 低于 0.9 以下则死亡风险性显著增大。

2. 个体层面评估

（1）ADL 评估：根据日本肾脏病协会调查，作为基本的日常生活能力（ADL），透析患者中有 4.9% 的人"300 米步行"需要帮助，3.2% 的人"洗漱"需要帮助，1.8% 的人"穿衣"需要帮助，1.1% 的人"排便"需要帮助，相比脑卒中患者这个需要帮助比例还是少的。Bordin 等人报道，腹膜透析的患者和同年龄的正常人比较，步行速度、脚跟离地高度、身体活动水平

分别下降 85%、49%、56%，有 79% 的患者具有生活自理能力相关的 ADL 和工具性日常生活活动能力（IADL）。为此透析患者不只是完成一些轻松的动作，要创意和设计一些方法去帮助患者完成尚不能完成或完成不充分的 ADL 动作，尽可能实现 ADL 自立，这种情况也常见于心衰和 COPD 等脏器障碍的患者。

（2）运动能力评估：6 分钟步行试验、跑台、自行车等负荷试验要充分考虑，适当选取。维持血液透析的患者，运动负荷试验应该选在非透析时进行。血压测定选取非透析侧上肢进行。峰值心率以年龄预测最大心率的 75% 为准。持续不卧床腹膜透析（continuous ambulatory peritoneal dialysis，CAPD）的患者，应选取腹腔无透析液的状态下进行。

3. 社会层面评估　包括生活质量（SF-36）、心理和职业评估。

（三）康复治疗

1. 肾功能障碍

（1）口服吸收药：CKD 4~5 期的患者通过口服吸收药，期待对尿毒症的改善和增加透析治疗的效果。口服吸收药不仅是毒素，同时服用其他药剂也有被其吸收的可能性，要有 30 分钟 ~1 小时的间隔，必须与其他药服用时间错开。作为口服吸收药的副作用会出现便秘、食欲不振、恶心呕吐、腹部膨胀等消化系统症状，由于便秘还会引发二次高氨血症的可能，必须要充分留意。

（2）透析：每周 3 次、每次 4 小时在医院接受透析治疗，应该考虑为"控制尿毒症症状，保证日常生活所需要的最低限度透析时间和频率"。家庭血液透析可以不受透析机构的运营时间和透析工作人员的约束，透析时间和频率也不受限制，可以选择每次 6~10 小时，每周 3.5~6 次，从而可以更好地控制尿毒症症状。

2. 透析中运动疗法　ACSM 指出运动训练不应在透析后马上进行，"透析中如果进行运动训练，为了避免低血压，运动多在治疗的前半部分实行"。有报告显示透析中进行运动时能够促进蛋白同化，提高磷等代谢产物的清除率，一次 4 小时的透析相当于 5 小时的单纯透析效果。与心衰患者在透析之前进行运动相比，透析中运动的时间可能会更长，运动消耗的能量也会更多。所以每周 3 次透析中的运动训练，不用再额外设定运动训练的时间，能非常有效地实行运动训练。上月正博等人用辅助电动踏车进行下肢运动和用弹力带及橡胶球进行抗阻运动。原则上踏车运动在透析开始 2 小时以内进行，每次运动 10~15 分钟，休息相同时间，反复练习。抗阻运动在两次踏车运动间歇期间进行。运动强度尽可能根据先行的运动负荷试验，从无氧代谢阈值的 40%~60% 程度开始，循序渐进至 100%。更为简便的运动强度设定法，Borg 指数的 13/20（稍感费力）以下和安静心率 +30 次 /min（如给予 β 阻滞药时为 +20）以下，组合设定。运动频度为第二天没有疲劳感残留状况下，进行每周 3 次的透析中运动。

3. 生活方式指导

（1）饮食指导：透析患者营养疗法的目标是摄取充分的必需能量，摄取适量的蛋白，限制食盐、水分、钾和磷。透析饮食的三大营养素，从目标摄取量换算得出碳水化合物 62%~67%，蛋白质 12%~14%，脂质 20%~25% 的比率。日本肾脏学会指南中目标营养素的摄取量参照表 10-2-14。

表 10-2-14 对成人第 5 期 CKD 的饮食治疗标准（透析治疗实施中的指南）

	能量 / [kcal/(kg·d)]	蛋白质 / [g/(kg·d)]	食盐 / (g/d)	水分 (ml/d)	钾 / (mg/d)	磷 / (mg/d)
血液透析	27~39#1	1.0~1.2	不满 6	尽可能少(15/kg DW)	2 000 以下 (注 2)	蛋白质(g)×15 以下
腹膜透析	27~39#2	1.1~1.3	尿 量(L)×5+PD 除 水(L)× 7.5 尿量＋除水量		无限制	蛋白质(g)×15 以下

kg DW：干重（dry weight）透析时基准体重；PD：腹膜透析
#1：和日本厚生劳动省制定的 2010 年版饮食摄取标准一致。根据性别、年龄、身体活动水平推算出来每天必需的不同能量
#2：高钾血症所接受的限制和血液透析相同

（2）疾病教育：体重、血压、血液管理，并发症的早期发现、自我管理的持续。

（3）心理指导：长期透析患者的特征就是适应后郁闷、否定、愤怒的感情反复发生的情况。这是因为长期透析是一种持续性的治疗，在透析过程中出现的并发症等会改变患者的现状。对这些患者医务人员要以聆听、理解、共鸣的态度来对待，尽可能明确患者的问题，拿出一个解决方案。另外，反复的生活指导伤了自尊心，因为无心的话而陷入抑郁状态的患者也是存在的。也有患者对自己无法自理而产生烦躁、没有自信，在情绪低落时对指导排斥，对医务人员采取拒绝态度。这些情况出现在老龄透析患者身上较多。对如自己孩子或下属那样年轻的工作人员生气，由烦躁到拒绝的患者也比较多。医务人员对待患者要一如既往，以聆听、理解、共鸣的态度对待患者。

（4）日常护理：透析当天避免入浴和游泳，非透析日入浴或游泳后应对前日透析的穿刺部位进行消毒。

（5）复职复学教育：随着透析治疗技术的发展，透析患者完全能够回归社会 / 学校继续工作 / 学习。虽然与正常人相比，体力上差一些，如果没有严重的并发症，完全可以和正常人一样工作 / 学习，回归社会。透析患者可以进行轮班工作，如果是经常出差的工作，必须要和当地可以接受透析治疗的医院提前联系做好准备。对经常接触刀具等尖锐物品的工作，要注意前臂处的动静脉内瘘部位，避免受伤。腹膜透析和血液透析等透析治疗所用的治疗时间截然不同，非腹膜透析治疗，至少要每周 3 次，每次 5 小时以上。为此，患者需要请假休息、早退、不能加班、避免重体力劳动。有条件的企业，可以在企业内设置医务室，雇佣临时或专职医务人员为患者进行透析治疗以及健康管理。另外，腹膜透析的患者要避免进行腹部屈伸、压迫，以及频繁使用腹肌的动作，因为腹膜透析治疗只要本人每天进行 3~4 次短时间的操作即可，对工作时间没有特殊要求，只要有 30~40 分钟中间休息的工作都可以接受。

（江钟立 陈珍珍）

四、肾移植术后

（一）障碍特征

肾移植作为一种替代疗法，是终末期肾衰竭唯一的根本性治疗方法。移植后，患者社会活动增加、饮食限制减少，女性患者还可能实现妊娠和分娩，儿童则可能实现正常生长和发

育,能够显著提高患者的生活质量。日本肾脏学会推荐:"肾移植有可能改善生存和预后,对于慢性肾病(CKD)4、5 期的患者均应考虑肾移植手术的可能,并向患者本人及家属建议肾移植治疗"。

肾移植存在的问题主要包括:①首先必须有肾源捐献者(donor);②移植后必须进行免疫抑制治疗。定期复查的同时应合理服用免疫抑制剂,预防排斥反应、感染、生活习惯病(高血压、高脂血症、肥胖、糖尿病)等移植后并发症的出现,必要时需采取应对措施。

依据捐献者的状态,肾移植分为活体移植和肾脏捐献移植。2009 年全日本因终末期肾衰竭而接受透析治疗的患者多达 29 万人。与之相比,该年度进行肾移植手术者仅有 1 312 例(活体移植 1 123 例,肾脏捐献移植 189 例)。肾脏捐献移植例数少,每年登记并希望进行肾脏捐献移植的人数约 12 000 人,但其中只有 200 人左右(约 1.5%)实现。世界范围内,每年大约进行肾移植手术 65 000 例。如人口数为日本 2.4 倍的美国,2010 年 1 年内进行肾移植手术 16 898 例(活体移植 6 276 例,肾脏捐献移植 10 622 例)。

(二) 功能评估

1. 脏器层面评估　接受者死因包括感染、恶性肿瘤、心脏疾病、脑血管病等,而移植肾功能丧失的原因主要为排斥反应。故肾移植术后的脏器评估,主要围绕免疫抑制剂的使用、术后并发症的预防、移植后再次透析进行相关评估。

2. 个体层面评估　日本移植者协会进行的移植术后 QOL 随访调查显示,移植后 68.2% 的患者基本恢复健康,90.4% 回归社会过着普通人的生活,此外,96.3% 的患者认为接受移植是正确决定。生命质量问卷——诺丁汉健康调查问卷(Naltingham health profile, NHF)具有很好的信度与效度,目前被广泛使用。

3. 社会层面评估　心理和职业评估。

(三) 康复治疗

1. 肾移植术后的管理

(1) 免疫抑制药:对肾脏移植后的排斥反应或者是移植物抗宿主病(graft versus host disease, GVHD)的抑制药。免疫抑制药包括钙调神经蛋白抑制剂(calcineurin inhibitor, CNI)、代谢拮抗剂、生物学制剂等。通过用量的调整或药物的更换或停止,控制排斥反应。

(2) 肾移植术后并发症:术后应对感染至关重要,进行免疫抑制疗法的同时,在日常生活中应进行严格的卫生管理预防感染。肾移植后尿毒症的改善或激素副作用,容易引起食欲和体重增加,导致肥胖和胰岛素抵抗,进而引起高血压、糖尿病、脂质代谢异常,动脉硬化进展引起的缺血性心脏病或脑血管疾病的发病风险也增加。应根据每个患者的全身状态和生活习惯,尝试饮食疗法、运动疗法、药物治疗等进行改善。

(3) 移植后再次透析治疗:慢性移植性肾病引起移植肾的功能衰竭时,可考虑再次透析治疗。基本和一般的透析治疗相同,但维持免疫抑制疗法的肾衰保存期状态,也可考虑早期透析治疗。此外,也有很多患者始终不能耐受透析。再次透析后的免疫抑制治疗,应停用代谢拮抗剂、CNI 用量减半。

2. 运动疗法　对于肾移植患者,为早期更快地提高 ADL 和 QOL,建议在移植前后进行适当的康复。

(1) 移植前:通常移植前多进行透析。其方法有两种,透析时与非透析时均进行运动疗法。最近研究显示,有定期运动习惯的透析患者比不运动患者的预后好,每周运动次数多的要比少的预后好。有定期运动习惯的透析患者比例越多的医疗机构,该机构的患者死亡率也越低。

（2）移植后：患者成功移植后，移植术后第 8 天进行早期运动训练较好。移植后患者根据标准的运动负荷试验，确认运动量和安全性，根据其结果制订运动处方，以步行、功率自行车作为运动疗法的重点。此外，单杠、柔道、足球、格斗竞技等对腹部有激烈压迫的运动，会影响腹腔内移植的肾脏，不推荐采用。

移植后 3 个月内给予免疫抑制剂的剂量大，需注意肾功能不全伴免疫功能低下而引起的感染等，此时不建议采用剧烈运动。从肾移植手术开始，度过肾移植后易发的急性排斥反应期，同时肾上腺皮质激素的内服药量减量时，才可进行相对的剧烈运动。此外，排斥期间即使运动强度和时间减少，也最好坚持运动。

肾移植后 3 个月开始可以全勤工作，到之后 6 个月左右时间内，注意 30min/d 以上轻至中度的有氧运动。今后可以进行通常的运动，但因移植后 3 年左右骨量持续减少，增强足部负重的运动应在 4 年以后进行。单侧肾移植患者在专科评估指导下进行适宜运动对肾功能没有不利影响。

3. 生活方式指导

（1）饮食指导：肾衰竭期虽然推荐高脂肪和高碳水化合物饮食，但是肾移植后改为低热量高蛋白质的饮食，需认真指导预防热量获取过多所致的生活习惯病的发生和加重。移植前患者长期透析期间有消瘦倾向。重症的脏器衰竭移植手术后经过 1~2 个月，肾功能稳定和身体状态趋于良好，食欲良好，肾衰竭患者虽严格控制饮食，但是过多摄取热量又容易引起肥胖。此外，免疫功能抑制药、类固醇也易引起肥胖。

（2）疾病教育：①如果肾移植患者有发热等脱水症状时，血清肌酐升高，应确保每天尿量在 1 500ml 以上。运动中充分补充水分，运动后充分安静休息。②服用免疫抑制药物教育，免疫抑制剂的共同副作用是易感染性，需尽力预防感染，并争取早期发现。免疫抑制剂在移植肾存活期间有必要持续服用，因此应根据医师的指示长期服用。停止服用或减量会引起急性排斥反应，绝对不可冒险。服用免疫抑制剂产生副作用时要及时变换药量或药剂种类。免疫抑制药常见副作用列举如表 10-2-15。

表 10-2-15 免疫抑制药值得注意的副作用

药名	副作用
环孢菌素	肾脏功能损伤、高血压、多毛、颤抖、肝脏功能损伤、低镁血症、全身痉挛、意识模糊、高血糖、高尿酸血症、牙龈肥厚等
他克莫司	肾脏功能损伤、高血糖、心衰、高钾血症、全身痉挛、意识模糊、发抖、肝脏功能损伤、高尿酸血症等
硫唑嘌呤	肝脏功能损伤、骨髓功能抑制、脱毛、口腔炎症等
咪唑立宾	肾脏功能损伤、骨髓功能抑制、循环系统功能损伤、高尿酸血症等
二十二碳六烯酸	痢疾、白细胞减少、高尿酸血症等
巴利昔单抗	过敏性症状等
莫罗单抗注射液 -CD3	流感症状、痢疾、过敏性反应、肺水肿、脑浮肿等
胍立莫司	血液功能异常、呼吸抑制、颜面潮红、面部麻木感等

（江钟立 陈珍珍）

第十一章

重症患者的疼痛管理

国际疼痛研究协会将疼痛定义为"与实际或潜在组织损伤相关的不愉快的感觉和情感体验"。这个定义突出了疼痛的主观性质。由于 ICU 较差的意识状态,许多使用机械通气、高剂量镇静剂或神经肌肉阻滞剂的危重患者无法通过口头和其他方式来表达疼痛。然而,可靠地评估患者疼痛是有效疼痛治疗的基础,国际疼痛研究协会也指出,"无法口头沟通并不否定个体经历疼痛,需要适当的止痛治疗"。因此,临床医生必须使用适用于无法表达疼痛患者的评估方法,可靠地进行疼痛评定。在这种情况下,只要患者的运动功能是完整的,临床医生应考虑使用患者的疼痛行为反应作为疼痛评定的替代指标。重症疼痛评定已有相关研究,研究表明,ICU 患者显著疼痛发生率大于 50%。

疼痛康复是治疗 ICU 患者的重要方面,关系着患者的尊严与利益。我国重症医学会推荐把镇静和镇痛治疗作为 ICU 患者治疗的重要组成部分,要求尽可能减轻患者的疼痛。但实际情况是,此类患者不但要经受由病理、生理改变带来的疼痛,还暴露在许多有疼痛侵入性治疗当中。我们的方法应该以患者为中心,注重预防性疼痛控制,定期计划给药,并尽量减少干预的不良影响。目前重症镇痛中,使患者平静、舒适和清醒是治疗患者的最终目标。因此需要个体化、限制性、目标导向和标准化的方法来实现镇痛。

第一节 重症疼痛概述

一、定义

重症疼痛是由于危重病情相关的组织损伤造成的痛苦或难以忍受的感觉和情感体验。重症疼痛主要是由极重外伤、大型手术、严重器质性疾病引起的,其治疗和康复是 ICU 工作的重点。

二、流行病学

大部分患者在 ICU 期间经常遭受各种性质和不同部位的疼痛,疼痛是 ICU 患者常见问题之一,也是 ICU 患者最主要的压力源。研究表明,许多 ICU 危重患者会经历疼痛,50% 危重患者会出现疼痛症状。据估计,多达 70% 的患者在 ICU 期间会经历至少中等强度以上的手术相关或术后痛。

三、疼痛发生的原因及不良影响

医疗人员可能不会注意和治疗相关疼痛,而疼痛的来源也不够具体。常见的疼痛原因包括气管抽吸、静脉注射、无法翻身以及气管造口牵引等。

疼痛会造成多种不良后果,包括患者痛苦、交感神经过度活跃、睡眠障碍、肺不张、谵妄、慢性疼痛综合征等。ICU 患者常因疼痛带来显著而持久的生理和心理负面后果。多数 ICU 患者确定疼痛是他们最关心的问题,并且是睡眠不足的主要原因。有研究显示在 ICU 停留期间,82% 患者对气管内插管相关的疼痛或不适记忆深刻,77% 患者经历中度到重度的疼痛。转到普通病房 1 周后,82% 心脏手术患者报告疼痛是其 ICU 停留期间最严重的创伤性记忆,即使 6 个月后,38% 患者仍然认为疼痛是其最具创伤性的 ICU 记忆。

由疼痛诱发的应激反应可对 ICU 患者产生有害的后果。疼痛可引起儿茶酚胺分泌增加,并由此导致小动脉收缩,组织灌注损害。疼痛还可导致分解代谢增加,并由此导致高血糖症,脂肪和肌肉分解。疼痛也影响伤口愈合并增加伤口感染的风险。疼痛抑制免疫细胞活性,影响免疫系统功能,减少细胞毒性 T 细胞数量和降低嗜中性粒细胞吞噬活性。急性重症疼痛可能延续为慢性持续性疼痛,是神经性疼痛的最大危险因素。成年 ICU 患者中普遍存在急性疼痛,容易造成短期和长期多种不良后果,因此需要对其治疗和康复更加关注。

四、其他影响因素

许多因素对疼痛发生产生影响。焦虑、谵妄、睡眠剥夺和负性情绪史等,即使是最小的刺激,也能使患者更容易疼痛。这些因素是相互依存的,因此有必要解决和缓解这些因素。疼痛本身可能引起焦虑和失眠,而反过来它们也使疼痛恶化。

焦虑是影响疼痛和镇痛效果的重要因素。气管插管患者特别容易焦虑,因为患者不能通过语言表达他们的恐惧。焦虑会加重呼吸困难患者症状,不受控制的焦虑可导致激动,是 ICU 出现不受控制疼痛最常见的原因。然而,在治疗焦虑或激动之前,必须排除潜在的低血压、低氧血症、高碳酸血症和药物作用,排除是这些因素造成的疼痛。

睡眠剥夺可能增加疼痛的体验。在 ICU 烧伤患者的研究中,如果前一天晚上睡眠不佳,患者后一天疼痛会更加明显。睡眠剥夺的原因主要包括心理状态的改变、ICU 环境的不适应(如超时间照明、呼吸机和监视器的噪音等)、昼夜节律紊乱。处理方式包括减少灯照时间、降低灯光亮度、降低环境噪声、维护昼夜节律,必要时使用镇静催眠药物。

五、重症患者疼痛评估与治疗意义

国内的重症患者疼痛评估尚处起步阶段,规律使用疼痛评估工具可避免患者处于镇静过度而镇痛不足的痛苦状态,提高患者的依从性,使其积极地配合治疗。重症患者镇静和疼痛控制不足仍普遍存在,引起不良反应和并发症,导致病情恶化,最终影响患者的整体预后。

危重症患者进行镇痛和镇静评估与治疗意义:

1. 减少不良刺激及交感过度兴奋,消除或减轻疼痛及不适。
2. 诱导遗忘,改善睡眠质量。
3. 减轻焦虑、躁动及谵妄,防止患者的无意识行为干扰治疗。
4. 减少氧耗、降低代谢速率。

5. 诱导并维持"休眠"状态,可减少各种应激和炎症损伤以及器官损害。对存在疼痛因素的患者,应先进行有效的镇痛。镇静治疗则是在已祛除疼痛因素的基础上帮患者克服焦虑,诱导睡眠和遗忘。

六、ICU 患者疼痛管理的现状

重症患者遭受的疼痛经常被低估,因此,ICU 的疼痛管理仍不完善。疼痛对 ICU 患者的预后产生负面影响已经逐步被认可。应用标准的疼痛评估方法对患者进行疼痛评估能够帮助临床医护进行个体化的治疗。在 ICU 的很多操作过程中发生疼痛,应当予以关注并给予镇痛治疗。在镇静之前充分镇痛有助于改善患者预后。重症患者急性疼痛演变为慢性疼痛的问题应当引起关注,为 ICU 患者提供充分的镇痛,有助于预后的改善。在重症疼痛管理中常存在以下误区:ICU 内大多数重症患者得到充分的疼痛控制;疼痛不影响短期和长期预后;由于疼痛是主观的,因此不能对重症患者进行准确的疼痛评估;ICU 内疼痛控制主要是护士的职责;ICU 内有效的控制疼痛都需要阿片类药物;有效疼痛控制需要使用最大剂量的阿片类药物;镇静等同于镇痛;操作性疼痛在干预后可得到有效管理;老年患者较非老年患者体验的疼痛少;重症疾患存活者的急性疼痛演变为慢性疼痛不常见。

(吴 文 张雪霏)

第二节 重症相关的疼痛评估

一、疼痛评估方法及常用量表

在进行疼痛评估时,被观察者显示出非言语性的行为以及疼痛表达的程度,包括面部表情以及对疼痛及其程度的干预。观察者的判断是自下而上输入和自上而下输出过程的产物,观察者的知识、经验和偏倚程度都影响观察者的判断。所以评价疼痛评估工具的原则包括:①合适的测量内容和概念模型;②信度;③效度;④应答有效性;⑤评价结果可解释;⑥评分的精确性;⑦评估者和受试者的接受度;⑧评估者和受试者的负担及可行性;⑨使用时自陈、访谈等不同形式进行评估的等效性;⑩不同文化、语言、环境有效性和等同性。危重症患者进行疼痛评估记录应包括部位和范围、性质和程度、时间、影响疼痛的因素、伴随症状、对患者的影响、既往处理方法。评估前应了解患者有哪些特殊性,如意识、语言沟通、认知功能。

疼痛的评估工具可谓多种多样,况且其具体的操作,适用人群也不尽相同。测量疼痛的方法总的来说包括三种:自述评估法、生理评估法和行为评估法。自述评估仍然是临床工作中疼痛评估的"金标准"和首选方法。以下仅对临床上常用的疼痛评估工具的具体操作以及适合不同年龄段的疼痛评估工具加以说明(表 11-2-1)。

表 11-2-1　疼痛评估方法重要性等级

Ⅰ 努力获得患者的主诉,患者主诉是疼痛评估最可靠的指标

Ⅱ 考虑患者是否处于疼痛或经历疼痛的治疗,如有可能,假定疼痛是存在的

Ⅲ 观察患者疼痛的行为,如面部表情、哭喊、躁动及活动的改变

Ⅳ 评估患者的生理指标,但需注意的是,生理指标是疼痛评估最不敏感的方法,并且生理指标可能是患者其他状况的信号(如低血容量、失血)而非疼痛

Ⅴ 做一个镇痛试验(给予小剂量的镇痛药物来观察患者是否有疼痛行为的改变或者减轻)来证实疼痛是否存在。如果疼痛存在,可为患者疼痛治疗方案提供参考依据,可通过维持或增加剂量来进行镇痛处理

注:如果给予镇痛药物后,患者的疼痛相关行为未发生改变,则下次剂量可以参照患者前一次剂量的百分比来增加。如果给予药物后患者的疼痛相关行为有所下降,则可以计划进一步的干预措施,例如给予患者持续的镇痛维持剂量。如果已经给予所认为的最佳诊断镇痛剂量,患者的疼痛相关行为仍然没有变化,则可以考虑所观察到的疼痛相关行为是由其他原因如缺氧、败血症或代谢紊乱等造成的。

疼痛是个体的主观感受,受到疾病预后、应激事件、担忧焦虑、应对策略以及文化背景等生理、心理和环境因素的影响。有效的疼痛管理应建立在系统准确的评估之上。虽然由于疼痛的主观内在属性,评价疼痛的“金标准”是自陈法,但是还需要通过“疼痛行为”即痛感的表达以及图像测量等替代评价指标进行补充。评估疼痛工具分为单维度(unidimensional scales)和多维度(multidimensional scales)量表两类,前者指基于患者的自我疼痛感觉来测量患者疼痛的典型方法,主观性较强,有其局限性;后者指采用生理和行为等多个指标进行主客观两方面的综合评估,包括患者生活的多个方面的观察,如情绪、精神、日常活动、人际关系、睡眠质量等。疼痛强度(pain intensity,PI)通常是临床上描述痛感最常用的维度,可由不同的单维度量表进行测量。这些量表在回答选项、问卷长度、文字描述、涵盖时间等方面不同。而多维度量表能够评估疼痛对患者认知、行为、情感反应的影响。

（一）单维度评估量表

患者对所受疼痛的自我测量被公认是评估疼痛的最可靠方法。单维度评估量表是基于患者的自我疼痛感觉来测量患者疼痛的典型方法。优点是简单易用和直观,医护工作者稍加培训即可正确应用。缺点是仅包括疼痛强度单一指标,而没有疼痛的部位及对功能影响等其他方面的指标。

1. **视觉模拟评分法**(visual analogue scale,VAS)　VAS 也称直观类比标度法,有线性图和脸谱图两类,是最常用的疼痛评估工具。VAS 卡是一线形图,分为 10 个等级,数字越大,表示疼痛强度越大,疼痛评估时用直尺量出疼痛强度数值即为疼痛强度评分;另一类是脸谱图,以 VAS 标尺为基础,在标尺旁边标有易于小儿理解的笑或哭的脸谱(图 11-2-1),主要适合用于 7 岁以上、意识正常小儿的各种性质疼痛的评估。术前向患者解释疼痛发生机制、表述方法和使用方法,告诉患者准确地评估疼痛是帮助医务人员了解其疼痛程度的关键,并采取相应措施以消除或减轻疼痛,以取得患者配合。该评估方法可以较为准确地掌握疼痛的程度,有利于控制疼痛。目前已经发展出很多改良版本,比如在量尺上增加可以自由滑动的游标和将量尺设置成竖直形式以便于卧床患者应用。VAS 的信度已经被许多研究所证实,具有较高的信效度。虽然 VAS 是一种简单有效的测量方法,但需要抽象思维,用笔标记线时需要必要的感觉、运动及知觉能力,应用于老年人时不成功应答率较高。因此,VAS

可能不太适合于文化程度较低或认知损害者。

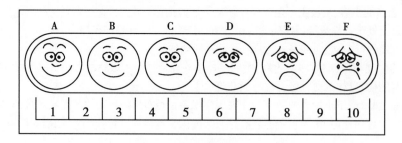

图 11-2-1　视觉模拟评分（VAS）

2. **数字分级评分法**（numerical rating scale，NRS）　NRS 是在 VAS 基础上发展而来的，这种方法较 VAS 更加简便，容易被患者理解，所以在临床工作中更为常用，但由于其不连续性，并不适用于临床科研。此方法由 0~10 共 11 个点组成，数字从低到高表示从无痛到最痛，0 分表示不痛，10 分表示剧痛，由患者自己选择不同分值来量化疼痛程度（图 11-2-2）。NRS 具有较高信度与效度，易于记录，适用于文化程度相对较高的患者。但 NRS 的刻度较为抽象，在临床工作中向患者解释 NRS 的使用方法比较困难，故不适合文化程度低或文盲患者。21 点方框量表（21point box scale，BS-21）也是 NRS 的一种类型，只是将数字写在方框中。

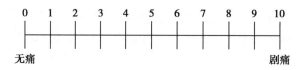

图 11-2-2　数字疼痛评估量表（NRS-10）

3. **语言分级评分法**（verbal rating scale，VRS）　VRS 由数个按照等级排列的描述疼痛的词语组成，常见的有 5 点、6 点和 10 点等分级评分方法。语言分级评分法又称口述分级评分法，通常见到的是 5 点口述分级评定法（the 5-point verbal rating scales，VRS-5），将疼痛分为：①轻微的疼痛；②引起不适感的疼痛；③具有窘迫感的疼痛；④严重的疼痛；⑤剧烈的疼痛（图 11-2-3）。另外尚有 VRS-4（简便易理解但不精确）及 VRS-6（图 11-2-4）。4 点口述分级评分法将疼痛分为 4 级：1 为无痛；2 为轻微疼痛；3 为中等度疼痛；4 为剧烈的疼痛。每级 1 分。此法便于患者理解。简单，但不够精确，缺乏灵敏度，适于临床。VRS 在术后疼痛评估中可能会对患者更方便，临床上也有将 NRS 和 VRS 结合起来进行解释和限定，综合了两者的优点。

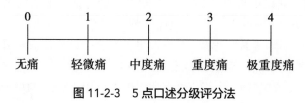

图 11-2-3　5 点口述分级评分法

无痛	轻度疼痛：能忍受，能正常生活睡眠	中度疼痛：适当影响睡眠，需止痛药物	重度疼痛：影响睡眠，需用麻醉止痛药	剧烈疼痛：影响睡眠较重，伴其他症状	无法忍受：严重影响睡眠，伴其他症状

图 11-2-4　疼痛语言评价量表（VRS-6）

4. 修订版面部表情量表法（faces pain scale-revised，FPS-R）　修订版面部表情量表法是在面部表情疼痛量表（FPS）（7 个面部表情）基础上修订来的，于 1990 年开始被用于临床评估，是用 6 种面部表情从微笑、悲伤至痛苦哭泣的图画来表达疼痛程度（图 11-2-5）。疼痛评估时要求患者选择一张最能表达其疼痛的脸谱。此法最初用于儿童的疼痛评估，但实践证明此法适合于任何年龄，尤其适用于 3 岁以上，没有特定的文化背景或性别要求。这种评估方法简单、直观、形象易于掌握，不需要任何附加设备，特别适用于急性疼痛者、老人、小儿、文化程度较低者，表达能力丧失及认知功能障碍者。有研究证明 FPS-R 是 FPS-R、NRS、VDS 和 VAS 这 4 种评估方法中最适用于老年人疼痛评估的最佳评估量表。

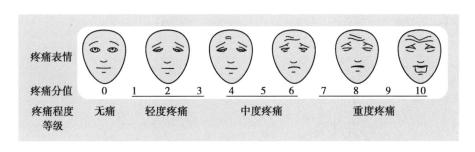

图 11-2-5　修订版面部表情疼痛量表

5. 口述疼痛程度分级评分法（VDS）　VDS 法由一系列描述疼痛的形容词组成，最轻的疼痛为 0 分，以后每级增加 1 分，所以每个形容词都有相应的评分。患者使用的疼痛形容词所代表的数字就是患者总的疼痛程度。学者 Melzeak 用轻度疼痛、重度疼痛、阵痛、可怕的疼痛及无法忍受的疼痛等来评估疼痛的程度。该方法的词语易于理解，可随时口头表达，沟通方便，满足患者的心理需求。但是受主观因素影响大，也不适合语言表达障碍的患者。

6. 人体表面积评分法　人体表面积评分法是由人体正、反两面图组成，因而可以应用于那些有交流障碍的患者。医生或患者均可在人体图上画出疼痛的位置，可直接提供患者较为准确的疼痛位置和范围。此法在临床上用于急慢性颈腰背痛及四肢痛，可作为临床诊断、制订治疗计划及疗效比较的疼痛定位与评定方法。此法把人体表面分成 45 个区域，每个区域内标有该区号码。人体前面分为 22 个区，背面分为 23 个区（图 11-2-6）。每个区不论大小均为 1 分，未涂处为 0 分，总评分表示疼痛的区域。患者将自己的疼痛部位在图中标出，用笔涂盖。即便只涂盖了一个区的小部分也评为 1 分。通过这些疼痛区，可计算患者疼痛占体表面积的百分比（表 11-2-2）。

利用不同的符号来表示不同性质的疼痛，并由患者在人体图上相应位置标出确切的疼痛部位和性质。研究发现在使用人体表面积评分法对自身疼痛进行描述的时候，对于同样的疼痛,女性倾向于比男性描绘更大面积的疼痛区域,其结果意义可能主要在于对存在异常症状的患者进行分类。

对于疼痛强度的评定,患者可用不同彩色来表示。如绿、红、蓝、黑分别代表无痛、轻痛、中度痛或重度痛,也可用不同符号为 +,++,+++,++++,同样表示疼痛强度。

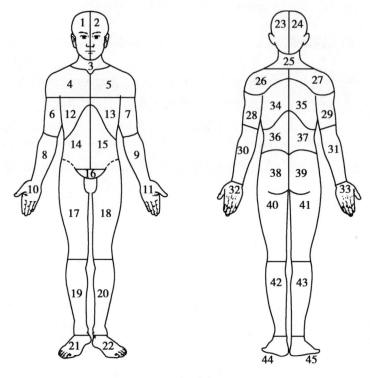

图 11-2-6　45 区体表面积图

表 11-2-2　疼痛区占体表面积的百分比

疼痛区号码	占体表面积的百分比 /%
25,26,27	0.5
4,5,16	1.0
3,8,9,10,11,30,31,32,33	1.5
1,2,21,22,23,24,44,45	1.75
6,7,12,13,28,29,36,37	2.0
38,39	2.5
14,15	3.0
19,20,42,43	3.5
34,35	4.0
17,18,40,41	4.75

7. PAULA 疼痛量尺　PAULA 疼痛量尺由 MACHATA 等研制(图 11-2-7),将 5 个面部表情符号涂上不同的颜色,并且将其长度加长为标准 VAS 量尺的两倍,同时增加了

游标。结果发现,使用 PAULA 量尺的部分患者疼痛评估值其变异度小于使用标准 VAS 量尺者。

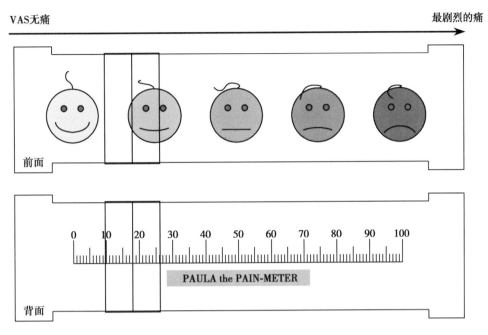

图 11-2-7　有脸谱及游标卡尺的 VAS 评分尺

8. 单维度评估在危重症患者中应用的特点　在 ICU 的实际临床工作中,上述的患者自测疼痛评估方法常常被放置于患者床边,由床边监护医务人员来实施对患者疼痛的评估。对于语言表达能力和运动能力未受影响的患者来说,接受上述的疼痛评估较为容易。但是对于接受气管插管或阅读和运动能力受到严重影响的患者来说,上述方法可能是很困难的。ICU 患者使用 NRS 时应该注意的事情和一些技巧,比如放大评估工具上的字体号码和给需要的患者提供阅读用的眼镜和听力帮助等。对于无力指示量尺上数字的患者,可利用其眨眼的动作来帮助评估疼痛。另外还可以利用患者拇指和示指之间张开的角度来表示自身的疼痛,两个手指张开角度越大,表示痛觉强度越高。

(二)多维度评估量表

疼痛体验是复杂的主观感受,单维度评估量表不可能综合测量疼痛的各个方面。因此,需要多维度评估量表来对疼痛体验的若干组成部分进行评估。现有的多维度评估量表评估疼痛包括对患者生活多个方面的观察(情绪、精神、日常活动、人际关系、睡眠质量等)。

1. 简明疼痛量表(brief pain inventory,BPI)　BPI 是一种能够快速完成的多维度评估量表,包括疼痛的原因、性质、对生活的影响和部位等方面的描述词语,使用 NRS 来描述各个项目的程度。该表项目设置简洁明了,一般仅需要 5~15 分钟即可完成评估,适用于各类人群(表 11-2-3)。

表 11-2-3　简明疼痛调查表

日　　期：　年　月　日　　　　　　　　时　　间：

姓　　名：　　　　　　　　　　　　　　　性　　别：□男　□女

电　　话：

出生日期：　年　月　日

(1) 目前婚姻状态

　　1.□未婚　　　　　　　　　3.□丧偶

　　2.□已婚　　　　　　　　　4.□离婚

(2) 教育程度(只能圈一个最高年级或学位)

　　级别：0　　1　　2　　3　　4　　5　　6　　7　　8　　9

　　　　　10　11　12　13　14　15　16　　M. A. / M. S.

　　　　　(　　　　　　　　　　　　　　　　　　　　　　)

(3) 目前职业

　　(说明:如果你现在没有工作,告诉我们你以前从事的职业)

1) 配偶的职业:

2) 以下哪项最能描述你目前从事职业的情况?

　　1.□外出工作,全职　　2.□外出工作,兼职　　3.□在家工作

　　4.□退休　　　　　　　5.□无工作　　　　　　6.□其他

(4) 第一次确诊到现在多长时间?

　　　　　　　月

(5) 你曾经因为目前所患疾病遭受过疼痛吗?

　　1.□是　　2.□否　　3.□不确定

(6) 当你知道诊断后,疼痛是否是唯一症状?

　　1.□是　　2.□否　　3.□不确定

(7) 上个月你接受过手术吗?

　　1.□是　　　　2.□否

　　如果是,手术名称是什么?

(8) 生活中,我们都会不时经历一些疼痛,如轻微的头痛、扭伤以及牙痛。上周你有过这些常见疼痛以外的疼痛吗?

　　1.□是　　2.□否

(9a) 过去 7 天你服用过药物吗?

　　1.□是　　　2.□否

(9b) 我觉得目前我经历过一些疼痛且每天需要药物治疗。

　　1.□是　　2.□否

(10) 请圈出一个数字以表示你上周内疼痛最重的程度。

　　0　　1　　2　　3　　4　　5　　6　　7　　8　　9　　10

　　不痛　　　　　　　　　　　　　　　你能想象的最痛

(11) 请圈出一个数字以表示你上周内疼痛最轻的程度。

　　0　　1　　2　　3　　4　　5　　6　　7　　8　　9　　10

　　不痛　　　　　　　　　　　　　　　你能想象的最痛

(12) 请圈出一个数字以表现你疼痛的平均程度。

　　0　　1　　2　　3　　4　　5　　6　　7　　8　　9　　10

　　不痛　　　　　　　　　　　　　　　你能想象的最痛

(13) 请圈出一个数字以表示你此时疼痛的程度。

    0   1   2   3   4   5   6   7   8   9   10

不痛   你能想象的最痛

(14) 哪些事情会减轻你的疼痛(如热敷、药物或休息)?

(15) 哪些事情会加重你的疼痛(如走路、站立或起身)?

(16) 目前你正接受什么药物和疗法治疗疼痛?

(17) 请圈出一个百分数以表示你在上周内经治疗或用药后疼痛缓解了多少?

    0   10% 20% 30% 40% 50% 60% 70% 80% 90% 100%

无缓解   完全缓解

(18) 如果你正在接受药物治疗疼痛,服用药物后几个小时疼痛会再次发作?

1. □ 治疗疼痛的药物没有任何作用   5. □ 4 个小时

2. □ 1 个小时   6. □ 5~12 个小时

3. □ 2 个小时   7. □ 超过 12 个小时

4. □ 3 个小时   8. □ 未服用任何药物治疗疼痛

(19) 为每个项目选择最合适的答案。

我认为我的疼痛归因于:

□是   □否   1. 治疗效应(如:药物、手术、放射、假体)

□是   □否   2. 原发疾病(指当前接受治疗和评估的疾病)

□是   □否   3. 与原发疾病无关的其他疾患(如关节炎)

请描述此疾患情况:

(20) 判断下面的哪些词最能形容你的疼痛情况?

酸痛(aching)   □是   □否

刺痛(throbbing)   □是   □否

放射痛(shooting)   □是   □否

锐痛(sharp)   □是   □否

触痛(tender)   □是   □否

灼烧痛(burning)   □是   □否

疲惫感(exhausting)   □是   □否

疲劳感(tiring)   □是   □否

续表

穿透感（penetrating）	□是	□否
令人厌烦感（nagging）	□是	□否
麻木感（numb）	□是	□否
难受（miserable）	□是	□否
疼痛不能忍受（unbearable）	□是	□否

(21) 请圈出一个数字以表示你在上周内受疼痛影响的程度。

A. 日常生活

0　　1　　2　　3　　4　　5　　6　　7　　8　　9　　10

无影响　　　　　　　　　　　　　　　　　　　完全影响

B. 情绪

0　　1　　2　　3　　4　　5　　6　　7　　8　　9　　10

无影响　　　　　　　　　　　　　　　　　　　完全影响

C. 行走能力

0　　1　　2　　3　　4　　5　　6　　7　　8　　9　　10

无影响　　　　　　　　　　　　　　　　　　　完全影响

D. 正常工作（包括外出工作和家务劳动）

0　　1　　2　　3　　4　　5　　6　　7　　8　　9　　10

无影响　　　　　　　　　　　　　　　　　　　完全影响

E. 与他人关系

0　　1　　2　　3　　4　　5　　6　　7　　8　　9　　10

无影响　　　　　　　　　　　　　　　　　　　完全影响

F. 睡眠

0　　1　　2　　3　　4　　5　　6　　7　　8　　9　　10

无影响　　　　　　　　　　　　　　　　　　　完全影响

G. 生活乐趣

0　　1　　2　　3　　4　　5　　6　　7　　8　　9　　10

无影响　　　　　　　　　　　　　　　　　　　完全影响

(22) 我愿意服用治疗疼痛的药物:

1. □规律服用

2. □需要时服用

3. □不愿意接受药物治疗

(23) 我服用药物治疗疼痛(24 小时内):

1. □不用每天服用　　　　4. □每天 5~6 次

2. □每天 1~2 次　　　　　5. □每天超过 6 次

3. □每天 3~4 次

(24) 你觉得你需要治疗效果更强的药物来治疗疼痛吗?

1. □是　　2. □否　　3. □不确定

(25) 你觉得需要比医生开的剂量更多的药物治疗疼痛吗?

1. □是　　2. □否　　3. □不确定

(26) 你是否顾虑你服用太多的药物治疗疼痛?

1. □是　　2. □否　　3. □不确定

如果是,为什么?

(27) 你服用的治疗疼痛的药物有副作用吗？

　　1. □是　　2. □否

　　有哪些副作用？

(28) 关于你服用的治疗疼痛的药物,你觉得需要了解更多的有关信息吗？

　　1. □是　　2. □否

(29) 对你而言,其他可以缓解疼痛的方法包括:(请画勾)

热敷 □	冷敷 □	放松技术□
分散注意力□	生物反馈□	催眠 □
其他 □	请写出具体方法	

(30) 你服用的非医生所开的治疗疼痛的药物有:

---

2. McGill 疼痛问卷（McGill pain questionnaire, MPQ）　MPQ 是众所周知的用于疼痛评估的多维度测量工具,用于评估疼痛的情感及感觉部位、强度、时间特性等项目。包括 20 个类别,每个类别分为 2~5 个级别(表 11-2-4)。目前已广泛使用于临床和疼痛研究。McGill 疼痛问卷简表(the short-form MPQ, SF-MPQ)是 MPQ 的简化形式,同样具有较高的效度,操作更加简便。MPQ 采用的是调查表形式,表内附有 78 个用来描述各种疼痛的形容词,以强度递增的方式排列,分别为感觉类、情感类、评价类和非特异性类 4 类。1987 年 Melzack 在 McGill 疼痛原表的基础上提出一种简化的疼痛问卷,并将视觉模拟方法加入其中,成为一种简便实用的综合问卷,称为简式的 McGill 疼痛问卷表。适用于需要对疼痛的程度及性质变化(如治疗前后的对比)进行评定的患者。对神志不清或语言发音障碍等情况不适合。

McGill 疼痛问卷内容归结为:①时隐时现,时轻时重,搏动性痛、跳痛、抽击样痛、重击样痛;②跳跃样痛、掠过样痛、弹射样痛;③穿刺样痛、钻痛、锥刺样痛、刀割样痛;④锐痛、切割样痛、撕裂样痛;⑤挤捏样痛、挤压样痛、咬痛、夹痛、压榨样痛;⑥牵拉样痛、重扯样痛、扭痛;⑦热痛、烧灼样痛、滚烫样痛、烧烙样痛;⑧刺痛、痒痛、剧痛、惨痛;⑨钝痛、伤痛、尖刺样痛、创伤样痛、猛烈样痛;⑩触痛、紧张样痛、锉痛、裂开样痛;⑪疲倦、疲惫;⑫厌恶的、窒息样的;⑬恐惧的、可怕的;⑭处罚的、严惩的、残酷的、狠毒的、致死的;⑮沮丧的、不知所措的;⑯恼人的、悲惨的、严重的、难忍的、烦扰的;⑰扩散的、放射的、穿通的、刺骨的;⑱紧束的、麻木的、抽吸的、碾压的、撕碎的;⑲凉的、冷的、冰冷的痛;⑳烦恼的、作呕的、极痛苦、畏惧的、折磨的痛。

表 11-2-4　McGill 疼痛问卷

Ⅰ. 疼痛分级指数（pain rating index, PRI）的评定

	无	轻	中	重
感觉项				
跳痛	0	1	2	3
刺痛	0	1	2	3
刀割痛	0	1	2	3
锐痛	0	1	2	3
痉挛牵扯痛	0	1	2	3
绞痛	0	1	2	3
热灼痛	0	1	2	3
持续固定痛	0	1	2	3
胀痛	0	1	2	3
触痛	0	1	2	3
撕裂痛	0	1	2	3
情感项				
软弱无力	0	1	2	3
厌烦	0	1	2	3
害怕	0	1	2	3
受罪、惩罚感	0	1	2	3

感觉项总分_____

情感项总分_____

Ⅱ. 视觉模拟定级（VAS）评定法

无痛（0）| _____ | 剧痛（100）

Ⅲ. 现有痛强度（present pain intensity, PPI）评定分级

0 — 无痛；　　　　　　1 — 轻度不适；

2 — 不适；　　　　　　3 — 难受；

4 — 可怕的痛；　　　　5 — 极为痛苦

　　McGill 疼痛问卷简表（SF—MPQ），1~11 项对疼痛感觉程度进行评估，12~15 项对疼痛情感状况进行评估。每个描述程度分为 0= 无痛，1= 轻度，2= 中度，3= 重度。同时标准 McGill 疼痛问卷里的 PPI 和 VAS 也用于对总体疼痛状况进行评估

---

3. McMillan 疼痛评估表　McMillan 疼痛评估法是对 MPQ 的改进，此法是采用直观目测疼痛标尺（0~10 分）的方法标记疼痛的程度，用预先印制的人体正面、背面图标记疼痛的部位，并采用问答形式由患者对疼痛做出具体描述，包括疼痛的起始及诱发因素、疼痛的性质及持续时间、加重及缓解因素、以前应对疼痛的经验、疼痛的伴发症状、疼痛对功能的影响等。该方法适合评估急性痛、慢性痛、癌性痛、牵涉痛、内脏痛、锐痛等，不适合用于有认知功能障碍及语言表达障碍者。

　　以上评估方法都要求评估者受过严格训练，不同观测者对同一观测指标的观测结果要有良好的一致性，这是因为临床上要做到对疼痛的动态评估、综合评估往往不是同一评估者来完成的，这样做以保证评估结果的可信和准确。

(三) 对交流障碍患者疼痛的客观评估指标

ICU 病房中交流障碍患者并非少见,很难判断其是否存在疼痛,更难判断其疼痛强度。这些人虽然可能失去了对疼痛的认知,但其机体仍存在对于伤害性刺激产生一些病理生理反应,我们可以利用其生理反射来进行疼痛的评估。

1. **非言语性疼痛指标量表**(the check list of nonverbal pain indicators,CNPI) CNPI 是由 FELDT 等设计,由 6 个与疼痛相关的项目组成。使用 CNPI 进行评估时应分别在患者休息和活动时进行,0 分表示无疼痛,6 分表示最痛(表 11-2-5)。该量表内容较少,使用便捷。

表 11-2-5 **非言语性疼痛评分指标表(CNPI)**

当该行为出现时评分为 1,不出现评分为 0,评估活动和休息时的情况

项目	活动时	休息时
1. 声音(非语言性):以非词语形式表达疼痛,呻吟、叹气、哼哼、哭泣、呼吸粗重		
2. 表情痛苦 / 退缩:皱眉、闭眼抿唇、咬牙、表情扭曲		
3. 姿势:紧握扶持床、护栏、桌沿或其他可以抓握的地方		
4. 体位:不停地变换姿势或长时间固定体位		
5. 按摩:按摩疼痛部位		
6. 语言:用词语表达疼痛,嗷疼,咒骂或抗议的惊呼、要求停止活动		
小计		
总计		

2. **非交流患者疼痛评估工具**(non-communicative patient's pain assessment instrument, NOPPAIN) NOPPAIN 是由 Snow 等提出,包括 4 个主要部分:观察护理操作过程中患者有无疼痛出现、有无疼痛相关行为的出现、疼痛部位和范围及评估疼痛强度。若患者有疼痛行为出现,则采用 6 点量表来评定其疼痛行为的强度。研究显示该工具简单,费时短,图文并茂,容易理解。

3. **Abbey 疼痛量表**(Abbey pain scale,Abbey PS) Abbey 疼痛量表是由 Abbey 等提出,该量表适用于老年痴呆患者,共 6 个条目,即声音(呜咽、呻吟、哭泣)、面部表情(紧张、皱眉头、痛苦、恐惧)、肢体语言改变(坐立不安、摇摆身体、保护部分身体即回避)、行为变化(越来越糊涂、拒绝进食、习惯发生改变)、生理变化(体温、脉搏、血压改变、出汗、潮红或苍白)、躯体改变(表皮或受压部位皮肤改变、关节炎、关节挛缩),每 1 条目根据严重程度分为 4 个等级,未发现为 0 分、轻度为 1 分、中度为 2 分、重度为 3 分,总分值最高为 18 分。0~2 分为无痛,3~7 分为轻度疼痛,8~13 分为中度疼痛,大于 14 分为重度疼痛。该量表可以用于测量急性疼痛、慢性疼痛及慢性疼痛急性发作,将生理指标(体温、脉搏、血压等的改变)用于慢性疼痛的评估。但是该量表不能区分急性、慢性疼痛间的差别。

4. 活动-观察-行为-强度-痴呆患者疼痛评估量表(mobilization-observation-behavior-intensity-dementia pain scale,MOBID) MOBID 由 Husebo 等提出,包括 7 个项目。MOBID 是由医护人员引导被观察对象做出标准动作,然后观察其疼痛行为指标的出现情况,根据指标变化来进行疼痛强度评分。研究结果显示 MOBID 具有良好的效度、内部一致性和测试者间信度。但对于引导患者被动活动做出标准化动作的做法颇具争议,此举或可造成医源性损伤。

(四)对机械通气患者疼痛的评估指标

对于接受机械通气治疗的患者来说,医护人员对其镇痛治疗的困惑在于既想应用较高水平的镇静以最大限度降低患者的不适,却又担心由此拖延脱机时间。因此对此类患者疼痛进行相对精确的评估就显得非常重要。

1. 疼痛行为评分(behavioral pain scale,BPS) BPS 是由法国学者 Payen 等于 2001 年开发的。BPS 包括面部表情、上肢活动、机械通气依从性 3 个维度,每个维度得分 1~4 分,总分 3~12 分。3 分表示不痛,12 分表示最痛。有研究将 BPS 用于机械通气、镇静患者,分别在休息、无疼痛操作、疼痛操作 3 个时间点进行测量(表 11-2-6)。结果显示患者在进行疼痛操作时的 BPS 得分(4.6~5.2)显著高于无疼痛操作时的得分(3.3~3.7);重测信度测量时,疼痛操作得分为 4.0~4.8,无疼痛操作得分为 3.0~3.3;评定者间信度为 0.94。此外,数字等级量表(NRS)与 BPS 量表间高度正相关。但接受镇静/麻醉的患者相对于未接受者其 BPS 分数明显降低,且在较强疼痛患者中敏感度较低。

表 11-2-6 疼痛行为评分

项目分数	1	2	3	4
面部表情	放松	部分紧绷(如皱眉)	完全紧绷(如双眼紧闭)	脸部扭曲
上肢动作	无动作	部分弯曲	完全弯曲伴手指屈曲	固定回缩
呼吸机配合	可耐受动作	有咳嗽,但大部分时间可耐受呼吸机	呼吸机对抗	无法控制通气

2. 成人非语言疼痛量表(adult nonverbal pain scale,NVPS) NVPS 是由美国学者 Odhner 等以脸部、腿部、活动、哭闹及可安慰性(faces legs activity cry consolability scale,FLACC)为基础于 2003 年开发的。NVPS 包括行为和生理 2 个维度,行为维度包括面部表情、活动、防御 3 个条目,生理维度包括心率、血压、呼吸频率 3 个条目,之后又加入了扩大的瞳孔、出汗、脸红、苍白 4 个条目。每个条目得分 0~2 分,总分 0~10 分。0 分表示不痛,10 分表示最痛。NVPS 最初用于创伤监护病房的机械通气患者,信度与效度较好。该量表不能很好地测量烧伤患者的疼痛强度,尚需更多研究加以验证。

3. 重症监护疼痛观察工具(critical-care pain observation tool,CPOT) CPOT 是一个针对危重症、有或无气管插管患者的有效疼痛评估工具。它是使用疼痛相关的行为指标进行评估,包括面部表情、身体活动、肌肉紧张度和机械通气顺应性或发声等 4 个条目,其中"机械通气顺应性"和"发声"分别仅用于气管插管患者和非气管插管患者。面部表情条目的内容分为"放松,自然""表情紧张"和"脸部扭曲或表情痛苦",身体活动条目分为"没有活动或正常体位""防卫活动"和"躁动不安",肌紧张条目分为"放松""紧张、僵硬"和"非常紧张或僵硬",用于气管插管患者的机械通气顺应性条目分为"耐受呼吸机或活动""咳嗽但可耐受"和"人机对抗",分别对应用于非气管插管患者发声条目的"言语正常或不发声""叹息,呻吟"和"喊叫,哭泣"。每个条目有 3 种描述,根据患者行为的反应强烈程度分别用 0~2 分表示,总分 0~8 分,适用于术后或外伤(除了脑损伤)运动功能完好但无法自我报告疼痛的 ICU 患者(表 11-2-7)。

CPOT 是专门针对 ICU 内机械通气患者设计的,同 BPS 的观察指标相似,同样使用疼痛相关的行为指标。相对于患者在基础状态时较低的分数值,在损伤性操作过程中 CPOT 的分数显著增高,显示其具有较高的效度。CPOT 同样有令人满意的评价者间可信度、特异度以及敏感度。与 BPS 相比较,CPOT 的描述词具有可操作性,其评分系统更具逻辑性。而使用 BPS 时可能存在外部设备阻碍患者上肢运动的情况,从而影响其评分。此外,BPS 有些评价指标无法进行测量,这同样影响到其可靠性。因此,对于机械通气患者疼痛的评估,似乎CPOT 比 BPS 更有优势。CPOT 疼痛评分经多项实验证明可准确检测出昏迷等状况患者的疼痛情况,可在患者不是清醒状态的情况下,如昏迷的情况下正确指导患者的镇痛治疗。

根据 CPOT 评分结果进行镇痛较根据平均动脉压进行镇痛可更有效地减少镇痛的次数和给药速度,从而达到以较少的药物使用量达到更好的治疗效果的目的。CPOT 可准确有效地指导机械通气患者的镇痛治疗。绝大部分患者对 CPOT 疼痛评分急性镇痛治疗指导所获得的效果满意,患者不仅减少了用药和药物费用,恰当的给药也更有益于患者的健康。

表 11-2-7　重症疼痛观察量表

指标	0 分	1 分	2 分
1. 面部表情	没有肌肉紧张	表现出皱眉,眼眶紧绷	皱眉,眼眶紧绷、眼睑轻度闭合
2. 身体运动	不动(不说明不存在疼痛)	缓慢、谨慎地运动、触摸或抚摸疼痛部位,保护性体动	拉拽扶手,试图坐起来,不遵从指挥攻击工作人员、烦躁不安
3. 四肢肌肉紧张度	对被动运动不做抵抗	对被动运动抵抗,紧张和肌肉僵硬	对被动运动剧烈抵抗,非常紧张或僵硬
4a. 辅助呼吸机(针对气管插管或气管切开)	无警报,舒适地接受机械通气,耐受机械通气或呼吸机	不同步,机械通气阻断,频繁报警,咳嗽,但是可耐受	对抗呼吸机或机械通气
4b. 发声(针对无气管插管或气管切开)	用正常方式讲话或不发声	叹息、呻吟	喊叫、抽泣

注:总分 0~8 分,分值越高表示疼痛越明显

4. 常用的生理行为观察指标　对机体的任何损伤都将影响机体的防御系统和免疫系统,并出现一系列的生理学改变。临床上处于镇静、意识障碍状态的患者,其疼痛的行为表现常不明显,自主神经系统介导的生理指标可在一定程度上反映患者的疼痛程度。疼痛时主要表现为交感神经系统和肾上腺系统的兴奋,可引起心率加快、血压升高、呼吸频率加快、体温升高、表情痛苦、肌肉紧张、掌心出汗、肤色改变、氧饱和度下降等变化。也有研究显示,心率并不能很好地反映患者的疼痛程度。随着研究的进展,脑电双频指数(bispectral index,BIS)成为测量患者疼痛的新方法。BIS 是利用双频谱分析法,将原始脑电图信号的时间和

振幅关系转换成频率和功率的关系,经双频分析得出的混合信息被拟合成一个最佳数字,用0~100 表示,0 表示等位脑电状态,100 表示完全清醒状态。但是,对于哪些生理指标能反映患者的疼痛程度,其结论尚不一致。不同个体在这几方面的变异差异较大,有可能导致评估不准确,故应与行为评估法一起进行综合、多方位的评估。

二、患者儿童用评估工具

(一) 单维度评估量表

1. **五指法**(five-finger measure,FFM), 即大拇指代表剧痛,小拇指代表不痛,示指代表重度痛,中指代表中度痛,无名指代表轻度痛。五指法在患儿中的首选率最高,评估费时少,准确率高。需要指出的是,NRS、VRS 和 VAS 等评估方法仅属于单因素测量范畴,很容易受到患者自身情绪、文化差异和理解能力等人文因素的影响,同时由于疼痛的多重性特征,使得单一评估方法难以对疼痛强度进行精确评估。临床上发现 FFM 适用于对 5 岁左右的儿童进行主观疼痛评估,因为儿童感性认识的启蒙教育从手指开始,他们对五指比较熟悉,易接受。改良的五指疼痛评分模型在各个指上标明疼痛分数和语言描述,即大拇指标明 5 分,代表无法忍受,严重影响睡眠,伴有其他症状或被动体位;示指标明 4 分,代表疼痛剧烈,影响睡眠较重,需要用麻醉止痛,伴有其他症状;中指标明 3 分,代表中度疼痛,影响睡眠,需要止痛药;无名指标明 2 分,代表轻度疼痛,适当影响睡眠,不需要止痛药;小拇指标明 1 分,代表轻微疼痛,可忍受,能正常生活、睡眠。该方法适用于不同年龄,不同文化程度和视力、听力低下及语言交流障碍等特殊患者。在临床上观察到,5 岁以上的儿童都能容易地用五指法来评估疼痛。

2. **Wong Backer 面部表情疼痛评定量表** Wong Backer 面部表情疼痛评定量表由 6 种面部表情及 0~5 分构成,多用于 3 岁以上的儿童,使用时由患儿选择一种表情来反映最接近其疼痛的程度(图 11-2-8)。该法优点在于不要求读、写或表达能力,不需任何附加设备,没有特定的文化背景或性别要求,易于掌握。VAS 评分同 Wong Backer 面部表情疼痛评定量表之间存在很好的相关性。

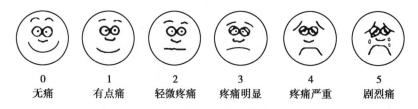

| 0 | 1 | 2 | 3 | 4 | 5 |
| 无痛 | 有点痛 | 轻微疼痛 | 疼痛明显 | 疼痛严重 | 剧烈痛 |

图 11-2-8 面部表情疼痛评定量表

3. **FLACC 行为评分量表** FLACC 行为评分法适用于有术后疼痛及不适而不能精确表达的患儿(0~7 岁外科手术术后的患儿),主要包括面部表情(facial expression)、下肢动作(legs)、活动(activity)、哭闹(cry)、是否易安慰(consolability),评分为上述 5 项指标的总和,最低为 0 分,最高为 10 分。得分越高,不适和疼痛越明显。该量表用于婴幼儿的疼痛评估具有较高的信度与效度。

4. **新生儿面部编码系统**(neonatal facial coding system,NFCS) NFCS 用于评估早产儿和新生儿疼痛。NFCS 有 10 项:①皱眉;②挤眼;③鼻唇沟加深;④张口;⑤嘴垂直伸展;⑥嘴水平伸展;⑦舌呈杯状;⑧下颌颤动;⑨嘴呈 "O" 形;⑩伸舌(只用于评估早产儿)。如果患儿无以上各项表现为 0 分,有其中 1 项为 1 分。NFCS 的总分为 10 项之和,最低为 0 分。早产儿最高为 10 分,足月儿为 9 分(因"伸舌"只用于评估早产儿),分值越高表示疼痛越严重。评估术后疼痛时 NFCS 信度、效度高且可行。将 NFCS 减少至 5 项(皱眉、挤眼、鼻唇沟加深、嘴水平伸展和舌呈杯状),提高了对疼痛评估的特异性,但并不改变其效度和敏感性。

(二)多维度评估量表

多维疼痛量表(multidimensional pain inventory)是基于多种原因而设计的对疼痛进行多向性评价的方法。

1. 新生儿疼痛评估量表(neonatal infant pain scale,NIPS)　NIPS 用于评估早产儿和足月儿操作性疼痛,它包括面部表情、哭闹、呼吸形式、上肢、腿部和觉醒状态 6 项。此评估工具的局限性是使用肌松剂或病情严重的患儿可能会得到较低的分值。

2. 早产儿疼痛量表(premature infant pain profile,PIPP)　PIPP 由加拿大 Toronto 和 McGill 大学制定,用于评估早产儿疼痛。PIPP 的总分为 7 项之和,最低为 0 分,最高为 21 分,分值大于 12 分表示存在疼痛。得分越高,疼痛越显著。

3. 东大略儿童医院疼痛评分(Children's Hospital of Eastern Ontario Pain Scale,CHEOPS)CHEOPS 是对儿童术后疼痛的一种行为评价,可用于评估治疗儿童疼痛或不适措施的疗效,适用于 0~4 岁的患儿。CHEOPS 疼痛评分为 7 项评分的总和,最低为 4 分,最高为 13 分。

4. 儿童非交流疼痛清单 – 修订(non-communicating children's pain checklist-revised,NCCPC-R)见表 11-2-8。

表 11-2-8　儿童非交流疼痛清单 – 修订

姓　　名:_____　　　　　　　　科　　室:_____
日　　期:_____(年 / 月 / 日)　　评 估 人:_____
起始时间:_____　　　　　　　　结束时间:_____

这个孩子在过去的 2 个小时里经常表现出这些行为吗? 请为每一个项目圈一个号码。如果一个项目不适用于这个孩子(例如,这个孩子不吃固体食物或无法触摸他 / 她的手),然后表示"不适用"的项目。

0 = 没有　　　1 = 偶尔　　　2 = 经常　　　3 = 频繁　　　NA = 不适用

Ⅰ.声音

1. 呻吟,哀诉,抽泣(非常轻柔)

　　0　　1　　2　　3　　NA

2. 哭泣(中等响亮)

　　0　　1　　2　　3　　NA

3. 喊叫(非常响亮)

　　0　　1　　2　　3　　NA

4. 痛苦地发出一个特定的声音或单词(例如,一个字,哭或笑)

　　0　　1　　2　　3　　NA

Ⅱ.社交

5. 不合作,脾气暴躁,易怒,不开心的

　　0　　1　　2　　3　　NA

6. 少与他人的互动,孤僻的

　　0　　1　　2　　3　　NA

7. 寻求安慰或身体的亲密

　　1　　2　　3　　NA

续表

8. 注意力不易分散,难以满足或安抚
   0 1 2 3 NA

Ⅲ. 面部表情

9. 皱眉
   0 1 2 3 NA
10. 眼睛睁大,眼神痛苦
   0 1 2 3 NA
11. 嘴角向下,而不是微笑
   0 1 2 3 NA
12. 嘴唇紧闭,噘嘴,或嘴唇微颤
   0 1 2 3 NA
13. 牙关紧闭或磨牙,伸舌头
   0 1 2 3 NA

Ⅳ. 活动

14. 不动,安静
   0 1 2 3 NA
15. 跳来跳去,烦躁
   0 1 2 3 NA

Ⅴ. 肢体

16. 松软的
   0 1 2 3 NA
17. 僵硬、痉挛、紧张
   0 1 2 3 NA
18. 做手势或触摸受损部位
   0 1 2 3 NA
19. 保护、支持或保护对身体的伤害
   0 1 2 3 NA
20. 退缩或移动身体的一部分,被触碰敏感
   0 1 2 3 NA
21. 以一种特定的方式移动身体来显示疼痛(例如:头向后,手臂向下、身体蜷缩等)
   0 1 2 3 NA

Ⅵ. 生理行为

22. 颤抖
   0 1 2 3 NA
23. 皮肤颜色的改变,苍白
   0 1 2 3 NA
24. 出汗
   0 1 2 3 NA
25. 流泪
   0 1 2 3 NA
26. 呼吸喘气、急促
   0 1 2 3 NA

27. 屏气

    0   1   2   3   NA

Ⅶ. 饮食 / 睡眠

28. 饭量少,食欲不振

    0   1   2   3   NA

29. 睡眠增加

    0   1   2   3   NA

30. 睡眠减少

    0   1   2   3   NA

总分概览

项目	Ⅰ	Ⅱ	Ⅲ	Ⅳ	Ⅴ	Ⅵ	Ⅶ
得分							

关于 NCCPC-R 使用的注意事项:儿童非交流疼痛清单 – 修订版被设计成适用于年龄在 3 至 18 岁,因为认知(心理 / 知识)损伤或残疾而不能够交流的儿童。即使一个孩子有身体障碍或残疾,它也可以被使用。该量表计算时注意事项:加上各分量表得分,分量表评分汇总数量在工作表的底部;标有 "NA" 的项目得分为 "0"(零);总评分量表得分加起来;检查孩子的得分是否大于截止分数。总得分为 7 或以上视为一个孩子有疼痛。

三、评估中常存在的错误

临床上有很多医务工作者不懂得疼痛评估是一个动态、全面的过程,往往错误地或不能贴切地评估患者真正的疼痛程度,以致给临床疼痛治疗带来错误的指导,出现一系列疼痛治疗的副作用、并发症。主要表现在:①错误地将仅适用于对急性疼痛做出评估的评估工具用于慢性疼痛患者;②不同疼痛患者,对相同程度疼痛表现出来的行为和表情改变,往往存在较大的差异,对这点缺乏相应的认识;③错误地认为慢性疼痛伴有重度疼痛的患者其生理行为、生命体征是绝对不正常的;④仅仅根据行为、表情来判断疼痛的程度;⑤认为自述疼痛评分法是评估疼痛的 "金标准",而忽略了从生理、行动、功能等方面的综合评估;⑥疼痛评估仅评估患者休息时的疼痛分级,而没有评估患者在活动、咳嗽、深呼吸时的疼痛分级。

四、评估工具的选择和疼痛评估流程

对于语言表达能力和运动能力未受影响的患者来说,选择使用单维度评估量表测量疼痛较为容易,但是对于接受气管插管或阅读和运动能力受到严重影响的患者来说,单维度评估量表可能是很困难的,结果的有效性也值得商讨。需要指出的是,NRS、VRS 和 VAS 等评估方法仅属于单因素测量范畴,很容易受到患者认知发展水平、行为和情绪等多种因素影响,同时疼痛的多重性特征使得单一评估方法难以对疼痛强度进行精确评估。

结合使用几种简便易行的疼痛评定量表可更加确定患者疼痛的情况。因此,评估疼痛的强度,需要不同的测量方法来提高评估的准确性,多维度疼痛评估量表在一定程度上解决了单维度量表存在的不足,但没有任何一个量表是万能的。医疗环境中的医务人员通常会面对各种情况不同的患者,由于大部分量表是在西方国家发展起来的,不同种族和文化背景下患者和医护人员能否清楚理解并正确使用这些量表需要进一步关注。而对于疼痛评估的研究,远远不是一个严重性评级那么简单。疼痛评估的研究应解决实践问题,应在临床上推行更全面的、简便易行的疼痛评估工具,同时加强普及适合临床应用的疼痛评估工具。

另外,制订干预措施用以增加一些具体的疼痛测量工具使用范围,改善患者的疼痛治疗效果。制订相应的策略以助于取得疼痛评估工具使用的一贯性,并持续推行这些已经被证实可靠、有效和实用的疼痛评估工具。

(一) 在对重症患者疼痛评估时,可以采取以下方式进行临床决策

临床上通常可选择的对可自我报告疼痛患者的评估工具有:VAS、VDS、NRS;对不可自我报告疼痛患者的评估工具有:①认知障碍儿童主要使用 NCCPC-R(轻、中度认知障碍);②危重插管\神志不清的儿童使用 FLACC;③危重插管\神志不清的成人使用 BPS、CPOT。

(二) ICU 普遍疼痛患者评估流程

1. 正确筛查疼痛患者　所有患者入科后,都要认真仔细地进行疼痛筛查,对存在疼痛的患者需要重点关注。对于那些不具有自我报告能力的患者更要引起重视。

2. 采用适合患者情况的评估工具　针对不同患者采取合适的疼痛评估工具。

(1) 具有交流能力患者疼痛评估工具

1) 数字评分法:年纪大、文化程度低的患者不适用。

2) 语言描述法:患者容易理解,评估结果取决于患者的理解和表达,敏感性和准确性稍差。

3) 脸谱法:适用于学习或语言表达能力薄弱者 / 老年患者。

4) 行为疼痛评估量表:适用于无法交流患者,如口插管以及气管切开无法进行交流的患者。

(2) 重症疼痛观察工具(CPOT):昏迷患者和入睡患者。

3. 疼痛评估的内容　疼痛强度、时间频率变化、部位、性质、伴随症状、治疗效果(加重或缓解,患者情绪反应,疼痛对患者睡眠、功能活动的影响)。

4. 疼痛评估的频率及记录

(1) 入科患者首次评估并记录,每 4 小时评估一次。无论采用哪种评估工具,均在评估表上填写相应的疼痛分值。当患者正常入睡时,不需要进行疼痛评估,在评估表上记录"入睡"。

(2) 疼痛评分≥4 分,根据不同处理方法,在规定时间内评估镇痛,在疼痛评估单上记录镇痛效果。

(3) 镇痛治疗方案更改后,非消化道途径在给予镇痛药物后 30 分钟及时评估,口服途径给予镇痛药物后 1 小时及时评估。并于记录口服药物镇痛方法(包括环境、心理、物理疗法等)后 2 小时再次评估。

(4) 当患者报告疼痛或出现新的疼痛时,及时记录评估。

(5) 疼痛≥7 分,要求每小时进行疼痛评估直至评分小于 4 分。

(6) ICU 患者疼痛评估流程见图 11-2-9。

总而言之,患者的疼痛评估是一个值得重视的问题。医务人员应注意避免影响准确评估疼痛的因素,针对不同患者的个体特点,选择合适有效的疼痛评定量表,努力捕捉完整的信息,以帮助临床医生更好地认识和处理患者,并以此作为制订治疗方案,选择最恰当的药物和方法的依据,促进患者康复。

(吴　文　张雪霏)

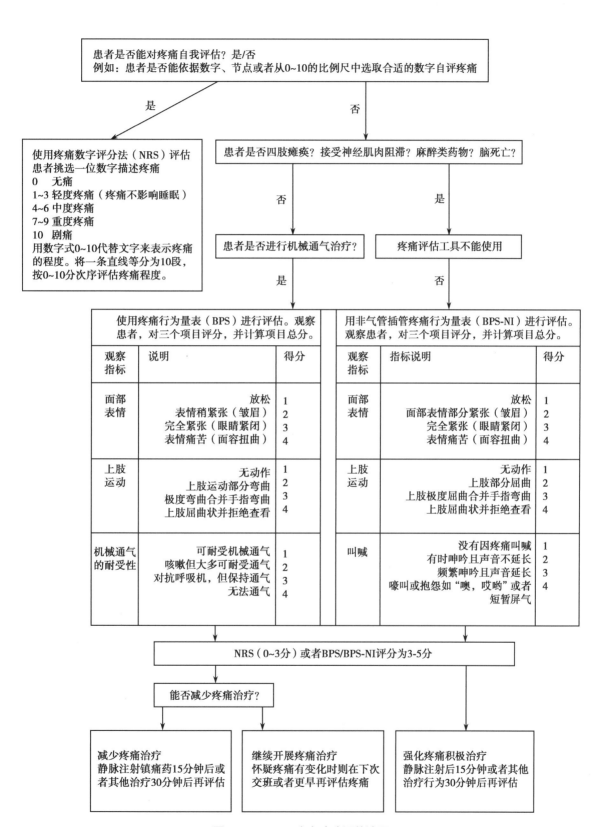

图 11-2-9 ICU 患者疼痛评估流程

第三节　重症疼痛治疗与康复

　　2013年《成人ICU患者疼痛、躁动、谵妄处理临床实践指南》指出疼痛治疗包括药物治疗和非药物治疗措施。非药物治疗措施主要是放松、早期下地、体力康复等。药物治疗措施主要是使用阿片类镇痛药、解热镇痛抗炎药和对某些特殊疼痛状态有效的药物。指南推荐静脉应用阿片类药物作为一线首选用药治疗非神经病理性疼痛,应用非阿片类药物来减少阿片类药物的用量,并减少应用阿片类药物相关的副作用。此外,还推荐对神经病理性疼痛,肠道内应用加巴喷丁或卡马西平,来辅助静脉应用阿片类药物。

一、镇静药物使用

　　镇静可以与镇痛结合使用,但是镇静不应代替镇痛治疗。对于同时存在疼痛因素的患者,应首先实施有效的镇痛治疗。镇静治疗则是在祛除疼痛因素的基础上帮助患者克服焦虑、诱导睡眠和遗忘痛苦的进一步治疗。理想的镇静药起效快、剂量-效应可预测;兴奋性作用和呼吸循环抑制最小;抗焦虑与遗忘作用同样可预测;停药后能迅速恢复等。镇静的目的包括:减少焦虑,增强患者的合作程度,减少自体运动,更好地控制机械通气,提高记忆意识水平,提高对气管内插管的耐受。镇静总体目标根据个体和治疗干预的类型而适时变化,对于普通患者,实现患者情绪平静,容易唤醒,建立正常睡眠-觉醒周期;对于机械通气患者,需要更深水平的镇静状态。与间隔注射镇静药物相比,连续镇静可为患者提供更大的舒适度,但是会产生延长通气持续时间和增加ICU住院时间的风险。目前主要的镇静用药为:咪达唑仑、丙泊酚、劳拉西泮等。

(一) 苯二氮䓬类药物

　　苯二氮䓬类是较理想的镇静、催眠药物。它通过与中枢神经系统内 γ-氨基丁酸(GABA)受体的相互作用,产生剂量相关的催眠、抗焦虑和顺行性遗忘作用(图11-3-1);其本身无镇痛作用,但与阿片类镇痛药有协同作用,可明显减少阿片类药物的用量。苯二氮䓬类药物的作用存在较大的个体差异。故用药上须按个体化原则进行调整。反复或长时间使用苯二氮䓬类药物可致药物蓄积或诱导耐药的产生;该类药物有可能引起反常的精神作用。因此对接受镇静治疗的患者,应提倡实施每日唤醒计划以评估患者的镇静水平以防镇静延长。

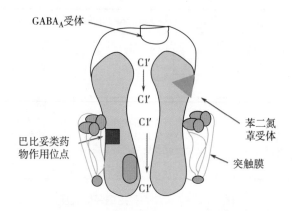

图 11-3-1　GABA$_A$ 受体 - 氯离子 - 苯二氮䓬受体复合物

地西泮具有抗焦虑和抗惊厥作用,作用与剂量相关,依给药途径而异。大剂量可引起一定的呼吸抑制和血压下降。静脉注射可引起注射部位疼痛。地西泮单次给药有起效快、苏醒快的特点,可用于急性躁动患者的治疗。但其代谢产物均有类似地西泮的药理活性,且半衰期长。因此反复用药可致蓄积而使镇静作用延长。

咪达唑仑是苯二氮䓬类中水溶性相对最强的药物。其作用强度是地西泮的2~3倍,其血浆清除率高于地西泮和劳拉西泮,故其起效快,持续时间短,清醒相对较快,适用于治疗急性躁动和短期镇静的患者。但注射过快或剂量过大时可引起呼吸抑制、血压下降,尤其多见于低血容量患者,持续缓慢静脉输注可有效减少其副作用。咪达唑仑长时间用药后会有蓄积和镇静效果的延长,在肾衰患者尤为明显;部分患者还可产生耐受现象。

(二)丙泊酚

丙泊酚是一种广泛使用的静脉镇静药物;特点是起效快、作用时间短。短时间及需要快速苏醒的镇静,可选择丙泊酚,且其镇静深度呈剂量依赖性,容易控制。丙泊酚亦可产生遗忘和抗惊厥作用。丙泊酚单次注射时可出现暂时性呼吸抑制、血压下降和心动过缓,对血压的影响与剂量相关,尤见于心脏储备功能差、低血容量的患者。肝肾功能不全对丙泊酚的药代动力学参数影响不明显。丙泊酚具有减少脑血流、降低颅内压(ICP)的作用。用于颅脑损伤患者的镇静可减轻ICP的升高。而且丙泊酚半衰期短,停药后清醒快,可利于进行神经系统评估。

(三)镇静药物的给药方式

镇静药物的给药方式应以持续静脉输注为主,先给予负荷剂量以尽快达到镇静目标(图11-3-2)。经肠道(口服、胃管、空肠造瘘管等)、肌内注射则多用于辅助改善患者睡眠。间断静脉注射一般用于负荷剂量的给予以及短时间镇静且无需频繁用药的患者。

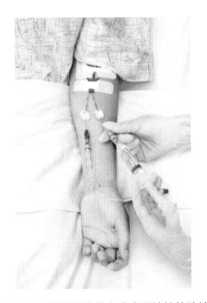

图 11-3-2 镇静药物的给药方式应以持续静脉输注为主

短期镇静(≤3天),丙泊酚与咪达唑仑产生的临床镇静效果相似。丙泊酚停药后清醒快,拔管时间明显早于咪达唑仑,但未能缩短患者在ICU的停留时间。劳拉西泮起效慢,清除时间长,易发生过度镇静。因此,ICU患者短期镇静宜主要选用丙泊酚与咪达唑仑。

长期镇静（＞3 天）,丙泊酚与咪达唑仑相比,丙泊酚苏醒更快、拔管更早。在诱导期丙泊酚较易出现低血压,而咪达唑仑易发生呼吸抑制;用药期间咪达唑仑可产生更多的遗忘。长期应用劳拉西泮患者的苏醒时间更有可预测性,且镇静满意率较高。因此劳拉西泮更适合在长期镇静时使用。

为了避免药物蓄积和药效延长,可在镇静过程中实施每日唤醒计划,即每日定时中断镇静药物输注(宜在白天进行),以评估患者的精神与神经功能状态,该方案可减少用药量、机械通气时间和 ICU 停留时间。但患者清醒期须严密监测和护理,以防止患者自行拔除气管插管或其他装置。

大剂量使用镇静药治疗超过 1 周,可产生药物依赖性和戒断症状。苯二氮䓬类药物的戒断症状表现为:躁动、睡眠障碍、肌肉痉挛、肌阵挛、注意力不集中、经常打哈欠、焦虑、躁动、震颤、恶心、呕吐、出汗、流涕、声光敏感性增加、感觉异常、谵妄和癫痫发作。因此,为防止戒断症状,停药不应快速中断,而是有计划地逐渐减量。

二、镇痛药物使用

镇痛药物通常用于治疗危重患者,以提高镇痛、缓解焦虑、促进睡眠等。当睡眠 - 觉醒模式正常化时,镇痛药物可能是有益的,并且可能在颅内高压的患者中具有保护作用。选择镇痛药物有许多特异性因素需要考虑,包括年龄、特异性器官功能障碍、感觉疼痛阈值、临床轨迹、酒精或药物误用史以及以前的精神或慢性疼痛障碍等。来自护理、医生的个人观念可能也会影响药物的治疗选择。

(一)阿片类药物

阿片类药物是 ICU 中使用的主要镇痛药,根据药理作用机制,可分为阿片受体激动药、阿片受体部分激动药和其他镇痛药(图 11-3-3)。阿片受体激动药有吗啡、芬太尼、舒芬太尼、瑞芬太尼、阿芬太尼等。其通过多种途径,实现较强的镇痛效果,并伴随轻度镇静和抗焦虑效果。在国内 ICU,吗啡和芬太尼使用较多,舒芬太尼、瑞芬太尼使用很少。此类药物主要副作用为呼吸抑制、心动过缓、便秘、恶心、呕吐、尿潴留和瘙痒等。长时间使用阿片类药物会出现严重戒断反应,使用大剂量阿片类药物超过 7 天的 ICU 患者中,1/3 患者会出现戒断反应。因此,为避免严重戒断反应,除非恶性肿瘤患者或者难治性疼痛患者,需在阿片类药物使用 1 周后停止使用。部分阿片受体激动药又称阿片受体混合型激动 - 拮抗药,本类药物以镇痛作用为主,依赖性小,呼吸抑制作用较弱,但有精神副作用,包括喷他佐辛、地佐辛等。其他阿片类药物主要包括曲马多等。

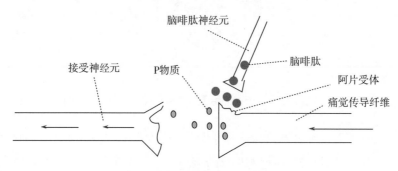

图 11-3-3 阿片类药物镇痛机制

1. 吗啡是治疗癌痛最常见的药物。但吗啡有较多副作用，主要与刺激组胺释放、产生过敏反应和血管舒张有关。其主要在肝脏中代谢，其代谢物被肾脏排出。静脉滴注给药剂量，初始 4~5 分钟缓释给药 2mg，然后以 1~2mg/(10~15min) 缓慢静脉滴注，直到达到镇痛效果。静脉注射给药剂量，初始 2~5mg 静脉注射，然后 1mg/h 缓慢推注。吗啡主要活性物质为吗啡 -3- 葡萄糖醛酸苷（M-3-G）和吗啡 -6- 葡萄糖苷（M-6-G），M-6-G 在肾功能不全的患者体内会累积产生阿片样物质毒性和反应，如恶心、镇静和呼吸抑制等。M-3-G 累积可能导致肌阵挛和癫痫发作，因此如已知患者肾功能不全或衰竭，应避免使用吗啡。

2. 芬太尼是比吗啡效果强 100 倍的合成类阿片样物质，相比于吗啡，其脂溶性更强，更容易被中枢神经系统吸收，使用小剂量的芬太尼即可实现吗啡的镇痛效果。与吗啡不同，芬太尼不刺激组胺释放，不会引起血管舒张和低血压。芬太尼是血流动力学不稳定 ICU 患者的首选。静脉注射芬太尼疗效迅速，并持续 30 分钟~1 小时，最后通过肝脏代谢。静脉给药剂量，中等程度疼痛，在 1~2 分钟内静脉注射芬太尼 25~100μg，之后每 10~15 分钟重复一次以维持镇痛水平；中等至重度疼痛，首次给予 50~200μg 静脉注射，之后以 25~50μg/h 重复注射。芬太尼用药超过 5 天，停药后会出现脂肪聚集的不良反应，同时还引起长期镇静的不良影响。芬太尼贴剂可用于慢性疼痛患者，但不适用于急性和重症疼痛的缓解，因其药物峰值在用药后 12~24 小时之后。

3. 舒芬太尼的脂溶性高，能迅速在脑内达到有效浓度，起效快，具有良好的血流动力学稳定性。其与血浆蛋白的结合率及亲脂性高于芬太尼，但其分布容积较小，安全范围大于芬太尼。舒芬太尼主要在肝脏代谢，老年人肝脏血流量减少以及肝微粒体酶活性和药物清除率降低，所以老年人应慎用舒芬太尼。研究表明，0.75~1.0μg/(kg·h) 舒芬太尼能安全用于机械通气患者，在脱机时使用 0.25~0.35μg/(kg·h) 的剂量是安全有效的，并没有对患者血流动力学及自主呼吸产生明显影响。长时间持续输注舒芬太尼对于 ICU 患者来说是安全的，并没有明显抑制自主呼吸，导致动脉血二氧化碳分压明显上升。此外，舒芬太尼对血流动力学影响不大，更适合用于血流动力学不稳定的患者。舒芬太尼很适合用于危重患者的镇痛镇静，控制机械通气及其他原因引起的不愉快情绪，以便更好地接受机械通气。但是由于舒芬太尼通过肝脏代谢，并且持续输注会引起药物蓄积，引起药物的延迟反应，并可能引起脑灌注压降低，因此用于 ICU 内多器官功能障碍患者需谨慎。

4. 瑞芬太尼是超短效合成类阿片样药物，为芬太尼类 μ 型阿片受体激动剂，在人体内 1 分钟左右迅速达到血 - 脑平衡，在组织和血液中被迅速水解，半衰期为 3~5 分钟，故起效快、维持时间短，与其他芬太尼类似物明显不同，其代谢不受血浆胆碱酯酶及抗胆碱酯酶药物的影响，不受肝、肾功能及年龄、体重、性别的影响，主要通过血浆和组织中非特异性酯酶水解代谢，长时间输注给药或反复注射用药其代谢速度无变化，体内无蓄积。瑞芬太尼在 ICU 内的使用剂量是初始剂量 0.1~0.15μg/(kg·h)，然后根据情况以 0.025μg/(kg·h) 的速度进行调节，每两次调节之间至少间隔 5 分钟。此外，瑞芬太尼还能通过静脉推注用于短期的急性疼痛。例如，拔除胸腔引流管时的镇痛。瑞芬太尼还特别适合用于脑外伤及肝肾功能不全的患者。由于瑞芬太尼的代谢不依赖于肝肾功能，因此非常适合用于肝肾功能不全患者的镇痛，且用于这类患者时不需要调整剂量。瑞芬太尼可能是目前最适合用于 ICU 机械通气患者的镇痛药物，可能特别适合用于需要长时间使用镇痛药和 / 或多器官功能不全患者。另外瑞芬太尼也可引起呼吸抑制、骨骼肌（如胸壁肌）强直、恶心呕吐、低血压和心动过缓等问题，在一定剂量范围内，随剂量增加而作用加强。

5. 氢吗啡酮是半合成的阿片类药物,消化道外效果比吗啡强 5~6 倍。对于中度至重度疼痛的阿片类药物初始使用患者,氢吗啡酮初始以 0.2~0.6mg/h 速度静脉注射,还可以 0.5~1mg/h 给予连续静脉注射,具有比芬太尼更长的药物持续时间。其不会在肾衰竭患者体内积累代谢产物,相对于吗啡,可以避免神经兴奋和认知损害等不良反应发生。ICU 患者镇痛治疗应尽量避免使用哌替啶,它在肝脏内代谢为去甲哌替啶。体内累积去甲哌替啶会引起癫痫、幻觉、谵妄等神经毒性反应,其会在肾损伤患者体内进行累积,应避免使用。

6. 喷他佐辛为阿片受体的部分激动剂,主要激动阿片 κ 受体,加大剂量时可激动 σ 受体,对 μ 受体具有部分拮抗作用。大剂量可引起血压上升、心率加快。口服及注射均易吸收,主要在肝脏代谢,经肾脏排泄。对于 ICU 内术后患者的轻、中度疼痛,如果患者病情较稳定,可以考虑使用喷他佐辛。研究表明喷他佐辛用于腰椎术后患者镇痛效果确切。静脉注射喷他佐辛用于术后镇痛的合适剂量为 3 mg/kg。但其可能促使颅内压升高、胆管系统的内压上升,可使血淀粉酶、脂肪酶、肝酶、胆红素升高,还可能会加重心脏的负荷。此外,还有报道显示长期使用喷他佐辛会引起软组织溃疡和皮下及肌肉纤维化。

7. 地佐辛为阿片受体混合激动 - 拮抗剂,对 κ 受体完全激动产生脊髓镇痛、镇静和轻度的呼吸抑制,对 μ 受体有时表现为部分阻断作用。地佐辛为非肠道用镇痛药,肌内注射 10mg 达峰时间为 10~90 分钟,静脉注射 10mg 达峰时间为 5 分钟内。地佐辛在肝脏代谢,其作用强度、起效时间和作用持续时间与吗啡相当。20mg 地佐辛可用于治疗术后中重度疼痛,其作用时间更持久,并没有明显的镇静和呼吸抑制。地佐辛常见的不良反应有嗜睡、恶心、呕吐等,也可能会出现头晕、幻觉、出汗、心动过速及注射部位皮肤反应。地佐辛有微小的呼吸和循环抑制,大剂量使用可导致低血压。

8. 哌替啶与吗啡作用相似,镇痛效价约为吗啡的 1/10,除镇痛作用外,还有镇静、催眠及解除平滑肌痉挛的作用。用药后的欣快感和反复使用后的成瘾及药物依赖均比吗啡弱。哌替啶大剂量使用时,可导致神经兴奋症状(如欣快、谵妄、震颤、抽搐),肾功能障碍者发生率高,可能与代谢产物去甲哌替啶大量蓄积有关。哌替啶禁忌和单胺氧化酶抑制剂合用,两药联合使用,可出现严重反应甚至死亡。最好避免与选择性 5- 羟色胺再摄取抑制剂合用,在 ICU 内不推荐重复使用哌替啶。

多数阿片类药物都有引起深度镇静、减少呼吸驱动和低血压的副作用。一种平衡的、多模式的和整体的方法对疼痛可能是有用的。工作原理是使用两种或多种具有不同作用机制的药剂,通过减少单一药物的使用剂量,实现优良的镇痛作用,同时限制不良反应。

(二)弱阿片类药物

长期应用于 ICU 患者镇痛的另一种选择是弱阿片类药物,例如曲马多和可待因。这些药物可用于治疗某些患者的轻度至中度疼痛。与 GABA 类似物一样,它们可以是镇静剂,但通常效果低于强效阿片类药物。

可待因作用与吗啡相似,但强度较弱。镇痛作用为吗啡的 1/10 左右。镇咳作用为吗啡的 1/4 左右。用于中等程度的疼痛和剧烈干咳。无明显便秘、尿潴留及直立性低血压等副作用,欣快及成瘾性也低于吗啡。给药剂量,皮下注射 15~30mg/ 次,30~90mg/d。

曲马多是 μ 受体弱激动剂,去甲肾上腺素(NA)、5-HT 再摄取抑制剂,镇痛效力类似喷他佐辛。呼吸抑制、致平滑肌痉挛和依赖性均较弱,无明显心血管作用。适用于中、重度急慢性疼痛。给药剂量,静脉注射 100mg/ 次,日剂量不超过 400mg。

(三)非甾体抗炎药

非甾体抗炎药(NSAID)通过抑制前列腺素的合成而具有抗炎、镇痛和解热作用。NSAID通常不用于 ICU 重症疼痛患者,因为大部分 NSAID 是口服给药途径,并伴有较多的副作用。主要作用机制是抑制血管舒张性前列腺素,调节肾小球血流量,降低肌酐清除率,减弱肾素-血管紧张素-醛固酮诱导的高钾血症。非选择性非甾体抗炎药同时抑制 COX-1 和 COX-2,镇痛抗炎同时容易导致胃肠道损伤、血小板功能抑制等副作用。而选择性 COX-2 抑制剂能更有针对性地抑制 COX-2,减少胃肠道损伤等副作用。对于 ICU 患者来说,COX-2 抑制药安全性更高。国内常用的 COX-2 抑制药主要有氟比洛芬酯和帕瑞昔布。

氟比洛芬酯是以微脂球为药物载体,药物进入体内靶向分布到创伤及肿瘤部位后,氟比洛芬酯从微脂球中释放出来,在羧基酯酶作用下迅速水解成氟比洛芬,通过氟比洛芬抑制前列腺素的合成发挥镇痛作用。研究显示,氟比洛芬酯用于重症肌无力患者胸腺瘤切除术后镇痛是安全有效的。

帕瑞昔布在静脉注射或肌内注射后经肝脏酶水解,迅速转化为有药理学活性的物质伐地考昔(伐地昔布)。研究显示非甾体抗炎药能减轻开胸患者术后疼痛及炎症反应。此外,有研究显示帕瑞昔布是阿片类镇痛药的有效辅助药物,能有效减轻术后疼痛,减少阿片类药物引起的副作用,降低患者的医疗费用。

酮咯酸作为一种肠外 NSAID 被应用于 ICU 疼痛缓解,常用于中等程度的疼痛,但仅应用于 65 岁以下无肾损伤或胃肠道出血史的患者。给药剂量,初始静脉注射 30mg,之后进行 30mg/6h 静脉注射。治疗时间不宜超过 5 天,应密切注意急性肾衰竭和胃肠道出血的风险。

对乙酰氨基酚是乙酰苯胺类解热镇痛药,可用于缓解轻、中度疼痛,如头痛、肌肉痛、关节痛以及神经痛、痛经、癌性痛和手术后止痛等。它和阿片类药物联合使用时有协同作用,可减少阿片类药物的用量。其通过抑制前列腺素 PGE1、缓激肽和组胺等的合成和释放,提高痛阈而起到镇痛作用,仅对轻、中度疼痛有效,可用于缓解长期卧床的轻度疼痛和不适。该药对肝功能衰竭或营养不良造成的谷胱甘肽储备枯竭的患者易产生肝毒性,应予警惕,镇痛不宜超过 10 天。对于那些有明显饮酒史或营养不良的患者使用对乙酰氨基酚剂量应 < 2g/d,其他情况 < 4g/d。

(四)新型镇痛用药选择

右美托咪定是一种对中枢具有镇静作用的 α2-肾上腺素能激动剂,其对呼吸驱动作用几乎没有影响。研究表明,使用右美托咪定镇痛效果较好,且没有明显的谵妄、焦虑等副作用,能明显缩短气管插管的拔管时间,降低 ICU 停留时间。最显著的不良反应是心动过缓。目前,右美托咪定价格较高,ICU 患者未广泛应用,由于既往研究排除了器官功能障碍的患者,其临床效果暂未完全明确,也无明确的标准剂量可供参考。但对于谵妄高风险患者来说,该药是理想的镇痛药物。

七氟烷是一种挥发性吸入剂,通常用于手术室麻醉和 ICU 镇痛。七氟烷镇痛时间短暂,但后遗效应消除也较快。研究表明,使用七氟烷能有效减少唤醒和拔管时间,减少幻觉发生,并表现出抗痛觉过敏作用。主要不良反应包括血压下降、心律失常、恶心呕吐。在使用本品时,如果发现这些症状,必须立即停止给药,并采取适当措施(如静脉注射丹曲林钠,全身降温,纯氧过度换气,纠正酸碱平衡紊乱等)。

(五)抗焦虑药物

重症疼痛患者常伴有焦虑、抑郁、失眠、食欲不振等症状,需联合使用辅助药物,如三环类抗抑郁药物、苯二氮䓬类抗焦虑药物和镇静催眠药等可用于提升痛阈，提高睡眠质量。

（六）糖皮质激素

可减轻神经病变炎症反应，常用于重症疼痛的治疗。配合其他镇痛药物使用，效果显著，但长时间使用可能出现库欣综合征。消化道溃疡、糖尿病患者慎用，有感染患者禁用。

（七）镇痛辅助剂

在使用镇痛药物同时，可使用镇痛辅助剂以增强镇痛效果。同时减少镇痛药物的使用剂量，降低不良反应发生可能性。镇痛辅助剂包括氯胺酮和可乐定。两者皆可用于治疗中度和重度疼痛。

氯胺酮为非巴比妥类静脉麻醉剂，可先阻断大脑联络径路和丘脑向新皮层的投射，故意识还部分存在，痛觉则明显消失，随血药浓度升高而抑制整个中枢神经系统。一般并不抑制呼吸，注入后可引起一定程度的血压上升和脉率加快，并可能引起喉痉挛。

可乐定的药理作用是刺激脑干 α2- 肾上腺受体，导致交感神经从中枢神经系统的传出减少，从而降低外周血管阻力，降低肾血管阻力，引起心率及血压降低。盐酸可乐定起效相对较快，用于偏头痛、严重痛经，以及阿片瘾发作时的快速戒除。

（八）给药控制

静脉内给药是优选的给药途径。静脉给药的三种方法包括：中度疼痛进行推注给药；无法推注的中度或重度疼痛进行连续输注；对有意识的患者进行自控给药。

连续给药与间歇给药的使用：对垂死患者或需要通气支持的患者要进行全天连续给药，这类情况如果使用间歇给药，会导致疼痛控制不足。间歇给药用于疼痛偶发，如需要重新定位或者伤口护理的患者。一般认为，连续静脉输注是垂死患者最好的镇痛途径，但中途中断给药可以给患者与家属告别的机会。间歇给药过程中，如患者经历刺激或活动（如洗澡、转身等），需要补充足够的镇痛药物（不低于每日总剂量的 10%）。患者有意识地自控给药是目前最佳的给药方式，其能够在患者持续疼痛时持续输注，在患者偶发疼痛时间断输注，镇痛目的更加明确。对于可以适应口服、舌下、含化或直肠阿片给药的患者可考虑这种方法进行镇痛治疗。

三、局部麻醉镇痛

局部麻醉被认为是系统性使用镇痛药物，以预防阿片样不良反应的替代方案。使用区域麻醉技术在 ICU 中是非常常见的，包括周围神经或神经丛阻滞、硬膜外 / 下麻醉等。当然，这些技术大部分由麻醉科医生实施。局部麻醉的禁忌证主要有：局部或全身感染、凝血疾病或血液疾病、败血症 / 菌血症、血流动力学不稳定等。虽然局部麻醉镇静具有一定的局限性，但其可以在手术性疼痛或操作性疼痛中起到降低镇痛药物使用剂量的目的。对经皮气管造口部位或胸腔穿刺部位进行麻醉，可以减少手术疼痛。肋间神经阻滞可减轻持续胸廓造口不适。硬膜外麻醉可减轻急性胰腺炎和钝性胸部创伤的疼痛。外周神经阻滞可减轻癌症疼痛或疼痛性缺血性组织损伤等。

经皮用药：主要将稀释的局麻药在疼痛部位周围的真皮和皮下组织浸润，局部镇痛效果良好。主要局麻药为布比卡因和罗哌卡因等。布比卡因的镇痛时间比利多卡因长 2~3 倍，比丁卡因长 25%。但其高浓度会导致肌肉无力、麻痹，从而延迟运动恢复。降低布比卡因的浓度可大大降低这些并发症。罗哌卡因对心脏和神经系统的安全性比布比卡因高,小剂量时,对痛觉神经纤维具有选择性,对痛觉神经纤维的阻断优于运动神经纤维。

激痛点注射:激痛点位于肌腹内,一般表浅,是肌肉筋膜疼痛的重要位点。肌肉筋膜多因激痛点引起疼痛和肌肉痉挛。通过局麻药注射及肌肉主、被动牵拉可缓解相关肌肉疼痛(图 11-3-4)。

关节内注射:将药物注入关节腔内,增加关节滑液分泌,减少关节活动时的疼痛(图 11-3-5)。

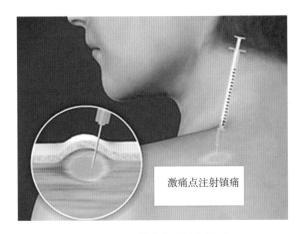

激痛点注射镇痛

图 11-3-4　激痛点内注射镇痛

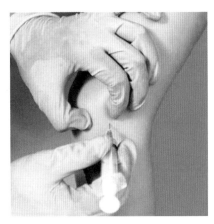

图 11-3-5　关节内注射镇痛

硬膜外给药:将药物持续或间断注入硬膜外腔,可以消肿,减少炎症反应,解除对神经根的压迫,缓解疼痛(图 11-3-6)。

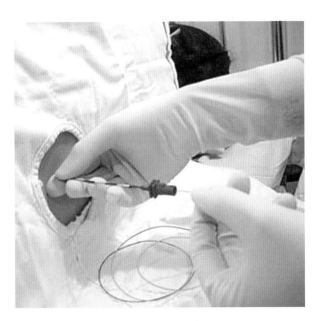

图 11-3-6　硬膜外给药镇痛

神经损毁:应用药物破坏神经轴索。高浓度乙醇可以破坏轴索和鞘膜,产生镇痛效果,可封闭肋间神经和腹腔神经丛等(图 11-3-7)。

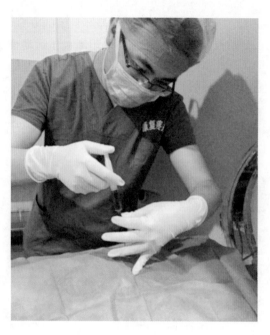

图 11-3-7　神经毁损镇痛

四、自控镇痛与程序化镇静治疗

自控镇痛是将一个特制的储药泵通过一条细管道安放在患者身上,止痛药物经过镇痛泵以特定的速度持续地将药物泵入人体起到止痛作用,根据疼痛程度不同可选择不同的泵入速度。泵的上面还有一个自控按钮,当患者感到疼痛时可自己按压增加注药量。自控镇痛能够克服传统方法镇痛效果不稳定、不持续、不及时、对医护人员依赖等缺点,是镇痛方法的发展趋势(图 11-3-8)。主要包括静脉自控镇痛、硬膜下自控镇痛、皮下自控镇痛和外周神经阻滞自控镇痛等。

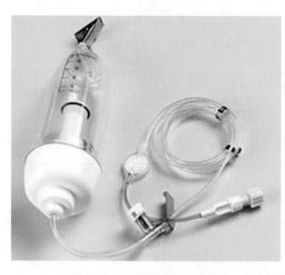

图 11-3-8　自控镇痛的镇痛泵

近年来,随着治疗技术的不断发展,程序化镇静治疗取得了长足的进步,其主要是指在镇痛的基础上,进行有目的、有计划地调节镇静剂用量的系统性镇静。措施包括方案的设计、监测、评估与撤离。不但可以缩短机械通气时间、减少住院天数,还可显著提高临床疗效、降低死亡率。程序化镇静的核心是对镇静镇痛深度进行评估。然后根据评估的结果来调节镇静剂的使用剂量。目前临床上最常用的镇静镇痛评估方法是 Ramsay 评估法。镇痛是镇静的基础,程序化镇静必须联合镇痛治疗,且需要医生护士的密切配合才能取得显著的治疗效果。

五、镇痛监测与预防不良反应

镇痛治疗中要密切进行疼痛监测，建议每小时进行疼痛评估，以确保疼痛控制的稳定，必要时对治疗方案进行修正，从而达到提高患者信心、提升治疗效果、减少 ICU 停留时间的目的。

同时，监测过程中，也要密切注意镇痛药物不良反应的发生，积极干预，对症治疗，以保护机体功能。阿片类药物的副作用是常见的情况，应该予以预测和治疗。

研究表明，25% 的患者在使用阿片类药物时会发生恶心、呕吐等胃肠道反应，主要是由于阿片类药物降低胃肠活性、刺激中枢化学感受器和增强前庭敏感性等。治疗措施主要包括使用胃肠动力药物、抗精神病药物、5- 羟色胺拮抗剂、抗组胺剂和皮质类固醇等。并根据患者病情对症用药，同时使用止吐药来遏制恶心症状。若恶心症状持续存在，建议考虑停用阿片类药物。

便秘是阿片类药物最常见的副作用，必须预防性控制。一旦开始口服摄入阿片类药物，应该采取措施积极预防（例如充分的流体摄入，常规给予粪便软化剂和蠕动剂，以防止阿片类药物引起的便秘）。和其他药物副作用一样，使药物摄入最少化是解决便秘的关键。

阿片类药物可能出现镇静和认知不良反应。由于 ICU 中许多患者因通气需要使用镇静药物，因此与阿片类药物引发的镇静难以区分和评估。如果患者开始服用阿片类药物，但镇静或认知变化持续，需要减少阿片类药物摄入，同时辅助使用兴奋剂。

阿片类药物还会造成呼吸抑制，需要通过密切监测并调整药物剂量加以避免。如果患者呼吸每分钟低于 8 次，需使用纳洛酮进行矫正。

六、非药物镇痛

ICU 患者在经历疼痛的同时，还会经历诸如焦虑、谵妄和睡眠模式紊乱等症状，在进行药物治疗的同时，非药物康复手段可以对这些症状起到作用，同时减少镇痛药物剂量，降低不良反应发生可能性。非药物治疗包括心理治疗、物理治疗等手段。研究证实，疼痛既包括生理因素又包括心理因素。在疼痛治疗中，应先尽量设法祛除疼痛诱因，并积极采用非药物治疗。非药物治疗能降低患者疼痛的评分及其所需镇痛药的剂量。

（一）运动疗法

对 ICU 患者可以采用被动或主动的方式进行运动治疗，通过代偿和替代的方式，可以改善运动组织的血液循环和代谢，促进神经肌肉功能恢复，提高心肺功能和精神状态，减少心理压力。同时使用必要的治疗压力，纠正躯体畸形和功能障碍，摆正体位，减少神经压迫。由于 ICU 患者严重的病情，一般使用床边治疗的方式进行。患者能主动运动的，在不影响其他治疗的情况下，促进患者主动活动。运动通过刺激神经反射、激活神经 - 体液反应和引导生物力学等方面发挥作用，对人体各组织、系统，尤其是神经系统和运动系统产生影响。ICU 患者通过运动疗法，对肌肉系统、免疫系统和心理产生变化从而减轻疼痛感觉，帮助实现镇痛目的。

（二）手法治疗

理疗师通过手法使关节的骨端能在关节囊和韧带等软组织的弹性范围内发生移动的治

疗方法,包括推动、牵拉和旋转等。通过手法治疗,达到松弛肌肉,减缓关节压力的作用。通过生物力学与神经反射作用而达到止痛的效果,包括促进关节液流动,改善关节软骨营养供应,抑制脊髓和脑干致痛物质释放,提高痛阈等。由于手法治疗的局限性,仅适用于因神经系统或运动系统损伤导致的重症疼痛的镇痛治疗(图 11-3-9)。

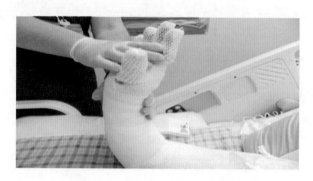

图 11-3-9　手法治疗进行疼痛康复

(三) 电刺激镇痛疗法

经皮神经电刺激(TENS)是一种应用一定频率、波宽的低频脉冲电流作用于体表,刺激感觉神经以镇痛的治疗方法。治疗时将 2 个电极对置或并置于痛点、腧穴、运动点或神经节段。根据疼痛特点进行具体调节,适用于术后伤口痛、神经痛、肌痛、关节痛、截肢后残端痛、幻肢痛、癌痛等。禁忌证包括心脏起搏器植入者、认知障碍者以及颈动脉窦部位不得单独使用此方法(图 11-3-10)。

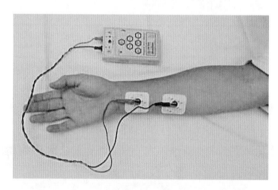

图 11-3-10　经皮神经电刺激进行疼痛康复

经皮脊髓电刺激(TES)是将电极放在相应的脊髓外部,使用高频率、短时间的电流,使上行神经传导通路饱和,难以感受到疼痛的治疗方法。对癌痛患者镇痛效果显著。

其他可应用于 ICU 患者的镇痛治疗还有超短波、干扰电等方法。

(四) 按摩疗法

对 ICU 患者在睡眠和放松状态下进行按摩疗法,对相关镇痛穴位进行刺激,实现镇痛效果,同时能对因疼痛造成的肌肉紧张和挛缩进行缓解,降低疼痛的不良反应,以实现镇痛康复的目的。对关节或肌肉进行按摩治疗,有助于改善异常收缩,纠正关节紊乱,减轻活动时的疼痛。简单的按摩手法也可以指导家属进行学习,有利于患者后期在普通病房或出院后进行家庭康复。

（五）热疗与冷疗

热疗可以提高痛阈,放松肌肉,减少肌肉痉挛;扩张血管,加快血液循环,减少患部充血,促进炎症吸收。皮肤温度感受器受到刺激,可以抑制疼痛反射。热疗对肌肉、关节和软组织病变所致的疼痛具有较好的治疗效果。冷疗可以降低肌张力,减慢神经传导速度,从而减轻疼痛所致的肌肉痉挛。手术后,尤其是骨科手术后应用冷疗有助于止痛。对一些严重疼痛的病症,可交替使用热疗和冷疗,效果更好。如用热水袋或冰袋包绕肌肉群或关节,有明显镇痛效果。应注意的是,应注意敏感区域的治疗,防止烫伤和冻伤的发生(图 11-3-11)。

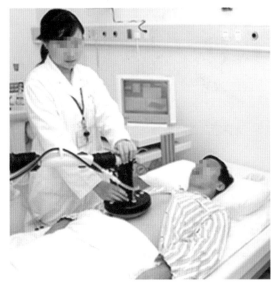
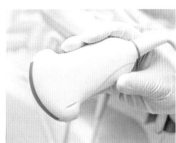

图 11-3-11　热疗与冷疗缓解疼痛

（六）认知行为疗法

大部分重症疼痛患者伴有认知行为和精神心理改变,从而进一步加重疼痛。若不进行干预,易形成恶性循环。认知行为疗法是针对重症疼痛患者进行综合治疗,目的是鼓励患者积极参与,帮助患者学习自我控制的能力,改善与疼痛相关的认知结构与功能状态。采取的方法包括忽略想象、注意力训练等。放松训练是应用较多、效果较好的治疗方法,可增加患者活动,减轻疼痛。同时积极实施认知干预,由管床护士向患者家属讲解患者引起疼痛产生的原因、程度,规范化疼痛管理干预的主要内容,镇痛措施、镇痛药的使用原则和利弊,使患者家属了解疾病相关知识及疼痛对机体产生的不良影响,对镇痛有进一步的认识,能够更好地配合和支持医护人员对患者采取的镇痛措施(图 11-3-12)。

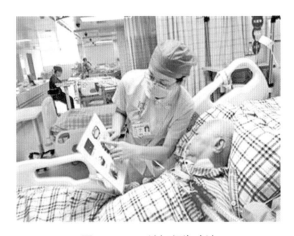

图 11-3-12　认知行为疗法

(七) 姿势矫正和使用支具

保持 ICU 患者(尤其是脑损伤患者)身体的正常体位可以减轻疼痛。使用关节支具可以稳定和支持关节,减少肢体压力和应力。但应注意支具的佩戴时间(图 11-3-13)。

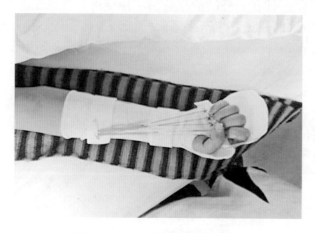

图 11-3-13　支具矫正缓解疼痛

(八) 针灸疗法

针灸可以在抗焦虑、减少恶心和急性疼痛管理中起到作用。针灸可以激活神经元的活动,从而释放 5- 羟色胺、内源性阿片样物质等神经递质,加强镇痛作用。同时,针灸可影响大脑疼痛脑网络,对其关键脑区进行兴奋性改变,从而起到镇痛效果。另外,捻针过程中,银针对不同层次肌丝、神经具有牵拉作用,也起到了松解肌肉的目的。主要的镇痛穴位有合谷穴、足三里、三阴交、委中穴、内关穴和阳陵泉等(图 11-3-14)。

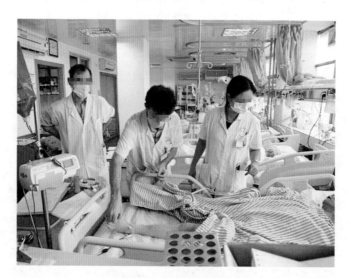

图 11-3-14　针灸疗法镇痛治疗

(九) 神经肌肉电刺激

神经肌肉电刺激(NMES)是一种与其他康复方式结合,用于早期危重患者的运动替代治疗方式。在危重疾病的早期,由于疾病或认知损伤的影响,患者无法进行运动活动及其他康复治疗。NMES 可以不依赖患者配合进行广泛的运动替代训练，其使用电脉冲刺激肌肉收缩，通过循环刺激模拟正常肌肉收缩运动。从而减轻因疾病或疼痛引起的肌肉挛缩、关节僵硬，同时增加表皮刺激，起到降低疼痛的目的。NMES 目前禁用于植入除颤器和起搏器的患者（图 11-3-15）。

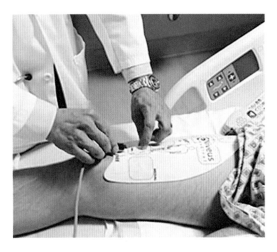

图 11-3-15　神经肌肉电刺激疗法

（十）降噪与照明

ICU 需要 24 小时对危重患者进行救治，使得 ICU 成为医院里面最嘈杂的科室之一，伴有严重的噪音干扰。ICU 患者一直处于长时间照明、不停的电话铃声、监护器警报和医护人员对话的环境中。很多 ICU 患者表示严重的噪声干扰他们的睡眠，造成他们疼痛加剧。主要的应对措施为创造减轻疼痛的环境。保持病房环境安静，严格控制探访人数和时间，避免亲属每日探视时在患者身旁哭闹、拍打、呼喊患者。给患者佩戴耳机，对床边嘈杂的对话声进行劝阻。同时有条件情况下在 ICU 使用自然光进行照明，这有利于患者建立正常的昼夜节律，同时夜晚调低照明亮度。如果是单人病房，调整病房的湿度、温度，保持病室光线温柔、适宜，避免阳光直射。这些措施能有效减少患者焦虑程度，睡眠良好也有利于疾病恢复，降低疼痛感觉（图 11-3-16）。

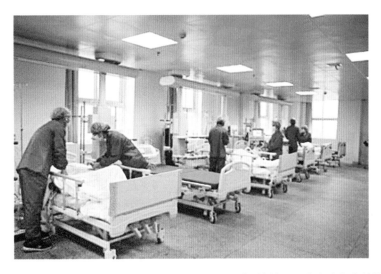

图 11-3-16　ICU 环境是影响患者疼痛的重要因素，持续照明会产生焦虑情绪

（十一）音乐治疗

音乐对疼痛和焦虑具有积极的影响，能够提高患者的生活质量。音乐能够降低心率、血压、体温和呼吸频率，转移患者注意力，从而减少危重患者的疼痛感觉，提高 ICU 患者的生活质量。音乐治疗能够刺激大脑释放内啡肽，引起大脑形成 α 波，并产生松弛状态，在减轻疼痛和降低血压方面起到作用。同时，ICU 患者进行音乐治疗可有效减少术后疼痛及吗啡的使用剂量，同时减少焦虑的发生。研究表明，慢速音乐能够创造放松的效果，这在镇痛中

能够起到更好的作用。每天 25~90 分钟音乐即可提供治疗作用。

（十二）心理治疗

心理治疗包括冥想、分心、催眠等治疗。这些治疗都是通过对患者心理进行干预，而取得镇痛的目的。但仅属于辅助治疗，不能替代正规镇痛治疗（图 11-3-17）。

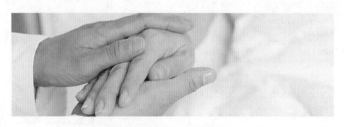

图 11-3-17　心理治疗能够给患者带来安慰，增强治疗的信心

（十三）家庭感疗法

通过促进重症患者与家属接触能够减少患者焦虑、抑郁情绪，减轻患者压力，增加幸福感，从而起到镇痛的目的。同时家属探望和家庭支持能够增加患者康复信心，提升疗效和康复效果。另外，家属与患者良好的互动也能让医护人员增加对患者性格、个性的了解，利于"个体化"治疗。

（十四）询问疗法

简单、频繁和重复的询问对于帮助患者适应 ICU 环境至关重要。在繁忙的 ICU 中，患者只能与医护人员进行交流，而大部分情况下，这种对患者的询问可能被忽略。通过介绍患者病情和治疗计划的简单解释能够缓解患者的焦虑，同时医护人员对患者不适的细心关照也能及时发现新病情，积极对症治疗。另外，与患者交流中，使患者了解到"我们可以缓解您的疼痛，但不能让您的疼痛消失"，从而使患者降低心理预期，通过心理安慰效应起到镇痛的目的（图 11-3-18）。

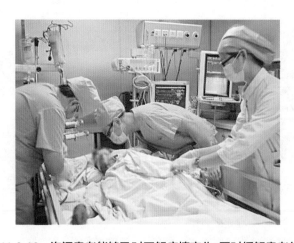

图 11-3-18　询问患者能够及时了解病情变化，同时缓解患者焦虑

（十五）其他疗法

在临床实践中还可以采用精油疗法、中药治疗、水浴疗法等进行对症镇痛治疗，但由于 ICU 患者病情严重，需综合考虑方能达到镇痛的目的。

七、疼痛康复管理

(一) 评估和及时治疗疼痛

由于 ICU 患者主动表达能力差,需要医护人员密切观察患者病情变化,使用相关疼痛评估量表对患者进行及时评估,以了解患者疼痛状况,为下一步治疗做准备。

(二) 参与疼痛康复计划的患者和家庭

医护人员要积极与患者及家属就目前病情进行积极沟通,并对下一步治疗方案进行细心解释,以提高患者及家属的治疗信心,增强医患配合,减少患者焦虑和治疗压力,从心理上减轻致痛因素,提高镇痛效果。

(三) 优化治疗模式

根据患者具体病情"个体化"制订治疗方案,多种药物、多种镇痛方式结合,以实现最好的治疗效果,最大限度减少不良反应的发生。同时,积极引进先进镇痛技术和经验,以提高镇痛效果。

(四) 重新评估,并根据需要调整疼痛康复计划

定时对患者重新评估疼痛状态,适时调整疼痛康复计划,以对症治疗,提高治疗效果。

(五) 监测疼痛康复的过程和结果

对疼痛康复的整个过程进行细心监测,在第一时间发现患者病情新变化,提高治疗效果。同时认真对待康复结果,积极总结经验和教训,以提高团队镇痛治疗技术。

八、健康教育

健康教育是针对患者疼痛的危险因素和注意事项进行宣传教育,通过与家属密切配合,利用口头宣传、宣传册、视频等方式,将专业知识用浅显易懂、生动有趣的语言表达出来,有效提高患者及家属的康复信心,对康复治疗过程充分认识,降低心理预期,提高镇痛效果。

（吴 文　史 宇）

第十二章

重症患者的镇静与谵妄问题

第一节 镇 静

ICU 中,因病情及治疗需要,危重患者越来越依赖侵入性装置,因此为保证患者身体和精神上的舒适性,最大程度改善危重患者预后,药物镇静治疗已成为一项基本的治疗措施。镇静不仅可减少焦虑、躁动、谵妄及睡眠障碍的发生,还可减轻不良刺激及交感神经过度兴奋。

一、镇静对生理的作用

镇静的生理作用取决于镇静的程度。镇静程度越深,对呼吸、循环等系统的抑制作用越明显。

1. **对中枢神经系统的影响** 镇静药物对中枢神经系统具有抑制作用,能引起镇静和近似生理性睡眠的效应。小剂量可产生镇静作用,大剂量则产生催眠甚至麻醉作用。镇静药物对中枢神经系统的作用表现在对脑血流量、脑代谢率和脑电图的影响。临床上常用脑电图(包括脑电双频谱指数、熵指数等)来监测患者的镇静程度。但临床上一般是通过患者对刺激的反应来评价镇静药物对中枢神经系统的抑制程度,如 Ramsay 评分。

2. **对呼吸系统的影响** 大多数镇静药物可呈剂量依赖性呼吸抑制,导致患者潮气量、每分通气量降低,对缺氧反应及对二氧化碳升高反应降低,甚至出现一过性呼吸暂停。临床上可以通过观察患者的通气 / 呼吸模式来评价镇静药物对呼吸系统的抑制程度,指导镇静药物剂量调整。

3. **对心血管系统的影响** 大多数镇静药物可呈剂量依赖性心血管功能抑制,导致心率和血压的变化。这种对心血管功能的作用表现为对心肌收缩力、全身血管阻力、交感神经活性的影响等。因此,施行镇静者必须监测心率、血压,必要时应补充液体和应用血管活性药物治疗。

二、常用镇静药物

即使在理想的 ICU 环境下,许多患者也需要针对焦虑、躁动或谵妄的药物治疗。常用镇静药物主要包括以下 4 类:

1. **苯二氮䓬类药物** 镇静作用为加强 γ- 氨基丁酸(GABA)对神经轴上受体的抑制作用。所有苯二氮䓬类药物均为亲脂性,长期输注将导致药物蓄积。应用最小剂量苯二氮䓬类药物可能导致反常躁动,这可能是一种去抑制现象,多见于神经系统损害或认知功能障碍的患者。长期输注苯二氮䓬类药物后应逐渐减量,若突然停药可导致戒断综合征(表 12-1-1)。

（1）咪达唑仑（midazolam）：起效快，但也能很快产生耐受。长期输注或存在病理性肥胖患者可产生药物蓄积。

（2）劳拉西泮（lorazepam）：ICU最常应用的镇静药，作用持续时间为8~15小时，且不产生活性代谢产物。长期应用，制剂中含有的丙烯和聚乙烯乙二醇稀释剂可加重阴离子间隙升高的代谢性酸中毒，并可导致可逆性急性肾小管坏死。

（3）地西泮（diazepam）：一种快速起效的苯二氮䓬类药物，具有多种长效代谢产物。地西泮及其活性代谢产物去甲地西泮的半衰期很长（分别为40小时和70小时），因此地西泮很少应用于短期和中期镇静。

表 12-1-1　ICU 常用的苯二氮䓬类药物

药物	成人剂量（范围）	半衰期/h	活性代谢产物
阿普唑仑（alprazolam，xanax）	0.75~4mg/d	12~15	无
地西泮（diazepam，valium）	6~40mg/d	20~50	N-去甲地西泮 N-甲羟地西泮 奥沙西泮
劳拉西泮（lorazepam，ativan）	2~6mg/d	10~20	无
咪达唑仑（midazolam，versed）	2.5~30mg/d	1~4	α-羟基咪达唑仑
奥沙西泮（oxazepam，serax）	30~120mg/d	3~6	无

2. **丙泊酚（propofol）**　一种应用于全身麻醉诱导的镇静催眠药，不具有镇痛作用。其优点包括促进支气管扩张，抑制癫痫和止吐，并通过剂量依赖性减少脑血流和脑代谢氧需，使颅内压降低。对于气管插管患者，可根据镇静效果调整丙泊酚持续输注剂量。最常见的不良反应包括呼吸抑制和因全身血管扩张导致的低血压。虽然丙泊酚被认为是短效药，但危重患者长期应用后即使停药，其镇静效应有时仍可持续数日。丙泊酚为脂肪乳制剂，长期应用可能导致高脂血症。目前有关"丙泊酚注射综合征"的报道逐渐增多，表现为大量使用后出现乳酸性代谢性酸中毒、严重心肌抑制、横纹肌溶解和肾衰竭。确切病因尚未明确，怀疑与应用外源性激素和儿茶酚胺诱发的游离脂肪酸代谢改变有关。

3. **阿片类药物**　当怀疑疼痛是躁动的主要原因时，阿片类药物是一线用药。尽管具有一定的镇静作用，但阿片类药物并不能使意识丧失，也没有催眠作用。

4. **α₂- 受体激动剂**　可以激活CNS的交感中间神经元，通过负反馈机制下调交感神经反应。可乐定为α₂- 受体激动剂，除作为降压药物以外，还可用于减轻ICU戒断综合征。起始剂量为0.1mg/d，之后可增加至0.3mg/d，给药途径可选择肠道给药和透皮贴剂，突然停药可导致反跳性高血压。右美托咪定是一种选择性更高的静脉α₂- 受体激动剂，可以用于短期镇静（<24h），此药具有抗焦虑和镇静作用，且不引起呼吸抑制。右美托咪定的负荷剂量为1μg/kg，输注时间为10分钟，之后以0.2~0.8μg/（kg·h）维持。

患者的镇静治疗更加强调"适度"，"过度"与"不足"都可能给患者带来伤害。逐渐滴定给药直至达到预期镇静效果以避免药物过量。浅镇静已经成为目前镇静策略的主流实施方案，2013年美国重症医学会发布的《ICU成人患者疼痛、躁动和谵妄治疗临床实践指南》（PAD指南）中对于浅镇静给予了强力推荐，即推荐逐渐滴定给药直至达到预期镇静效果，以维持浅镇静而非深镇静，除非有临床禁忌（1B推荐证据）。

　　ICU 浅镇静药物的选择：苯二氮䓬类药物(特别是咪达唑仑)、丙泊酚和右美托咪定是临床使用最多的镇静药物。阿片类药物也有镇痛镇静作用，巴比妥类、地西泮、氯胺酮、抗精神病类药物、七氟醚极少用于成人镇静。PAD 指南建议在镇静策略中优先选用非苯二氮䓬类药物(丙泊酚或右美托咪定)而不是苯二氮䓬类药物以改善机械通气患者的临床结局(2B 证据推荐)。需要注意的是，PAD 指南并没有强调在 ICU 镇静中不能使用苯二氮䓬类药物。因为此类药物的抗焦虑、遗忘和抗惊厥作用仍然在 ICU 患者镇静中较为重要。苯二氮䓬类药物也可为 ICU 患者使用丙泊酚和 / 或右美托咪定不能有效或不能耐受镇静时提供药物协同作用，也可以复合药物以减少阿片类药物的使用。

三、镇静评估与监测

　　镇静评估是 ICU 患者使用镇静药物的基础，在进行镇静评估之前，首先要确定 ICU 工作人员了解评估指标和患者镇静的需要，如果不使用量表评估滴定镇静药物已达到特定的镇静终点，往往会使镇静过度或过浅。目前已有多种量表判断镇静程度，这有助于临床医生确定镇静的目标。虽然现阶段尚无用于 ICU 的"金标准"，但有证据显示，将各种量表用于镇静诊疗方案可使临床获益。

　　1. Ramsay 镇静评分　将躁动分为 6 个级别(表 12-1-2)，虽然 Ramsay 镇静评分是文献中最常使用的参考标准，但该评分各个级别之间并不相互排斥，这使其在临床用中存在一定困难。

表 12-1-2　Ramsay 镇静评分

分级	反应
1	焦虑、躁动、烦躁
2	合作、有定向力、安静
3	只对指令有反应
4	睡眠，但对刺激反应敏捷
5	睡眠，对刺激反应迟钝
6	不能唤醒

　　2. Richmond 躁动 - 镇静评分(RASS)　优点在于将镇静程度视为从无法唤醒到出现反抗的一个连续过程，且对各级的描述更加准确(表 12-1-3)。

表 12-1-3　Richmond 躁动 - 镇静评分

评分	定义	描述
+4	攻击行为	明显的攻击或暴力行为，对医务人员构成直接威胁
+3	非常躁动不安	扯动或拔出各种引流管或导管，或表现出对医务人员攻击的行为
+2	躁动不安	频繁出现无目的动作，或人机不同步
+1	烦躁不安	焦虑或担忧，但动作不强烈或无攻击性
0	清醒且平静	
-1	嗜睡	不完全清醒，但对声音刺激能够维持 >10s 清醒，并有视觉接触

续表

评分	定义	描述
-2	轻度镇静	对声音刺激能够有短时间的清醒(＜10s)且有视觉接触
-3	中度镇静	对声音刺激有运动反应(非视觉接触)
-4	深度镇静	对声音刺激无反应,但对身体刺激有运动反应
-5	不能唤醒	对语言或身体刺激无任何反应

评定方法:

(1) 观察患者:患者是否清醒且平静(0分)? 患者是否存在烦躁或躁动(应用上表最后一列的判断标准——+1~+4分)?

(2) 若患者没有清醒,大声呼唤患者姓名,并指示患者睁眼注视说话者。必要时重复一次,可以提示患者继续注视说话者。

1) 患者睁眼并有视觉接触,维持＞10s(-1分)。

2) 患者睁眼并有视觉接触,但不能维持10s(-2分)。

3) 患者有除视觉接触以外的任何动作(-3分)。

(3) 若患者对声音无反应,进行身体刺激。如摇动其肩部,若仍无反应可压迫并摩擦胸骨。

1) 患者对身体刺激有任何反应(-4分)

2) 患者对声音或身体刺激无任何反应(-5分)

3. 脑电双频指数(bispectral index,BIS) BIS是一种无创脑功能监测方法,用于评价镇静程度。将BIS探头粘贴于患者前额,其结果为0~100间连续读数,100代表正常觉醒状态,低于60表示深度镇静,低于40提示深度催眠。目前BIS评价镇静程度准确性还存在争论,因为头皮肌肉的肌电图可引起伪差,影响监测结果。

由于ICU患者需要镇静时间较长,因此镇静期间要求保持自主呼吸,维持基本的生理防御反射和感觉运动功能,实施每日唤醒计划以评估其神志、感觉与运动功能。所有ICU患者都必须评估和记录镇静评分(RASS),至少每2~3小时监测1次。如果需要应该更频繁监测。

四、镇静的撤离

因镇静药物使用时间不同,撤除镇静应该个体化。如果镇静药物的使用时间在一周以内,或使用药物虽大于一周而无药物蓄积作用,可以不用减量而停药。但ICU患者由于病情及治疗需要,镇静时间一般较长,大剂量使用镇静药治疗超过一周,可产生药物依赖性和戒断症状。因此,为防止戒断症状,不应突然停药,而是有计划地逐渐减量。较为理想地避免戒断症状的方法是:患者在中断连续镇静前需转换为按时给予长效镇静药物,且缓慢停药(每日逐渐减少原剂量的10%~25%)。撤药过程中需严密监测是否出现撤除综合征。

(王 朴 王 苗)

第二节 谵 妄

一、概述

谵妄(delirium)在重症患者中较常出现,发生率为20%~80%,是一种特殊类型的意识障碍,主要特点包括:急性起病,病程波动,注意力不集中,认知功能紊乱,其中注意力不集中是诊断谵妄的核心症状。谵妄主要分为三种类型：①兴奋型（hyperactive），以活动过度、躁动不安、语言杂乱、易激惹为特征，临床症状通常为激惹或焦虑；②抑郁型（hypoactive），临床上以活动减少、情感贫乏、嗜睡、反应下降为特征，由于过多关注兴奋型谵妄而使此型易被漏诊；③混合型（mixed），前两种类型同时或先后出现。大样本队列研究发现，兴奋型谵妄较少见（＜5%），抑郁型和混合型较常见（各约45%），老年患者中抑郁型更常见。酒精戒断或药物中毒常引起兴奋型谵妄，肝性脑病或其他代谢因素易引起抑郁型谵妄。

（一）病理生理

谵妄的病理生理机制并不十分明确。乙酰胆碱、多巴胺、5-羟色胺及γ-氨基丁酸作为神经递质，它们在体内浓度异常表达在术后谵妄的发生、发展中可能起着重要作用。大脑中多巴胺属于兴奋性神经递质，而γ-氨基丁酸和乙酰胆碱属于抑制性神经递质。有学者认为这两种神经递质的不平衡可引起谵妄，通常是多巴胺过多或乙酰胆碱过少造成。多巴胺在人体的注意力、认知功能方面起着重要作用，多巴胺受体包括D1~D5受体，激活D1和D5受体增加乙酰胆碱分泌，而D2、D3和D4受体激活会减少乙酰胆碱的激活。随着年龄增加，D2~D4受体激活则减少乙酰胆碱的激活。镇静催眠药物的撤退会引起GABA水平下降，进而引起谵妄。其他神经递质，如5-羟色胺、内啡肽和去甲肾上腺素也可能起一定作用。5-羟色胺在谵妄发生中的作用机制十分复杂，应用选择性5-羟色胺再摄取抑制剂，部分患者会出现谵妄，这可能是由于服用过量导致5-羟色胺综合征。目前去甲肾上腺素在谵妄中的作用不是很明确，其可能通过兴奋多巴胺能神经元而起作用。在酒精戒断性谵妄患者脑脊液中，去甲肾上腺素浓度明显升高。

（二）危险因素和结局

发生谵妄的危险因素可概括为潜在因素和诱发因素两大类。潜在危险因素包括年龄、痴呆史、感觉缺失、吸烟、高血压等（表12-2-1）；诱发因素包括感染、器官功能衰竭、代谢紊乱、机械通气、手术类型等（表12-2-3）。当患者敏感性和创伤刺激达到一定阈值时即可引发患者谵妄。即使移除创伤刺激这一因素，敏感大脑仍比健康大脑易受谵妄影响。当然某些医源性因素也能引起谵妄，如精神类药物（表12-2-2），尤其是苯二氮䓬类和阿片类。ICU病房里收治的都是急危重症患者，其治疗环境较为特殊。大量监护与治疗设备的机械声音、医护人员的谈话声、监护仪器的报警声、忙碌的医护人员走路声音以及其他患者的呻吟声等，这些过多的噪声刺激患者交感神经兴奋导致患者烦躁不安、焦虑、入睡困难等，环境保护机构推荐医院内的噪声白天需低于45dB，夜晚低于35dB。

谵妄可导致ICU患者死亡率升高、住院时间延长、术后持久的认知功能障碍及增加住院费用。部分数据表明，谵妄可影响患者远期预后。

表 12-2-1　谵妄潜在危险因素

年龄＞70岁
痴呆基线或认知损伤
精神病史
酒精或药物滥用史
低蛋白 / 营养失调
社会压力，如配偶死亡

续表

听力或视觉损害

睡眠剥夺

既往多种疾病史,如抑郁、卒中、癫痫、高血糖/低血糖、肾衰竭等

表 12-2-2　可引起谵妄的药物

正在使用的药物	停用的药物
抗胆碱药	抑制食欲药
镇静药	抗感冒/咳嗽用药
止吐药	酒精
抗精神病药	选择性 5-羟色胺再摄取抑制剂
三环类抗抑郁药	尼古丁
肌松药	巴氯芬
地高辛	
西咪替丁	
抗惊厥药	
皮质醇类	
锂剂	
苯二氮䓬类	
巴比妥类	
阿片类	

表 12-2-3　谵妄的诱发因素

原因	治疗
定向障碍	反复再定向
生物钟变化	提供刺激,日间离床活动,夜间无干扰
感觉缺失	佩戴眼镜、助听器
交流障碍	提供交流设施
导管、引流管	尽早移除导管及各种引流管
脱水	评估脱水程度
营养不良	必要时胃肠外营养
疼痛	评估并治疗疼痛
卧床	移除制动物,关节活动锻炼,离床
尿潴留	留置导尿
便秘	必要时灌肠
发热	必要时给予解热药
感染	观察并治疗潜在感染
低氧血症	监测动脉血气、按需通气

二、康复评定

谵妄的评定需要建立在详细的体格检查、用药史和基本的实验室检查基础之上,确认ICU 患者精神状态发生改变时,首先要了解患者基线认知功能情况,包括有无痴呆病史、日常生活是否可自理。用来评定谵妄的常用临床量表有 ICU 谵妄筛查检查表(ICDSC)、ICU 意识模糊评估法(CAM-ICU)和意识模糊量表(NEECHAM)。

ICDSC 由 Bergeron 等人根据 ICU 医生和护士使用的谵妄评估表,于 2001 年编制,便于对患者谵妄的状态和程度进行连续观察和记录。2010 年刘尚坤等对国际通用的 ICDSC 进行编译,制定了中文版 ICDSC。

CAM-ICU 是 2001 年 Ely 对意识模糊评估法(CAM)进行改良后创制的,尤其针对正在进行机械通气、气管插管及有语言障碍的患者。多个国家的临床应用研究证明这是一种可信度高、易于应用、耗时最少的评估工具,平均评估时间仅需 2~5 分钟,经过培训熟练后,甚至可达到 1~2 分钟,被美国国家临床高标准研究所推荐可作为诊断 ICU 患者谵妄的选择,并于 2007 年引入国内。

NEECHAM 是由 Neelon 等合作开发,在使用过程中被改编成 ICU 谵妄评估工具中的一种,其优势表现为可用于早期谵妄的发现和分类。国外学者将其与 CAM-ICU 在非气管插管重症患者谵妄评估的对比中,发现其具备可接受的灵敏度、特异度及预测值。

三、药物治疗

目前,ICU 谵妄最为突出的一个危险因素就是镇静、镇痛和精神活性药物的使用。不恰当的镇静本身就可以诱发或加重谵妄。部分谵妄患者接受镇静剂后会变得迟钝或思维混乱,导致患者躁动。尽可能纠正谵妄的病因,如震颤谵妄用劳拉西泮治疗,疼痛用阿片制剂、对乙酰氨基酚或加巴喷丁治疗,睡眠障碍用褪黑素或苯二氮䓬类治疗。阿片制剂和苯二氮䓬类通过降低警醒性也可引起谵妄,如果怀疑是阿片制剂和苯二氮䓬类引起的谵妄,应逐步撤除阿片制剂和苯二氮䓬类。

氟哌啶醇是治疗谵妄最常用的药物,美国精神病协会推断,低剂量氟哌啶醇是治疗谵妄的一线药物,1~10mg 静脉注射或肌内注射,每 30 分钟重复一次直至起效,随后每 6 小时给予有效剂量的 25% 用于维持。定时给药比按需给药更为有效。

利培酮是治疗谵妄的二线药物,口服或肠内给药,日均剂量在 0.75~1.75mg/d,有研究发现其对兴奋型谵妄和抑制型谵妄的有效率相似。

褪黑素是松果体分泌的激素,1985 年由 Alberti 最先发现并报道。褪黑素具有调节睡眠、抗焦虑、抗氧化、调节免疫功能、抗肿瘤等多方面的作用。谵妄的发生与昼夜节律异常有关,而血浆褪黑素水平及内分泌节律在维持睡眠昼夜节律方面起着重要的调节作用。也有大量研究结果证实谵妄的发生与血浆褪黑素水平及节律异常之间存在相关性。因此通过外源性补充褪黑素重建昼夜节律,可能降低谵妄的发生。

右美托咪定是一种新型 α_2-肾上腺素受体激动剂,用于全身麻醉的手术患者气管插管和机械通气时的镇静。有研究发现,右美托咪定预防术后谵妄发生的作用优于丙泊酚和咪达唑仑。

阿立哌唑和奥氮平等药物的预防作用研究仅有个别报道,尚需更多的临床试验加以明确。

四、康复治疗

1. **早期运动与锻炼** 早期运动指患者进入 ICU 24 小时后即开始评估患者是否适合进行早期运动,与疾病治疗应同时进行。目前针对 ICU 患者早期运动治疗的方法国际上普遍认可的为 4 级运动法,包括先被动后主动的关节活动、坐到床沿、下床坐到椅子和步行等。根据患者的病情、活动能力,遵循循序渐进原则进行功能锻炼。有研究表明机械通气患者实施早期活动及康复治疗后,可减少苯二氮䓬类药物的使用,降低谵妄发生率,缩短 ICU 住院日和总住院日。

2. **认知训练** 认知干预指通过各种主动措施改变或影响个体已有的认知思维模式从而影响个体的行为水平。在 Colombo 等的研究中,对入住 ICU 的患者第一天即开始进行认知训练,包括定向力训练,反复进行时间、地点和人物的定向问答,促进患者对周围环境的感知,视听觉刺激,如读书、看报、听广播等,结果显示谵妄的发生率明显下降。

3. **音乐疗法** 音乐疗法是利用音乐艺术调节人的情绪,促使疾病治愈的一种治疗方法。研究表明,音乐疗法能缓解 ICU 患者的焦虑、抑郁情绪,减轻交感神经的过度紧张及各种压力反应,减少和预防 ICU 谵妄的发生。有研究将 80 例 ICU 患者随机分为两组,对照组给予危重症患者常规护理、监护治疗及镇痛镇静治疗,干预组在对照组基础上加用音乐疗法,选择患者喜欢的轻音乐,下午、晚上各 30 分钟,嘱患者闭上眼睛并将注意力集中在音乐中,使患者处于全身放松状态,并告诉患者音乐疗法机制及其对疾病恢复的重要性,结果表明音乐疗法对 ICU 患者谵妄有良好的预防效果。

(王 朴 王 茁)

第十三章

重症患者的代谢与营养支持

第一节　重症患者的营养状态

一、重症患者的代谢改变

（一）应激的概述

应激是指机体在各种内外环境因素刺激下出现的非特异性全身反应。常见的应激因子可以是物理损害、化学变化、机械作用、情感事件等作用的结果。许多刺激因子可激发代谢的改变，例如疼痛、焦虑、渗透压、pH 值、动脉血氧含量、动静脉压力和血流量，以及由感染和损伤后产生的毒性介质等。机体对这些因子的反应取决于应激的强度、持续时间以及患者本身的营养状况。应激状态下的代谢改变是一种对不良刺激的"防御和逃逸"反应，代谢反应的最终目标是维持机体内环境稳定。但如果刺激因子持续时间过长，将可能对人体产生负面影响，增加发病率和病死率。

（二）应激状态下的代谢反应

应激状态下的代谢反应可分为代谢衰退期和代谢亢进期。代谢衰退期一般于损伤后即开始，可持续 12~24 小时，如果损伤的程度比较严重，则可能持续更长时间。代谢衰退期的特点是组织灌注不足和代谢活动降低，机体对此的代偿表现为儿茶酚胺和去甲肾上腺素的释放，作用于心血管系统表现为促进血压恢复，改善心脏功能，增加静脉回流。另外，可出现血糖升高的情况，其原因一方面是糖原的分解，另一方面是继发于儿茶酚胺释放引起的肝糖原分解。对创伤患者，高血糖的程度与损伤程度呈平行关系。在代谢抑制期，常有血容量不足的现象存在。如果没有及时有效的容量复苏，将会显著增加死亡率。机体对低血容量的最初反应为减少皮肤、脂肪组织、肌肉、内脏器官等的灌注，以保证心脏和脑等重要器官的灌注。血容量减少和渗透压升高可刺激下丘脑前部的视上核分泌抗利尿激素，导致少尿。在损伤或复苏后的最初几天，多数患者会出现水肿，主要因为血管通透性和间质压力升高，致使细胞内液和外源性补充的液体聚集于细胞外第三间隙。

代谢亢进期的特点是心排血量升高，携氧能力及代谢底物的恢复，其持续时间取决于损伤的严重程度、是否存在感染和相关并发症等。典型的高峰期在损伤后 3~5 天，7~10 天为消退期，此后几周进入合成代谢期。在代谢亢进期，胰岛素的释放增加，但儿茶酚胺、胰高血糖素及糖皮质激素水平升高抵消了其对代谢的绝大部分影响。上述内环境的状态改变可导致肌肉和脂肪组织中游离脂肪酸和氨基酸的动员增加，蛋白质合成也会增加，以助于修复损伤组织。尽管代谢亢进期既有合成代谢又有分解代谢，但最终结果却表现为蛋白质丢失，以负氮平衡和脂肪储备下降为特点，将导致机体出现以蛋白质、碳水化合物、脂肪丢失为特征的全面调整。

（三）应激对碳水化合物代谢的影响

碳水化合物最基本的功能是为机体代谢提供能量（4kcal/g 底物）。葡萄糖是细胞最常用的供能物质，也是脑和其他神经组织必需的供能物质，对于 DNA、RNA、辅酶、糖蛋白的合成也至关重要。一般来说,血中葡萄糖的浓度被维持在一个较小的范围之内(70~100mg/dl),这种严密的调控范围确保了葡萄糖以一种稳定的状态供能,保证脑组织和其他神经系统的持续供能。血糖浓度受代谢和激素机制的双重调控。激素调控主要包括胰岛素、胰高血糖素、肾上腺素等调节,糖皮质激素、甲状腺素和生长激素也起一定作用。

1. 应激反应下碳水化合物代谢的改变 应激反应导致的代谢变化是机体从葡萄糖以糖原储存的形式转变成分解代谢状态,能量消耗显著增加。在应激开始的 24 小时内,机体的储备糖原被迅速耗尽,为保证能量供给,机体开始动员脂肪和蛋白质等营养储备以提供足够供能物。与高代谢反应相关的碳水化合物代谢改变主要有:糖原合成受抑制、外周葡萄糖的摄取和利用增多、高血糖症、糖异生和糖原分解引起的葡萄糖生成增加、高乳酸血症、葡萄糖耐受下降、胰岛素抵抗等。

葡萄糖升高水平与疾病或损伤的严重程度呈平行关系。在损伤患者,葡萄糖被机体大量消耗。在损伤的各个阶段均伴有胰高血糖素、糖皮质激素、儿茶酚胺类的显著升高,胰高血糖素、肾上腺素和去甲肾上腺素为分解代谢激素,主要功能是刺激内源性葡萄糖产生。胰高血糖素是促进肝糖原异生和糖原分解作用的主要激素,而肾上腺素则主要促进糖原分解。这些激素反应综合在一起,引起疾病或损伤后血糖水平的明显升高。

2. 补充碳水化合物的营养 严重疾病或损伤后患者可出现血糖异常升高,在给予重症患者营养支持之前,深入了解葡萄糖代谢变化十分重要。一般情况下,健康人给予外源性胰岛素或葡萄糖会对葡萄糖的生成产生抑制作用;而在糖异生占优势的重症患者,给予外源性葡萄糖或胰岛素不能抑制肝脏葡萄糖的生成。重症患者营养支持的最常见合并症是高血糖,特别是在肠外营养支持为主时。当存在糖尿病、应激、脓毒症、肝病、年龄较大等情况时,会存在机体对葡萄糖利用下降的现象,从而出现高血糖情况。严重疾病状态下的高血糖或胰岛素缺乏会增加严重感染、多器官功能衰竭、多发神经病的死亡风险。临床上强化胰岛素治疗保持血糖水平在 110mg/dl 可显著减少 ICU 患者的病死率,也能防止其他相关疾病如急性肾功能衰竭的发生。为将肠外营养相关的高血糖发生风险降到最低,葡萄糖的初始给予量约为总碳水化合物需要量的半量,即第一个 24 小时的给予量为 150~200g。在实施营养支持时,理想的碳水化合物需要量是既能满足机体需要,防止蛋白分解供能,又能避免高血糖的出现。一般临床碳水化合物的最小需要量估计为 1mg/(kg·min),最大耐受量为 4~7mg/(kg·min),或占重症患者供能的 50%~60%。

(四)应激对蛋白质和氨基酸代谢的影响

1. 应激对蛋白质代谢的影响 创伤和感染等各种因素可对机体产生不同程度和范围的打击,其产生的后果及严重程度也是各不相同。早期发生的系统性炎症反应是有益的,并随着病情的缓解而消失。如果系统性炎症反应过于强烈或持久,就可能导致蛋白质代谢的严重紊乱,出现分解代谢亢进,导致急性蛋白营养不良,同时伴有免疫功能障碍和亚临床的多器官功能损害,包括急性肾功能衰竭等。

各种原因导致的应激状态下,蛋白质的高分解代谢有以下特点:全身蛋白分解增加,肝脏尿素生成增多,葡萄糖产生增多,脂肪动员增加,最终会导致负氮平衡。若输注足量的氨基酸可部分增加蛋白质的合成,但这种静脉营养氨基酸对蛋白质的分解代谢影响不大。一般来说,蛋白质合成和分解代谢的变化均取决于损伤的严重程度,长时间的严重疾病或内分泌疾病可导致无脂肪体重(lean body mass,LBM)的消耗,同时通过减少蛋白质的合成和分解而抑制蛋白质转化,因此全身蛋白质的转化也受到抑制。在严重外伤、烧伤、多发性肌炎、感染及一些肿瘤等情况下,肌肉损耗与全身能量消耗增加相伴行,此时整个机体呈现明显的负氮平衡。此时若加强外源性营养支持可有效提高蛋白质的合成,改善负氮平衡。总的来说,重症疾病引起的神经内分泌控制机制改变的级联反应极大地影响了蛋白质、氨基酸的代谢,进而影响机体蛋白质的组成。

2. 应激时氨基酸的代谢变化 血浆氨基酸对氮有运输作用且其浓度能够反映氨基酸的净代谢水平,因此意义重大。绝大多数手术患者血浆游离氨基酸水平术后会有所下降,但在康复期浓度又逐渐恢复正常。血浆氨基酸稳定状态的维持有赖于内源性蛋白库氨基酸释放的净平衡,有时也取决于外周组织对其的后续利用。不同组织中的蛋白水解程度会受分解代谢的刺激,并进而影响循环血中氨基酸的特征性变化及其更新。

骨骼肌是机体最大的游离氨基酸库,正常人体中绝大部分氨基酸在细胞内液的浓度较血清中为高。重症患者由骨骼肌释放的氨基酸远高于健康人。氨基酸进入细胞外间隙的增加伴随着更多的氨基酸自血浆流向内脏组织,这意味着在重症患者体内大量氨基酸氮自躯体转移入内脏。临床研究发现择期手术、严重外伤、烧伤、感染和胰腺炎患者即使给予营养补充,细胞内谷氨酰胺水平也会发生显著下降。

3. 负氮平衡 氮平衡(nitrogen balance)是指氮的摄入量与排出量之间的平衡状态。通常以测定每小时摄入氮的量和排出氮的量,并比较两者的比例关系,以及体内组织蛋白代谢状况为具体研究方法,包括氮的总平衡、正平衡和负平衡三种情况。摄入氮等于排出氮称为总氮平衡,表明体内蛋白质的合成量和分解量处于动态平衡,一般营养正常的健康成年人就属于这种情况;摄入氮大于排出氮称为正氮平衡,表明体内蛋白质的合成量大于分解量,生长期的儿童少年、孕妇和恢复期的伤病员等就属于这种情况;摄入氮小于排出氮称为负氮平衡,即由食物摄入的氮量少于排泄物中的氮量,这表明体内蛋白质的合成量小于分解量,慢性消耗性疾病、组织创伤和饥饿等就属于这种情况。蛋白质和氨基酸摄入不足,就会导致身体消瘦、对疾病的抵抗力降低、患者的伤口难以愈合、营养不良、代谢功能衰退等症状。负氮平衡是机体对损伤和感染反应的特征。

在没有低灌注状态的急性损伤发生之后,储备在骨骼肌中的无脂肪体重物质首先被动员并丢失,导致机体的防御系统受损,患者的病死率升高。营养不良患者的氮排泄率是正常人的2倍,损伤可能诱发皮质醇的释放增加,进而导致肌肉损耗和负氮平衡的发生。过去常常强调提供额外营养带来的益处,但后来发现尽管补充足够的蛋白水解产物,氮丢失仍保持在高水平状态。究其原因,现在很多肠外营养制剂缺乏谷氨酰胺、酪氨酸、半胱氨酸,这可能会严重限制蛋白质的合成。现在这些条件必需氨基酸在重症患者蛋白质合成中的作用也越来越受到人们的重视。

4. 危重疾病时条件必需氨基酸的需求 必需氨基酸指的是人体自身不能合成或合成速度不能满足人体需要,必须从食物中摄取的氨基酸。在危重疾病状态下,必需氨基酸的实用意义将根据其临床和营养效果来判断。如果机体对某种氨基酸的需要量超出了其合成能力,那么它将可能成为饮食中必含的成分。危重疾病状态时会发生特定氨基酸的缺乏和失衡,并导致机体对氨基酸的需求出现特征性变化,那么这种特定的氨基酸就成为条件必需氨基酸,而特定要求的条件必需氨基酸的供给可能会对危重疾病过程中的合成代谢反应产生极为重要的影响。那么,在危重疾病状态下,哪些条件必需氨基酸应该给予及时有效的补充呢?

谷氨酰胺是机体最为普遍的游离氨基酸,约占骨骼肌所有游离氨基酸的60%。重症患者体内细菌过度生长,而细菌较易消耗谷氨酰胺。许多证据表明高分解代谢和高代谢状态伴随着肌细胞内谷氨酰胺的显著下降。另外,在分解应激状态下或肿瘤增殖时,外周的谷氨酰胺储备被迅速耗竭,氨基酸倾向于进入内脏器官和肿瘤组织作为能量底物,便会导致谷氨酰胺的进一步缺乏。所以,谷氨酰胺被认为是一种条件必需氨基酸,并且在分解应激和营养不良时需有外源性补充。补充谷氨酰胺可明显改善临床结局,降低发病率、死亡率和住院时间。接受谷氨酰胺补充治疗的患者即使住院较长时间也很少发生念珠菌感染;反之许多接受标准全肠外营养的患者更早、更容易发生感染。所以,补充谷氨酰胺的机制在于它能够使严重疾病发生逆转,加强对免疫系统的支持,促进肝脏谷胱甘肽的生物合成,减弱促炎细胞因子并上调抗炎细胞因子,发挥全身调节内源性炎症反应的作用。

半胱氨酸是一种潜在的抗氧化剂和谷胱甘肽的前体物质,在活化的 T 细胞株中,谷胱甘肽和半胱氨酸可抑制核转录因子的表达。N- 乙酰半胱氨酸已被建议作为 ICU 中半胱氨酸的替代物,特别是在治疗脓毒血症时。危重患者的肠外营养制剂中不但应包括甲硫氨酸,也应增加一定量的胱氨酸或半胱氨酸,长期肠外营养治疗中补充胱氨酸或半胱氨酸也会有益于升高牛磺酸的浓度。

精氨酸是多聚胺和核酸合成的前体,是胸腺生长的促进物质,可刺激生长激素、催乳素、胰岛素、胰高血糖素的分泌。此外,精氨酸在肠道中的代谢可能作为一氧化氮(NO)的合成底物,而 NO 可维持炎症状态下肠黏膜的正常屏障功能。在应激状态下,精氨酸是条件必需氨基酸,其需要量远远大于内源性供给量。在重症和外伤患者中,肠内营养给予精氨酸具有轻度保留氮及蛋白质合成的作用。因此,对于重症患者,精氨酸具有重要意义,可以增强外科创伤、营养不良、脓毒血症患者的免疫功能,具有潜在的免疫调节功能。

牛磺酸是细胞间隙中最丰富的游离胺,能够稳定跨膜电位,参与胆盐形成、调节渗透压、调节生长、抗氧化、促进钙的转运及钙与细胞膜结合。牛磺酸在心血管系统具有抗心律失常和抗高血压作用,在中枢神经系统与许多代谢反应有关,具有抗惊厥、促胰岛素生成作用。牛磺酸可能具有潜在的调节炎症和免疫过程的生物学特性,同时也是一种强力的抗氧化剂,因此,在脓毒症、缺血再灌注损伤、外科手术后、心力衰竭等应激的分解代谢状态下,适当补充牛磺酸是非常必要的。

总之,蛋白质(氨基酸)的理想营养支持应该调整到适合患者的营养状态,特别是对于重症患者,应提供足够的能量和蛋白质以满足其高分解、高代谢、营养不良等状态下营养要求高的需求。危重症患者的临床营养目标是恰当地调节应激反应,使之控制在一定限度之下,以积极地促进机体修复。

(五)应激对脂类代谢的影响

1. 应激期间脂类代谢的变化 应激状态下患者的食欲会发生显著减退,或者由于各种原因不能自主进食,处于禁食的状态。在此情况下,器官能通过一些替代机制保护自身免受营养缺乏的损害,包括降解蛋白质和脂肪等。重症患者对脂类和其他营养素的摄取能力显著下降,而机体对能量的需求却在增加。在应激过程中,分解代谢性激素的释放导致脂肪分解增多,各种组织如肌肉对脂肪的氧化利用也相应增加,而对胰岛素产生抵抗。应激状态下脂肪分解率的升高往往超过了机体的需求,尽管肝脏胆固醇产生增多,但血浆胆固醇水平却在下降,这可能是分解也增加的缘故。

2. 应激诱导的脂类代谢调节 应激状态激活内分泌系统释放胰高血糖素、皮质醇、儿茶酚胺,使得分解代谢占优势。脂肪细胞可能也会与神经末梢直接联系,当受到刺激时,将激活脂肪分解,因此神经刺激可能不仅单独通过内分泌途径调节代谢,也可直接对外周组织产生影响。另外,组织损伤不仅可通过神经内分泌系统,还可通过诱导促炎症介质的产生而影响代谢。当发生损伤和脓毒症时,促炎细胞因子(如 TNF-α、IL-1β、IL-6 等)水平可迅速升高,而 TNF-α 和 IL-6 可通过刺激促肾上腺皮质激素、皮质醇、去甲肾上腺素、肾上腺素和胰高血糖素的分泌诱导神经内分泌,促进对脂肪的分解。因此疾病状态下脂质代谢的改变是中枢神经系统、激素、自主神经刺激因子、炎性介质和外周激素共同参与、相互作用的结果。

由于应激状态下脂肪吸收减少,分解增多,所以应该加以适当的补充,这样可避免由于必需脂肪酸的缺乏所导致的危害。而且脂肪的高能量密度可在提供足够能量的同时减少液体负荷。大量供给脂肪可减少葡萄糖的用量,从而减少由于葡萄糖供应过多导致的肝功能衰竭、氧耗增加、二氧化碳增多等诸多不良反应。尤其在高血糖时,合理供给脂肪可以更好地控制血糖水平。

近年来,更加安全、合理、全面的脂肪乳制剂正越来越多地应用于危重症患者的营养支持治疗,现代营养支持理念应该认识到脂质不仅可作为能量物质,提供必需脂肪酸,而且还是炎症 - 免疫反应的重要调节剂。

二、重症患者的能量需求

危重疾病状态患者的代谢反应发生了一系列的变化,包括高代谢、血糖升高、蛋白质分解代谢增多、骨骼肌蛋白分解、脂肪降解增加、急性期蛋白生成增多等。这些代谢改变,加上患者长期卧床、营养摄入减少等最终导致体重降低。危重患者的营养支持应根据患者病情、营养状况以及可行的营养途径综合决定,提供的营养摄入应与当前代谢状况相适应,避免营养途径相关的并发症发生,确保达到营养支持的目的,定期评估患者的营养状态,及时调整治疗方案,以达到改善患者疾病预后的目的。在此目标下,首先应了解危重疾病状态下机体对于各种营养物质的需求情况,特别是三大基础营养物质:碳水化合物、蛋白质、脂肪,以便能在此基础上制订合适的营养治疗方案。

(一) 碳水化合物的需求

碳水化合物是大多数食物中的主要热量来源,同时也是机体的主要能量来源,每日需要的外源性碳水化合物最低为 100~150g。碳水化合物的最佳供给状态是能使机体最大限度地贮存蛋白质,同时发生高血糖的概率降至最低。一般来说,输注速率不超过 4~5mg/(kg·min)。例如,对于一个 70kg 的患者,每日最大葡萄糖推荐量为:4mg/(kg·min)×70kg×1 440min/1 000=403.2g 葡萄糖。对于应激状态下高血糖、糖尿病或接受类固醇激素治疗的患者,开始输注碳水化合物时应限制在 2.5~4.0mg/(kg·min),视血糖水平调整。需要完全肠外营养的患者,应从每日不超过 100~150g 葡萄糖开始。建议碳水化合物的供给应占每日所需总热量的 30%~70%。

一旦患者的总能量或碳水化合物摄入不足,机体就会动员脂肪和肌肉组织进入糖异生途径化作燃料以满足对葡萄糖的需要。与脂肪组织不同,肌肉组织不能作为机体燃料,蛋白质分解代谢的增多不但会导致骨骼肌重量降低,还会导致机体内脏蛋白、结构蛋白和代谢活性蛋白减少,引起伤口愈合不良、免疫反应下降以及生理耗竭,最终导致整个机体的衰竭。

碳水化合物的摄入过量可导致高碳酸血症、高血糖以及肝脂肪浸润。存在碳水化合物摄入过量风险的患者包括:老年人、特殊身材或严重营养不良者,以及透析液中含葡萄糖的透析患者。高血糖提示可能存在摄入过量,但是重症患者发生高血糖的原因还可能是营养以外的因素,如应激状态等。所以在判断患者高血糖来源的同时应密切监测血糖,必要时用外源性胰岛素控制血糖。高血糖状态是发生感染的独立风险因素,采用强化胰岛素治疗已被证明可降低手术患者的发病率和病死率。在给予危重患者营养支持时,必须严格关注血糖水平这个重要的预后目标。

(二)蛋白质的需求

蛋白质是所有细胞代谢的必需成分,几乎参与所有的机体功能。蛋白质在组织、细胞和细胞器结构中作为酶和激素,在细胞间信号分子及遗传物质中均发挥着作用。一般危重患者的蛋白质需求为 1.0~2.0g/(kg·d)。与膳食营养素参考摄入量(DRI)提出的健康成人蛋白质摄入量 0.8g/(kg·d)相比,大多数危重患者需要摄入将近 2 倍的蛋白质。

对于存在开放性伤口、严重烧伤或经胃肠道丢失大量蛋白质的重症患者,高蛋白营养方案可帮助患者达到氮平衡、体重和肌肉恢复加快、免疫功能改善、减少抗生素使用的效果。因此高蛋白营养方案(>1.5g/kg)被推荐用于这些患者。危重患者营养支持的目标之一是尽量减少非脂肪组织的丢失及保护其功能。

蛋白营养不足或过度营养均可能导致不良反应。蛋白摄入不足可能引起机体蛋白消耗和氮丢失增加。蛋白过量则因脱氨基作用产生的氮以尿素的形式排出体外,而尿素的排出需要水分,因而可导致脱水。当患者血尿素氮(BUN)水平升高超过 100mg/dl,因氨水平升高导致脑病恶化时则应减少蛋白的摄入量。一般来说,蛋白营养治疗应从 1.2~1.5g/(kg·d)开始,并根据患者情况动态调整。建议蛋白质占总热量的 15%~20%。

(三)脂肪的需求

脂肪是一种高效的热量来源(9kcal/g),当储存的碳水化合物耗尽时,脂肪就作为主要能量来源。脂肪对于脂溶性维生素的消化和吸收也是必需的。脂肪作为热量来源时,可提供总热量的 15%~30%。建议脂肪的最大绝对量不超过 2.5g/(kg·d),或小于总热量的 60%。使用脂肪乳剂的禁忌证包括过敏和高三酰甘油血症,一般认为当三酰甘油浓度低于 400mg/dl 时,可安全给予静脉脂肪乳治疗。

亚麻酸、花生四烯酸和亚油酸是必需脂肪酸,脂类长时间给予不足可导致必需脂肪酸缺乏,表现为弥漫的脱屑性皮炎、脱发、血小板减少症、贫血和伤口愈合不良等。为了预防必需脂肪酸缺乏的出现,每日热量的 2%~4% 应来自脂肪(1%~2% 来自亚油酸,0.5% 来自亚麻酸)。过量脂肪摄入可导致高三酰甘油血症和脂肪负荷过重,常见表现包括呼吸窘迫、凝血障碍、肝功能异常以及网状内皮系统功能受损。过度应用脂肪乳还会引起免疫抑制,可能与亚油酸可分解为促炎因子类花生酸类物质有关。

危重患者的营养支持应包括不同来源和占比的碳水化合物、蛋白质和脂类,目标在于支持患者度过整个康复过程,针对代谢改变提供常量营养素底物,减少营养相关的潜在并发症。表 13-1-1 示推荐的常量营养素剂量,有助于达到预后目标并避免危重患者发生摄入过量或不足的相关并发症。

表 13-1-1　危重患者的常量营养素需求

常量营养素	最小需求	最大需求	占总热量的百分比
碳水化合物	100~150g/d	<4mg/(kg·min)	30%~70%
蛋白质	1g/kg	2g/kg	15%~20%
脂肪	总热量的 2%~4%	<1g/(kg·d)	15%~30%

(胡昔权　陈　曦)

第二节　重症患者的营养评估

一、概述

重症监护病房（ICU）中患者的营养评估常会面临很大的难度和困惑，因为患者常处于应激状态、意识不清、留置胃管、不能自主进食、对各种营养素吸收和消化能力较差、疾病本身对机体营养的大量消耗、水电解质酸碱失衡等多种复杂疾病状态中，无论使用何种营养评定方法，都可能判定患者处于营养不良或营养风险中。通常这些患者都会表现出营养素摄入减少，能量及各种营养素的需求增加，利用各种营养素的能力发生改变，或者几种情况并存。当评判患者处于营养不良状态时，一定要慎重判断导致该状态的原因：是由于某一营养素缺乏所致，能够通过营养支持得到改善？还是由潜在疾病或创伤所导致的严重代谢紊乱？对于大多数的重症患者，这两种情况经常并存。ICU 患者进行营养评定的目的是，确定已存在的营养缺乏证据，评估可能影响预后的营养相关并发症风险，同时按照特殊需求制订营养支持方案。由于 ICU 患者的住院时间一般较长，故需要对其进行周期性重新评价以监测营养摄入是否充足，治疗效果是否满意，以及患者对营养治疗反应的适应能力。

二、危重症患者特点及营养风险筛查

在对危重症患者进行营养风险评估之前，需要对危重症患者所处的疾病状态有一个较为清晰的认识。ICU 患者的疾病状态常见有意识状态改变、血流动力学不稳定、呼吸功能障碍、严重的酸碱失衡与水电解质失衡、伴有严重并发症、各种创伤等诸多情况。另外，相当多的危重症患者存在全身性炎症反应综合征（systemic inflammatory response syndrome，SIRS）或脓毒症。SIRS 是一种对非特异性损伤的系统应答反应，常见于感染、胰腺炎、创伤和烧伤之后。多器官功能障碍综合征（multiple organ dysfunction syndrome，MODS）是 SIRS 的一种常见并发症，当重症患者出现两种或更多的器官功能改变时，就容易发生 MODS。所有这些病情的严重程度都应在营养风险筛查和营养评定的过程中有所考虑。危重患者在这些应激反应下静息能量消耗（resting energy expenditure，REE）升高，全身蛋白水解及脂肪分解，非脂肪组织出现迅速而严重的消耗，临床表现为发热、心排血量增大、耗氧量增加、高血糖、外周血管阻力降低、尿素生成和尿氮排出增多、严重的体液失衡并且常伴有水肿。有针对性的营养支持可以改善这种与危重症相关的机体代谢变化及失调。

在 ICU，营养支持的首要目标就是最大限度改善患者的代谢情况。首先需要对患者既往的营养状况做出评估，了解患者的营养风险程度。初步判断部分患者能否恢复完全经口进食，其他受严重创伤、出现手术并发症患者或者严重感染的患者可能需要接受肠内或肠外营养支持。明确营养风险的程度可以帮助我们确定哪些患者能够进食，哪些患者可能需要早期或者长期的营养支持。

营养风险筛查（nutritional risk screening，NRS）（2002）是欧洲肠外肠内营养学会（ESPEN）推荐使用的住院患者营养风险筛查方法（表 13-2-1）。总评分包括三个部分的总和，即疾病严重程度评分 + 营养状态评分 + 年龄评分（若 70 岁以上加 1 分）。评分结果与营养风险的

关系如下:①总评分≥3分(或胸水、腹水、水肿且血清白蛋白<35g/L者)表明患者有营养不良或有营养风险,应该开始营养支持;②总评分<3分:每周复查。以后复查的结果如果≥3分,即进入营养支持程序;③如患者计划进行腹部大手术,就在首次评定时按照新的分值(2分)评分,并最终按新总评分决定是否需要营养支持(≥3分)。

表 13-2-1　营养风险筛查(2002)

筛查指标	具体内容	分数
疾病状态	骨盆骨折或者慢性病患者合并有以下疾病:肝硬化、慢性阻塞性肺疾病、长期血液透析、糖尿病、肿瘤	1
	腹部重大手术、卒中、重症肺炎、血液系统肿瘤	2
	颅脑损伤、骨髓抑制、加护病患(APACHE>10分)	3
营养风险指标	正常营养状态	0
	3个月内体重减轻>5%或最近1个星期进食量(与需要量相比)减少20%~50%	1
	2个月内体重减轻>5%或BMI为18.5~20.5kg/m^{2}或最近1个星期进食量(与需要量相比)减少50%~75%	2
	1个月内体重减轻>5%(或3个月内减轻>15%)或BMI<18.5kg/m^2(或血清白蛋白<35g/L)或最近1个星期进食量(与需要量相比)减少70%~100%	3
年龄	年龄≥70岁加1分	1
总分	营养风险筛查总分	

三、营养评估

(一)一般情况评估

传统的人体一般情况评估对危重症患者的特异性和敏感性不强,但也可以为临床营养支持提供一些有用的预测信息。人体测量值对于身体的急性改变不具备敏感性,比如体重变化可能多由细胞外液变化所致。创伤前后的体重变化通常是一种有效的评价数据,营养状况可以通过体重指数(body mass index,BMI)来分级,BMI<16kg/m^{2}通常与严重营养不良有关且可被定义为预先存在的营养不良。连续观察体重变化情况能够为患者住院期间的整个过程提供非常有用的监控信息。在不方便监测患者体重的情况下,测量上臂围也是一种简单易用的方法。但长期卧床本身即可导致肌肉丢失或萎缩。临床医生需要定期观察患者的体脂、肌肉储备情况、体型、水肿以及全身肌肉张力和皮褶厚度等,以做出综合判断。

生物电阻抗(bioelectrical impedance analysis,BIA)可用于了解体液状况及身体非脂肪体重的变化情况,具有便携、易操作、价格便宜、无创等优点。目前BIA矢量分析已经被用于ICU患者的床旁体液状况监控。中央静脉压与直接电阻抗测量的相关性比其与总体液预测的相关性更为密切,这也就为危重患者的液体监控提供了一种创伤性更小的途径。

人体测量指标反映人体组成和器官功能的慢性变化,可用于测量在一段较长时间内人体总能量储存和非脂肪体重的变化情况。但用于反映急性重症患者的代谢状况可能并不是最佳的评价指标。

(二)血清蛋白

血清蛋白常受到肝功能异常、蛋白质丢失、急性感染以及炎症的影响。肝脏的急性期反应是一种由促炎细胞因子发起的级联反应,其结果是引起肝脏大量生成急性期蛋白并伴有血清蛋白水平的降低。危重症患者的血清白蛋白常受营养不良和疾病严重程度共同作用而发生异常。持续的低白蛋白血症往往与危重症患者的不良预后直接相关。血清白蛋白浓度是脓毒症、肺炎以及深部伤口感染情况的有效预测指标。如果能够进行每日监测,白蛋白浓度的变化趋势可以预测 ICU 患者的临床结局。

前白蛋白是甲状腺素结合蛋白,其半衰期较短(2 天),明显少于白蛋白的半衰期(20 天),这种更新速度较快、半衰期较短的蛋白质是用于衡量危重症患者营养治疗是否有效或者营养摄入量是否充足的最佳指标。前白蛋白对热量摄入的充分与否非常敏感,接受营养支持后的前白蛋白值可被用于评价营养干预是否充分。

C 反应蛋白(CRP)是反映感染和炎症的综合指标,由肝脏合成,其半衰期为 5 小时,在遭受急性应激后的数小时内特异性增加,并在感染缓解后逐渐恢复到正常水平,其强度能够作为机体对创伤反应的标志物。通过对 CRP 与前白蛋白值的测定,可以帮助区别急性期反应与营养不良。

（三）氮平衡

氮平衡反映蛋白质的净合成,以及人体蛋白质合成和分解的差异。稳定的氮平衡状态表明个体良好的营养状态,同时也是营养支持治疗的长期目标。对于危重症患者,非常态的氮元素丢失可能出现于以下情况:烧伤患者伤口的液体分泌及流失、经瘘口丢失、胃肠道液体流失、腹泻或者透析等。临床上用 24 小时尿尿素氮(UUN)的测定来评价机体的高代谢水平。若患者饮食摄入量尚可的情况下出现负氮平衡,需评估其能量摄入是否充足;若氮排出量异常升高,可能存在肾脏的重吸收障碍,需要监测肾功能。在高代谢状态下,尿氮排泄量会非常高,需要提供足够的能量和蛋白质,目标是尽快纠正负氮平衡。表 13-2-2 列出了常见的营养不良评估指标。

表 13-2-2 常见的营养不良评估指标

参数	正常范围	营养不良		
		轻度	中度	重度
体重 /(理想正常值的 %)	>90	80~90	60~79	<60
体重指数 /(kg/m²)	18.5~23	17~18.4	16~16.9	<16
三头肌皮褶厚度 /(正常的 %)	>90	80~90	60~79	<60
上臂肌围 /(正常的 %)	>90	80~90	60~79	<60
白蛋白 /(g/L)	≥35	31~34	26~30	≤25
转铁蛋白 /(g/L)	2.0~4.0	1.5~2.0	1.0~1.5	<1.0
前白蛋白 /(g/L)	>2.0	1.6~2.0	1.2~1.5	<1.2
总淋巴细胞计数 /(×10⁹/L)	>1 500	1 200~1 500	800~1 200	<800
氮平衡 /(g/L)	±1	-10~-5	-15~-10	<-15

（四）主观全面评定

主观全面评定(SGA)是一种临床上用于评价营养状态的可反复使用的有效方法,是临床医师在详细了解患者的病史、症状、体征、实验室检查等基础上,结合临床经验,对患者的营养状态做出综合评定的过程。医师首先回顾患者的病史、发病特点,并详细完善体格检查,形成对患者营养状态的初步印象,接着再对胃肠道症状的频率、强度和持续时间做出评价。如果患者有腹泻,除了了解病史和临床进展情况外,还需要对其用药情况、胃肠道引流管及排出物的量等作详细回顾,这将有助于指导液体和电解质的补充治疗以及制订整个肠内营养的配方;再次是关注患者的体重变化情况。正如前面提到的,虽然重症患者体重情况难以精确反映其营养状况,但找到体重下降的原因对于营养治疗方案的制订有重要的参考意义。体力状态及功能是 SGA 的第四个组成部分。尽管有很多重症患者都处于卧床状态,但通过比较他们患病前、后的体力状态和行为表现可评估患者在接受营养干预后的恢复和反应情况。疾病、代谢需求及治疗的影响是重症患者 SGA 的最后一个组成部分,通常是确定患者是否处于营养风险的因素。

综上所述,对于所有危重症患者必须进行营养评定。由于绝大多数传统的营养评定指标对疾病、创伤、感染和炎症反应均不具有特异性,因而需要谨慎地判断其适用性及可能的缺陷。通常需要结合多种不同的评定方法和手段来全面评估患者的营养状态。临床病史采集和与营养相关的体征检查、结合临床评价和对患者何时能够进食的预测都是适用于 ICU 的有效评价手段。通过建立适当的营养筛查和营养评定标准,制定出相应的营养支持方案,根据重症患者的疾病发生、发展状态做出周期性的判断和调整,最终保障对患者进行及时有效的评价和营养支持。

(胡昔权　李明月)

第三节　重症患者的营养支持

一、概述

重症医学是对各种原因所致的危及器官功能和生命的急性病理生理变化的住院患者进行全方位支持和综合治疗的学科。在重症医学的综合治疗中,关键的一个环节是维持与改善全身与各器官组织的新陈代谢,保证机体生命活动的正常运转。而对于代谢底物以及部分代谢过程的调理,营养支持是重要手段。现代临床营养观点已经超越了传统"单纯提供能量"的观念,强调通过代谢调理和免疫功能调节,从结构支持向功能支持发展,通过营养支持手段全面改善机体状态,降低重症患者的死亡率,缩短住院时间,成为现代危重症治疗的重要组成部分。

危重患者往往病情严重复杂,生命体征不稳定,常常合并有 SIRS、MODS 等多种并发症,机体的代谢状态发生很大改变,对于补充的各种营养物质吸收、储备、转化能力往往很差,此时营养支持的目的在于供给细胞代谢所需要的能量与营养底物,维持组织器官结构与功能,减少蛋白的净分解及增加合成,改善潜在和已发生的营养不良状态,调节免疫功能,增强机体抗病能力,防治相关并发症,从而影响疾病的发展与转归。这应该是实现重症患者营养支持的总目标。

(一)重症患者的营养支持和能量补充原则

严重应激后机体出现一系列代谢紊乱,加之存在摄入不足、消化吸收障碍等情况,患者普遍存在营养状况迅速下降、体重丢失的情况,成为影响危重症预后的独立因素。临床研究表明,延迟的营养支持将导致重症患者迅速出现营养不良,并且难以通过后期的营养治疗来纠正。此外,营养摄入不足和负氮平衡状态可能增加血源性感染风险,直接影响 ICU 患者的预后。因此,对于重症患者,需要进行及时有效的营养支持治疗。需要注意的是,对于开展营养支持时机判断需谨慎。在复苏早期、血流动力学尚未稳定或存在严重的代谢性酸中毒阶段,均不是开始营养支持的安全时机。此外还需考虑不同原发疾病、不同阶段的代谢改变与器官功能的特点及危重个体对补充营养底物的代谢、利用能力。存在严重肝功能障碍、肝性脑病、严重氮质血症、严重高血糖未得到有效控制等情况下,营养支持很难有效实施。应激性高血糖是 ICU 患者普遍存在的问题,任何形式的营养支持均应配合应用胰岛素控制血糖。严格控制血糖水平($\leqslant 6.1 \sim 8.3mmol/L$)可明显改善重症患者的预后,使机械通气时间、MODS 发生率及病死率、患者住院时间等均明显下降。在肝肾功能受损情况下,营养底物的代谢与排泄均受到限制,供给量超过机体代谢负荷,将加重代谢紊乱与脏器功能损害。因此,重症患者的营养支持应尽早开始,但应充分考虑到受损器官的耐受能力。

合理的热量供给是实现重症患者有效营养支持的保障。在不同疾病状态、时期以及不同个体,其能量需求亦是不同的。重症患者急性应激期营养支持应掌握"允许性低热卡"原则:应激早期,合并有全身炎症反应的急性重症患者能够接受并可实现的能量供给目标应为 $20 \sim 25kcal/(kg \cdot d)$,其目的在于避免营养支持相关的并发症,如高血糖、高碳酸血症、淤胆与脂肪沉积等。对于病程较长、合并感染和创伤的重症患者,病情稳定后的能量补充需要适当增加,目标能量可达 $30 \sim 35kcal/(kg \cdot d)$,以更好地纠正患者的低蛋白血症。需要注意的是,由于重症患者肠内营养支持(enteral nutrition,EN)不耐受的发生率增高,常影响 EN 的有效实施,转而加强肠外营养支持(parenteral nutrition,PN)又可能使获得性血源性感染的发生率增高。因此,需要制定合理有效营养治疗管理方案,帮助达到目标能量供给,提高 EN 所占比例以及保证其有效的实施。

(二) 营养支持的途径与选择

临床常见的营养素补充途径分为,通过喂养管经胃肠道途径的肠内营养支持(EN)和通过外周或中心静脉途径的肠外营养支持(PN)两种方法。随着对营养及其供给方面的深入了解和认识增加,营养支持方式的首选已由 PN 转变为通过鼻胃/鼻空肠置管或胃/肠造口途径为主的 EN。大量临床研究证实,接受 EN 患者感染的风险要比接受 PN 患者低,早期 EN 可降低感染性并发症的发生率,缩短住院时间。循证医学研究表明,80% 的患者可以耐受完全肠内营养(TEN),另外 10% 可接受 PN 和 EN 混合形式营养支持,其余的 10% 无法耐受 EN,仅可选择完全肠外营养(TPN)。因此,只要胃肠道解剖与功能允许,并能安全应用,就应积极采用肠内营养支持。但应注意的是,重症患者肠内营养不耐受的发生率高于普通患者,有调查显示仅有 50% 左右接受 EN 的重症患者可达到目标喂养量 $25kcal/(kg \cdot d)$。对于合并胃肠道功能障碍的重症患者,PN 是其综合治疗的重要组成部分。合并有营养不良,而又不能通过胃肠道途径提供营养支持的重症患者,如不给予有效的 PN 治疗,死亡风险将明显升高。

总之,经胃肠道途径供给营养应是重症患者首先考虑的营养支持途径,因为它可获得与肠外营养相似的治疗效果,且在全身性感染等并发症发生及费用方面较完全肠外营养更具有优势。如果有任何原因导致胃肠道营养不能应用或应用不足,则应考虑肠外营养,或联合应用肠内营养,以保证患者达到目标喂养量。

二、重症患者的营养支持系统

(一) 肠内营养支持

1. 肠内营养支持(EN)的应用范围　胃肠道功能存在或部分存在,但不能经口正常摄食的重症患者,应优先考虑给予 EN,只有 EN 不可实施时才考虑 PN。相对于 PN 可能增加感染并发症风险,EN 无论是在支持效果、花费、安全性还是可行性上都要明显优于 PN。通常早期 EN 是指"进入 ICU 24 小时或 48 小时内",并且血流动力学稳定、无 EN 禁忌证的情况下开始肠道喂养。对于部分不能耐受 EN 的重症患者,可尝试通过优化的 EN 管理措施(如空肠营养、促胃肠动力药等)。因此,重症患者在条件允许情况下,应尽早使用 EN。

当存在 EN 的禁忌证时,应避免采用肠道内营养支持。例如当重症患者出现肠梗阻、肠道缺血时,EN 往往造成肠管过度扩张,肠道血运恶化,甚至肠坏死、肠穿孔;严重腹胀或腹腔间室综合征时,EN 增加腹内压,高腹压将增加反流及吸入性肺炎的发生率,并使呼吸、循环等功能进一步恶化,在这些情况下应避免使用 EN。对于伴随 EN 出现的一些并发症,如反流、呕吐、腹胀、腹泻等,可先行通过优化 EN 管理措施尝试解决,如优化 EN 的速度、温度、喂食体位、促胃肠动力药的应用等。对于严重腹胀、腹泻,经一般处理无改善的患者,可暂时停用 EN。

2. EN 的途径选择与安全管理 根据患者的情况,EN 的途径可采用鼻胃管、鼻空肠置管、经皮内镜下胃造口术(PEG)、经皮内镜下空肠造口术(PEJ)、术中胃 / 空肠造口,或经肠瘘口等。

(1)经鼻胃管途径:常用于胃肠功能正常,非昏迷以及经短时间管饲即可过渡到口服饮食的患者。优点是简单、易行。缺点是反流、误吸、鼻窦炎、上呼吸道感染的发生率增加。

(2)经鼻空肠置管途径:操作导管通过幽门进入十二指肠或空肠后置管,优点在于反流与误吸的发生率降低,患者对 EN 的耐受性增加。但要求在喂养的开始阶段,营养液的渗透压不宜过高,对置管的操作要求较高。

(3)PEG:是指在纤维胃镜引导下行经皮胃造口,将营养管置入胃腔。优点是去除了鼻管,减少了鼻咽与上呼吸道的感染并发症,也减轻了患者长期经鼻留置胃管的不适感,可长期留置营养管。适用于昏迷、食管梗阻等长时间不能进食,但胃排空良好的重症患者。

(4)PEJ:是指在内镜引导下行经皮胃造口,并在内镜引导下,将营养管置入空肠上段,可以在空肠营养的同时行胃腔减压,可长期留置。其优点除减少了鼻咽与上呼吸道的感染并发症外,也减少了反流与误吸风险,并在喂养的同时可行十二指肠减压。尤其适合于有误吸风险、胃动力障碍、十二指肠瘀滞等需要胃十二指肠减压的重症患者。

重症患者往往存在胃肠动力障碍,EN 时容易导致胃潴留、呕吐和误吸。此外,存在连续镇静或肌松弛、肠道麻痹、急性重症胰腺炎患者或需要鼻 - 胃引流患者也不宜使用经胃营养。与经胃喂养相比,经空肠喂养能减少上述情况与肺炎的发生、提高重症患者的热卡和蛋白的摄取量,同时缩短达到目标 EN 量的时间。因此,建议对不耐受经胃营养或有反流和误吸高风险的重症患者选择经空肠营养。

在 EN 的临床实施中,除选择合适的营养途径外,优化管理与肠道喂养安全性评估也同样重要。其主要内容包括管理喂养的体位、速度、浓度、温度、关注胃残留量等。重症患者往往合并胃肠动力障碍,头高位可以减少误吸及其相关肺部感染的可能性,在接受 EN(特别经胃)时应采取半卧位,最好达到 30°~45°;注意营养液摄入的浓度梯度,由低到高让患者逐渐适应;使用动力泵控制速度,输注速度逐渐递增;在喂养管末端夹加温器,有助于患者对 EN 的耐受。经胃肠内营养的重症患者应定期监测胃内残留量,避免误吸的危险,通常每 6 小时抽吸一次腔残留量,如果潴留量 <200ml,可维持原速度;如果潴留量 ≤100ml 则增加输注速度 20ml/h;如果潴留量 >200ml,应暂时停止输注或降低输注速度。对 EN 耐受不良(胃潴留 >200ml、呕吐)的患者,可应用促胃肠动力药物。

3. 常用 EN 制剂选择　近年来,随着患者对营养摄入需求的不断提高以及临床营养学的进步,肠内营养制剂的发展与分类也在不断进步。不同疾病状态的临床患者,往往存在胃肠功能失调、消化障碍、高血糖、高血脂等特殊情况,因此越来越多不同种类、适合不同疾病状态的 EN 制剂陆续被推向临床,为不同营养状态患者提供适宜的肠内营养解决方案。目前临床常用的配方 EN 制剂主要有以下几种:

(1) 整蛋白型:三大基础营养物配方为双糖、完整蛋白及中、长链脂肪酸,特点为营养完整,口味适中,价格相对便宜,适用于胃肠消化功能正常者。

(2) 匀浆膳:由蔗糖、牛奶、鸡蛋和植物油组成,营养全面,接近正常饮食成分,适用于胃肠道消化吸收功能接近正常者。

(3) 预消化型:三大营养物为糊精、短肽 + 氨基酸和植物油,特点为容易消化吸收且少渣,适合胃肠道尚存部分消化功能者。

(4) 低糖高脂型:三大营养物为双糖、整蛋白和植物油,其中脂肪提供 50% 以上的热量,适合糖尿病、通气功能受限的重症患者。

(5) 高能型:由双糖、完整蛋白和植物油组成,特点是热量密度较高,患者无需摄入大量营养物即可满足能量需求,适合限制入量情况下应用。

(6) 膳食纤维型:由双糖、完整蛋白和植物油组成,特别添加了膳食纤维,适用于存在便秘或腹泻等胃肠功能障碍的患者。

(7) 免疫营养型:由双糖、完整蛋白和植物油组成,另外添加了谷氨酰胺、鱼油等成分,适合创伤和大手术术后的患者。

临床 EN 制剂的种类繁多,适用情况各不相同,那么我们该如何为患者选择适宜的肠内营养支持方案呢? 在对患者进行营养状况评估后,营养方案的选择可遵循以下思路:首先评估患者是否能经口进食,如可以尽量鼓励患者经口完成大部分的能量摄入;如果患者暂不能经口进食,下一步判断其胃肠基本功能是否保留,如无胃肠功能,建议行肠外营养;对于胃肠功能尚可进行肠内营养的患者,其消化吸收功能良好者应优先选择整蛋白型营养物,否则应该选择预消化型营养物。对于特殊疾病状态的患者,应视具体情况选择,如存在高血糖应选择低糖型,有便秘或腹泻者应选择膳食纤维型,限制入量的患者应选择高能型。

(二) 肠外营养支持

1. 肠外营养支持(PN)的应用范围　部分重症患者胃肠不能耐受肠内营养,或者存在肠内营养的禁忌,此时应选择肠外营养支持途径。此类重症患者主要有:

(1) 胃肠道功能障碍的重症患者。

(2) 由于手术或其他原因禁止使用胃肠道的重症患者。

(3) 腹部情况不能进行肠内营养者,如存在肠梗阻、肠瘘、腹腔感染等。

由于以上原因不能进行 EN 的重症患者,如不及时有效地给予 PN,将使其死亡风险大大增加。早期 PN 支持(进入 ICU 或创伤后 24 小时以内)与延迟的 EN 相比,前者感染性并发症明显降低。因此,早期有效的 PN 是对存在肠功能障碍患者的重要治疗手段。近年来,随着对 PN 认识的不断深入,特别是对"过度喂养"危害的认识,使 PN 实施的安全有效性大大提高。对于胃肠道能够接受部分营养物质补充的重症患者,可采用部分肠内与部分肠外营养(partial parenteral nutrition,PPN)的联合营养支持方式,目的在于保证患者有足够营养摄入,同时维持正常胃肠功能。患者胃肠道功能逐渐恢复后,可逐渐减少直至停止 PN 支持,改为完全 EN 或开始经口摄食。

当存在以下情况时,应注意不宜给予 PN:

(1)早期复苏阶段、血流动力学尚未稳定或存在严重水电解质与酸碱失衡。

(2)严重肝功能衰竭,肝性脑病。

(3)急性肾功能衰竭,存在严重氮质血症。

(4)严重高血糖尚未控制。

2. PN 的营养素应用与途径选择原则 目前临床使用的 PN 营养素主要为三大基础营养物:碳水化合物、脂肪乳剂、氨基酸。在具体使用中可根据患者的病情及营养状态水平,单独使用或联合应用。此外,水、电解质、维生素、微量元素等物质的加入也是 PN 过程中必要的补充。在实施 PN 的过程中,应定期检查患者营养状态指标、电解质水平等。注意维持水、电解质、酸碱、出入量平衡,使患者的能量摄入和排出量处于动态平衡当中。

(1)碳水化合物:葡萄糖是 PN 中主要的碳水化合物来源,一般占非蛋白质热卡的50%~60%。葡萄糖能够在所有组织中代谢,提供所需要的能量,是蛋白质合成代谢所必需的物质,也是中枢神经系统、红细胞等所必需的能量物质,每天需要量超过 100g。需要注意的是应激状态下易发生糖代谢紊乱,表现为胰岛素抵抗和糖异生增强,PN 时如过量补充葡萄糖可加重血糖升高、糖代谢紊乱及脏器功能损害的危险,因此葡萄糖的供给应参考机体糖代谢状态与肝、肺等脏器功能。在实施 PN 过程中,应注意降低非蛋白质热量中的葡萄糖补充,保持葡萄糖∶脂肪在 50∶50~60∶40 为宜,并联合强化胰岛素治疗控制血糖水平。

(2)脂肪乳剂:是 PN 重要的能量来源,提供必需脂肪酸并携带脂溶性维生素,参与细胞膜磷脂的构成。脂肪补充量一般为非蛋白质热卡的 40%~50%,目前临床上常选择的静脉脂肪乳剂类型有长链脂肪乳剂和中长链混合脂肪乳剂。长链脂肪乳剂提供必需脂肪酸,中长链脂肪乳剂不依赖肉毒碱转运进入线粒体,有较高氧化利用率,更有助于改善应激与感染状态下的蛋白质合成。危重成年患者脂肪乳剂的用量一般为 1.0~1.5g/(kg·d),对于高龄及合并脂肪代谢障碍的患者,脂肪乳剂补充量应相应减少。需要注意的是脂肪乳剂单位时间输注量对血管生理的影响。脂肪乳剂输注速度 > 0.12g/(kg·h)将会导致引起血管收缩的前列腺素水平增加,发生静脉炎或血管坏死的风险也相应增大。因此,对于脂肪乳剂静脉输注应根据血脂廓清能力进行调整,脂肪乳剂应匀速缓慢输注。

(3)氨基酸/蛋白质:临床以氨基酸作为 PN 中蛋白质补充的来源。静脉输注的复方氨基酸含有各种必需氨基酸及非必需氨基酸,其比例为 1∶1~1∶3。鉴于疾病的特点,氨基酸的需要量与种类也有差异。一般营养目的应用的配方平衡型氨基酸溶液,不但含有各种必需氨基酸,也含有各种非必需氨基酸,且各种氨基酸间的比例适当,具有较好的蛋白质合成效应。对于危重症患者,尽管给予充分营养支持,仍然不能阻止大量的、持续性的蛋白质丢失,稳定持续的蛋白质补充是营养支持的重要策略。ICU 患者人体测量结果提示蛋白质(氨基酸)的需要量供给至少应达到 1.2~1.5g/(kg·d),高龄及肾功能异常者可参照血尿素氮及肌酐变化。重症患者营养支持时的热氮比可降至 100~150kcal∶1g。

PN 过程中应根据病情及每个患者具体需要,综合考虑每日液体平衡与前负荷状态,确定每日摄入量并根据需要予以调整。应关注患者 24 小时出入量及水电解质的平衡。每日常规所需电解质主要包括钾、钠、氯、钙、镁、磷等,在进行连续性肾脏替代治疗(CRRT)时水、电解质等丢失量较大,应注意监测血电解质状况。此外,维生素与微量元素应作为重症患者营养支持的组成部分。重症患者血清抗氧化剂含量降低,PN 时可适当添加维生素 C 等抗氧化物质和维生素 B 族、维生素 E、硒元素等。

　　PN 途径可选择经中心静脉和经外周静脉营养支持,考虑到长期高浓度、大剂量静脉输注营养液对血管生理状态的影响,对于营养液容量、浓度不高和接受部分 PN 支持的患者,可采取经外周静脉途径;对需提供完整充分营养供给的 ICU 患者,多选择经中心静脉途径。经中心静脉实施肠外营养一般首选锁骨下静脉置管途径。对于全身脏器功能状态趋于稳定,但暂时仍需 PN 的 ICU 患者,临床常用经外周中心静脉导管(PICC)途径给予 PN。在进行静脉营养支持时,应注意静脉置管的正确操作、导管位置的准确放置、穿刺过程中的无菌要求、减少机械性损伤等一系列问题,特别需防止导管连接部位和穿刺部位局部细菌定植或感染,避免发生导管相关性感染。

三、常见危重症疾病的代谢与营养支持选择

(一) 脓毒症和 MODS 患者的营养支持

　　脓毒症系由感染引起的全身炎症反应综合征(SIRS),若未得到及时有效的治疗常会引起多个器官系统的功能障碍(MODS),最终导致多器官衰竭。脓毒症患者多处于高代谢状态,同时对外源性营养底物利用率低,主要靠分解自身组织获取能量,其中对蛋白的消耗增幅最大,可在短期内导致蛋白质 - 能量营养不良。因此稳定持续的蛋白质补充是营养支持的关键。脓毒症与 MODS 患者营养支持中非蛋白质热量与蛋白质的补充应参照重症患者营养支持的原则,当发生以应激性高血糖为主的代谢紊乱及器官功能障碍时,常常需限制营养素的补充。应当注意的是,当病情发展到较严重阶段,如发生器官衰竭和感染性休克时,能量消耗反会降低。所以对于严重脓毒症与 MODS 患者,应密切监测器官功能与营养素的代谢状态,非蛋白质热氮比可进一步降低至 80~130kcal:1g。肌肉中合成谷氨酰胺和丙氨酸的氮源主要由支链氨基酸提供,支链氨基酸有促进蛋白质合成、抑制蛋白质分解的作用,因此补充支链氨基酸有重要的意义。谷氨酰胺是免疫细胞的营养底物,补充外源性谷氨酰胺可以改善脓毒症患者免疫细胞(单核细胞、巨噬细胞)的功能,促进肌肉蛋白的合成,改善氮平衡,同时不会增加促炎细胞因子的产生,因此对于脓毒症和 MODS 患者,适当补充支链氨基酸和谷氨酰胺有积极意义。

(二) 创伤患者的营养支持

　　鉴于 EN 可维护胃肠道黏膜生理屏障功能的完整性,因此对于保留有基本胃肠道功能的一般创伤患者推荐选择肠内营养支持途径。颅脑损伤患者应根据其疾病特点考虑不同的营养支持时机和途径。颅脑创伤患者的胃瘫发生率较高,大多数脑外伤患者在第 1 周内均有胃排空延迟,半数以上患者在伤后第 2 周内仍有胃排空延迟,直至超过 2 周后大多数患者才能耐受足量 EN。如果过早对颅脑损伤患者开展 TEN 可能会导致患者不能耐受,甚至会增加吸入性肺炎的发生概率。但此类患者可以较好地耐受空肠营养,在受伤的第 3 天,空肠内营养的患者可达到 70% 目标喂养量,第 6 天则可达到 90%。因此对重度颅脑创伤患者,宜选择经空肠实施肠内营养。

　　严重烧伤对胃肠屏障功能的损害十分严重,EN 对维护此类患者的胃肠黏膜屏障功能具有特殊意义和重要性。烧伤后 6 小时内给予 EN 是安全、有效的,能够更快地达到正氮平衡。伤后 24 小时内给予 EN 的患者较 24 小时后给予 EN 的患者脓毒症的发生率显著下降。因此对于烧伤患者,特别是保留有胃肠功能时,宜尽早开始 EN。

(三) 急、慢性呼吸功能衰竭患者的营养支持

　　急性呼吸窘迫综合征(ARDS)是由肺部原发疾病或肺外疾病引起的肺部炎症反应,进

一步导致肺泡渗液增加,血氧下降,呼吸窘迫的一种综合征。ARDS 患者存在着明显的全身炎症反应,并伴随着体内各种应激激素及多种细胞因子和炎性介质的释放。在代谢特点上,ARDS 患者多存在严重的高分解代谢,体内的肌糖原和肝糖原分解加速,脂肪大量氧化,各种结构及功能蛋白被迅速消耗,并同时伴有血糖升高,电解质紊乱和微量元素缺乏,短期内即可出现混合型营养不良。对 ARDS 患者的营养支持要尽早实施,以期改善气体交换,减少机械通气时间,缩短入住 ICU 时间。如患者肠道功能允许,应早期给予 EN,注意避免反流和误吸的发生,因为误吸本身就可导致 ARDS 的发生和进一步加重。注意避免过度喂养,特别是碳水化合物补充过多将导致二氧化碳的产生过多,加重患者的呼吸负荷。可适度添加鱼油和抗氧化剂,有助于降低肺血管阻力与通透性,改善肺功能,减轻器官功能的进一步损伤。

慢性阻塞性肺疾病(COPD)是一种慢性、进行性阻塞性通气功能障碍,合并营养不良的发生率可达 20%~60%,多与主动摄食减少、胃肠道吸收功能减退、慢性炎症反应及代谢率增加有关。在病程早期即有脂肪和蛋白的消耗,但体重可以保持正常,而后期的 COPD 患者会出现明显的体重减轻。体重减轻是 COPD 患者病情急性加重和死亡的一项独立危险因素。慢性阻塞性肺疾病合并呼吸衰竭患者应尽早给予营养支持,并首选肠内营养。早期有效的营养支持可改善 COPD 患者的肺功能、血气指标、呼吸肌力,缩短机械通气的时间。但同样,过多热量与碳水化合物的摄入都会增加患者的呼吸负荷,并可造成撤机困难。因此在慢性阻塞性肺疾病患者的营养支持中,应适当降低非蛋白热量中碳水化合物的比例。

(四)心功能不全患者的营养支持

心功能不全是一种以心排血量不足,组织血液灌注减少,以及肺循环或体循环静脉系统淤血为特征的临床综合征,常常伴有不同程度的营养不良。其代谢特点主要表现为:胃肠道淤血导致营养摄入和吸收障碍,这是慢性充血性心力衰竭患者营养不良的主要原因;交感神经系统的代偿性兴奋引起热量消耗增加,分解代谢大于合成代谢;肝脏淤血导致白蛋白合成减少,肾脏淤血引起的蛋白尿以及合并感染导致血浆蛋白水平进一步降低,机体能量储备减少;肾上腺的慢性淤血导致继发性肾上腺皮质功能减退;应用利尿剂以及过分地限制水钠导致的电解质紊乱。

心功能不全患者的营养支持应综合考虑心脏负荷能力和营养状态两者之间的平衡。避免因过度限制水钠摄入和过度利尿引起的低钠、低氯、低钾血症等电解质紊乱,应经常监测血清电解质是否稳定。同时也要注意因过度营养造成心脏负荷和呼吸负荷加重、肝肾功能进一步损害,尤其在实施 TPN 时更应重视。合并糖尿病或其他原因导致血糖升高的患者,应减慢输注速度,同时严密监测血糖、尿糖。在营养支持过程中应严密监测与心功能相关的临床指标,包括心率、血压、中心静脉压、24 小时出入量等。

心功能不全患者早期开展 EN 符合胃肠生理,能促进肠道运动、消化和吸收,改善肠黏膜细胞的营养,有效避免 PN 相关的感染和代谢并发症。在 EN 不能满足能量需求的情况下,可选择部分或全部使用 PN。心功能不全患者往往需要控制液体摄入量,营养支持宜选择热卡密度较高的营养配方,提供的非蛋白热量一般取决于患者的静息能量消耗及其活动情况,采用高热量密度 1.0~1.5kcal/ml 的配方,一般提供 20~30kcal/(kg·d)。在进行 PN 过程中需加用抑酸剂,并监测心脏功能及肝肾功能指标,动态调整 PN 的剂量和配方。一旦胃肠道功能恢复,即应逐渐减少或停止 PN,尽早过渡到 EN 或经口摄食。

适量的营养补充对心功能不全患者是非常重要的。存在心脏相关潜在危险因素的患者,均应进行正规的营养评估及支持治疗,根据患者的营养状态及代谢状况确定适宜的营养需要量,且营养支持过程中需监测各项营养指标。心衰患者的营养支持宜选择热卡密度较高的营养配方,适当增加碳水化合物比例,并严密监测心脏功能。

（五）肝功能不全患者的营养支持

肝脏是营养物质代谢的中心器官,在身体中起着去氧化、储存肝糖原、分泌性蛋白质的合成等作用。各种原因所致肝功能不全患者,随着病情进展,营养不良情况会逐渐加重,导致患者腹水、出血、感染及肝性脑病的发生率增加,并影响肝脏功能,加速疾病进程。肝功能不全时肝糖原储存减少,胰高血糖素增高,糖氧化供能发生障碍,致使出现血糖紊乱,糖作为能源物质供能减少,糖异生增加,脂肪成为主要能源物质。另外肝功能不全患者由于胆汁分泌减少,脂肪吸收发生障碍,导致必需脂肪酸缺乏,脂肪氧化供能比例增加,体脂消耗增多。肝功能不全患者的蛋白质合成减少和分解增加,导致低蛋白血症,免疫力下降,加速肝功能不全的进展,肝功能不全发展至肝性脑病时,氨基酸代谢产物氨在肝脏转化障碍,导致血氨浓度增加,加重肝性脑病的病情。此外,肝功能不全患者因食欲下降伴消化吸收不良,使维生素特别是脂溶性维生素的吸收产生障碍,易出现维生素 A、D、E、K 的缺乏。所以,对肝功能不全患者进行合理的营养干预能改善肝细胞代谢、减缓患者全身衰竭的进一步发展。

肝功能不全患者的营养支持原则应根据病情的严重程度酌情考虑,对于肝硬化患者代偿期能量供给可为 25~35kcal/（kg·d）,合并营养不良时可酌情增加,合并肝性脑病时应降低。在营养物质配比方面,由于患者糖利用障碍,脂肪氧化增加,碳水化合物提供热卡的比例宜减少,60%~70% 的热卡宜由碳水化合物提供,30%~40% 的热卡由脂肪提供,并且宜选用中 / 长链脂肪乳剂。过多的碳水化合物或脂肪会加重肝脏负担,导致或加重黄疸及转氨酶、血糖增高,血脂廓清障碍,以及免疫功能下降。对于早期肝硬化的患者,蛋白质分解增加,低蛋白血症加速了肝细胞损害及肝功能不全的进展,此时补充蛋白质可促进正氮平衡,根据肝功能代偿情况给予蛋白质 1.3~1.5g/（kg·d）。在肝病终末期,增加蛋白的摄取可能导致血氨增加,加速肝性脑病的发生,蛋白摄入量可减至 0.5~1.0g/（kg·d）。合并大量腹水时,需限制钠盐摄入及提高摄入热卡的密度以减少水钠潴留。

肝功能不全患者早期可进行正常饮食,合并中至重度营养不良时,需通过口服或管饲加强肠内营养,若患者不能耐受,可在一天内增加进食次数,"少量多餐"加以改善。对于合并食管静脉曲张出血风险的患者,放置肠内营养管时应注意防止食管黏膜的损伤而诱发消化道出血。对于部分肝功能障碍患者食欲下降明显、胃肠道反应明确且消化吸收障碍导致严重营养不良时,可通过 PN 补充能量、维生素和微量元素。

（六）急性肾功能衰竭患者的营养支持

急性肾功能衰竭（acute renal failure, ARF）是指各种原因导致肾脏排泄功能发生可逆性的急剧恶化,出现多种代谢改变,影响机体容量、电解质、酸碱平衡以及蛋白质与能量代谢。ARF 本身对能量代谢没有直接影响,肾功能异常和肾替代治疗对营养支持也没有显著的限制和不良影响,能量摄入需求更多取决于基础疾病和患者当前状态,ARF 患者营养支持的基本目标和原则同其他基本的营养支持一样,需综合考虑蛋白质、碳水化合物、脂代谢异常以及电解质、液体负荷、酸碱平衡等改变的不同程度。ARF 患者体内蛋白分解增加,合成受到抑制,尤其是接受肾替代治疗的患者,会丢失更多的氨基酸和蛋白质,所以给予充分的蛋白摄入对于促进正氮平衡、减少负氮平衡具有重要意义。对于氨基酸的摄入仍然建议应用含必需氨基酸和非必需氨基酸混合配方,以更好改善氨基酸代谢异常情况。ARF 期间常伴有糖耐量下降和胰岛素抵抗。此外,肾替代治疗过程中含糖透析液也会产生额外的糖负荷,所以对 ARF 重症患者的血糖控制非常重要。脂代谢也受到明显影响,主要表现在脂蛋白酯酶活性下降,导致脂肪降解过程及脂肪颗粒的清除受到抑制,但脂肪酸的氧化过程并没有受到影响。

ARF 患者体内的电解质和维生素也会发生明显的改变。电解质紊乱主要包括钾、磷酸盐、钙和酶等浓度改变,在进行肾替代治疗过程中常会发生低磷血症、高钙血症和低镁血症,临床需注意。另外是维生素的代谢异常。水溶性维生素通过肾替代治疗丢失是其下降的主要影响因素。维生素 B1 和维生素 B6 的缺乏可以影响能量代谢并导致乳酸酸中毒。除了维生素 K,脂溶性维生素也常常缺乏,尤其是维生素 D 因肾脏羟化作用下降而更为明显。所以在进行肾替代治疗过程中需要适当补充上述维生素。综上,营养支持是 ARF 患者治疗过程中的一个重要部分,合理的营养补充可以最大限度减少蛋白分解,减缓肌酐、尿素氮的升高,有助于肾损伤细胞的修复和再生,提高 ARF 患者的生存率。

(七)重症急性胰腺炎患者的营养支持

重症急性胰腺炎(severe acute pancreatitis,SAP)患者早期的代谢特点为静息能量代谢水平明显增加,表现为高分解代谢,患者很快出现严重负氮平衡和低蛋白血症。大多数患者对糖利用率降低、糖耐量下降、糖异生增加,出现高血糖;在蛋白质代谢方面,出现蛋白分解增多、尿氮排出增加,机体处于负氮平衡;另外随着作为重要能量来源的脂肪分解增加,高脂血症也是 SAP 常见的临床表现。

SAP 患者的营养支持,早期应尽量减轻胰脏负担,减少胰腺分泌,禁食是早期治疗的基本原则。但禁食可迅速导致营养不良,因此 SAP 患者需早期给予营养支持。EN 能够维护肠道结构和肠黏膜屏障的完整性,有助于降低感染性并发症的发生和控制血糖,应作为 SAP 营养支持的首选方式。需要注意的是,经胃或十二指肠的营养可能会有较大的胰腺外分泌反应,但经空肠喂养并不明显刺激胰腺外分泌,所以留置鼻空肠管或空肠造口是安全有效的 EN 途径,营养物以氨基酸和短肽为氮源、低甘油三酯的预消化制剂较为适宜,胰酶不足时可添加外源性胰酶制剂。

部分患者因严重肠麻痹或腹部并发症不耐受 EN 时,可由 PN 替代或补充。大多数患者对葡萄糖及脂肪乳的耐受良好。尽管 PN 不会刺激胰腺分泌,但易引起高血糖和感染发生率增高。鉴于高脂血症的风险,SAP 患者输注脂肪乳剂时应该严密监测血脂水平,一般血清甘油三酯高于 4.4mmol/L 时,应该慎用脂肪乳剂。此时碳水化合物应替代脂肪作为主要的热卡来源,可减少蛋白的分解,但是必须监测血糖水平,必要时应用胰岛素控制血糖。重症患者血糖水平控制在 6.1mmol/L 以下为宜,有利于改善预后,降低病死率。SAP 是全身炎症反应极其严重的疾病,病程中谷氨酰胺的水平会发生明显下降,若不给予补充,肠黏膜屏障完整性则难以维持。补充谷氨酰胺有益于保护肠黏膜屏障,减少炎症介质的释放和感染并发症的发生,因此 SAP 患者应注意增加谷氨酰胺的补充。

(胡昔权　陈　曦)

重症创伤康复

第一节　多发伤与复合伤的康复

一、概述

(一)定义

1. 多发性创伤(multiple trauma)　多指在同一致伤因素作用下,人体同时或相继发生两个或两个以上解剖部位的创伤。解剖部位以简明损伤定级标准(AIS)所规定的9个分区为准,损伤严重程度则以损伤严重程度计分法(ISS)评估值进行衡量,其中,ISS≥16分者定为严重多发性创伤。

2. 复合伤(combined injury)　复合伤与多发伤则有明显不同的含义,人体同时或相继受到两种或两种以上性质不同的致伤因素作用所发生的创伤,以复合形式导致人体的损害,如创伤与电击伤的复合伤、烧伤与冲击伤的复合伤及创伤与烧伤的复合伤等。

(二)流行病学

多发伤和复合伤在平时和战时均很常见,平时多发伤常因爆炸或交通事故引起。世界卫生组织发布的《2018年道路安全全球状况报告》显示,2020年单是交通事故伤就会跃升至全球第三位疾病负担(包括死亡和残疾),而1990年仅为第九位。从全球看,至2020年,与1990年相比,高收入国家死亡率将下降27%;而低/中收入国家会增加83%,总体增加约65%。随着我国机动车数量的不断增加,交通伤已成为现代社会的一大公害,目前占各种伤亡的第一位。我国道路交通事故伤在2002年达最高峰,近几年呈缓慢下降趋势,成绩是十分显著的,但形势仍不容乐观。

爆炸冲击伤不仅见于战时,平时也并不少见。2009年9月15日全球和平中心报告,1993年9月11日至2009年9月10日的16年间,全球发生的大量人员伤亡的恐怖爆炸袭击共624次,死亡26 073人,"9·11"袭击前8年(含"9·11"袭击)与后8年相比,后者袭击次数为前者的8.2倍,死亡人数为5.7倍,这表明城市爆炸袭击有明显增多趋势。恐怖爆炸袭击的特征是短时间内涌现大量伤员,伤势严重,伤情复杂,常有多发伤和复合伤,多发伤的比例占50%~80%。

此外,地震也可造成各种类型的人员损伤,主要为房屋倒塌压砸伤及高坠伤,头颅、胸腹、四肢、脊柱均可受伤,并以骨折、软组织损伤和肺挫伤等多发、复合伤多见。其中又以四肢损伤最为多见,其次是脊柱骨折,其中30%~40%导致脊髓损伤。2008年5月12日中国四川省汶川县发生8.0级地震后,伤情调查显示:①AIS评分主要集中在1~3分,占96.83%。受伤部位主要为四肢(上肢和下肢)和体表,占64.27%;②AIS≥4分,主要集中在四肢、胸部和头部,分别占11.62%、10.38%和7.52%,与总体致伤部位分布一致;③ISS>15分,占18.98%。涉及的损伤部位主要为下肢(24.75%)、胸部(19.71%)、头部(16.83%)和上肢(13.09%),与总体损伤部位的分布特点一致。

多发伤/复合伤合并颅脑伤的发生率在 60% 以上,其死亡率高达 35%~40%,而单纯颅脑伤仅为 10%,不含颅脑伤的多发伤死亡率为 20%。伴有颅脑伤的多发伤,其休克发生率高达 26%~68%,而单纯颅脑伤仅为 2%~3%,合并颅脑伤的多发伤其症状可因休克、窒息等而不典型。

(三) 社会影响及康复应对

创伤是美国第五大死因和全世界第六大死因,全球死亡率约 10%。在年轻(＜45 岁)人群中,创伤是死亡的主要原因。多达 40% 的创伤住院患者存在多发性创伤。在工作年龄的成年人中,创伤是造成严重残疾的主要原因,降低回归工作的可能,每个创伤死亡患者平均损失 36 年寿命。据世界卫生组织报道,创伤每年造成全世界超过 4 500 万人中度到重度残疾,给社会带来重大的经济成本和人力损失,主要包括工作能力丧失导致的间接经济损失和医药康复治疗费用的直接经济损失。在 2001 年,美国所有创伤患者的生存总成本估计为 1 580 亿美元。2000—2001 年,澳大利亚约 40 亿美元花费在创伤幸存者身上。在英国,每年国民医疗服务中治疗严重创伤的花费高达 40 亿英镑。

在全球层面,目前在低收入和中等收入国家与伤害有关的死亡率高于高收入国家。尽管在世界范围内创伤存在高死亡率和高致残率的负担,但应对政策却不尽如人意。美国创伤相关研究落后于癌症或心脏病研究的 30%,在中低收入国家则更糟。这是由于人们和政府普遍认为创伤是不同于疾病的,而把它归因于粗心或"运气不好",认为无法预防这种情况。但有研究认为可以通过创伤频谱控制、创伤监测、创伤预防、临床和康复治疗等来降低创伤的死亡率和残疾率。

世卫组织创伤救治国际指南要求扩大康复干预,其准则是利用国际公共卫生的低成本和高收益服务概念,确保救治创伤人群中的大多数人。同时,开发创伤康复系统,包括最低程度培训的医疗和护理人员,制订治疗流程文件,提供步态辅助等设备。此外,在高收入国家应该融入国际公共卫生概念进行系统开发,建立和促进一系列基本的创伤服务和康复。这些措施的推广及应用,将减少世界范围内与创伤有关的死亡和残疾。

二、临床特点

(一) 临床表现

1. 损伤特点

(1)交通事故、坠跌、砸压或撞击以及火器伤等均可发生,人体受到的损伤既可以是直接性暴力产生,也可以是间接性暴力所致,混合性暴力损伤也很常见。

(2)致伤暴力的多重性、连续性以及不规则性,同时损伤部位的多发性均可使伤情和病理生理变化具有复杂多样的特征。

2. 表现特点 多部位和多样性伤情是其主要特征,不同的损伤部位本身反映不同的严重程度,同一损伤部位的表现也可受其他部位伤的影响。开放伤和闭合伤、显性伤和隐性伤同在,尤其是早期临床征象缺乏者,在大量出血控制以后,随着血液循环的稳定,又可出现继发性脑疝。

3. 创伤性休克

(1)多为创伤性、低容量性休克。

(2)多发伤休克还提出隐匿型代偿性休克的概念,专指全身监测指标基本正常,而内脏器官依然缺血的状态,尤其是严重多发伤,无论临床表现是否明显,往往均伴有不同程度的休克。持续发展的内脏低灌流也是引发多器官功能障碍综合征(multiple organ dysfunction syndrome,MODS)的危险因素之一。

(3) 多发伤休克的另一特点是低容量性休克与心源性休克可并存,后者多由胸部创伤、血气胸、心肌挫伤、心包填塞以及创伤性心肌梗死所致。

4. 低氯血症。

5. 意识障碍

(1) 颅脑性因素:颅脑损伤后所具有的表现。

(2) 非颅脑性因素:伤后早期低血压、低血氧或高碳酸血症等因素所致的脑损害反应,尤其在多发伤合并有严重的胸、腹内脏伤,多发骨折等时,常引起低血压与休克,通气和换气功能障碍,使脑供血氧合不足,常可继发明显的意识障碍。

(3) 颅脑性与非颅脑性脑损害并存:意识障碍更为严重,有时难以区别。但临床上常更多地考虑颅脑损伤表现,而易忽视非颅脑性因素所引起的损害,后者的危害性常可导致死亡率倍增。

6. 低温和凝血病

(1) 低温是指伤员的中心体温,也称核心温度(core temperature,Tc),低于36℃以下,一般采用置管监测膀胱或食管温度方法为准,当 Tc 低于36℃即可明确诊断为低温,一般来说,核心体温低于36℃称为低体温或低温综合征,引起创伤后体温下降的因素很多:

1) 低体温是在不同原因作用下的病理过程,在创伤、手术或麻醉等情况下,正常热调节反应丧失而引发的病理低温表现。

2) 严重多发伤较为多见,尤其是伴有失血性休克、脑外伤以及严重血管损伤等。急诊麻醉手术者常常有低体温发生。

3) 救治中输注冷的液体或血液,应用未加温和未湿化的气体交换等因素可加重低温的程度。

4) 创伤患者的低温分级:①轻度,34℃ < Tc < 36℃;②中度,32℃ < Tc ≤ 34℃;③重度,Tc ≤ 32℃。

5) 创伤后低温对伤员的危害性较一般患者严重,可直接危及伤员的生存:①若低温持续4小时以上,死亡可达40%;② Tc < 32℃,机体完全丧失体温调节能力,只能被动地接受或丧失热量,死亡率为100%。32℃的 Tc 被认为是伤后生存临界体温。

(2) 凝血病:严重组织损伤、创伤应激反应、伤后低温以及大量失血或输注液体等因素,均可抑制血小板功能,降低凝血酶的酶动力学活性,损害凝血机制,增加纤溶蛋白活性,使之发生凝血病,也有人称之为消耗性凝血病。其中,低温时所致的出血、凝血机制紊乱而产生延长出血时间的凝血病危害极大。处理上以复温为主,而不是补充凝血因子和抗凝血因子。若低温不纠正,凝血因子的应用是无效的。

(3) 死亡三联征:多发伤因其组织损伤严重,应激反应剧烈,生理功能紊乱极易引起低温、酸中毒及凝血病等生理学损害,这三种因素相互影响,形成恶性循环,共同构成所谓的"死亡三联征"或"死亡三角"。低温、酸中毒和凝血病三者相互影响,易形成恶性循环,其后果是发生不可逆的生理学损害,危及伤员的生命,因而被作为创伤患者的生理极限。

（二）多发伤（复合伤）的急诊救治处理

1. 抢救程序见图 14-1-1。

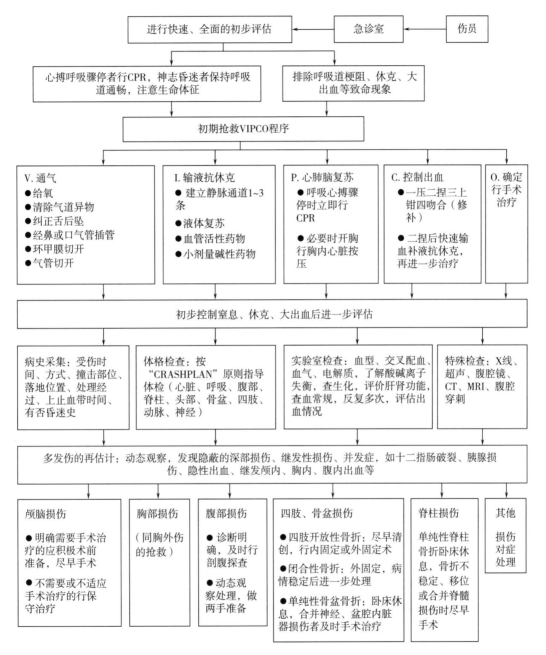

图 14-1-1 急诊救治处理流程图

2. 创伤救治过程

（1）紧急生命评估（伤情判断、初期评价）。

（2）初步应急处理（急救处理、紧急复苏）。

（3）二期检查确诊（二期评估、再次检诊）。

（4）急诊或收入病房进一步行确定治疗（确定性治疗）。

3. 救治特点　常有危及生命的紧急抢救,互为干扰的处理矛盾,多部位伤的治疗关系,分阶段性的救治过程,恢复缓慢的病程演变。故原则上应强调:先救命,后治病。方法上应强调:救治程序,处理时机,治疗关系及病程分期。

4. 救治原则　整体性局部处理,处理局部伤情时必须考虑对全身的影响,应避免专科医生只关注于专科处理而缺乏整体救治的观念;而整体性局部处理则需依据轻重缓急的先后次序进行救治:

(1) 首先紧急处理直接威胁伤员生命的损伤,继而处理随时间延迟而恶化的损伤,最后处理一般可暂时延迟处理的损伤。

(2) 重度呼吸障碍、大量内出血及脑疝等均为优先处理的伤情,应避免时间延迟,及时解除对生命的威胁。

(3) 凡没有紧急开颅指征时,应优先考虑躯干伤的处理,尤其是胸、腹部损伤,及时行剖腹(胸)探查术。若出现危重伤并存时,可分组同时进行手术或酌情相继实施。

(4) 手术处理中应以挽救生命为第一,保存脏器或肢体为第二,维护功能为第三的原则来确定其处理次序。

(5) 处理方法上,若伤情或条件许可的情况下应以宁小勿大,宁易勿难为原则来处理各部位或脏器的伤情。

(6) 各部位系统处理先后顺序可参考 A~F 方案,实施中对威胁生命的损伤或可造成严重后果的伤情仍然是优先要解决的问题:A,呼吸道系统处理(airway);B,控制内外出血(bleeding);C,中枢神经系统处理(central);D,消化道系统处理(digestion);E,排泄泌尿系统处理(excretion);F,骨折处理(fracture)。

(7) 严重多发伤的诊疗程序参考 Freland 等提出的 CRASH PLAN 程序:C=cardiac(心脏),R=respiratory(呼吸),A=abdomen(腹),S=spine(脊柱),H=head(头),P=pelvis(骨盆),L=limbs(肢体),A=arteries(动脉),N=nerves(神经)。

(8) 严重多发伤的抢救程序:West(1985) 提出多发伤抢救程序(VIP),后有学者认为应该强调控制出血和及时手术,以及术后送入 ICU 进行强化治疗及监护的重要性。有人发展为VIPCOIN 程序:V=ventilation(通气),I= infusion(输液),P=pulsation(搏动),C=control bleeding(控制出血),O=operation(手术),I=intensive care unit(强化治疗),N=nurse(护理)。

(三) 防治并发症

多发伤、复合伤后的并发症:①休克;②感染或脓毒血症;③急性肾功能衰竭(ARF);④急性呼吸窘迫综合征(ARDS);⑤多器官功能障碍综合征(MODS)或多器官功能衰竭(MOF)。

通过观察最严重的创伤受害者,以骨科创伤为主的损伤较为常见,经常并发远隔解剖部位损伤,血流动力学障碍,多个器官系统障碍,受伤的患者需要完善的创伤救治系统和综合的专业救治团队。有效的诊断和治疗方法将同时需要知识全面的创伤学专家以及各种附属专业医师。最优的方法需要麻醉医师的参与,以及创伤外科医师、危重病学专家、骨科专家、诊断和介入放射科医师、泌尿科医师、神经外科医师、康复医师、耳鼻喉科医师等,调整团队领导和管理,掌握沟通技巧是至关重要的。医师和团队之间需要极好的沟通,包括意识到临床治疗及康复存在的困难,并不断核查所有参与团队成员(即存在多重确认)的工作,汇总治疗计划(包括多学科的治疗会议)等是必需和重要的。

三、康复评定

(一) 功能障碍评估 / 康复评定

对于多发伤或复合伤患者,在入院生命体征平稳后即应开始功能障碍评估,开展相应的康复评定及康复治疗需求评估,以便早期开始康复治疗及康复工程准备等,在治疗中更应该定期进行康复评定,结合临床开展临床康复一体化的康复评定会,根据评定结果实时制订、修改、调整康复计划,并以此对患者进行康复治疗。

在进行康复评估时,康复治疗师 / 康复医师一定要明确 3 个细节:

1. 明确伤员身体结构与功能损伤受限的部位和程度。

2. 明确伤员个体活动(日常生活活动、家务和购物等)受限的程度和预后。

3. 明确伤员参与能力(职业、社会交往、社区活动、休闲娱乐及生活质量等)受限的程度和预后。

常见康复评估及量表见表 14-1-1:

表 14-1-1 常见康复评估及量表

项目		量表	主要针对患者
躯体外观情况		人体形态评定 身体姿势评定 体格评定 身体围度(周径)的测量	所有患者
心肺功能评定	心功能评定	心脏功能分级及治疗分级(美国心脏学会) 自觉用力程度分级(RPE)	心肺疾病或心肺损伤
	肺功能评定	呼吸功能分级评定 呼吸困难分级	
关节活动度		关节活动度检查表(ROM)	四肢关节损伤
肌张力		改良 Ashworth(MAS)	所有患者
肌力		Lovett 肌力分级标准 /(MMT)	所有患者
运动功能评定		Brunnstrom 评定 Fugl-Meyer 评定 简易上肢功能评定(STEF) 偏瘫手功能评定 Carroll 上肢功能测试(UEFT) Sollerman 的手 ADL 能力测试项目	颅脑或脊髓损伤
平衡功能评定		Berg 平衡量表 Fugl-Meyer 平衡量表 MAS 平衡功能评定	颅脑或脊髓损伤
协调性评定		上田氏协调平衡反应试验	
感觉功能评定	浅感觉	脊髓节段性感觉支配及其体表检查部位	脊髓损伤
	疼痛	NRS 数字疼痛强度量表	所有患者

续表

项目		量表	主要针对患者
感觉功能评定	脊髓损伤	ASIA 评分系统及残损指数 Frankel 脊髓损伤分级	脊髓损伤
	恢复等级	英国医学研究院神经外伤学会六级评定	周围神经损伤
认知功能评定	认知	Glasgow 昏迷量表（GCS） Glasgow 预后评分（GOS） 简明精神状态检查（MMSE） 认知功能筛查量表（CASI） LOTCA 认知评定 RLA 量表	颅脑损伤、昏迷/意识障碍、认知障碍
	注意	数字距检查等	
	记忆	Rey-Osterrieth 复杂图形记忆测验 韦氏记忆量表	
情绪-情感障碍评定		SAS 抑郁量表	所有患者
		SDS 焦虑量表	
日常生活活动（ADL）		Barthel 指数评分标准 功能独立性评定（FIM）	所有患者
生存质量		SF-36 WHO 生存质量测定量表 WHOQOL-100	所有患者
生活工作社会参与		世卫组织残疾评定项目 WHO-DAS Ⅱ	所有患者
言语功能		Frenchay 构音障碍评定法	颅脑损伤
吞咽功能		洼田饮水试验	
骨质疏松		骨密度	所有长期卧床患者

（二）功能预后

1. 受伤的位置、教育水平和伴随疾病可以作为重大创伤后长期功能预后的独立预测指标。

2. 早期急性期康复、受教育程度和存在的心理症状等对认知结果具有一定预测价值。

3. 运动功能的恢复与入院时的运动独立性、早期急性期康复和精神症状显著相关。

4. 年龄＞55 岁患者具有较高的后遗功能障碍，疾病的高负担减少了患者身体、社会和情感的角色功能。

5. 创伤治疗模式如治疗路径/协议，能有效地提高治疗效果，改善患者预后。

6. 患者的不良预后与住院日、手术、并发症、年龄、原发性损伤和信息获取不充分相关。

7. 获得早期急性期康复和教育水平有助于住院时间缩短。与非恐怖活动受害组相比，恐怖活动的受害者住院时间（LOS）较长，但最终都能获得类似的大部分 ADL 功能。

8. 尽管恐怖活动的受害者创伤后应激障碍（post-traumatic stress disorder，PTSD）的比例较高，但最终能以相似速度成功重返工作岗位。

9. 有些研究也强调了严重创伤对照料者的影响，以及在康复过程中他们感知到的角色。家属的心理问题又会影响他们为患者提供良好的社会支持，进而影响患者的救治与康复。

10. 强化康复治疗能够有效改善多发性创伤患者的躯体功能和认知能力。

11. 严重创伤后评估各种功能和 QOL,损伤程度、受伤前职业、社会功能和生理功能显示重要的预测价值。评估多个创伤幸存者 ICU 出院后 1 年的健康相关生命质量(health related quality of life,HRQOL)量表显示,大多数表现出相当高的残疾和躯体、情感功能障碍水平。高的损伤程度评分和严重的头部外伤时,差的 HRQOL 可作为残疾的独立预测指标。

12. 对于改善创伤性损伤和重症监护治疗后的功能,物理治疗对恢复 ADL 是有效的,但患者常无法恢复至创伤前的活动或功能水平,包括重返工作或学校。

(三)康复计划制订

许多严重创伤伤后早期就存在康复问题,其中颅脑伤、脊髓伤、骨关节伤、手外伤、周围神经损伤、烧伤等尤为突出。实践证明,康复治疗对软组织伤、胸腹部伤、骨折、火器伤性骨髓炎、眼部战伤、烧伤、冻伤以及各种功能障碍等都有显著疗效。颅脑损伤、骨折及脊髓损伤需长期卧床的患者,可能出现肺部感染、压疮、血栓性静脉炎、深静脉血栓形成、尿路感染、膀胱结石、骨化性肌炎及关节畸形等多种并发症,严重者还会危及生命。为了更好地康复介入,预防各种并发症,需要尽早制订康复计划,早期介入、全面康复、综合康复对伤员至关重要。

1. 制订康复计划的目的是实现全面康复、整体康复,这是现代康复医学的核心思想,而整体康复观包括:提高功能、早期预防(三级预防)、早期康复、全面康复和回归社会。康复的覆盖面也是整体化的,包括医疗、保健、康复、心理、护理、家庭支持、职业规划等各个方面,符合整体性服务原则。而实施早期康复,有利于提高多发/复合创伤患者的临床疗效,缩短治疗时间,防治卧床患者的并发症和废用综合征,防治功能障碍,改善或恢复伤员的身体结构与功能、提高或恢复患者的活动和参与能力;实施残疾的二、三级预防,对于提高患者生活独立的程度和生活质量,早日回归社会及构建和谐社会具有十分重要的现实意义和深远的社会意义。

2. 制订康复计划的原则

(1)"早期化"、"个体化"、"适时化"。早期开展康复治疗,以防止肌肉萎缩、关节僵硬,减少卧床时间,改善关节活动度,防治心肺功能减退等多种益处已经被证明。但早期康复介入的前提是病情稳定。急性期积极临床治疗,如颅脑、胸腹严重创伤的手术治疗,脊柱、四肢骨折稳定固定,同时应预防感染、压疮等各种直接、间接并发症,注意多发伤的治疗,为针对性的康复训练提供基本条件。如生命体征不稳定、骨折未经过临床处理、有明显的感染表现、肠梗阻时,影响临床处理的一些康复训练必须停止。

根据伤员的创伤类型、具体功能障碍情况、活动及参与受限情况,结合伤员对康复的要求等实际评估状况,制订短期、长期康复目标,为伤员开展"量身定制""个性化"的综合性康复治疗方案。恰当地掌握康复训练的指征,适时调整康复计划,如训练的强度、时间和程序是十分重要的。绝不可以一成不变地按"原计划"、"完成任务"式地进行康复训练。整体康复理念对于系统规范化康复治疗有着重要意义:为了患者全面康复,不错过最佳康复期,不遗留功能障碍,患者随病情不同时期变化体现出的障碍得到及时发现、及时解决,同时能够预防多种并发症的出现,多方面权衡利弊,制订最佳康复方案,以缩短临床治疗时间,达到最佳康复效果,使患者尽可能回归社会,提高生活质量。

(2)实施综合性康复:包括必要的临床用药治疗,对身体多部位损伤、复合伤的及时康复,如兼有颅脑、胸腹、脊柱脊髓、四肢骨盆的多发伤等,需要多种综合治疗方法同时/先后运用,家属对患者的身心护理,医师对整体康复方案的及时调整,都是患者全面康复的重要手段,这也是对康复整体观念的诠释。综合性康复不仅需要针对"损伤",还必须针对个体"活动"能力和社会"参与"能力,不但要考虑在医院中的康复处理,还要考虑回家和恢复职业的处理,如果从一开始就力图达到这个目标,安排康复计划时考虑问题的角度就有了很大的不同。

(3)预防残疾:对创伤后存活的患者而言,严重创伤必然导致患者不同程度的身体结构与功能异常、个体活动受限和社会参与受限。所以,康复治疗师/康复医师的首要原则是做好残疾的二、三级预防。如果只是使患者促醒/生存下来,并不进行个体活动能力和将来社会参与能力的康复性训练,那么康复目的就不能说是完成了。

(4)以功能、活动和参与为康复重点:WHO明确指出要从损伤—活动—参与3个水平来评价医疗和康复的效果。因此,康复治疗师/康复医师在制订康复计划时应当以ICF为准绳,抓住功能、活动和参与3个重点,作为康复思维和工作的根本内容。

(5)分清主次,设计优先顺序:目前并无针对严重多发创伤的具体康复顺序或程序的明确指南,可依据实际创伤后功能障碍的轻重缓急和主次部位等,设计康复的优先顺序,制订不同阶段的全面、综合的康复计划,并遵照实施,循序渐进,如:

1)促醒康复:对于颅脑损伤/昏迷患者,待相关手术完成或临床急救结束,病情平稳后,以促进意识活动恢复作为当前康复治疗的重点和中长期目标。遵照颅脑损伤重症康复的原则和方法,兼顾心肺、脊柱脊髓、四肢骨与软组织创伤、烧伤、各组织器官损伤的康复要点。凡是未固定的肢体和关节都要每天定时、定量进行充分的被动或主动活动,促进新陈代谢,减轻肌肉萎缩和防止关节挛缩等。

2)心肺康复:包括胸部创伤如血气胸、肺不张、心脏损伤,及其他创伤并发的心肺功能障碍等。早期介入心肺康复的前提是:意识清晰/无认知障碍患者;脊柱骨折/肋骨骨折稳定固定;胸穿、胸膜腔闭式引流术,纠正反常呼吸,甚至开胸/心脏术后,临床病情稳定、感染控制等;纠正呼吸衰竭、心力衰竭,无咯血等。适用于创伤后的肺炎、肺扩张不全、肺栓塞、急性呼吸窘迫、中枢神经系统损伤后肌无力(如高位脊髓损伤等)、因手术/外伤所造成的胸部或肺部疼痛及防卫性肺扩张不全、支气管痉挛或分泌物滞留造成的继发性气道阻塞等。需要进行呼吸功能训练,制订运动处方,包括运动类型、强度、频率、持续时间。对于昏迷/认知障碍患者则只能采用被动肢体活动、体位引流和吸痰等康复护理技术促进心肺功能的改善等。

3)脊柱脊髓损伤康复:脊柱骨折稳定固定是脊髓损伤康复的前提;全身状况稳定是进行康复的必要条件。存在认知障碍的患者,以良肢位摆放、关节被动运动、肌肉牵伸等训练为主;对意识清醒的患者,则包括不同康复阶段的肢体残存肌肉的肌力训练、呼吸训练、血管舒缩训练、平衡功能训练、转移训练、轮椅操作训练、站立训练(通过电动起立床、辅助器具和治疗师的帮助)等。

4)骨折康复:包括四肢及骨盆(多发)骨折,而具体的骨折复位固定是指:①石膏固定;②牵引固定;③外/内固定术等。康复开始时间应尽可能早,一般是骨折得到复位固定后,病情稳定即可开始,功能训练内容应因人而异,因骨折治疗过程和多发创伤的不同而不同。对于昏迷/认知障碍的患者以被动肢体活动为主,但须注意运动的强度和技巧,谨防再损伤;对于意识清晰的患者则须被动、主动运动结合,尽快恢复主动运动康复。

5)烧伤康复:包括各种爆炸伤、电烧伤、化学烧伤等,皮肤软组织瘢痕造成的肢体和心理功能障碍普遍存在。烧伤治疗最终目标是创面的修复和功能的恢复,需要应用康复医学的手段解决。大面积烧伤患者,组织修复时间长,及时有效的康复治疗是恢复患者肢体功能的主要措施。四肢尤其是手部暴露在外,更是容易受伤的部位,损伤重时恢复时间较长,若长期固定则会严重影响肢体功能的恢复。

康复的早期介入可以减少烧伤后功能受限的发生,伤后及时、积极治疗可以避免永久性功能受限的发生,对于存在永久性功能障碍的患者,还可采用康复手段,通过代偿、补偿、矫正、适应等方式改善这类患者的功能、活动和参与能力,成为对社会有用的一员。早期从改善烧伤患者的基本生活、工作、社交、心理能力等方面,对烧伤患者进行认知和行为训练,对改善烧伤患者的健康状况有很好的促进作用。

6) 截肢康复及康复工程:是指从截肢手术到术后处理、康复训练、临时与正式假肢的安装和使用,直到重返家庭与社会的全过程。截肢后需要尽早进行残肢运动训练,恢复和增加肌肉力量及关节活动度。康复计划包括使用假肢前的训练,增加全身体能的运动训练、残肢训练、穿戴临时 / 永久假肢的训练等。假肢的选择绝非只是肢体外形和基本功能的补偿,而是要求外观逼真,在功能上不仅能行走,还要适应跑、跳和游泳等各种运动形式,这就需要康复医师与康复工程师紧密合作,制订合适的假肢处方等。

7) 心理康复:在进行早期康复训练时应针对创伤的不同严重程度,合理调节训练的时间和项目,重视心理护理,了解患者心理情绪问题并进行疏导,必要时请心理科协助治疗。对严重创伤患者应增加交流和沟通的机会,给予更多的社会和家庭支持,增加康复训练时间。

8) 职业康复及社会康复:康复的目的不是治病,而是采取各种技术手段帮助残疾人和其他康复对象提高功能,恢复就业,取得就业机会;在社会层次上采取与社会生活有关的措施,帮助残疾人重返社会;这是"全面康复"的重要方面和最高目标。应针对所有年满法定就业年龄、病情基本稳定、有就业欲望的残疾者进行职业康复,职业康复是个体化的,包括职业咨询、职业评估、职业训练和就业指导。而社会康复的实现,一方面需要依靠自己的努力,另一方面需要依靠社会的大力帮助。社会康复的措施,有的是针对残疾人个人的,有的必须是社会整体的,社会康复工作主要通过各种康复机构和社区康复、家庭康复工作来实现,社区康复中的社会康复工作也主要由社会工作者来承担。

总之,多发创伤的康复是相互联系、相互渗透,相互制约、相互作用的有机整体。多发伤与复合伤康复需要针对身体的多种损伤,不同康复阶段的康复重点或有不同,但各部位 / 各方面的康复并不是孤立和对立的,也不应该忽略任一部位创伤的康复。如尽早开始肢体主 / 被动活动在所有创伤,如颅脑、心肺、脊髓、骨折、烧伤等康复中都是必须的,但针对不同类型和程度的创伤,运动处方(包括运动的目的、方法、强度、频率、禁忌等)也一定有所异同;而心理康复在所有严重创伤患者康复中都必须得到重视,最终达到全面康复、回归社会的目的也是相同的。忽略任何一处创伤都可能为后来的全面功能恢复造成困难,例如脊柱的压缩性骨折,需要在近 3 个月内严格注意脊柱的旋转和屈伸,否则一旦损伤脊髓,后果将不堪设想。例如,如果忽略了肝破裂手术后可能引起的肠粘连,饮食没有很好控制,结果发生了不完全的粘连性肠梗阻,不仅需要暂停康复训练,而且因此造成体质的整体下降,大大推迟了康复的进程。

康复医师作为组长,应从整体观出发,评估患者各种功能障碍,针对不同的功能障碍和治疗禁忌,权衡利弊,运用多种综合治疗方法,对障碍进行训练治疗,并定期评估,不断发现新的问题,及时调整康复计划或治疗方法。"整体不等于部分之和,而在于部分之间的相互联系"。无论是制订康复计划,还是具体实施康复治疗,都需要运用整体的理念,体现人性化治疗,通过认知、运动、语言、平衡、心理、职业训练等多方位考虑,为患者提供一条更快、更好地回归社会的康复道路。

四、康复预防与治疗

(一)康复预防

预防性康复会取得事半功倍的效果,严重创伤后的许多功能障碍,我们是可以预料到的,包括下肢静脉血栓、继发肺部感染、泌尿系感染、压疮、关节挛缩僵硬的预防等。例如脑损伤后的抗重力肌痉挛,早期预防性的体位摆放、康复训练等,虽然看起来简单,但是基本能够预防肌痉挛的发生,为后期运动功能的迅速恢复奠定基础。如果早期不做预防性处理,后期再"治疗"痉挛,则不可能取得良好效果。又如吞咽问题,如果忽略尚处于昏迷状态时吞咽能力的保留,不能争取早期拔除气管插管和胃管,会升高肺部感染的发生率,延长患者的康复进程。

对于严重的复合性损伤,康复必须早期介入进行康复预防,如果出现下肢静脉血栓、反复感染,体质明显下降,肌肉萎缩、抗重力肌痉挛等,继续发展下去,将会产生严重的"废用"状态,会使后期的功能恢复变得十分困难。康复处理应是综合临床处理的一个有机部分,没有各相关临床学科与康复医学科的合作,不可能得到理想的康复治疗结果。在综合医院中,多学科、多专业的协作是治疗成功的关键,康复医学科处理好与临床治疗科室的关系至关重要。

(二)康复治疗

多发创伤治疗涉及多学科,需要协同的综合实践模型(急性治疗和康复),并需要提供一个包括所有阶段治疗的连续体,以解决参与限制问题,还应特别关注心理问题、工作、家庭和社会融合。对于患者和家庭,康复通常是创伤治疗过程中最长和最困难的阶段。然而,由于医疗体制和经济支持的基础设施和医疗保健系统的不完善,使得很少患者能获得最佳的康复项目。此外,康复服务往往是围绕多发伤患者特定模式的损伤或功能障碍,从而提供康复需求的一项活动。康复需要患者和家庭参与,家庭的参与往往具有很高的期望和热情,但需要适当康复活动来鼓励患者参与。据报道69%创伤患者需要持续使用康复服务,需要建立和使用重大创伤后康复服务,但无赔偿患者比有赔偿患者更可能停止使用康复服务。

对于多学科介入康复,涉及对幸存者的教育和支持,以及多学科治疗团队的建设等,目前尚缺乏有效的高质量研究。现有的证据仅以一个有限方式来支持对多发创伤患者进行有效的多学科康复,如康复类型设置、组成、康复形式和治疗的持续时间等,依然缺乏有效的康复治疗路径和长期功能预后(包括社会融合)。尽管如此,我们依然需要尽力根据不同的多发创伤/复合伤类型、不同的病情发展状况、不同的康复阶段采取综合的康复方法,努力达到整体康复、全面康复的目标。多发创伤后的康复,因为涉及多部位、多类型、不同严重程度的创伤,各创伤恢复/康复的时间不可能完全同步,各阶段的康复内容势必存在交叉,各康复阶段也难以有明确时间节点,只能大致分为早期、中期、后期三个阶段。

1. 早期康复/急性期康复 为多发创伤各部位经临床治疗稳定后,主要在急救科室或医院进行的一级和二级康复。这一阶段通常由临床医师和康复医师共同提供综合的临床治疗和康复。

（1）对于存在意识障碍／昏迷患者：以促进意识活动恢复作为当前康复治疗的重点和中长期目标。分清主次，并兼顾和参照心肺康复、脊柱脊髓康复、骨与软组织创伤、烧伤、各组织器官损伤的康复等，明确康复禁忌，趋利避害，防止再损伤，循序渐进等。如：

1）配合神经外科协助促醒：①专医特护、抗感染、高压氧、经颅磁刺激技术、中西药物促醒。②针灸、按摩、电刺激等强刺激，低中频低中强度刺激可防止肌肉萎缩。③关节活动度内被动活动，本体感觉刺激，可防止关节挛缩，改善肌张力。④声音和光线的刺激，如亲人或好友的录音、音乐等。注意观察患者的情感和神志反应以及高级反射是否出现。⑤观察低级反射，如吞咽、咀嚼、吸吮、疼痛反应的变化。可以利用低级反射并使之强化，设法诱发出高级反射。

2）做好二级预防：①预防抗重力肌痉挛和关节挛缩，正确的体位摆放、关节被动活动、按摩。②长期肌张力低下的肌肉组织，要通过各种方法促使肌张力提高，包括针灸、按摩、电刺激、本体感神经肌肉促进疗法等。但注意一对拮抗肌的张力要基本平衡。③预防肌肉萎缩，关节被动活动、按摩、低中频电刺激，每周测量1次肌容积以监测肌肉萎缩情况。④预防吞咽功能障碍，适当喂冰水练习吞咽动作，尽可能诱发吞咽动作。⑤尿便控制功能的保持，间歇性清洁导尿，保持膀胱的舒缩功能，预防泌尿系感染。⑥预防下肢深静脉血栓形成，弹力袜套、被动活动下肢、按摩等。

3）其他综合康复可包括但不限于：①体位，翻身、移动时注意骨折的情况，绝不可造成脊髓的再损伤、新骨折，或引起骨折的移位、关节脱位等。当生命体征不稳定时需停止一切康复治疗，待生命体征稳定后，继续上述康复处理。②开放性软组织损伤，局部清创后，使用紫外线、红外线依据创面感染情况进行照射，可以有效控制感染，特别对厌氧菌、绿脓杆菌等特殊感染的伤口，能迅速控制感染，促进伤口愈合。③物理治疗对软组织损伤有显著镇痛、消肿和解除肌肉痉挛的作用，但对昏迷患者需慎用，防止继发损伤等。④高压氧可以促使骨痂生长，同时改善意识状态。

（2）无意识障碍或促醒后患者：当患者清醒或意识恢复后，应进行相应的认知、吞咽、言语、感觉、运动等全面的功能评定。主动性康复必须作为该阶段的主要康复手段。及时减少促醒阶段使用的被动性处理手段，尽早开始主动性康复训练，并随着体力和心肺功能的恢复逐渐发展到恰当的训练强度、足够的训练时间和尽可能多的训练方法相互配合，从而让患者在身体水平、个体活动水平和社会参与水平上的功能获得最大程度的恢复。

早期多处骨折未愈合时肌肉关节的功能恢复训练，能够提高中枢神经系统紧张度，防止全身功能的衰退，同时能促进瘫痪肢体的血液循环，防止关节畸形挛缩，促进大脑功能的重组。如果主动性康复处理不足，尽管实施大量的被动性处理，是不可能得到好的功能恢复效果的。逐步恢复主动性肢体活动适用于脊柱、四肢、骨盆骨折，以及神经、血管损伤已经临床处理且病情稳定的患者（参照各部位骨折／损伤／术后康复的原则和方法等），预防感染、痉挛和挛缩，恢复体力和心肺功能。

1）一般性康复：无论是颅脑损伤／术后的脑瘫、偏瘫，还是脊髓损伤／术后的截瘫、四肢瘫等，均可参照相应疾患的康复指南。如：①继续良肢位摆放，针灸、按摩、ROM内的被动活动、中频电刺激等，确保肢体各主要肌肉的张力基本相当，无明显痉挛发生，各关节无挛缩出现。②增加主动性运动成分，利用神经生理学方法诱发主要肌肉组的主动性运动，如上肢伸肌群、下肢屈肌群及内收肌群；诱发颈肌群的各项主动活动等。加强上、下肢各主要关节的主动活动训练。但要注意体力情况,循序渐进。争取逐步开始躯干肌的训练,上下肢能够尽快恢复主动性运动。③对于疼痛伤员,还可局部采用冷疗、磁疗、电疗(比如超短波、中频脉冲电刺激)、超声波、光疗(比如偏振红外光、电磁波)、热疗、蜡疗等。但有金属内固定的患者禁用高频电疗及热疗。高频电疗若电波直径与金属内固定分子直径相同,可引起共振,造成内固定松动、移位。热疗中热传导可致体内金属温度升高,造成体内烫伤。若患者确需用光疗,应远离内固定区,防止体内金属过热灼伤患者。儿童患者关节处禁用超声波,以免影响骨骺生长。④拔除气管套管,吞咽功能良好,拔除气管套管可有效预防呼吸道感染和增加呼吸功能,并减少护理量。但必须注意拔管前后的血氧饱和度。⑤尿便的各种康复训练,可结合使用针灸,争取尿便控制功能尽快恢复,尽早拔除导尿管,可有效预防泌尿系感染。⑥心肺功能的适应训练,可应用站立床进行心肺适应训练、监控心率,合理安排运动量等。⑦恢复体力的安排,每日活动量由 30~45 分钟,逐步增加到两三周后的 90~100 分钟,密切观察患者的反应情况,争取 4~8 周内达到 3h/d。⑧咀嚼、吞咽的训练,开始进行口腔、舌、咀嚼等的训练,争取达到自主进食。⑨心理状况的早期评定和心理干预的早期介入,避免情感和心理的障碍,用录音、电话、电视、音乐和社交网络等鼓励积极向上的情绪,禁止可能引发心理障碍的活动等。

2) 脊髓损伤的早期康复:①制动或矫形支具的应用,局部肌力训练,一旦疼痛缓解,患者应尽快进行腰背肌、腹肌等长收缩,以逐渐改善局部的肌肉力量及脊柱前后肌肉力量的平衡。②预防并发症,胸腰椎骨折患者由于卧床、制动等可出现肌肉萎缩、关节挛缩、下肢静脉血栓形成、肺部感染等并发症,为避免此类并发症,应在床上进行非制动部位及上、下肢的肌肉静力性收缩、主动运动以及呼吸运动。

3) 伴有(多发)骨折的早期康复:患者病情稳定后,肢体的运动无论是对于肢体功能恢复,还是提高心肺功能、改善全身状况、预防并发症等,均有极其重要的意义。即使存在多发骨折,在骨折固定稳定后,也应尽早进行主/被动运动疗法、关节松动术等。骨折康复的原则:①康复功能训练必须在康复/临床医护人员的指导下循序渐进且安全进行,贯穿于骨折愈合的始终。②以最易发生严重功能障碍、遗留残疾的骨折部位作为优先康复重点,如各类关节内骨折,手-上肢骨折等。③活动范围由小到大,次数由少到多,时间由短到长,强度也由弱到强。④活动强度以患者不感到疲劳,骨折部位不感到疼痛为度。⑤活动应以恢复肢体原有的生理功能为中心。如上肢应围绕增强手的握力进行活动;下肢应围绕恢复负重行走能力进行训练。⑥功能训练不能干扰骨折的固定,更不能做不利于骨折愈合的活动,不能加重原有的神经、血管、软组织损伤等。

4) 心肺康复:需要患者的配合和主动活动训练,所以呼吸训练和心脏运动处方更多是针对意识清醒并且肢体能够进行主动运动的患者。主要注意事项:①训练方案应个体化,形式多样,患者可接受;②选择适宜环境训练,保证患者集中注意力,防止干扰;③锻炼时或锻炼后如出现疲劳、乏力、头晕等,立即休息,若有其他不适症状,及时向上级医师汇报;④临床病情变化时务必及时调整方案;⑤训练适度,防止过度疲劳;⑥酌情适当吸氧,严重的患者可边吸氧边活动,防止发生呼吸困难等。康复方法包括:①一般的康复措施,对患者及其家属进行教育,适当的营养,避免感染(如预防感冒等);②药物治疗;③呼吸治疗,气溶胶吸入疗法、氧气疗法、无创性通气;④物理疗法,呼吸管理、胸部叩击和体位引流、有效咳嗽训练和咳痰、膈肌呼吸(腹式呼吸)、缩唇呼吸、膨肺治疗技术等;⑤运动疗法,住院期康复选择低强度运动、逐渐增加代谢量。初期训练活动包括自理活动、保持直立位或坐位、行走、上下肢主被动活动或抗阻训练等。训练原则:被动运动—主动运动—抗阻运动;远端关节—中间关节—近端关节;肢体—躯干;卧位—坐位—站立位;逐渐增加行走的距离—上下楼梯。运动监测:患者血压、心率与脉搏、症状与体征、自觉用力程度分级等综合监测,保证患者生命体征平稳,防止意外事件发生。

5) 营养支持:严重创伤、大手术后的危重患者,机体处于高代谢状态,组织细胞耗氧量增加,负氮平衡加重,常出现营养不良。临床上,包括康复治疗期间,由于对营养方面的重视程度不够,易使患者免疫力下降,常使得本来原发创伤已得到了基本控制的患者,因脏器功能减退,最终导致多器官功能衰竭(MOF)的发生。因此,临床上对营养支持的应用,已成为创伤危重患者不可缺少的重要治疗措施,也是保证顺利康复的重要条件。

2. 中期康复 / 亚急性期及恢复期康复 临床治疗基本结束,患者在康复病房 / 康复中心、门诊等二级康复机构进行的 1~2 年内的康复治疗。这一阶段通常由康复医院或康复中心提供小组式全面而系统的康复治疗。

(1) 强化的主动性康复:患者意识恢复并去除各种附加的管道后,可考虑逐步撤去被动性康复活动(包括大部分的针灸、按摩、低中频电刺激、ROM 内活动等),大力增加主动性康复训练的成分和时间、强度。根据患者情况,逐步增加到每天 2~6 小时的强化主动性康复训练,运动量应达到患者当时可能接受的最大运动量(极限量)的 60%~75%(如安静时心率为 80 次 /min,运动时最大心率应达 120 次 /min;最大心率持续时间应在 20min 左右)。①肌力训练,如四肢主动 / 抗阻肌力训练,核心肌力训练包括仰卧位挺胸、俯卧位抬头、仰卧位"半桥""全桥"、俯卧位后抬腿;俯卧位"小燕飞"(无痛时进行)等。1~2 周后增加适度的腹肌训练,如仰卧位抬头、抬腿等。②针对有障碍的关节进行运动,不能用邻近的关节替代,进一步恢复关节运动的范围、幅度及关节活动时的顺利程度,达到关节活动无障碍。③要进一步恢复关节运动的质量和准确性。以主动运动为主,被动运动和助力运动为辅。④卧位训练 1~8 周后如无疼痛症状,视患者体力和骨折状况,可行渐进性坐起、患肢免负重 / 部分负重站立、辅助行走等训练,⑤期间如有理疗配合,应在理疗后进行功能训练。⑥(多发)骨折愈合后,进一步强化力量、耐力、活动度等运动功能的训练。⑦四肢、脊柱柔韧性训练,保持肢体屈、伸肌的平衡,平衡能力训练,躯干控制能力训练,控制后遗畸形,预防或减轻残疾的发生,达到二级预防的目的。

(2) 促进体能的恢复:每天能支持主动性康复训练 3 小时以上。①加强营养,特别是补充优质蛋白质;②或可考虑使用生长激素,加强体内蛋白质的合成;③用电刺激促使主要的肌肉群肌容积增大;④被动运动到辅助运动,再到主动运动,进行肌力训练。逐渐通过躯干肌训练,达到可以无支撑坐住;坐位平衡训练,达到坐位三级平衡;坐立转移训练,可独立起坐;立位平衡训练,达到立位三级平衡;行走训练,可自行行走等。

(3) 语言的训练:主要通过肺活量的训练以使音量增大。请言语治疗专家诊治失语或构音障碍,争取达到正常的语言交流。

(4) 思维和认知的训练:进行定向能力、记忆能力、注意力、智力、逻辑推理、抽象思维、背景情况、计算能力等的评测。如有问题,进行相应的康复训练,恢复一定程度的复杂皮层功能。

(5) 心理评估和心理治疗:加强心理干预,减少心理和情感方面的负面影响,预防后遗长期心理障碍。

(6) 其他:加强咀嚼、吞咽功能训练,争取完全独立饮食;尿便控制功能训练,争取能达到自主控制;生活自理训练,达到生活自理等。

(7) 针对颅脑损伤中后(恢复)期可能出现的功能障碍:关节分离运动、协调性、平衡性、ADL 的独立性、环境的适应性等问题。参照偏瘫康复的原则和目的:逐步修正错误运动模式,建立正确的运动模式即选择性分离运动,以及提高协调性,改善精细活动能力,使患者恢复最大的功能,实现早日回归家庭和社会的目的。而对于所有多发创伤中后期的康复,训练目标都可以包括:提高肢体运动功能,提高协调性,提高身体耐力,提高动态平衡稳定性,提高步行能力。相应训练计划则为:双侧肢体协调训练,运动协调性训练,提高运动速度训练,精细运动训练,步行训练;上肢:手的精细功能训练;下肢:重点是平衡和步行的训练。康复方法:①神经肌肉促进,运动学习输入;②肌力训练,日常活动中肌力训练;③医疗体操,患侧为主;④肌肉牵伸,主动牵伸;⑤平衡训练,站位 2~3 级;⑥步行 / 转移,实际步行;⑦支具,假肢等功能替代。

(8) 康复工程:矫形器可以防止骨折移位,维持脊柱 / 肢体的结构稳定,在部分创伤患者活动时是不可或缺的。包括颈托、胸腰围支具、上肢及下肢固定器、拐杖、助行器、轮椅、假肢等。在使用中,应指导和训练患者如何正确地佩戴矫形器,包括何时、如何使用等,对提高日常生活活动能力十分必要。

3. 后期康复 / 后遗症期康复　离开二级康复机构,回归家庭和社区后需要长期坚持的三级康复。

(1) 多发创伤后,即使经过康复治疗,也会有部分患者不同程度留下各种后遗症,如偏瘫、截瘫、认知障碍、言语障碍、骨关节畸形、关节挛缩、截肢、烧伤瘢痕、心理障碍等。应根据病损、失能和残障的性质和程度分别制订个体化的家庭训练方案,由专业康复医师 / 康复治疗师进一步指导患者及护理者进行循序渐进的个人能力提高性训练,包括定期心理评估和介入等。

(2) 职业康复:需要恢复工作的患者应在以上康复训练的基础上针对性地进行与职业直接相关的功能活动训练,即职业康复,使部分患者能参加力所能及的工作。在康复医疗机构以及社区,职业康复主要内容包括:①职业咨询,通过咨询了解和掌握残疾人的情况,写出咨询印象,提出职业康复建议,建立咨询档案。②职业评估,主要包括职业能力评估和职业适应性评估,掌握残疾人的身体、心理和职业能力状况。③职业训练,围绕残疾人所希望的职业目标,在职业技术、工作方法、工作速度、产品质量、劳动保护、职业习惯、心理训练、人际关系、工作适应能力及社会活动能力等多方面进行训练。其中劳动环境和人际关系方面,如果有社会康复的密切配合会明显提高训练的效果。④就业指导。就残疾人职业训练和就业的可能性进行指导,引导从事适当的职业;提供需要特殊安置的就业机会。⑤残疾人就业后的跟踪服务等。

(3) 社会康复:包括在各种康复机构、社区和家庭的康复工作。对于部分出院后需在社区 / 家庭康复治疗的伤员,调查显示其中 51.44% 表示需要康复指导,需要利用和依靠社区的人力资源进行,包括依靠患者本身,以及他们的家庭和社会,使其适应家庭、邻里、工作环境,充分参与社会生活;也需要依靠针对残疾人就业、环境改造、社会福利等制定的有关法律法规等。社会康复训练特点:①适宜技术即训练场所就地、就近;②训练方法由现代康复诊疗技术的原理简化而来,既简单易行,又卓有成效,因此便于推广;③训练器材因陋就简;④训练时间经常、持久。为需治疗的残疾人选择家庭训练员,培训技术,提供有关资料,并指导、监督和鼓励家庭训练员及残疾人坚持治疗训练。对每个残疾人进行评估,填写报表,接受基层康复组组长的考核和监督。训练残疾人尽可能发挥自己的能力;给予残疾人自己做出各种决定的权利;帮助残疾人学会原来不能做的工作;鼓励残疾人承担一个家庭和社区成员的义务和权利;促使残疾人与社会之间相互交往并相互接纳。

4. 特殊创伤康复

(1) 烧伤康复

1) 物理因子治疗前期:①水疗,包括冷疗和水浴,烧伤后立即脱离致伤环境,用冷水对创伤部位淋洗,冷敷以减轻疼痛,温度以 5~10℃ 为宜,以疼痛消失或明显减轻为止,适用中小面积和较浅的烧伤。一般入院后 2 周,据患者病情决定局部是否水浴,同时可利用水的浮力和压力进行运动训练,水浴温度 38~40℃。第 1 次水浴时间不宜过长。全身水浴在 3 周后进行。②紫外线疗法,根据烧伤面积等适当选择。③超短波疗法,对于放射性烧伤患者应谨慎使用。④高压氧治疗,能促进创面愈合及提高植皮的存活率。后期:①音频电疗法,有止痛止痒软化瘢痕的作用,可用条状电极,四肢大面积瘢痕也可以用电水浴法;②超声波疗法,有软化瘢痕的作用;③加压治疗,21 天以上愈合的创面必须预防加压治疗,采用弹力绷带或压力服,加压治疗每天需加压治疗 23 小时以上,持续到瘢痕成熟,变白、变软、变平。

2) 运动治疗:①体位固定,颈,后伸位,必要时用颈托固定;肩,保持肩外展 90° 和外旋;肘,放在对抗挛缩的体位;腕和手,以夹板或支具固定于功能位或休息位,活动时取下;下肢保持中立位。②关节活动范围训练,运动应尽早开始,患者尽量主动活动;植皮后的运动训练,术后 7 天可进行关节活动范围训练,术后 10 天可以加大训练量,如加大活动范围,或增加肌力训练。③行走训练,在病情许可下,应尽早下床活动,训练按摆腿、站立、行走的次序进行,在此过程中,需用 8 字绷带自脚尖缠绕至足跟,训练从小量开始,逐渐增加训练量。

3) 作业治疗:训练患者的床上活动、转移和日常生活活动,并且根据患者的病情需要,制作合适的夹板、支具。后期根据患者能力进行职业评定和训练。

(2) 截肢康复

1) 运动治疗:残肢被动运动、关节松动、牵伸、主动运动、肌力及耐力训练,残端负重训练、感觉训练,平衡与协调训练等。上肢截肢还包括上肢协调运动训练、假肢穿戴与使用训练等;下肢截肢还包括渐进负重训练、过渡假肢站立负重训练、减重步行训练,穿戴假肢步行训练、平衡训练、步态训练、有氧训练等。

2) 物理因子治疗:用于截肢残端的消炎、消肿、镇痛、预防瘢痕和组织粘连等。①残端肿胀:选用冰敷法、气压治疗、超短波疗法等;②残端伤口感染:选用超短波疗法、紫外线疗法、电磁波治疗等;③残端疼痛:经皮神经电刺激、调制中频电疗法、微波疗法等;④残端瘢痕:超声波疗法、音频电疗法、蜡疗法等;⑤预防残肢肌萎缩:神经肌肉电刺激、肌电生物反馈疗法等;⑥水疗:根据患者具体情况可进行水中运动治疗。

3) 作业治疗:肢体功能训练、手功能训练、假肢使用训练、日常生活活动训练、家务劳动训练、感觉训练、功能性作业活动训练等。

4) 中医康复治疗:针刺疗法、推拿治疗。

5) 心理治疗:心理支持、心理适应训练、情绪调适等。

6) 康复工程:①假肢装配,上肢截肢患者根据截肢部位、残肢状况予以安装机械假肢、肌电假肢、假手等;下肢截肢患者伤口愈合后即安装临时假肢,残肢塑形后更换为永久假肢,有条件者可术后即可使用硬性敷料。②其他辅助技术,根据功能状况需要,上肢截肢患者可配置不同类型自助器具、压力肢套;下肢截肢可根据功能障碍情况选择配置压力肢套、轮椅、助行架、腋杖、手杖、坐便器、洗澡椅等。

5. 中国传统医学康复　包括按摩、针灸、导引、中药、五禽戏、八段锦、太极拳等治疗方法,有利于强化治疗效果,调节神经系统和内脏功能;改善血液与淋巴循环;修复创伤组织;松解粘连与挛缩的组织,改善关节活动范围;改善肌肉功能状态、消除肌肉疲劳;增强体质及抗病能力等。应该将传统医学康复结合现代医学康复,应用于重症创伤康复的各个阶段。

6. 康复护理　无论是临床病房还是康复机构,康复治疗都离不开康复护理的配合和支持。康复护理就是以康复医学和护理学理论为基础的,围绕全面康复的目标,根据总的康复医疗计划,紧密配合康复医师和治疗师而进行的护理工作。多发伤、复合伤,尤其是严重的多发伤给创伤护理提出了更高的要求:首先应完成生活上和有关基础医疗措施的护理,即完成基础护理的内容;并准确执行康复医嘱,这是完成康复医疗计划的保证;严密观察患者病情和残疾的动态变化以及康复医疗的效果,并认真做好记录,及时向康复医师反映。

(1) 急性期、早期:观察残疾情况,预防感染、压疮、挛缩、畸形、萎缩。

(2) 恢复期:①维持患者肢体功能,用健侧协同患侧处理日常生活活动,避免发生肌肉萎缩、关节运动范围缩小或继发性废用综合征的形成;②协助患者对功能障碍肢体进行训练,协助和指导患者对伤残部分功能进行康复训练,如翻身、良肢位的摆放,关节活动范围的维持、转移,排便、排尿训练等;③防范其他并发症的形成,如压疮、尿路感染、肺炎、深静脉血栓等;④与患者家庭一起对患者进行心理辅助和支持,帮助其去除自卑感,恢复其尊严,以良好的心理状态回归家庭和社会;⑤对患者及其家属的健康指导。

7. 心理康复　随着对创伤后应激障碍(PTSD)认识的深入,现在发现 PTSD 存在于包括暴力事件和重大自然灾害等在内的一切严重精神创伤事件之后。对机动车事故创伤后患者的担忧进行评估,大多数患者表达了对身体、心理、工作和财务问题的担忧;一些患者表达了对社会、法律和医疗问题的担忧。研究显示,遭遇精神创伤后,7.8%~80% 的人会发生 PTSD 而导致长期甚至终生的心理痛苦。道路交通事故后 PTSD 发病率为 7.53%,其临床表现出现频率较高的依次是:睡眠障碍(87.82%),控制不住回想创伤经历(75.00%),过度的惊跳反应(69.23%),努力回避能唤起创伤的活动或处境(67.74%),反复出现创伤性内容的噩梦(64.10%)。

给予创伤患者相应专科治疗的同时,同步介入心理疏导和康复治疗。如心理疏导主要采用支持性心理治疗,包括热情倾听患者的倾诉,及时分辨深层次含义;对其恐惧、焦虑、抑郁等情绪予以安慰;耐心解释患者的疑问,解除其顾虑,帮助其树立信心;对检查和治疗作出伤员能接受的保证;清除人际环境中的不利因素,生活上予以关心照顾,改善伤员的治疗环境。对明显焦虑者予以行为治疗,由治疗师指导其进行积极的全身放松治疗。心理康复促进和推动功能康复,早期介入有助于患者重建生活信心,提高生存质量。

也有研究发现,危重患者家属存在高水平的焦虑状态。家属焦虑的原因主要包括两方面:缺乏精神障碍的相关知识和对预后的不确定性。家属的心理问题,又会影响他们为患者提供良好的社会支持,进而影响患者的救治与康复。因而有必要对多发伤并发精神障碍患者家属的焦虑状况进行调查分析,旨在给家属提供有效的帮助,缓解其心理压力,从而使其为患者提供良好的社会和亲情支持,利于患者的护理与康复。家属的心理护理是患者回归家庭的动力,正确的护理方法可以提高患者自理能力,防止后期并发症的发生。家庭因素对道路交通事故患者的心理有着重要的影响,家庭成员采用积极的应对方式对患者心理健康有着良好的促进作用,这也提示在治疗创伤的同时,应加强与患者的心理沟通,尤其是家庭成员的配合,使患者树立战胜疾病的信心,从而最大限度减少心理疾患的发生。

(周谋望　徐　峰)

第二节　挤压综合征的康复

一、概述

(一) 定义

挤压综合征(crush syndrome)是指机体肌肉丰富的四肢或躯干部位受到重物碾挫或长时间挤压后出现以肌红蛋白、高血钾、高血磷、酸中毒和氮质血症等为特点的肾衰竭症候群。广义的挤压伤是指机体任何一个部位受到挤压,使组织结构的连续性受到破坏、导致功能障碍,挤压综合征是其最复杂而严重的表现。

(二) 病因

该病多发生于房屋倒塌、工程塌方、交通事故等意外伤害中。在战争、发生强烈地震等严重灾害时可成批出现。此外,偶见于昏迷与手术的伤者,因肢体长时间被固定体位自压所致。

(三) 发生机制

挤压综合征的发生机制包括肌肉组织的直接损伤和缺血再灌注损伤两个方面。长时间的机械挤压力引起肌细胞和微血管损伤,导致肌细胞缺氧、水肿,持续挤压时间超过 2.5 小时,骨骼肌纤维即开始出现不可逆性坏死。组织缺氧还会引起细胞代谢异常,细胞膜完整性破坏,钾离子、乳酸、肌酸激酶及各种炎症介质和毒素被释放。

当压迫解除,缺血肢体恢复血供,大量液体被留在骨筋膜室,一方面,引起有效循环血量下降,造成低血容量性休克。另一方面,血供恢复将启动缺血 - 再灌注损伤机制,造成细胞内钙超载,自由基、肌红蛋白等大量释放。当大量肌红蛋白进入血液循环,被肾小球滤过,在肾小管内形成管型,阻塞肾小管,导致近端肾小管上皮细胞损伤,严重时可致肾缺血性梗死。以上病理生理变化最终导致低血容量休克、高钾血症、代谢性酸中毒和严重心律失常,以及急性肾功能衰竭、凝血功能障碍等并发症。

二、临床特点

(一) 临床表现

1. 局部表现　肢体表面有受压痕迹、皮下淤血、皮肤张力增加,在受压皮肤周围有水疱、红斑,甚至皮肤坏死肿胀。远端肢体皮肤苍白、皮温降低、肿胀僵硬、血管搏动减弱或消失。伤肢运动和感觉障碍,可伴有骨折、肌肉无力,并有局限性压痛,被动活动伤肢可以引起剧痛。同样的致病因素,小腿的损伤要比大腿严重。

2. 全身表现

(1) 休克:首先出现脉搏加快、血压下降等休克早期征象。随着受压肢体肿胀加重,血浆外渗和毒素的吸收,发生低血容量性休克,血压迅速下降、脉搏细速、皮肤湿冷、神志恍惚、意识淡漠。

(2) 急性肾衰竭征象:随着病情的加重可以出现酱油色尿、进行性少尿(＜400ml/24h),甚至无尿(＜100ml/24h)等急性肾衰竭征象。

（3）肌红蛋白尿：这是诊断挤压综合征的一个重要条件，伤者在伤肢解除压力后，24小时内出现褐色尿或血尿，应该考虑肌红蛋白尿，肌红蛋白尿在血中和尿中的浓度在伤肢减压后 3~12 小时达高峰，以后逐渐下降。

（4）高钾血症：因肌肉坏死，大量的细胞内钾释放进入循环，加之肾功能衰竭排钾困难，在少尿期血钾可以每日上升 2mmol/L，甚至在 24 小时内上升到致命水平，高血钾同时伴有高血磷、高血镁及低血钙，可以加重血钾对心肌抑制和毒性作用。

（5）酸中毒及氮质血症：肌肉缺血坏死以后，大量磷酸根、硫酸根等酸性物质释出，使体液 pH 值降低，致代谢性酸中毒，严重创伤后组织分解代谢旺盛，大量中间代谢产物积聚体内，非蛋白氮迅速升高。临床上可出现神志不清、深大呼吸、烦躁烦渴、恶心等酸中毒、尿毒症一系列表现。

（二）分类

1. 可按伤情轻重、肌群受累的容量和相应化验检查结果的不同，将挤压综合征分为三级。

（1）一级：肌红蛋白尿试验阳性，肌酸激酶（肌酸磷酸激酶，CPK）大于 1 万单位（正常值 130 单位），而无急性肾衰等全身反应者。若伤后早期不做筋膜切开减张，则可能发生全身反应。

（2）二级：肌红蛋白尿试验阳性，CPK 大于 2 万单位，血肌酐和尿素氮增高而无少尿，但有明显血浆渗入组织间，有效血容量丢失，出现低血压者。

（3）三级：肌红蛋白尿试验阳性，CPK 明显增高，少尿或闭尿，休克，代谢性酸中毒以及高血钾者。

2. 按时间经过及损伤部位分级

（1）轻症：挤压 4 个小时以下的下肢段。

（2）中度：4~6 小时手足挤压，如果治疗及时预后良好。

（3）重症：6~8 小时 1 个手足损伤引起。这是伴随着血液循环和急性肾衰竭的障碍，如果早期及时治疗可有比较良好的预后。挤压综合征重症型中，6 个小时以上 2 个或 2 个以上手足被粉碎，预后不良。

（三）诊断与鉴别诊断

1. 诊断

（1）病史：一般都有四肢或躯干肌肉丰富部位受到长时间重物挤压史；止血带使用时间过长史；各种原因导致的长时间固定体位造成自身肢体压迫史。

（2）症状：伤者出现乏力、腹胀、恶心呕吐、烦躁或意识淡漠，进行性少尿或无尿。

（3）体征：受损肢体肿胀、红斑、水疱、瘀斑、质地硬、压痛明显等缺血表现，受累肌肉收缩无力，被动牵伸剧烈疼痛，关节活动受限，受累神经分布区域感觉减退。

（4）辅助检查：出现肌红蛋白尿、高钾血症、代谢性酸中毒、氮质血症等。

2. 鉴别诊断

（1）创伤性急性肾衰竭：多发伤或严重创伤时可合并急性肾衰竭，但多无肌肉缺血坏死，辅助检查无肌红蛋白尿。

（2）骨筋膜室综合征：以急性缺血为特征，早期无急性肾衰竭表现。但在合并损伤时鉴别比较困难。

三、早期干预与治疗原则

（一）早期干预

1. 去除致伤因素　第一时间移除或松解挤压物,解除压迫。

2. 创伤处理　对开放性伤口和活动性出血应迅速止血,伤肢不宜加压包扎和使用止血带;可使用夹板固定伤肢避免进一步损伤,随着肢体肿胀加重,必须及时调整包扎的松紧度,以免造成二次损伤;伤肢制动但不宜抬高,也不宜按摩及热敷,以减少毒素吸收。

3. 补充液体　肌红蛋白在碱性尿中溶解度高,可给予 5% $NaCO_3$ 250ml 快速静脉滴注或 7ml(kg·d)维持静脉滴注以碱化尿液。

（二）治疗原则

1. 正确处理患肢

（1）病情较轻、肢体肿胀不明显,可严密观察血液循环。

（2）肿胀明显,出现循环障碍,应在伤后 6~12 小时内及时彻底对周围筋膜切开减张。通过减张引流也可以防止有害物质侵入血流,减轻机体中毒症状。同时清除失去活力的组织,减少发生感染的机会。

早期切开减张的适应证:①有明显挤压伤史;②有 1 个以上筋膜间隔区受累,局部张力高,明显肿胀,有水疱及相应的运动感觉障碍者;③尿液肌红蛋白试验阳性(包括无血尿时潜血阳性)。

（3）严格掌握截肢适应证:①损伤面积在伤肢 40% 以上,时间超过 4 小时;②伤肢周径全部受损,无血运;③充分减张术后,全身中毒症状不缓解或加重,考虑为伤肢毒素持续吸收所致;④伤肢伴发特异性感染,如气性坏疽。

（4）伤口彻底清创,及早使用抗生素控制感染,同时要预防特异性感染,如破伤风、气性坏疽。

2. 抗休克治疗　早期应及时有效地补充血容量,可降低死亡率。原则为先晶体后胶体,晶体选平衡盐溶液,以 10~15ml/(kg·h)的速度静脉输注,使尿量达到 300~400ml/h。胶体选用血浆或右旋糖酐等,但不宜输血,尤其库存血。应监测中心静脉压。血压平稳后可用山莨菪碱解除肾血管痉挛。

3. 急性肾衰竭的治疗

（1）判定肾功能状况,使用 20% 甘露醇 250ml 快速静脉滴注,如果尿量达到 40ml/h,说明肾功能尚好,可以增加补液扩容并利尿;如果没有尿量的明显增加,说明急性肾衰竭已经存在,需要严格控制液体入量,记录 24 小时出入量。

（2）避免使用肾毒性药物。碱化尿液,纠正酸中毒。

四、功能障碍及康复评定

1. 功能障碍　主要有肾脏功能障碍、血管功能障碍、疼痛、皮损及肿胀、神经功能障碍、关节活动障碍、肌肉功能障碍、心理障碍、活动和参与受限等。

2. 康复评定　肾脏功能评定、血管功能评定、创面评定、肿胀评定、疼痛评定、关节活动度评定、肌力评定、平衡及协调评定、神经电生理评定、截肢残端评定、心理评定、日常生活活动能力评定、生存质量评定、环境评定等。

五、康复治疗

挤压综合征因为涉及多种组织、器官的损伤,康复治疗需要一个多层次的方法来恢复功能。虽然损伤通常局限于身体的一个区域,但常影响到身体多个部位,会导致严重的功能障碍和心理创伤。在轻微损伤中,挤压伤只会影响手指或脚趾,只需要很短的恢复期。然而,由于缺血引起组织坏死的严重并发症情况下,康复治疗过程是艰辛而漫长的,需要很多后期医疗处理,包括物理治疗师、职业治疗师,以及心理或精神科专家。

基于损伤治疗的复杂性,整合多学科优势成立合作小组是保障治疗的安全性、提高治疗效果的关键。小组成员包括:骨科、肾内科、康复科、重症医学科、介入医学科、护理、心理咨询等人员。骨科医生负责挤压伤及创面的处理;康复科医生提前介入,负责伤者的早期康复干预;肾内科医生负责伤者肾损伤及急性肾功能衰竭的处理;心理咨询师负责伤者的心理评估及心理疏导;重症医学科负责伤者的病情监测及全身支持治疗;护理人员负责伤者病情的观察,完成伤者的基础护理,进行健康教育,预防并发症的发生;介入医学科协助完成血管栓塞、血管损伤的治疗。在小组中不可缺少的成员还有伤者本人及家属,他们对康复转归起着至关重要的作用。

(一) 疼痛治疗

疼痛管理需要重视,充分的疼痛处理对于急性期康复治疗的效果起着重要作用。疼痛会干扰康复治疗进程,并降低伤者对于良肢位摆放和矫形器佩戴的依从性。创面刺激、关节活动、对组织的牵伸均可以引起疼痛,疼痛处理包括药物止痛和非药物技术。

(二) 良肢位摆放

良好的体位摆放有助于缓解疼痛、预防关节挛缩的发生、增加患者舒适体验感,好的体位摆放还有助于促进呼吸功能和胃肠功能的改善。

挤压综合征患者伤肢需制动但不宜抬高。

导致继发性损害的最棘手的获得性损害之一是关节挛缩,挛缩可以发生在任何关节,但最常见于上肢的腕关节和指间关节以及下肢的踝关节,适当的体位摆放有助于减少关节挛缩发生,每一次体位变换后都要恢复到良肢位。

(三) 心理干预

因为长期的康复过程可能会影响患者的精神状态。心理咨询可以帮助减少和缓解患者的焦虑和不安,可视化技术有利于患者做好接受自己可能成为残疾或畸形的准备。

(四) 功能锻炼

功能锻炼是保持关节功能,预防肌肉萎缩的重要措施。以主动活动为主,被动活动为辅。可进行患肢以外的全关节任意活动,以促进全身血液循环,改善局部组织营养状况,防止肌肉萎缩。

治疗方案的不同,带来不同治疗效果,依据伤者的个体化特性,制订切实有效的治疗方案。大部分的治疗是在忍受疼痛下进行的,但疼痛程度以伤者能充分耐受为宜。

(五) 截肢管理

深入与患者沟通使之对截肢充分了解,严谨设计不同时期的康复治疗方案。不同时期截肢管理内容包括:术前评定、术前指导;截肢手术急性期管理和伤口管理;假肢安装前训练;假肢训练;高级功能训练和出院计划;社区回归;职业康复和随访。

康复措施包括疼痛管理,促进伤口愈合和瘢痕处理,水肿控制,残端塑形和体位摆放,全关节范围活动,肌力训练,未佩戴假肢和佩戴假肢时基本日常生活活动(ADL)的独立性训练,其他对个人有意义的活动训练。

截肢管理团队成员包括患者本人及其家属、有截肢经验的外科医生、康复医学科医师、物理治疗师、作业治疗师、护士、有资质的假肢与矫形器师、心理治疗师、社会工作者和职业顾问等。

(六)瘢痕组织的护理

康复治疗中的重要方面是预防和治疗瘢痕组织产生,可采用物理疗法、外敷药物、压力衣等方法予以干预。

(七)并发症治疗

常见并发症有感染、压疮、关节挛缩、异位骨化、肌肉萎缩、肌力降低、日常活动能力下降等,早发现、早干预。

(八)健康教育

心理咨询非常必要,因为患者面临着新的身体挑战。正确及时的心理疏导,进行健康教育并保持心情舒畅,消除恐惧心理显得尤为重要。

需要评估现有的功能,尤其对截肢患者正确评估肢体功能和心理健康是至关重要的,了解职业的受限程度。

充分发挥伤者身体和社会功能,并意识到认知和情感问题,提高在家独立生活和重返工作的机会。

六、回归社会及预后

伤者的预后取决于挤压伤的严重程度、挤压伤的部位、原因和创伤后的处理等。伤者的身体状况及残疾程度决定了未来工作和生活的特殊性。长期使用止痛药应考虑对工作安全和功能是否有影响,再确定是否可以使用。车辆需要改造以适合伤者的需求。为伤者创造适宜的环境便于截肢者走动和工作。根据伤者身体状况,尽可能让伤者尽快融入社会,参加力所能及的工作。

(张锦明)

第十五章

重症康复护理管理

第一节　重症患者的康复护理评估

一、概述

（一）定义

重症康复护理评估是收集康复护理对象的功能形态、能力和社会环境资料，与正常标准进行比较和分析，确定康复护理问题，为制订康复护理措施提供参考依据。

（二）目的

1. 评估重症患者存在的康复护理问题，制订康复护理目标。通过收集患者功能形态、能力和社会环境等资料，确定功能障碍的程度。

2. 评估患者是否存在护理高危因素，制订相应的护理管理措施保证患者康复护理及医疗的安全，促进其康复。

3. 为制订和修改康复护理措施提供依据。经过康复护理后，须对患者的功能障碍再次进行评估，以评价护理效果，并根据评估结果进一步修订康复护理方案。

（三）意义

1. 通过准确的评估，实施正确的康复护理手段，改善患者功能障碍。

2. 通过准确的评估，预判护理风险，实施预防措施，保证护理安全。

3. 通过不同时段的评估，为患者康复效果提供有利的依据。

二、重症患者常用康复护理评估

（一）躯体一般状况评估

1. **性别及年龄**　通过问诊及观察进行评估。

2. **生命体征（体温、脉搏、呼吸和血压）**　通过多参数监护仪测得数据，如有异常情况先检查仪器状况是否完好后进行复测，保证数据准确。

3. **发育**　发育正常常用的指标包括：头部长度为身高的 1/8~1/7，胸围约为身高的 1/2，双上肢展开的长度约等于身高，坐高约等于下肢长度。体型可分为三种：无力型（瘦长型）、超力型（矮胖型）、正力型（匀称型）。

4. **营养状况**　见相关章节

5. **面容与表情**　重症患者由于疾病与情绪变化等可引起面容与表情变化，某些疾病呈现特征性面容，是诊断的重要的线索。

（1）急性病容：患者面颊潮红、兴奋不安、呼吸急促、痛苦呻吟等。见于急性感染性疾病。

（2）慢性病容：患者面容憔悴、面色苍白或灰暗、精神萎靡、瘦弱无力。见于慢性消耗性疾病。

（3）病危面容：患者面容枯槁、面色灰白或发绀、表情淡漠、眼眶凹陷、目光无神、皮肤湿冷，甚至大汗淋漓。见于严重脱水、出血、休克等患者。

（4）二尖瓣面容：患者面容晦暗、口唇微绀、两面颊呈瘀血性的发红。见于风湿性心脏病二尖瓣狭窄患者。

（5）甲状腺功能亢进面容：患者面容惊愕、眼裂增宽、眼球凸出、目光闪烁、表情兴奋激动易变。

（6）满月面容：患者面容圆如满月、皮肤发红，常伴痤疮和毳毛。见于肾上腺皮质增生和长期应用糖皮质激素的患者。

（7）肢端肥大症面容：患者头颅增大、面部变长、眉弓及两侧颧部隆起、耳鼻增大、唇舌肥厚、下颌增大向前突出。

6. 体位 健康人为自动体位。重症患者可因疾病原因使体位发生改变，常见有强迫体位、被动体位。

（二）意识状态评估

Glasgow 昏迷评定量表可评估患者危重程度，最高分为 15 分，表示意识清楚；12~14 分为轻度意识障碍；9~11 分为中度意识障碍；8 分以下为昏迷；7 分以下预后不良，3~5 分者有潜在死亡危险。

（三）高危风险因素评估

1. 压疮危险因素评估 重症患者是压疮发生的高危群体，责任护士通过使用压疮危险因素评估量表（risk assessment scale，RAS），确定重症康复患者压疮易发的危险因素，制订护理计划，落实护理措施，避免压疮的发生或降低压疮发生率，减轻患者痛苦，提高护理水平。

目前常用的 RAS 主要包括 Braden 量表（表 15-1-1）、Norton 量表和 Waterlow 量表。其中 Braden 量表被美国压疮预防指南所推荐应用，被公认为理想的 RAS，有较高的灵敏度和特异度。

表 15-1-1 Braden 压疮危险因素评估表

项目	1分	2分	3分	4分
感觉	完全受限	非常受限	轻度受限	未受损
潮湿	持续潮湿	潮湿	有时潮湿	很少潮湿
活动力	限制卧床	可以坐椅子	偶尔行走	经常行走
移动力	完全无法移动	严重受限	轻度受限	未受限
营养	非常差	可能不足够	足够	非常好
摩擦力和剪切力	有问题	有潜在问题	无明显问题	

注：评分 ≤18 分者，提示患者有发生压疮的危险，班班评估交接，采取预防措施

2. 跌倒坠床危险因素评估 患者安全问题是医院管理领域最重视的议题之一。预防跌倒坠床是患者安全管理中的一项重要内容。建立跌倒坠床风险评估表（表 15-1-2），筛查出高危人群，并采取相应的防范护理措施，能够避免危重患者跌倒坠床的发生或有效降低其发生率，保证护理安全，提高护理质量。

表 15-1-2　跌倒坠床危险因素评估表

分类	年龄		既往史					身体功能及活动障碍					精神功能状态				用药情况				排泄情况		
危险因素	≥65岁	≤10岁	发生过跌倒	发生过晕厥	发生过坠床	癫痫史	视力障碍	血压<80/50mmHg	肌力低下	肢体残缺	移动时需协助	使用轮椅手杖辅助工具	意识障碍或恍惚状	抑郁症	痴呆症	判断理解及注意力低下	镇静药	镇痛药	降血糖药	抗癌药	尿频或腹泻	如厕障碍	如厕时间长
分值	2	2	1	1	1	1	1	1	1	1	1	1	1	1	1	1	1	1	1	1	1	1	1

注：评分≥5分者，提示患者有发生跌倒坠床的危险，班班评估交接，采取预防措施

3. 置管患者管路脱出危险因素评估　置管患者发生非计划性拔管（unplanned extubation, UEX）是临床常见的护理问题。非计划性拔管（UEX）指未经医护人员同意，患者擅自拔出管路，或者操作不当，管道意外脱落。UEX 直接关系到患者的安全和有效治疗，采用管路脱出危险因素评估表（表 15-1-3），根据结果采取针对性的护理措施，避免患者再次置管的痛苦。

表 15-1-3　管路脱出危险因素评估表

项目	评分标准			
	4	3	2	1
年龄/岁	<60	60~90	70~79	>80
疾病史	无	脑血管疾病	肺、肝性脑病	精神疾病/痴呆
意识	深昏迷/正常	浅昏迷/昏睡	嗜睡	意识模糊/躁动
用药	无	镇痛药	镇静药	引起精神症状药物
约束	不需要	一侧肢体	双侧肢体	四肢/躁动未约束
心理状况	积极乐观	悲观失望	焦虑/紧张	恐惧/愤怒
合作程度	完全合作	基本合作	偶尔合作	完全不合作
管路数量	1	2	3	4 及以上
置管前教育	完全理解	部分理解	教育后不理解	未教育
症状	1~2 个	3~4 个	5~6 个	7 个以上

注：评分≤25分者，提示患者有发生 UEX 的危险，班班评估交接，采取预防措施

（四）疼痛的评估

见相关章节（第十一章）。

(五) 日常生活活动能力评估

1. **定义** 日常生活活动(activities of daily living,ADL)是指人们在每日生活中,为了照料自己的衣、食、住、行、保持个人卫生整洁和进行独立的社区活动所必需的一系列基本活动。ADL 的评定对确定患者能否独立及独立的程度、判定预后、制订和修订治疗计划、评定治疗效果、回归家庭或就业都十分重要。

2. **分类**

(1) 基础性日常生活活动(basic activities of daily living,BADL)能力是指人们为了维持基本的生存、生活需要而每天必须反复进行的基本活动,包括进食、更衣、个人卫生等自理活动和转移、行走、上下楼梯等身体活动。

(2) 工具性日常生活活动(instrumental activities of daily living,IADL)能力是指人们为了维持独立社会生活所需的较高级的活动,完成这些活动需借助工具进行,包括购物、炊事、洗衣、交通工具的使用、处理个人事务、休闲活动等。

IADL 是在 BADL 基础上发展起来的体现人的社会属性的一系列活动,它的实现是以 BADL 为基础。

3. **ADL 常用量表** Barthel 指数评定(Barthel index,BI)(表 15-1-4)、改良 Barthel 指数(modified Barthel index,MBI)、Katz 指数、PULSES、修订的 Kenny 自理评定、康复护理日常生活活动(rehabilitative nursing activities of daily living RNADL)评定量表等。

表 15-1-4 Barthel 指数评定内容及计分

日常活动项目	自理	稍依赖	较大依赖	完全依赖
进食	10	5	0	0
洗澡	5	0	0	0
修饰(洗脸、刷牙、刮脸、梳头)	5	0	0	0
穿衣(包括系鞋带等)	10	5	0	0
控制大便	10	5	0	0
控制小便	10	5	0	0
用厕(包括拭净、整理衣裤、冲水)	10	5	0	0
床椅转移	15	10	5	0
平地行走 45m	15	10	5	0
上下楼梯	10	5	0	0

注:Barthel 指数评分结果,正常总分 100 分;60 分以上者为良,生活基本自理;60~40 分者为中度功能障碍,生活需要帮助;40~20 分者为重度功能障碍,生活依赖明显;20 分以下者为完全残疾,生活完全依赖。Barthel 指数 40 分以上者康复治疗效益最大

(六) 肌力评估

1. **徒手肌力检查(manual muscle test,MMT)** 受检者按照检查者的指令在特定体位下完成标准动作,检查者通过触摸肌腹、观察受检者完成动作以及肌肉对抗肢体自身重力和由检查者施加阻力的能力,评定所测肌肉或肌群最大自主收缩能力的方法。

2. 评估标准见表15-1-5。

表 15-1-5 肌力评定标准

分级	评级标准
0	无可测知的肌肉收缩
1	有轻微收缩,但不能引起关节运动
2	在减重状态下能进行关节全范围运动
3	能抗重力进行关节全范围运动,但不能抗阻力
4	能抗重力、抗一定阻力运动
5	能抗重力、抗充分阻力运动

(七) 营养评估参见第十三章 第二节 重症患者的营养评估

(八) 心理评估见相关章节(第五章)

（万春晓 刘 荣）

第二节 重症患者的康复护理管理

一、体位管理

(一) 定义

体位是指人的身体所保持的姿势或某种位置。给予正确的体位摆放可预防或减轻痉挛和畸形的发生,使躯干和肢体保持在功能状态,定时更换体位有助于预防并发症的发生。

(二) 方法

1. 偏瘫患者良肢位摆放

(1) 患侧卧位:患侧在下,健侧在上,患者头下垫高度适宜的软枕,躯干稍向后旋转,后背用枕头支撑。患臂前伸,前臂外旋,患肩向前拉出,以避免受压和后缩,肘伸展,掌心向上,手指伸展;患侧下肢轻度屈曲位放在床上,健腿屈髋屈膝向前放于枕上,健侧上肢放松,放在胸前的枕上或躯干上(图15-2-1)。该体位是偏瘫患者的首选体位,可减轻或缓解患侧痉挛,一方面健侧肢体可自由活动,另一方面可通过自身体重对患侧肢体挤压,刺激患侧肢体的本体感受器,强化感觉输入,促进患者康复。

(2) 健侧卧位:健侧在下,患侧在上,头部垫枕,患侧上肢伸展位,使患肩充分向前向外伸,前臂旋前,手指伸展,掌心向下;患侧下肢取轻度前屈,放于枕上,患侧踝关节不能内翻悬在枕头边缘,防止足内翻下垂。健侧肢体自然放置(图15-2-2)。

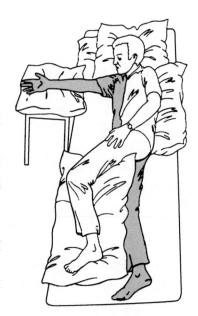

图 15-2-1 患侧卧位

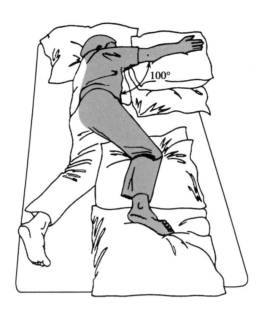

图 15-2-2　健侧卧位

（3）仰卧位：即面朝上的卧位。头部垫薄枕，避免因曲颈而强化患者的痉挛模式。患侧肩胛和上肢下放垫枕，患臂应放在体旁的枕上，肩关节前伸，保持伸肘，伸腕，掌心向下，手指伸展；患侧臀部和大腿下放垫枕，使骨盆前伸。防止下肢外展、外旋，膝下可置一小枕，使膝关节微屈（图 15-2-3）。该体位易受紧张性颈反射的影响激发异常反射活动，强化患者肢体的痉挛，还易发生压疮，故该体位应缩短卧位时间。

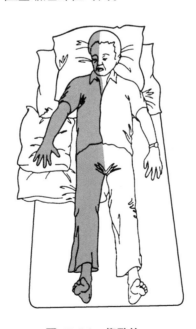

图 15-2-3　仰卧位

2. 脊髓损伤患者良肢位摆放

（1）仰卧位：四肢瘫患者头部垫枕，将头两侧固定，肩胛下垫枕，使肩上抬前挺，双上肢放在身体两侧枕头上,肘关节伸直,前臂旋后,腕背伸,手指微曲,截瘫患者上肢功能正常,采取自然体位即可。四肢瘫与截瘫患者下肢体位摆放相同,髋关节伸展,在两腿之间放垫枕,以保持髋关节外展,膝关节伸展,膝下可垫一小枕,踝下垫枕,足保持中立位(图15-2-4)。

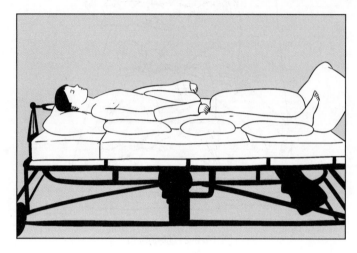

图 15-2-4　仰卧位

(2) 侧卧位:四肢瘫患者头部垫枕,上侧的上肢保持伸展位,下肢屈曲位,将下侧的肩关节拉出以避免受压和后缩,臂前伸,前臂旋后,肢体下均垫枕,背后用垫枕靠住,以保持侧卧位(图15-2-5)。

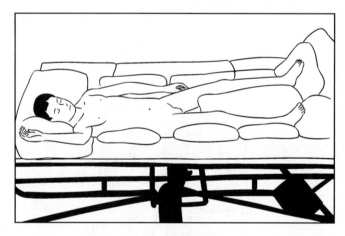

图 15-2-5　侧卧位

(三) 体位摆放中的护理要点

1. 观察患者生命体征的变化,监测心电监护仪数值的变化,如有异常及时处理。
2. 体位摆放时先妥善放置各种管路,保持通畅。
3. 躁动患者在体位摆放时需多名护士配合,需抓紧患者的双上肢,避免患者拔管。
4. 体位摆放时观察患者受压部位皮肤情况,避免压疮发生。
5. 重症患者由于卧床,易发生深静脉血栓,体位摆放时需观察患者下肢有无肿胀情况。
6. 对已发生深静脉血栓的患者,体位摆放及翻身时需动作轻柔,下肢给予抬高,每日测量腿围及足背动脉波动情况;给予抗凝药物的患者,观察皮肤有无出血倾向,及时发现,对症处理。

二、静脉治疗管理

(一) 定义

静脉治疗(infusion therapy)是将各种药物(包括血液制品)以及血液,通过静脉注入血液循环的治疗方法。包括静脉注射、静脉输液和静脉输血。

(二) 静脉治疗输液穿刺的种类及应用

输液穿刺分为外周静脉穿刺(头皮钢针和静脉留置针)及中心静脉穿刺。

中心静脉穿刺是重症患者的首选静脉治疗通路,由于重症患者输液治疗时间长,往往需要输入刺激性药物和高渗性药物,选择中心静脉可以避免反复穿刺、药液刺激对外周血管的损伤,避免静脉炎、药液外渗等并发症给患者造成的痛苦,提高静脉治疗的安全性。

中心静脉穿刺包括经皮穿刺中心静脉导管、经外周置入中心静脉导管及完全植入式静脉输液港。

1. 经皮穿刺中心静脉导管(central venous catheter,CVC) 是经锁骨下静脉、颈内/外静脉、股静脉置入,导管尖端位于上腔静脉或下腔静脉的导管。

(1) 适应证

1) 严重外伤休克以及急性循环衰竭等危重患者抢救。

2) 需长期高营养治疗或经静脉抗生素治疗。

3) 中心静脉压监测(CVP)。

4) 外周静脉困难的患者。

5) 建立临时、永久快速血透通路。

6) 锁骨下静脉穿刺的位置可以避免患者进行肢体主动及被动训练时造成导管机械性静脉炎,更适合重症康复的患者。

(2) 禁忌证

1) 上腔静脉综合征。

2) 心肺功能衰竭。

3) 凝血功能低下。

4) 糖尿病患者。

5) 在穿刺点附近有皮肤感染或损伤。

6) 乳癌手术后患者的患侧。

(3) 护理要点

1) 保持无菌技术操作,避免导管感染发生。

2) 应注意保持导管翼缝合线不松动或脱落,必要时重新缝合,以防导管脱落。若发现导管有部分脱出,应原位缝合固定好,或更换新导管,不要重新送回血管内。防止导管扭曲、打折,保持顺畅。

3) 观察穿刺处皮肤有无红肿热痛,如有异常及时处理。

4) 导管维护:使用一次性中心静脉换药包进行常规换药维护。穿刺次日需换药1次,观察穿刺点是否有渗血,如有渗血继续给予纱布加压止血至无出血为止,穿刺处给予无菌透明敷料覆盖。每周换药及更换正压接头 1 次,每周更换 2 次透明敷料。若贴膜有潮湿、脱落、可疑污染时应及时更换。无针正压接头发生损坏,有残余血液时,立即更换。

5) 使用 10ml 预冲式导管冲洗液正压冲封管。

6) 肢体进行主动及被动训练过程中观察穿刺点有无渗血,如有渗血现象先暂停训练,给予换药加压止血;保持输液速度顺畅,输液泵无阻塞报警现象;保持导管固定缝合线完好无松动,透明敷料固定牢固。训练结束后由于患者出汗造成透明敷料潮湿,及时给予更换敷料,保持局部皮肤清洁干燥。

7) 重症康复病房收治的患者均有肢体功能障碍,需要进行早期上肢、下肢的肢体运动训练。根据临床观察,运动训练的患者易出现运动侧肢体静脉治疗管路的移位、机械性静脉炎等并发症,CVC 可避免此类并发症的出现,建议 CVC 作为重症康复患者静脉治疗优选方式。

2. 经外周置入中心静脉导管(peripherally inserted central catheter,PICC) 是经上肢贵要静脉、肘正中静脉、头静脉置入,导管尖端位于上腔静脉的导管。

(1) 适应证

1) 需要长期静脉输液的患者。

2) 缺乏外周静脉通路倾向的患者。

3) 有锁骨下或颈内静脉插管禁忌证的患者。

4) 输注刺激性药物,如化疗药物等患者。

5) 输注高渗性或黏稠性液体,如胃肠外营养液、脂肪乳等患者。

6) 反复输血或血制品,或反复采血的患者。

(2) 禁忌证

1) 绝对禁忌证:上腔静脉压迫综合征(导致静脉管腔完全压迫者)。

2) 相对禁忌证:①上腔静脉压迫综合征(静脉管腔部分压迫者);②血液黏滞度增高;血小板 $> 300 \times 10^9$/L;纤维蛋白原(FIB)升高 1 倍以上;③各种直径较大的实体瘤,如肝癌、肺癌、乳腺癌、胃癌、卵巢癌、胰腺癌等;④肿瘤疾病进展,有转移病灶,相应肿瘤标志物异常;⑤有血栓病史;⑥出凝血时间异常者,应暂缓置管,监测出凝血时间至正常后再置管;⑦乳腺癌患侧肢,需追问手术史,术中是否改变患侧贵要静脉、头静脉走向,如有改变患侧禁忌置管;⑧置管部位拟行放疗应暂缓置管。

(3) 护理要点

1) 严格无菌技术操作,避免导管感染的发生。

2) 使用 PICC 导管固定装置妥善进行管路的固定,避免打折、扭曲。

3) 每日输液前测量部位,观察导管外露长度并记录。

4) 导管维护:使用一次性中心静脉换药包进行常规换药维护。置管后次日需进行换药,去除加压止血的弹力绷带,观察穿刺点有无出血,如有出血现象,穿刺点覆盖纱布,换药后继续给予弹力绷带加压止血至不出血为止;穿刺处如无出血,换药后给予透明敷料覆盖。每周换药、更换正压接头、导管固定装置 1 次,每周导管更换 2 次透明敷料。若贴膜有潮湿、脱落、可疑污染时应及时更换。无针正压接头发生损坏,有残余血液时,立即更换。

5) 使用 10ml 预冲式导管冲洗液正压冲封管。

6) 在进行肢体主动训练时掌握训练强度,避免机械性静脉炎的发生;肢体进行主动及被动训练过程中观察穿刺点有无渗血,如有渗血现象先暂停训练,给予换药及弹力绷带加压止血;保持导管顺畅避免打折,保持输液速度顺畅,输液泵无阻塞报警现象;观察导管长度,如有管路脱出立即停止训练,给予换药,更换 PICC 导管固定装置,导管妥善固定,无菌透明敷料覆盖。训练结束后由于患者出汗造成透明敷料潮湿,及时给予更换敷料,保持局部皮肤清洁干燥。

7) 拔管指征:发生导管异位;导管断裂;误入动脉、机械性静脉炎处理无好转者;化学性静脉炎、导管堵塞无法再通;穿刺局部有感染化脓者应考虑拔管。

8) 导管的拔除:患者平卧,应从穿刺点部位轻轻地缓慢拔出导管,切勿过快过猛。拔管后立即压迫止血,24 小时内要用无菌敷料覆盖伤口,以免发生拔管后的静脉炎。测量导管长度,观察导管有无损伤或断裂。换药直至伤口愈合。

3. 完全植入式静脉输液港(totally implantable venous access ports,TIVAP) 是完全置入人体内的闭合输液装置,需要手术的方法将输液港埋植在前胸皮下,它包括尖端位于上腔静脉的导管部分及埋植于皮下的注射座。

(1) 适应证

1) 外周静脉条件差,需要长期输液治疗。

2) 输注有毒、刺激性、高渗性药物,如化疗药、肠外营养液,此类药物经外周静脉给药容易引起静脉炎。

(2) 禁忌证

1) 全身或手术部位局部感染未控制。

2) 严重凝血功能障碍。

3) 病情严重,不能耐受、配合手术。

4) 已知对 TIVAP 材料过敏。

(3) 护理要点

1) 严格执行无菌操作,避免导管感染的发生。

2) 使用前评估:局部触摸 TIVAP 轮廓,检查同侧胸部和颈部静脉是否有渗液或漏液等现象;抽回血确认通畅,并弃血 5ml;如无回血,采取措施,评估 TIVAP 是否通畅。

3) 连续性输液患者应每 8 小时冲洗 1 次。

4) 导管维护:使用 2% 葡萄糖酸氯己定或高效碘消毒皮肤。无损伤蝶翼针穿刺前,调整蝶翼针斜面背对注射座导管锁接口,使用 20ml 空针冲管时应有效地冲刷注射座储液槽残余药液及血液,以免导管阻塞及相关感染发生。每周换药、更换正压接头 1 次,每周导管更换 2 次透明敷料。若贴膜有潮湿、脱落、可疑污染时应及时更换。无针正压接头发生损坏,有残余血液时,立即更换。治疗间歇期未使用 TIVAP,应每周进行常规维护 1 次。

5) 采用生理盐水脉冲冲管,稀释肝素液正压封管;含安全阀或前端闭合式设计导管用生理盐水冲洗;每次使用后均需冲洗。每个管腔均要冲洗;封管液为 100IU/ml 肝素盐水,其使用量应掌握在导管容积加延长管容积的 2 倍。

6) 不可使用高压注射泵注射对比剂,或强行冲洗导管。

(三) 常见并发症预防及处理措施

1. 导管堵塞 分为血栓性导管堵塞和非血栓性导管堵塞两种类型。表现为滴数缓慢、回抽血液有阻力、输液泵经常报警提示输液堵塞。

(1) 预防

1) 预防机械性导管堵塞:①减少穿刺置管时对静脉和血管内膜的损伤;②使用带有过

滤装置的精密输液器;③正确固定导管,预防打折及移动;④输注两种药物时,注意药物的配伍禁忌,输入两种抗生素或前后两种有配伍禁忌的药物时,中间应及时用 0.9% 生理盐水冲管;⑤当输入血液制品、肠外营养液及高渗液体后,均采用生理盐水冲管,然后再更换普通液体或正确封管。

2)预防导管内血栓形成:①输液中及时更换输注完毕药液,防止血液回流;②合理设置输液泵报警装置,报警及时处理,保证输液通畅;③输液过程中应加强巡视,观察管道衔接处有无脱离;④按不同导管维护要求正确冲封导管;⑤再次输液时,要先回抽,检查管腔有无堵塞,有回血方可进行输液。

(2)处理

1)推注少量生理盐水冲洗导管,如遇阻力较大,不可强行推注,以免形成的血栓推入血液中造成栓塞。

2)必要时遵医嘱给予药物(尿激酶或肝素钠)负压式清除导管堵塞。

3)如清理导管失败,需拔除导管。

2. 导管相关血流感染(catheter related blood stream infection,CRBSI) 是指带有血管内导管或者拔除血管内导管 48 小时内的患者出现菌血症或真菌血症,并伴有发热（>38℃）、寒颤或低血压等感染表现,除血管导管外没有其他明确的感染源。

(1)预防

1)严格无菌技术操作和手卫生制度。

2)按时更换无菌敷料,体外导管需完全覆盖在无菌透明敷料下。

3)妥善固定导管,防止导管自由出入人体。

4)密切观察置管患者体温的变化。

5)每次连接输液器前,应用 75% 乙醇用力摩擦消毒正压接头 2 遍,再接上输液器。连续输液的患者应每日更换输液器。

6)重症患者及老年患者对疼痛不敏感,要经常询问并经常检查,发现问题及时解决。

(2)处理

1)通过血培养选取敏感的抗生素。

2)必要时拔除导管做细菌培养并记录。

3. 导管移位及脱出 导管移位是指导管位置移动 0.5cm 以上,但未丧失功能。导管脱出是指导管脱出,以致不能继续使用的状况。这两种现象的原因主要是固定不当、活动过度等。重症患者常伴有昏迷及意识障碍,增加导管脱出的可能性。

(1)预防

1)正确固定导管,输液前记录导管置入深度及外露长度,并随时观察导管固定情况。

2)更换敷料方法正确:① CVC 更换敷料时自远心端向近心端去除敷料;② PICC 更换敷料时自下至上去除敷料。

3)意识障碍和躁动不安的患者应对肢体进行必要的约束,防止拔管。

4)TIVAP 导管脱落的预防:①使用 10ml 以上注射器,执行各项推注操作;②正确实施冲、封管技术。

(2)导管脱出的处理

1)PICC 患者根据脱出的长度减少留置时间。

2)CVC 及 TIVAP 患者拔除导管。

4. 穿刺点感染

（1）预防

1）严格无菌操作技术规范。

2）严密观察穿刺点皮肤情况。

（2）处理

1）增加换药次数，至穿刺点皮肤恢复至正常。

2）遵医嘱给予抗生素治疗。

3）局部取分泌物做细菌培养。

5. TIVAP 患者导管夹闭综合征 导管夹闭综合征是指在锁骨下静脉穿刺置管时导管经第一肋骨和锁骨之间的狭小间隙，当体位改变时导管受压不畅而出现堵管的现象，表现为抽血困难、冲管或输液时有阻力，严重可导致导管断裂，当肩部后旋或双臂上举时输液通畅。

（1）诊断依据患者有第 1 肋或锁骨区域内的导管压迫症状，依据胸部 X 线诊断。

（2）导管夹闭综合征根据轻重分级处理，导管夹闭程度和处理方法可分为 4 级。0 级：导管无压迫，无需处理；1 级：导管有轻微压迫，但不伴有管腔狭窄，应每隔 1～3 个月复查胸片，监测有无发展到 2 级夹闭综合征的表现；2 级：导管有压迫，同时伴有管腔狭窄，应考虑手术取出；3 级：导管破损或断裂，应立即手术取出。

三、胃肠道管理

重症康复患者以昏迷、感觉、运动功能障碍等为主要表现，导致患者进食受到影响，然而，患者体内胃肠功能和消化功能不会受到影响，均可正常运行。因此，在治疗重症患者的同时，需适当给予肠内营养支持，维持血浆蛋白浓度，达到提高患者血浆胶体渗透压的效果，避免患者出现继发性损害，预防疾病后遗症，提高机体免疫力，改善患者生活质量，优化预后效果。

重症康复患者发病时间短，因此在其肠内营养支持上多采用经鼻置管，方式分为鼻胃管和鼻空肠管两种。

（一）定义

1. 鼻胃管 是将导管经鼻腔插入胃内，从管内输注或注射流质食物、水分和药物，以维持患者营养和治疗。

2. 鼻空肠管 是将鼻肠管经鼻腔插入空肠内，从管内输注或注射流质食物、水分和药物，以维持患者营养和治疗。

（二）适应证

1. 鼻胃管的适应证

（1）病情危重的患者。

（2）烧伤患者。

（3）胃肠道疾病、短肠。

（4）不能经口进食者。如昏迷、神经功能障碍、口腔疾患、肿瘤、食管狭窄，食管气管瘘。

（5）拒绝进食患者。

（6）由全肠外营养过渡至肠外加肠内营养及肠内营养过渡至自主口服进食的患者。

2. 鼻空肠管的适应证

(1) 需要经过鼻饲且直接进入十二指肠或空肠的患者。

(2) 肠道功能正常而存在胃排空障碍的患者。

（三）禁忌证

1. 鼻胃管的禁忌证

(1) 食管及胃底静脉曲张。

(2) 食管梗阻。

(3) 上消化道出血。

(4) 鼻腔和食管术后。

2. 鼻空肠管的禁忌证

(1) 同鼻胃管的禁忌证。

(2) 肠梗阻、肠道缺血、肠坏死、肠穿孔等。

（四）护理要点

1. 给予肠内营养前检查管道的长度,观察是否在口腔内,确保管道在胃肠内。

2. 根据患者疾病情况、吞咽功能及胃肠道功能情况,选择营养液注入方式。

3. 鼻饲前回抽胃液,观察有无胃潴留。

4. 进食前后均注入 20ml 温水冲洗管道,防止堵塞和食物变质。

5. 进食后不要立即翻动患者,避免引起呕吐及呕吐物逆流入气管。

6. 输注过程中观察患者生命体征的变化,有无心率增快、呼吸困难等症状,及时发现异常,及时处理。

7. 分次间断鼻饲(顿服)患者每次推注量不超过200ml,匀速推入,2 次需间隔 2 小时以上。

8. 长期留置胃管者,应每日清洗口腔 2 次,胃管胶布如有松动,及时更换;胃管根据材质不同,每 1~3 个月更换 1 次。

9. 顿服营养液的患者,心肺功能训练及吞咽功能训练宜选择在鼻饲前进行,肢体功能训练宜选择在鼻饲后 30 分钟进行。

10. 持续营养液泵入的患者,心肺功能训练及吞咽功能训练时注意避免引起恶心、呕吐;肢体功能训练时强度适宜,密切观察心电监护仪的数值变化及患者的反应,有无心慌、呼吸困难等症状,及时发现对症处理。

11. 重症康复患者由于发病时间短,短期内会出现转归,暂不选择胃造瘘;经康复训练后 1~2 个月仍存在吞咽障碍、意识障碍、痴呆的患者需要考虑给予胃造瘘或空肠造瘘通路并进行肠内营养。

（五）并发症的预防及护理

1. 管道堵塞

(1) 预防

1) 使用肠内营养泵恒温泵入,保证温度稳定、匀速输入。

2) 营养液持续泵入患者,每 4 小时给予 20~30ml 温水冲洗管道 1 次。

3) 注入口服药物时应先将药片研碎溶解后再注入,给药后用 20~30ml 温水冲洗管道 1 次,与肠内营养液间隔大于 30 分钟,不可将药物加入肠内营养液中。

4) 螺旋型鼻肠管管腔细而长,保持管道通畅很重要。输注泵报警时及时观察和处理。

5) 给患者进行翻身及进行康复训练时保持管道通畅,避免受压、打折,输液泵报警及时处理。

（2）处理

1）用 20ml 注射器抽温开水反复冲吸。

2）将胰酶溶于碳酸氢钠后冲管。

3）妥善固定，根据管路材质定期更换。

2. 管道脱出

（1）预防

1）妥善固定，使用黏性、弹性及透气性好的胶布来固定。

2）对意识朦胧、谵妄、躁动等不能合作患者适当约束双手，防止其拔出管道。

3）标识导管清晰全面，导管插入深度每班做好交接，及时更换松动的固定胶布，保证有效固定。

4）为患者吸痰时，动作轻柔，负压适中，忌过大刺激患者强烈咳嗽导致管道脱出。

5）为患者翻身及进行肢体被动训练时均先妥善安置好管道，防止意外脱管。

6）为患者进行诱发咳嗽训练时，治疗师应用双手向内向上适度压迫其腹部，避免因腹压增高导致胃管脱出；同时叮嘱患者避免用力咳嗽。

（2）处理

1）给予重新置管。

2）病情允许的患者停用胃管。

3. 胃潴留

（1）预防

1）重症患者在接受肠内营养时采取半卧位，摇高床头高于 30°~45°。

2）持续营养液泵入的患者每间隔 4 小时回抽 1 次胃液，检查胃残余量；顿服的患者每次推注前回抽胃液，检查胃残余量。

3）重度颅脑损伤患者，宜选用胃空肠管实施肠内营养。

（2）处理

1）顿服的患者鼻饲前抽出 100ml 胃残余量，应遵医嘱延长间隔时间及减少每次顿服推注量。

2）胃内残留量＞200ml，可应用促胃动力药物。

3）若 2 次发现胃残留量＞200ml，应暂停鼻饲。若没有不耐受的其他表现，不应终止肠内营养。

4）降低持续泵入营养液的速度及浓度。

5）辨证选穴，给予针灸治疗，促进胃肠蠕动。

4. 误吸

（1）预防

1）意识障碍的患者，尤其是神志不清及 GCS 评分＜9 分以及老年重症患者，给予肠内营养液前应翻身，并吸净呼吸道分泌物，能降低误吸的发生率。

2）重症患者在接受肠内营养时采取半卧位，摇高床头高于 30°~45°，鼻饲完毕保持此体位 30 分钟以上。

3）选择适宜管径大小的胃管进行鼻饲：成人可选择 14F。

4）延长鼻胃管置管长度，保证胃管末端达到胃幽门后。

5) 通过加温使营养剂达到恒温,输注速度均匀。

6) 每4小时测定胃残余量,当胃残余量>100~150ml时,延缓肠内营养使用,必要时给予胃动力药物。进行咳嗽训练时需谨慎。

7) 肠内营养行气管切开的患者需行声门下每4小时吸引1次。

8) 肠内营养输注过程中检查有无腹胀、反流等误吸危险因素,听诊肠蠕动每4小时1次。

9) 意识障碍、咳嗽反射及吞咽反射迟钝甚至消失的患者,更应加强观察,避免隐性误吸的发生。

10) 由于呃逆中枢、膈神经或迷走神经受刺激及膈肌痉挛而发生呃逆,顽固性呃逆容易引起呕吐及误吸,不能忽视。

11) 在做吞咽功能训练时,避免触碰咽喉壁,诱发咽反射,引起恶心、呕吐。

(2) 处理

1) 立即置于头低右侧卧位,叩背、给予负压吸引,清理口腔及气道内的胃内容物,保持呼吸道通畅。

2) 密切观察心电监护仪数值的变化,尤其是血氧饱和度的数值,加大氧流量。

3) 相比鼻胃管肠内营养支持方式,对重症患者采取鼻肠管营养支持方式能更好地防治营养液反流和误吸,从而减少肺炎的发生。

5. 腹泻

(1) 预防

1) 进行肠内营养时,遵循浓度由低到高,容量从少到多,速度由慢到快的原则。

2) 在配制、使用肠内营养的过程中,注意无菌操作,做到现配现用。

3) 肠内营养液在输注过程中使用持续加温器,保证营养液的恒定温度。

4) 肠内营养持续泵入时,采用专用营养泵。

5) 观察患者血清蛋白的变化。重症患者由于病情严重,常常会出现高代谢效应,其高分解状态使蛋白质的分解速率较快。低蛋白血症引起的肠道内水肿,无法通过绒毛完成吸收。血清蛋白含量低于25g/L会引起小肠黏膜水肿,进而导致不良的腹泻出现。

6) 合理使用抗生素。所有抗生素均会影响人体的正常吸收。由于抗生素在人体对人肠道绒毛细胞产生极大影响,如此在吸收营养的过程中,就容易引发腹泻、呕吐等不良症状的出现。

7) 对持续中枢性高热患者应用冰毯机时注意腹部保暖,避免腹部受凉。

(2) 处理

1) 记录腹泻的次数、大便的性质、颜色等。

2) 进行肠内营养时,避免使用引起腹泻的药物。

3) 使用含有益生菌的肠内营养剂。

4) 遵医嘱给予止泻药物如双歧杆菌、蒙脱石散等,观察用药后效果。

5) 对抗生素用量进行调整,确保肠道内的真菌在可调控范围之内,并尽量减少诱发性腹泻的出现,同时也降低由于腹泻导致的肠道营养不足,以及对抗生素的抗药性。

6) 加强肛周皮肤护理,给予皮肤保护膜外涂,避免失禁性皮炎的发生。

6. 便秘

(1) 预防

1) 根据重症患者病情摄入足够水分,增加粗纤维蔬菜汁及水果汁的摄入。

2）患者取仰卧位,操作者双手重叠,左手下,右手上,放置在右下腹部,鱼际与掌根着力,沿升结肠、降结肠、横结肠、乙状结肠方向按摩,让腹部下陷 1cm,按摩时间以 15~30 分钟为宜。早晨 5:00—7:00 是结肠蠕动活跃的时间,配合腹部按摩,增强肠蠕动,促进排便。

（2）处理

1）通过直肠反射刺激,促进排便,逐步养成定时排便的习惯。

2）遵医嘱给予缓泻药物如麻仁软胶囊、乳果糖口服液等,并观察效果。

3）辨证选穴,给予针灸治疗,促进肠蠕动。

4）遵医嘱给予开塞露射肛。

5）遵医嘱给予灌肠,促进排便。

6）神经源性直肠的管理 参见第九章 第三节 重症患者神经源性肠道康复。

四、神经源性膀胱的管理

(一) 定义

神经源性膀胱(neurogenic bladder)是指由神经系统损伤或疾病导致神经功能异常后,引起膀胱储存和排空尿液的功能障碍。表现为严重的储尿和排尿异常,可出现尿路感染等并发症。晚期可引起上尿路损害,发生肾功能衰竭,严重影响患者的生活质量。

(二) 重症患者的处理策略

1. 重症患者因病情随时可能发生变化,膀胱功能不稳定,大量输液,早期处理以留置导尿为主(当患者无意识障碍、病情稳定、静脉输液量减少时根据膀胱功能检测结果,给予间歇性导尿)。

2. 可采用经尿道或耻骨上留置尿管的方式。

3. 早期阶段以预防膀胱过度储尿和感染为主。

4. 保持引流通路的密闭性,给予抗反流的尿袋,保持尿道口或穿刺口的干燥,不要随意打开引流通路,以免带入外界病菌。

(三) 重症患者神经源性膀胱的护理技术

1. 经尿道留置尿管

（1）定义:留置导尿是指在无菌技术操作下,用导尿管经尿道插入膀胱内引出尿液,将导尿管保留在膀胱内,引流尿液的方法。

（2）适应证

1）重症及体质虚弱不能排空膀胱的患者。

2）认知功能障碍的患者。

3）患者无法配合其他膀胱管理方法。

4）尿失禁。

5）需要精确监测尿量。

6）需要长时间卧床或被动体位的患者。

（3）禁忌证

1）急性尿道炎。

2）急性前列腺炎,急性附睾炎。

3）骨盆骨折、尿道损伤试插尿管失败者。

（4）护理要点

1）意识障碍及失语症患者密切监测生命体征的变化和尿量的变化,出现发作性高血压、头痛、面部潮红等自主神经过反射的表现,检查尿管是否通畅,如有堵塞及时更换导尿管。

2）无菌操作留置导尿管后,保持引流系统的密闭性。

3）保持尿流通畅,导尿管避免打折、受压,高举平台法固定。

4）每天清洁尿道口周边区域和导管表面。

5）保证患者每日摄入水分＞2 000ml,已达到生理性膀胱冲洗的目的,并协助更换卧位。若发现尿液浑浊、沉淀、有结晶时应作膀胱冲洗。

6）每周更换抗反流集尿袋1次,若尿液性状、颜色改变,及时更换。

7）根据导尿管材质定期更换尿管,避免感染。

8）每天评估留置导尿管的必要性,不需要时尽早拔除导尿管,尽可能缩短留置导尿管时间。

（5）常见并发症及处理

1）尿路感染:规范留置尿管的日常护理,严格无菌技术操作。

2）尿道损伤:①掌握正确导尿方法,操作时动作应轻柔,禁止反复插管拔管。掌握尿道的解剖特点,男性患者由于其生理特点,全长16~22cm,有3个狭窄2个弯曲,以防尿道损伤。②尿管妥善固定,在给患者翻身及康复训练时先注意不要过度牵拉尿管。

3）漏尿:①气囊内注入液体一般为15~20ml;②根据患者情况,选择适宜的导尿管;③气囊注入液体后,轻轻向后提拉导尿管,直至有阻力为止,使气囊完全卡住膀胱与尿道接口处。

4）膀胱结石:主要与长期留置尿管所致的感染有关,及时对症处理尿道感染。

2. 耻骨上膀胱造瘘术

（1）定义:耻骨上膀胱造瘘术（suprapubic cystostomy）是指由下腹部耻骨联合上缘穿刺进入膀胱,放置导管将尿液引流到体外的一种方法,分为暂时性和永久性两种。

（2）适应证

1）尿道异常,如尿道狭窄、尿道梗阻或尿道瘘。

2）复发性尿路梗阻。

3）尿管插入困难。

4）前列腺炎、尿道炎或睾丸炎。

5）尿失禁导致的会阴部皮肤损伤。

（3）禁忌证

1）膀胱未充盈者。

2）有下腹部手术史、耻骨粘连固定者及腹膜反折者。

（4）护理要点

1）密切观察患者生命体征的变化,发现异常及时处理。

2）保持导管清洁通畅。

3）每日进行造瘘口皮肤换药,覆盖无菌敷料,如造瘘口周围皮肤红肿,使用造口粉保护。

4）每日摄入水分＞2 000ml,避免膀胱感染和结石形成。

5）给予抗反流尿袋,放置低于耻骨联合处。

6) 每周更换集尿袋 1 次,若尿液性状、颜色改变,及时更换。每月更换引流管 1 次。

7) 不宜持续放尿,否则会导致逼尿肌失用性萎缩,引起膀胱痉挛,一般 2 小时放尿 1 次,以维持膀胱容量。

(5) 常见并发症及护理:穿刺后出血、膀胱痉挛和膀胱刺激症状、尿液引流不畅或漏尿、泌尿系感染、结石形成。遵医嘱给予对症处理。

3. 膀胱再训练技术　重症意识清楚的患者早期进行膀胱再训练技术,促进膀胱排空,避免感染,保护肾脏功能,促进膀胱功能恢复。

(1) 定义:膀胱再训练是根据学习理论和条件反射原理,通过患者的主观意识活动或功能锻炼来改善膀胱的储尿和排尿功能,从而达到下尿路功能的部分恢复,减少下尿路功能障碍对机体的损害。

(2) 意识清楚,无沟通障碍的重症患者常用的训练方法

1) 排尿意识训练:在每次放尿前 5 分钟,让其想象自己在一个安静的卫生间,指导其全身放松,听流水声,准备排尿并试图自行排尿,然后缓缓放尿。

2) 延时排尿:选择在患者输液完毕后进行训练。目标为形成 3~4 小时的排尿间期,无尿失禁发生。

3) 盆底肌训练:适用于盆底肌尚有收缩功能的尿失禁患者。指导患者有意识地反复收缩盆底肌群,增强支持尿道、膀胱、子宫和直肠肌肉力量,以增强控尿能力。

五、皮肤管理

(一) 压疮的管理

1. 定义　压疮是指局部皮肤长时间受压或受摩擦力与剪切力作用后,受力部位出现血液循环障碍而引起局部皮肤和皮下组织缺血、坏死。

2. 压疮的分期　根据美国国家压疮咨询委员会(NPUAP)及欧洲压疮顾问小组(EPUAP)的 2009 年压疮分期如下:

(1) Ⅰ期(淤血红润期):在骨突出部位有局部指压不变白的红肿,皮肤完整。

(2) Ⅱ期(炎性浸润期):真皮层部分缺损,表现为表浅局部开放的红色创面,周围无坏死溃疡。

(3) Ⅲ期(浅表溃疡期):全层皮肤伤口缺损,可见皮下脂肪,但无骨骼、肌腱、肌肉暴露,有腐肉、窦道、潜行。

(4) Ⅳ期(坏死溃疡期):组织全层缺损,有骨骼、肌腱、肌肉暴露,伤口床可能会有部分覆盖腐肉和焦痂。

(5) Ⅴ期(不可分期):皮肤全层或组织全层缺损,深度未知。

(6) Ⅵ期(可疑深部组织损伤期):深度未知,由于压力和剪切力造成皮下软组织受损。

3. 压疮高危因素评估　参见第十五章 第一节 二、重症患者常用康复护理评估。

4. 护理要点

(1) Ⅰ期(淤血红润期):用 0.9% 生理盐水清洗皮肤后,应用水胶体敷料覆盖,3~5 日更换一次敷料。

(2) Ⅱ期(炎性浸润期)

1) 小于 2cm 的水疱处理:用 0.9% 生理盐水清洗后抽吸出疱内的渗液,再贴水胶体敷料

至自行脱落为止。

2）大于 2cm 的水疱处理：用 0.9% 生理盐水清洗后抽吸出疱内的渗液，创面喷溃疡粉 + 渗液吸收贴或溃疡贴等二级吸附性敷料至自行脱落为止。

3）表皮破损且渗液不多的处理方法：用 0.9% 生理盐水清洗创面，贴水胶体敷料至脱落。

（3）Ⅲ期（浅表溃疡期）和Ⅳ期（坏死溃疡期）

1）黑痂的处理方法：用 0.9% 生理盐水清洗创面，机械清创清除黑痂后用清创胶 + 渗液吸收贴或银离子敷料。根据渗液量的多少，每日或隔日更换敷料，至伤口由黑色变为红色时停用清创胶。

2）黄色腐肉或暗红色伤口处理方法：①用 0.9% 生理盐水清洗创面，机械清创清除黑痂后用清创胶 + 渗液吸收贴或银离子敷料；②用 0.9% 生理盐水清洗创面，机械清创清除黑痂后用藻酸盐敷料 + 渗液吸收贴。

3）新鲜肉芽处理方法：0.9% 生理盐水清洗创面后用溃疡粉 / 溃疡糊 + 渗液吸收贴，3~5 日更换一次。

5. 压疮的预防　压疮以预防为先，预防重于治疗。

（1）皮肤护理

1）保持床单位清洁干燥，无皱褶。

2）汗多、大小便失禁的患者及时给予清洗、擦干，更换衣服和床单。

3）定期给予温水浴，保持皮肤清洁干燥。

4）腹泻患者肛周给予皮肤黏膜保护剂涂擦保护皮肤。

（2）局部减压

1）每 2 小时翻身拍背 1 次，以减少骨突部位长期受压，并观察受压部位皮肤有无擦伤及红、肿、热、痛等受压症状。

2）规范患者翻身方法，避免拖、拉、拽等动作，以免造成皮肤损伤。

3）采用气垫床减压。

4）消瘦患者骨隆突处给予渗液吸收贴减压保护。

（3）管道处皮肤管理

1）保留胃管患者：给予高举平台法固定胃管于鼻部及面颊部，避免局部皮肤受压；观察胃管外口的放置位置，避免压在面部及肩胛下面，以免局部皮肤形成压疮。

2）氧气吸入患者：面罩吸氧患者在受压部位给予水胶体敷料保护。

3）气管切开患者：痰液较多的患者给予气管切开处换药时观察局部皮肤情况，有无红肿，气管套管处给予渗液吸收贴保护；寸带处给予水胶体敷料保护。

4）保留尿管患者：高举平台法固定尿管于大腿上，避免尿管与尿袋接口处在患者身下。有尿液外溢者及时擦拭，保持局部皮肤干燥。

（4）佩戴矫形器患者：选择尺寸适宜的矫形器，意识清楚的患者询问是否舒适，并 3~4 小时松解 1 次，避免局部组织长期受压，并观察皮肤情况；意识障碍的患者每 2 小时松解 1 次，观察患者局部受压情况来判断是否舒适。

（5）全身治疗

1）给予肠内、肠外营养剂补充机体营养需要。

2）纠正贫血及低蛋白血症，给予对症治疗。

3）感染的患者遵医嘱给予抗生素治疗。

（二）负压封闭引流技术

1. 定义 引流是在机体的某一部分与机体其他部分间，或与外界间建立开放通道以达到治疗目的的外科手段。

负压封闭引流（vacuum sealing drainage，VSD）技术是指用内含有引流管的聚乙烯乙醇水化海藻盐泡沫敷料（VSD材料），来覆盖或填充皮肤、软组织缺损的创面，再用生物半透膜对之进行封闭，使其成为一个密闭空间，最后把引流管接通负压源，通过可控制的负压来促进创面愈合的一种全新的治疗方法。

2. VSD的使用指征

（1）重软组织挫裂伤及软组织缺损。

（2）大的血肿或积液。

（3）骨筋膜室综合征。

（4）开放性骨折可能或合并感染者。

（5）关节腔感染需切开引流者。

（6）急、慢性骨髓炎需开窗引流者。

（7）体表脓肿和化脓性感染。

（8）手术后切口感染。

（9）植皮术后的植皮区。

（10）溃疡、压疮。

3. VSD的护理要点

（1）密切观察患者生命体征的变化，尤其是体温的变化。

（2）密切观察创缘处皮肤情况。

（3）负压一般调整在 −450~−125mmHg（−0.060~−0.017MPa）之间。

（4）观察负压引流的效果：引流管通畅，吸引出血性和脓性液，VSD材料塌陷紧贴创面，内管形态明显凸显。

（5）保持负压装置通畅

1）适当调整患者体位，防止VSD材料内的引流管被压迫或折叠，保持引流通畅。

2）定时查看负压表，保持压力在正常范围内。

3）观察引流液的量、颜色、性质并记录；观察是否引流通畅，有无引流管堵塞而阻断负压源。

4）当引流液超过引流瓶的1/2时，及时更换负压引流瓶，更换前关闭负压，夹闭近端引流管，并严格无菌操作。

（6）观察患者疼痛的性质、程度，必要时遵医嘱给予药物治疗。

（7）进行肢体功能训练局部的肌肉收缩运动，并进行远端关节的功能训练，防止关节僵硬等并发症的发生。训练时注意保持引流通畅。

4. 常见问题及处理

（1）引流管堵塞：引流管中的血液凝固形成一段干涸的引出物堵塞管腔，使VSD材料鼓起，管形消失。可逆行注入生理盐水浸泡，待造成堵塞的引出物变软后，重新更换负压源吸出。

（2）大量出血：发现引流出大量的新鲜血液，立即通知外科医生，给予相应的处理。

（3）密封不严格（漏气）：发现漏气后及时查找原因，针对性处理。

（4）VSD 材料干结变硬：如果在治疗 48 小时之后变硬，引流管中已无引流液持续流出，可以不处理，一般不影响治疗效果。如果在治疗 48 小时之前变硬，可以从引流管中缓缓逆行注入生理盐水，浸泡 VSD 敷料使其重新变软，然后连接负压，检查密封是否完整，如仍有漏气按漏气处理。

（5）VSD 材料鼓起：常见原因除密封不严、引流管堵塞外，还应考虑负压源异常，查找原因具体处理。

（6）VSD 材料内有少许坏死组织和渗液残留：并非创面的坏死组织所致，不会影响治疗效果，一般无需做特殊处理。

六、体温管理——亚低温治疗的护理

亚低温治疗仪又称降温毯，是由循环水流制冷后，通过传导散热，达到降温效果的降温设备。应用可减少患者体内热量消耗，降低脑耗氧量，保护脑组织和重要脏器功能。尤其对高热患者的降温处理，可靠有效。

（一）适应证

1. 严重脑外伤、心搏骤停心肺复苏后昏迷患者减轻脑损害，促进神经功能恢复。

2. 高热患者的物理降温。

3. 损伤肢体的局部降温。

（二）禁忌证

1. 年老且伴有严重的心功能不全或心血管疾病。

2. 合并休克，尚未得到纠正。

3. 严重缺氧尚未纠正。

4. 处于全身衰竭。

（三）护理要点

1. 降温速度以每小时降低 1~1.5℃为宜，3~4 小时达到治疗温度。在进行降温过程中应避免患者冻伤。

2. 密切观察患者的皮肤和肢端温度、颜色。由于毯子置于患者背部和臀部，因循环减慢，易产生压疮，要加强局部皮肤护理，每 1 小时翻身、拍背 1 次。

3. 密切观察患者生命体征的变化，定期进行体温监测，观察降温效果，发热患者物理降温至 37℃。观察患者心电监护仪数值的变化，注意心率减慢、血压下降、呼吸减慢的反应出现，及时通知医生，给予对症处理。

4. 亚低温治疗仪应连续使用一段时间，使体温维持在一个恒定的水平，在病情稳定后方可逐步停机，预防患者体温反跳。

5. 预防感染，加强呼吸道管理并严格执行各项无菌技术操作。

6. 保持室内空气流通，保持床单位干燥、整洁。

7. 保持亚低温治疗仪软水管通畅，避免折叠或弯曲，以免影响降温效果。

（万春晓　刘荣）

第十六章

重症患者的 ICU 后康复转归

第一节　重症救治后的临床康复路径

一、脑卒中恢复期重症康复临床路径

1. **适用对象**　第一诊断为脑梗死（ICD-10：I63.900）或脑出血（ICD-10：I61），已过脑梗死或脑出血急性期，已完成神经内科或神经外科干预，主要治疗矛盾为神经功能康复，但遗留有严重神经功能缺损或合并严重并发症，危及生命，需严密观察病情的重症患者。

2. **诊断依据**　参照《临床诊疗指南物理医学与康复分册》《临床诊疗指南神经病学分册》《中国脑卒中康复治疗指南》中关于脑卒中的诊断标准。

(1) 临床表现：①意识障碍；②运动功能障碍；③感觉功能障碍；④言语功能障碍；⑤吞咽功能障碍；⑥认知功能障碍；⑦精神、情感、心理障碍；⑧膀胱及直肠功能障碍；⑨日常生活功能障碍；⑩脑神经麻痹；⑪肺部感染；⑫心功能不全；⑬营养不良和水电解质代谢紊乱；⑭癫痫；⑮下丘脑 - 垂体轴功能障碍。

(2) 影像学检查：CT、MRI 发现的相应脑病病变。

3. **康复评定**　根据《临床诊疗指南物理医学与康复分册》《康复医学（第 5 版）》《中国脑卒中康复治疗指南》中与脑卒中康复评定相关的部分。

(1) 一般情况：包括生命体征、睡眠和大小便等基本情况，注意评定患者的意识状态及营养状态。了解患者总体治疗情况。

(2) 康复专科评定：分别于入院后 1~3 天进行初期康复评定，入院后 10~14 天进行中期康复评定，出院前进行末期康复评定，评定具体内容如下：①意识障碍的评定；②运动功能的评定；③感觉功能的评定；④言语功能的评定；⑤吞咽功能的评定；⑥认知功能的评定；⑦精神、情感、心理状态的评定；⑧膀胱及直肠功能的评定；⑨日常生活活动能力的评定；⑩呼吸功能评估；⑪心功能评估；⑫深静脉血栓危险性评价；⑬营养状态评估；⑭内分泌功能评估；⑮脑功能预后评估；⑯凝血功能评估。

4. **治疗方案的选择**　根据《临床诊疗指南物理医学与康复分册》《康复医学（第 5 版）》《中国脑卒中康复治疗指南》中关于脑卒中康复治疗的内容进行治疗方案的制订。

(1) 临床常规治疗：①呼吸、血压及血氧饱和度监测；②脑梗死二级预防。

(2) 康复治疗：①体位摆放与处理；②意识障碍处理；③运动治疗；④作业治疗；⑤物理因子治疗；⑥认知功能训练；⑦言语治疗；⑧吞咽治疗；⑨矫形器具及其他辅助器具装配与训练；⑩心理行为治疗；⑪中医治疗；⑫痉挛处理；⑬高压氧治疗。

(3) 常见并发症的处理：①感染的治疗；②深静脉血栓的治疗；③压疮的治疗；④异位骨化的治疗；⑤内分泌激素替代治疗；⑥营养支持治疗；⑦其他，如骨质疏松、关节挛缩等。

5. 临床路径标准住院日为 21~28 天。

6. 进入路径标准

（1）第一诊断必须符合脑梗死（ICD-10：I63.900）或脑出血（ICD-10：I61）。

（2）当患者同时具有其他疾病诊断，但在住院期间不需要特殊处理也不影响第一诊断的临床路径流程实施时，可以进入路径。

（3）患者神经科临床处理已结束，主要治疗矛盾为神经功能康复，但遗留有严重神经功能缺损或合并严重并发症，危及生命，需严密观察病情的患者。

7. 住院后检查的项目

（1）必需的检查项目

1）血常规、尿常规、便常规。

2）肝肾功能、电解质、血糖、血脂、凝血功能、同型半胱氨酸、心肌酶谱、血皮质醇、甲功五项、C反应蛋白、降钙素原、贫血五项。

3）感染性疾病筛查（乙肝、丙肝、梅毒、艾滋病等）。

4）心电图、胸片检查。

（2）根据具体情况可选择的检查项目

1）头颅磁共振成像（MRI），计算机体层摄影血管造影（CTA）、磁共振血管成像（MRA）或数字减影血管造影（DSA）。

2）心、肺功能检查。

3）超声检查：心脏、血管、腹部等。

4）脑功能评估：脑电图、脑干诱发电位等。

8. 出院标准

（1）已达到预期康复目标，功能已进入平台期。

（2）无严重并发症或并发症已得到有效控制。

9. 变异及原因分析

（1）合并其他严重疾病而影响第一诊断者需退出路径。

（2）辅助检查结果异常，需要其他相关专业处理，或因此导致住院时间延长和住院费用增加。

（3）住院期间病情加重，出现并发症，需要其他相关专业诊治，导致住院时间延长和住院费用增加。

（4）既往合并有其他系统疾病，脑梗死后可能导致既往疾病加重而需要治疗，导致住院时间延长和住院费用增加。

二、脑梗死恢复期重症康复临床路径表单

适用对象：第一诊断为脑梗死或脑出血（ICD-10：I61），需密切观察病情的重症患者。

患者姓名：　　　性　别：　　　年　龄：　　　门诊号：　　　　住院号：

住院日期：　年　月　日　　　出院日期：　年　月　日　　　标准住院日21~28天

时间	住院第1天	住院第2天	住院第3天
主要诊疗工作	□询问病史及体格检查 □入院康复评定、预后评定 □完成病历书写	□上级医师查房：根据病情及检查结果调整治疗方案 □入院病情评定	□上级医师查房：根据病情调整治疗方案 □初期康复评定

续表

时间	住院第 1 天	住院第 2 天	住院第 3 天
主要 诊疗 工作	□初步确定诊断及治疗方案 □医患沟通,交代病情、治疗方案及注意事项	□防治并发症	□形成个体化二级预防方案
重点 医嘱	● 长期医嘱 □康复医学科护理常规 □一级护理 □呼吸血压血氧饱和度监测 □脑科观察 □基础疾病用药 □神经营养药物 □运动疗法 □吞咽治疗 □针灸治疗 □认知和言语治疗 □促醒治疗(昏迷患者) □物理因子治疗 □高压氧治疗 □留置气管套管吸痰护理 □留置鼻胃管 / 鼻肠管护理 □肠内高营养 / 肠外营养 □翻身拍背 Q2h(每 2 小时 1 次) □肺部超短波、振动排痰 ● 临时医嘱 □日常生活能力评定 □酌情进行认知功能评定 □血常规、尿常规、肝功、肾功、血糖、血脂、血生化、心电图、凝血功能、甲功、血皮质醇、心肌酶	● 长期医嘱 □康复医学科护理常规 □一级护理 □呼吸血压血氧饱和度监测 □脑科观察 □基础疾病用药 □神经营养药物 □运动疗法 □吞咽治疗 □针灸治疗 □认知和言语治疗 □促醒治疗(昏迷患者) □物理因子治疗 □高压氧治疗 □留置气管套管吸痰护理 □留置鼻胃管 / 鼻肠管护理 □肠内高营养 / 肠外营养 □翻身拍背 Q2h □肺部超短波、振动排痰 ● 临时医嘱 □依据病情需要下达 □其他特殊医嘱	● 长期医嘱 □康复医学科护理常规 □一级护理 □呼吸血压血氧饱和度监测 □脑科观察 □基础疾病用药 □神经营养药物 □运动疗法 □吞咽治疗 □针灸治疗 □认知和言语治疗 □促醒治疗(昏迷患者) □物理因子治疗 □高压氧治疗 □留置气管套管吸痰护理 □留置鼻胃管 / 鼻肠管护理 □肠内高营养 / 肠外营养 □翻身拍背 Q2h □肺部超短波、振动排痰 ● 临时医嘱 □依据病情需要下达 □其他特殊医嘱
主要 护理 工作	□入院宣教及护理评定 □正确执行医嘱 □正确体位摆放 □观察患者病情变化 □生活与心理护理	□健康宣教 □正确执行医嘱 □正确体位摆放 □观察患者病情变化 □生活与心理护理	□健康宣教 □正确执行医嘱 □正确体位摆放 □观察患者病情变化 □生活与心理护理
病情 变异 记录	□无　□有,原因: 1. 2.	□无　□有,原因: 1. 2.	□无　□有,原因: 1. 2.
护士 签名			
医师 签名			

续表

时间	住院第 4~19 天	住院第 20~27 天（出院前日）	住院第 21~28 天（出院日）
主要 诊疗 工作	□根据病情调整治疗方案 □康复效果评定 □完成上级医师查房记录 □中期康复评定 □形成个体化二级预防方案	□通知患者及其家属明天出院 □末期康复评定 □向患者交代出院后注意事项 □如果患者不能出院，在"病程记录"中说明原因和继续治疗的方案	□再次向患者及家属介绍出院或转院注意事项 □患者办理出院手续
重点 医嘱	● 长期医嘱 □康复医学科护理常规 □一级护理 □呼吸血压血氧饱和度监测 □脑科观察 □基础疾病用药 □神经营养药物 □运动疗法 □吞咽治疗 □针灸治疗 □认知和言语治疗 □促醒治疗（昏迷患者） □物理因子治疗 □高压氧治疗 □留置气管套管吸痰护理 □留置鼻胃管 / 鼻肠管护理 □肠内高营养 / 肠外营养 □翻身拍背 Q2h □肺部超短波、振动排痰 ● 临时医嘱 □异常检查复查 □依据病情需要下达 □其他特殊医嘱	● 长期医嘱 □康复医学科护理常规 □一级护理 □呼吸血压血氧饱和度监测 □脑科观察 □基础疾病用药 □神经营养药物 □运动疗法 □吞咽治疗 □针灸治疗 □认知和言语治疗 □促醒治疗（昏迷患者） □物理因子治疗 □高压氧治疗 □留置气管套管吸痰护理 □留置鼻胃管 / 鼻肠管护理 □肠内高营养 / 肠外营养 □翻身拍背 Q2h □肺部超短波、振动排痰 ● 临时医嘱 □明日出院 □末期康复评定 □出院前康复指导	● 出院医嘱 □通知出院 □依据病情给予出院带药及建议 □给予出院康复指导
主要 护理 工作	□正确体位摆放 □正确执行医嘱 □观察患者病情变化 □心理和生活护理	□正确体位摆放 □正确执行医嘱 □观察患者病情变化 □指导患者办理出院手续	□出院带药服用指导 □康复护理指导 □出院者告知复诊时间和地点
病情 变异 记录	□无　　□有,原因: 1. 2.	□无　　□有,原因: 1. 2.	□无　　□有,原因: 1. 2.
护士 签名			
医师 签名			

三、颅脑损伤恢复期重症康复临床路径

1. 适用对象 第一诊断为颅脑损伤,已行手术治疗或无手术治疗指征,颅内压稳定,主要治疗矛盾为神经功能康复,但遗留有严重神经功能缺损或合并严重并发症,危及生命,需严密观察病情的重症患者。

2. 诊断依据 参照《临床诊疗指南物理医学与康复分册》《临床诊疗指南神经病学分册》中关于颅脑损伤的诊断标准。

(1) 临床表现:①意识障碍;②运动功能障碍;③感觉功能障碍;④言语功能障碍;⑤吞咽功能障碍;⑥认知功能障碍;⑦精神、情感、心理障碍;⑧膀胱及直肠功能障碍;⑨日常生活功能障碍;⑩脑神经麻痹;⑪肺部感染;⑫心功能不全;⑬营养不良和水电解质代谢紊乱;⑭癫痫;⑮下丘脑 - 垂体轴功能障碍。

(2) 影像检查:头颅 CT、MRI 或 X 线可证实颅脑损伤改变。

3. 康复评定 根据《临床诊疗指南物理医学与康复分册》《康复医学(第 5 版)》《脑外伤、脑出血术后和脑卒中早期康复诊疗原则》中与颅脑损伤康复评定相关的部分。

(1) 一般情况:包括生命体征,饮食、睡眠和大小便等基本情况。注意评定患者的意识状态及营养状态。了解患者总体治疗情况。

(2) 康复专科评定:入院后 3 天内进行初期评定,住院期间根据功能变化情况进行一次中期评定(住院 2 周左右),出院前进行末期评定。评定内容包括:①意识状态的评定;②运动功能的评定;③感觉功能的评定;④言语功能的评定;⑤吞咽功能的评定;⑥认知功能的评定;⑦精神、情感、心理状态的评定;⑧膀胱及直肠功能的评定;⑨日常生活功能的评定;⑩呼吸功能评估;⑪心功能评估;⑫深静脉血栓危险性评价;⑬营养状态评估;⑭内分泌功能评估;⑮脑功能预后评估;⑯凝血功能评估。

4. 治疗方案的选择 根据《临床诊疗指南物理医学与康复分册》《康复医学(第 5 版)》中关于颅脑损伤康复治疗的内容进行治疗方案的制订。

(1) 临床常规治疗:①呼吸、血压及血氧饱和度监测;②脑科观察;③脑梗死二级预防。

(2) 康复治疗:①体位摆放与处理;②意识障碍处理;③运动治疗;④作业治疗;⑤物理因子治疗;⑥认知功能训练;⑦言语治疗;⑧吞咽治疗;⑨矫形器具及其他辅助器具装配与训练;⑩心理行为治疗;⑪中医治疗;⑫痉挛处理;⑬高压氧治疗。

(3) 常见并发症的处理:①感染的治疗;②深静脉血栓的治疗;③压疮的治疗;④异位骨化的治疗;⑤内分泌激素替代治疗;⑥营养支持治疗;⑦其他,如骨质疏松、关节挛缩等。

5. 临床路径标准住院日为 21~28 天。

6. 进入临床路径标准

(1) 第一诊断必须符合颅脑损伤。

(2) 当患者同时具有其他疾病诊断,但在住院期间控制良好、不需要特殊处理也不影响第一诊断的临床路径流程实施时,可以进入路径。

(3) 患者颅内压稳定,神经科临床处理已结束,主要治疗矛盾为神经功能康复,但遗留有严重神经功能缺损或合并严重并发症,危及生命,需严密观察病情。

7. 住院期间检查项目

(1) 必需的检查项目

1) 血常规、尿常规、便常规。

2) 肝肾功能、电解质、血糖、血脂、凝血功能、同型半胱氨酸、心肌酶谱、血皮质醇、甲功五项、C反应蛋白、降钙素原、贫血五项。

3) 感染性疾病筛查(乙肝、丙肝、梅毒、艾滋病等)。

4) 心电图、胸片检查。

(2) 根据具体情况可选择的检查项目

1) 头颅MRI,CTA、MRA或DSA。

2) 心、肺功能检查。

3) 超声检查:心脏、血管、腹部等。

4) 脑功能评估:脑电图、脑干诱发电位等。

8. 出院标准

(1) 已达到预期康复目标,功能已进入平台期。

(2) 无严重并发症或并发症已得到有效控制。

9. 变异及原因分析

(1) 合并其他严重疾病而影响第一诊断者需退出路径。

(2) 辅助检查结果异常,需要复查,导致住院时间延长和住院费用增加。

(3) 住院期间病情加重,出现并发症,需要进一步诊治,导致住院时间延长和住院费用增加。

(4) 既往合并有其他系统疾病,住院期间既往疾病加重而需要治疗,导致住院时间延长和住院费用增加。

四、颅脑损伤恢复期重症康复临床路径表单

适用对象:第一诊断为颅脑损伤,已行或未行手术治疗,需严密观察病情的重症患者。

患者姓名:　　　性　别:　　　年　龄:　　　门诊号:　　　住院号:

住院日期:　年　月　日　　　出院日期:　年　月　日　　　标准住院日:21~28天

时间	住院第1天
主要诊疗工作	□采集病史,体格检查 □上级医师查房与入院病情康复评定 □完善辅助检查 □评估既往辅助检查结果,确定复查时间 □确定初步诊断及治疗方案 □签订相关医疗文书及项目实施协议 □完成首次病程记录、入院记录等病历书写
重点医嘱	●长期医嘱 □康复医学科护理常规 □一级护理 □呼吸血压血氧饱和度监测 □脑科观察 □基础疾病用药 □神经营养药物

续表

时间		住院第 1 天
重点医嘱		□运动疗法 □吞咽治疗 □针灸治疗 □认知和言语治疗 □促醒治疗(昏迷患者) □物理因子治疗 □高压氧治疗 □留置气管套管吸痰护理 □留置鼻胃管/鼻肠管护理 □肠内高营养/肠外营养 □翻身拍背 Q2h(每 2 小时 1 次) □肺部超短波、振动排痰 □其他用药依据病情下达

● **临时医嘱**

□初期康复评定
□血常规、尿常规、便常规
□血肝肾功能、血糖、血脂、电解质、凝血功能、心肌酶谱、C 反应蛋白、降钙素原
□乙肝五项、抗 HCV、抗 HIV、梅毒抗体
□心电图、X 线胸片,B 超、脑电图、脑干诱发电位
□其他临时医嘱

主要护理工作	□入院宣教及护理评估记录 □正确体位摆放 □正确执行医嘱 □观察病情变化
病情变异记录	□无　　□有,原因: 1. 2.
护士签名	医师签名

时间	住院第 2 天	住院第 3 天	住院第 4~12 天
主要诊疗工作	□常规血液、尿液、便取样检查 □主治医师查房 □追访检查结果 □书写病程记录 □完成上级医师查房记录 □申请相应康复治疗项目并签订治疗知情同意书 □继续观察病情变化,并及时与患者家属沟通 □康复训练	□主任/副主任医师查房 □完成上级医师查房记录 □向患者及家属介绍病情及相关检查结果 □相关科室会诊 □复查结果异常的化验检查 □完成初期康复评定并记录 □制订近期和远期康复目标,制订康复治疗计划 □康复训练	□三级医师查房 □评定患者神经功能状态及康复训练情况,调整治疗方案和检查项目 □完成上级医师查房记录 □相关科室会诊 □复查结果异常的化验检查 □康复训练

续表

时间	住院第 2 天	住院第 3 天	住院第 4~12 天
重点医嘱	● **长期医嘱** □康复医学科护理常规 □一级护理 □呼吸血压血氧饱和度监测 □脑科观察 □基础疾病用药 □神经营养药物 □运动疗法 □吞咽治疗 □针灸治疗 □认知和言语治疗 □促醒治疗(昏迷患者) □物理因子治疗 □高压氧治疗 □留置气管套管吸痰护理 □留置鼻胃管 / 鼻肠管护理 □肠内高营养 / 肠外营养 □翻身拍背 Q2h □肺部超短波、振动排痰 □其他用药依据病情下达 ● **临时医嘱** □康复评定 □必要的辅助检查 □依据病情需要下达	● **长期医嘱** □康复医学科护理常规 □一级护理 □呼吸血压血氧饱和度监测 □脑科观察 □基础疾病用药 □神经营养药物 □运动疗法 □吞咽治疗 □针灸治疗 □认知和言语治疗 □促醒治疗(昏迷患者) □物理因子治疗 □高压氧治疗 □留置气管套管吸痰护理 □留置鼻胃管 / 鼻肠管护理 □肠内高营养 / 肠外营养 □翻身拍背 Q2h □肺部超短波、振动排痰 □其他用药依据病情下达 ● **临时医嘱** □复查异常化验 □必要的辅助检查 □初期康复评定 □依据病情需要下达	● **长期医嘱** □康复医学科护理常规 □一级护理 □呼吸血压血氧饱和度监测 □脑科观察 □基础疾病用药 □神经营养药物 □运动疗法 □吞咽治疗 □针灸治疗 □认知和言语治疗 □促醒治疗(昏迷患者) □物理因子治疗 □高压氧治疗 □留置气管套管吸痰护理 □留置鼻胃管 / 鼻肠管护理 □肠内高营养 / 肠外营养 □翻身拍背 Q2h □肺部超短波、振动排痰 □其他用药依据病情下达 ● **临时医嘱** □复查异常化验 □必要的辅助检查 □依据病情需要下达
主要护理工作	□正确执行医嘱 □正确体位摆放 □观察病情变化 □生活与心理护理	□正确执行医嘱 □正确体位摆放 □观察病情变化 □生活与心理护理	□正确执行医嘱 □正确体位摆放 □观察病情变化 □生活与心理护理
病情变异	□无　　□有,原因: 1. 2.	□无　　□有,原因: 1. 2.	□无　　□有,原因: 1. 2.
护士签名			
医师签名			

续表

时间	住院第 13~19 天	住院第 20~27 天 (出院前日)	住院 21~28 天 (出院日)
主要 诊疗 工作	□三级医师查房 □评定患者神经功能状态及康复训练情况 □完成上级医师查房记录 □向患者及家属介绍病情及相关检查结果 □康复训练 □完成中期康复评定	□三级医师查房 □根据中期康复评定调整治疗方案 □完成上级医师查房记录 □康复训练 □完成末期康复评定 □完成出院康复指导,交代注意事项	□再次向患者及家属介绍出院后注意事项,出院康复指导 □患者办理出院手续,出院
重点 医嘱	● **长期医嘱** □康复医学科护理常规 □一级护理 □呼吸血压血氧饱和度监测 □脑科观察 □基础疾病用药 □神经营养药物 □运动疗法 □吞咽治疗 □针灸治疗 □认知和言语治疗 □促醒治疗(昏迷患者) □物理因子治疗 □高压氧治疗 □留置气管套管吸痰护理 □留置鼻胃管 / 鼻肠管护理 □肠内高营养 / 肠外营养 □翻身拍背 Q2h □肺部超短波、振动排痰 □其他用药依据病情下达 ● **临时医嘱** □复查异常化验 □必要的辅助检查 □依据病情需要下达 □中期康复评定	● **长期医嘱** □康复医学科护理常规 □一级护理 □呼吸血压血氧饱和度监测 □脑科观察 □基础疾病用药 □神经营养药物 □运动疗法 □吞咽治疗 □针灸治疗 □认知和言语治疗 □促醒治疗(昏迷患者) □物理因子治疗 □高压氧治疗 □留置气管套管吸痰护理 □留置鼻胃管 / 鼻肠管护理 □肠内高营养 / 肠外营养 □翻身拍背 Q2h □肺部超短波、振动排痰 □其他用药依据病情下达 ● **临时医嘱** □复查异常化验 □必要的辅助检查 □依据病情需要下达 □末期康复评定 □矫形器制作	● **临时医嘱** □通知出院 □依据病情给予出院带药及出院康复指导 □出院带药
主要 护理 工作	□正确执行医嘱 □正确体位摆放 □观察病情变化 □生活与心理护理	□正确执行医嘱 □正确体位摆放 □观察病情变化 □出院用药指导 □出院护理指导	□出院带药服用指导 □康复护理指导 □告知复诊时间和地点

续表

时间	住院第 13~19 天		住院第 20~27 天 （出院前日）		住院 21~28 天 （出院日）	
病情 变异 记录	□无 1. 2.	□有,原因:	□无 1. 2.	□有,原因:	□无 1. 2.	□有,原因:
护士 签名						
医师 签名						

（范建中　覃建蓓）

第二节　ICU 患者的转归与康复模式

一、ICU 患者的转归途径

重症医学科是把危急重症患者集中起来,在人力、物力及技术上给予最大支持,达到为患者提供最优质治疗服务的临床科室。其主要的业务范围包括:急危重症患者的抢救和延续性生命支持;发生多器官功能障碍患者的治疗和器官功能支持;防治多脏器功能障碍综合征。总的来说,重症监护室(ICU)收治的对象包括:病情危重随时需要抢救的患者、复杂大手术后的患者、大面积烧伤后的患者、需要持续使用呼吸机或连续性肾脏替代治疗(CRRT)的患者、其他有生命危险随时需要监测生命体征的患者。ICU 的主要特点是患者病情危重、医疗设备高端贵重、要求医护人员专业性强、处理危急重症能力强。基于这些特点,与之相关的则是医疗费用高、患者家属精神压力大等特点。随着医疗技术水平的不断提高,目前,影响我国大型综合医院 ICU 患者的转归因素已由原来较为单一的以病情发展为主要标准转化为包括医保政策、转诊制度、医学伦理等在内的多因素影响。本节主要就 ICU 患者的转归途径进行探讨。

(一) ICU 患者转归的影响因素

1. 患者病情发展的影响　在 ICU 的临床工作中,病情发展情况是医生考虑患者转归途径的重要因素。一般来说,入住 ICU 患者需要符合一定的收治标准,包括:急性、可逆、已经危及生命的系统、器官功能不全,经过 ICU 治疗有可能挽救其生命的患者;存在各种高危因素,具有潜在的生命危险,经过 ICU 的严密监护和治疗,有可能减少死亡风险的患者;在慢性器官功能不全基础上,出现急性加重且危及生命,经 ICU 监护治疗有可能恢复到原来状态的患者。从疾病类型来看,入住 ICU 患者主要有:急性循环衰竭者,各种因素所致的急性呼吸衰竭者,慢性呼吸功能不全急性发作者,心搏呼吸骤停复苏后患者,溺水、电击伤复苏后患者,重大手术后需要监测重要器官生理功能的患者,麻醉意外患者,重型外伤者,各类型中毒患者,各类型休克患者,重度妊娠中毒、羊水栓塞患者,各种代谢性疾病危象者,重要脏器移植后、败血症患者,水、电解质及酸碱严重失衡者,急性神经系统损伤等患者。这些患者经过 ICU 的严密监护和治疗,符合转出指征包括:血流动力学稳定、严重心律失常已纠正、脱离呼吸机、病情平稳,不需要使用特殊的生理监测仪器、严重并发症得到有效控制、不需要加强监护者或家属要求自动出院等。

2. 医保政策的影响 医疗保险是目前患者就医降低经济压力的主要条件,1998 年我国进行城镇职工基本医疗保险(简称"职工医保")改革,2003 年开展新型农村合作医疗(简称"新农合")的试点工作,2007 年建立了城镇居民基本医疗保险(简称"城居保")。2016 年 1 月 12 日国务院发布了《关于整合城乡居民基本医疗保险制度的意见》,明确提出各试点地区在 2016 年年底前出台具体医保一体化实施方案。目前,我国基本医疗保险覆盖率已超过 95%,全民医保体系已经形成。医保政策的改变对患者的就医行为和转归途径的选择会造成重要影响,包括:不同的医保类型报销的额度有差别,影响患者住院的时长;患者疾病是否符合大病医保政策会影响患者的转归途径选择等。2016 年 3 月(人社部发〔2016〕23 号)发布的《关于新增部分医疗康复项目纳入基本医疗保障支付范围的通知》,将康复综合评定等20 项医疗康复项目纳入基本医疗保险支付范围,对 ICU 患者转入康复医学专科治疗有一定的支持作用。2016 年 12 月(人社厅发〔2016〕185 号)发布的《人力资源社会保障部办公厅关于加快推进跨省异地就医结算系统建设的通知》,对患者选择异地优质医疗资源和出院转归途径产生影响,患者对在户籍当地就医的医保报销依赖性降低。

3. "双向转诊"制度的影响 "双向转诊"制度是指对一些在社区卫生机构无法确诊及危重的患者转移到上一级的医疗机构进行治疗,上一级医院对诊断明确、经过治疗病情稳定转入恢复期的患者,确认适宜者,重新让患者双向转诊返回所在辖区社区卫生机构进行继续治疗和康复的一项措施。在我国医疗体制改革进程中,"双向转诊"制度是在社区首诊基础上建立的扶持社区医疗卫生,解决"看病难、看病贵"的一项重要举措,对于减少由于城市综合性大医院承担大量常见病、多发病的诊疗任务而造成的卫生资源浪费,以及基层医院和社区医疗服务机构需求萎靡、就诊量过少等现象具有重要意义,对医疗卫生资源的优化配置有积极作用。目前"双向转诊"制度中尚存在一些问题,对 ICU 患者的转归途径产生一定的影响,包括:

(1) 缺乏统一的转诊标准和规范:目前,关于 ICU 患者是否适合转到下级医院或社区卫生机构治疗的问题,由于缺乏统一的标准和规范,医生往往无法向患者或家属给出明确意见和建议,造成部分患者在选择转归途径上的困扰。

(2) 转诊服务协调性差:上级医院与社区医疗机构医生的服务范围、服务对象不同,差别大,平时接触不多,交流少,缺乏深入了解;加之转诊信息支撑平台和组织条件缺乏,上级医院社区卫生服务机构之间信息共享平台不完善,信息网络运用处于空白,资源短缺、管理及共享困难等,均是造成转诊服务协调性差的重要因素。

(3) 医保政策导向不明确:目前,我国保险类型主要包括省保、市保、铁保、农合及商业保险等,各种医保政策分级不明确,特别是社区医疗费用报销比例低,报销覆盖面受限,从而形成经济约束机制,不能引导患者合理分流,以至于很多患者不愿从上级医院往社区医疗机构转诊治疗。

(4) 患者对上级医院的过度依赖:由于基层医院的医疗水平相对落后、设备陈旧以及人们自身的心理因素影响。目前,人们对上级医院看病存在极大的依赖性,无论大病小病皆往上级医院就诊的患者占很大比例。由于对下级医疗机构诊疗水平的不信任,在上级医院住院治疗,病情稳定后拒绝转到下级医疗机构继续治疗及康复的情况亦十分普遍。

4. 医学伦理的影响 医学伦理因素对ICU患者转归途径的影响主要体现在对于无法治愈或病情无法逆转的患者是否应该放弃治疗的问题上。关于该问题上的影响因素主要包括:

(1)医疗技术发展与医生职责、道德之间的冲突:由于医疗技术水平的提高和急救设备的更新,越来越多ICU患者能在各种高端生命支持措施下延续生命。然而,出于救死扶伤的职业道德和法律的原因,医生明知有些患者在目前医疗技术下无法治愈的情况下,仍不能放弃对患者的生命维持治疗。

(2)患者家属情感因素与经济压力的冲突:首先,家属出于对患者的感情,一方面希望坚持对患者的治疗,另一方面又不忍看到患者痛苦与挣扎,这就造成了患者家属的心理冲突;其次,ICU的高额医疗费用会给患者家庭造成巨大经济压力,会引发家属是否放弃治疗的矛盾心理,影响患者的转归途径。

(3)对患者生命的尊重和死亡观念的改变是ICU临终患者家属放弃治疗的重要影响因素。在该问题上,受患者或家属的教育背景、社会经历、价值观念等因素影响。

(二)ICU患者的转归途径

目前,我国ICU患者主要的转归途径包括以下几种:

1. 死亡 经过ICU严密监护和全力救治仍无法挽救生命的患者,死亡是一个无法避免的结局。另外,部分患者死亡是由于患者或家属自愿放弃抢救治疗的结果。

2. 回归临终关怀病房或机构 临终关怀病房是医院或社区专门为将要去世前一段时间(几周甚至几个月)的临终者设置的特殊病房。随着社会经济发展和人们思想观念的转变,目前也有社会资金注入临终关怀机构的设立。临终关怀并非是一种治愈疗法,是近代医学领域中新兴的一门边缘性交叉学科,是人类社会和文明发展的重要标志。回归临终关怀病房的对象主要包括恶性肿瘤晚期患者、植物人及其他被专业人员认定无法挽救生命的危急重症患者。临终关怀的患者不以延长生命为目的,其主要目的一方面是帮助患者了解死亡,接受死亡,使他们能够有价值、有意义、有尊严地度过人生的最后阶段,减轻躯体的痛苦,尽可能安详地离开亲人;另一方面是给予患者家属精神上的支持与慰藉,帮助他们直面死亡的事实,坦然地接受失去亲人的痛苦和所要面临的问题。

3. 回归专科病房或社区医疗机构 ICU住院对象范围广、种类多,包含人体各系统、多器官疾病患者,经过ICU严密监护和抢救治疗后,病情稳定、符合转出标准的患者,可经过ICU与专科医生协商后,转移到各专科进行后续治疗。例如,呼吸系统疾病患者可转到呼吸内科病房治疗,消化系统患者可转到消化内科治疗,生殖系统患者可转到泌尿外科治疗,神经系统患者可根据实际情况转到神经内科或神经外科治疗等。对于患方主动要求或经过ICU医生评估认为可转到下级或社区卫生机构治疗的患者,可办理出院下转手续。

4. 回归普通康复病区 康复医学科收治对象主要包括:①各种原因所致的功能障碍患者,如各类型脑卒中及脑外伤术后出现肢体、认知、言语、吞咽功能障碍等患者,外伤或脊髓原发病所致的肢体瘫痪、二便功能障碍等患者;②骨科及运动创伤术后需康复患者,如骨折、韧带断裂、肌肉损伤术后等;③心血管及呼吸系统疾病患者,如冠心病、慢性阻塞性肺疾病等经过专科治疗病情平稳,但仍需后续康复治疗的患者;④疼痛患者及其他亚健康人群需住院康复治疗患者。目前在ICU患者中,回归康复医学科病区治疗主要通过两个途径。一是先由ICU转移到专科普通病房治疗,经康复医学科医生会诊后转至康复病区行康复治疗,最后回归社区或家庭;二是经康复医学科医生会诊后,符合康复医学科收治标准的患者,可直接由ICU转至康复病区治疗,最后回归社区或家庭。

5. "强化康复单元"转归途径 "强化康复单元"(intensive rehabilitation care unit, IRCU)是由南方医科大学南方医院康复医学科康复专家提出的新型康复护理单元,旨在适应国家新的医疗政策和为重症患者提供最早期优质的康复护理服务。IRCU的主要收治对象是:①生命指标相对平稳但仍需进行连续监测和支持者,可以是ICU向普通单元的过渡期患者;②康复病区患者在康复期间突发急危重症需就地抢救者;③其他不宜移动至康复治疗室进行治疗者;④脏器移植后需在监护下进行康复训练者。由于IRCU收治患者的特殊性,在设备配置方面,除参照ICU病房配置的床边监护仪、中心监护仪、多功能呼吸治疗机、心电图机、除颤仪、起搏器、输液泵、微量注射器、气管插管及气管切开所需急救器材以外,还配置患者移动系统、多因子多通道综合理疗工作站、多功能电动起立床、CPM运动治疗仪、振动排痰仪等重症康复设备,满足了重症患者尽早得到优质康复治疗服务的需求。在人员配备上,IRCU应配备具有扎实临床医学知识和康复医学知识,且具有较丰富的处理急危重症临床经验和应变能力强并能掌握复杂仪器操作的医生、治疗师、护士团队。IRCU的提出将为ICU患者的转归途径提供新的思路和选择,在IRCU患者病情好转后,可转到普通康复病区继续康复治疗,最终回归社区或家庭。

6. 植物人的处理 在目前医疗技术条件下,植物人需借助人工呼吸器等维生装置延续生命,康复无望,因此对植物人的管理仍然是一大难题。我国目前对植物人转归途径处理的办法,主要包括以下几种。

(1)继续促醒治疗:出于对患者的感情和"抱一线希望"的心理,部分家属选择让患者继续在医院康复医学科、高压氧科、神经科等科室进行促醒治疗,但由于患者病情的复杂性和治疗、护理难度大等因素,治疗的效果欠佳,医疗费用高昂,多数家庭无法坚持。

(2)回归临终关怀病房:由于医疗资源的限制性因素和高昂医疗费用的压力,部分植物人家属选择让患者转移到专门的临终关怀病房,通过维生装置延续生命,并行最基本的护理措施,直到患者死亡。

(3)回归家庭:部分经济困难植物人家庭会选择让患者回归家庭,自行进行护理,直至患者死亡。

(三)小结

ICU在现代临床医学中的发展在危重患者的治疗中起着重要的作用,对医学事业的发展有着异常重要的意义。ICU患者的转归途径受多种因素影响,应综合医学因素、医疗政策、伦理道德等方面进行分析,结合患者实际情况给出适合个体化的建议。

二、特殊ICU患者的临床康复转归

2011年,卫生部发布了《综合医院康复医学科建设与管理指南》,其中指出疑难与复杂病例的康复是三甲医院的工作重点,因此,康复医学科的学科定位发生转变是一个必然的趋势,不可避免地会遇到越来越多该类患者。以下分享几例重症康复中疑难病种的个案治疗经验。

(一)妊娠期高血压疾病并发HELLP综合征致缺血缺氧性脑病

1. 病例摘要 患者梁XX,女,33岁,孕36$^+$周发现"血压高",考虑"重度子痫前期",遂行"剖宫产术"。产后次日排浓茶样尿液,并逐渐出现头晕、眼花、呕吐。急诊检验示:血小板36g/L、谷丙转氨酶(ALT)353U/L、谷草转氨酶(AST)720U/L、乳酸脱氢酶(LDH)1 747U/L,凝血功能未见异常,考虑溶血肝功能异常血小板减少综合征(HELLP综合征),予地塞米松肌注、硫酸镁解痉、硝酸甘油扩血管治疗。当日下午患者突然出现呼吸困难,伴意识丧失、四肢抽搐。检验示贫血、血小板下降、肝肾功能损害,CT示高血压脑病、肺部炎症,考虑子痫、急性肾功能衰竭,经过控制血压、抗小血管痉挛、抗子痫、护肾、利尿、器官功能保护及对症支持处理后,患者病情逐渐稳定。并要求转我科进一步康复治疗,入科后首先进行临床评估,初步诊断:缺氧缺血性脑病。

2. 疾病特点　原因为少见的子痫、HELLP综合征,因此在开展常规康复评定及治疗前,有必要对原发病进行深入了解。

妊娠期高血压疾病(妊高症)是妊娠期特有的疾病,子痫是其中之一,可以发生在产前、产时、产后等不同时间,在发达国家,子痫发病率大约平均1/2 000次分娩,死亡率约1%。近年提出的HELLP综合征发病凶险,病死率很高。

HELLP综合征以溶血(hemolysis,H)、肝酶升高(elevated liver enzymes,EL)和血小板减少(low platelets,LP)为特点,主要病理生理改变与妊娠期高血压疾病病理生理相似,是妊娠期高血压疾病的严重并发症。

典型的临床表现为乏力、右上腹疼痛及呕吐,体重骤减,脉压增宽,可发生子痫、DIC、肾功能衰竭、脑水肿等。

确诊主要依靠实验室检查。诊断标准:①血管内溶血,外周血涂片见破碎红细胞、球形红细胞,胆红素≥20.5μmol/L或1.2mg/dL,血清结合珠蛋白<25mg/dL;②肝酶升高,ALT≥40U/L或AST≥70U/L,LDH≥600U/L;③血小板减少,血小板计数<100×10⁹/L。

通过对原发病的了解,认识到妊高症为全身性血管病变,可导致重要脏器功能损害。有研究表示,子痫后昏迷的患者,如MRI检查发现广泛的皮质及皮质下损害,可能提示不良神经学预后。

3. 功能评估　血小板、转氨酶、肌酐正常,血压不高。妊娠期高血压疾病患者的血压一般于产后6周内恢复正常。

子痫后昏迷的患者,多需要通过神经学评估、脑电图、诱发电位、神经影像学检查等进行神经学结果预测。

昏迷:GCS评分5分(E1V1M3),以2~3C/S 10~40μV平坦型δ活动为背景,混有低幅的θ活动。头颅MRI:双侧大脑半球额颞顶枕叶皮层、皮层下脑白质及基底节区多发异常信号影,结合病史,考虑为可逆性后部白质脑病综合征并缺血缺氧性脑病恢复期。

4. 康复治疗　综合促醒治疗,促醒药物、声光电刺激、脑部磁疗、被动运动、神经促通技术、站床、高压氧、中国传统康复治疗等。经治疗后评估GCS评分8分(E4V1M3)。

双上肢屈肌阵发性肌张力增高,Ashworth评分2级,伴呼吸急促,发作时有心率增快、血压增高。考虑去皮层发作,予氯硝西泮控制。发作频率及次数减少。

气管切开,留置塑料气管套管,咳嗽、咳黄色黏痰。体位引流、振动排痰、吸痰、超短波、紫外线。感染较前吸收。

留置鼻饲管。胃肠动力药物,降低反流、误吸风险。建议行胃造瘘术,家属拒绝。

长期卧床并发症。强化康复护理,拔除尿管,予双下肢弹力袜、顺序循环仪、定时翻身拍背、加强被动关节活动度训练及牵张训练。未发生软组织挛缩、深静脉血栓、压疮、营养不良、尿路感染等并发症,肺部感染较入院时吸收。

(二) 多发性肌炎

1. 病例摘要 患者陈XX,男,49岁,2015年11月出现四肢活动欠灵活伴关节疼痛,后逐渐加重。2015-11-20提示"肝酶升高",予护肝治疗后肝酶下降不明显,症状仍加重,肢体近端肌无力明显。2015-12-13至我院神经内科门诊就诊,血生化示:肌酸激酶(CK)8 490U/L,乳酸脱氢酶(LDH)1 327U/L。门诊查肌酸激酶高于正常值50倍以上,神经系统查体提示四肢肌力下降,无其他阳性体征,定位诊断考虑为肌肉疾病,定性诊断考虑过度运动导致的横纹肌溶解症。2015-12-14入院,MRI示"双下肢骨骼肌多发信号异常",结合病史符合"横纹肌溶解症,并皮下软组织弥漫性水肿"。诊断"横纹肌溶解症",予大量补液水化,碳酸氢钠碱化尿液,甘露醇、呋塞米脱水利尿,左卡尼丁、核黄素磷酸钠营养肌肉,补充维生素C、维生素E、辅酶Q10等对症支持治疗,肝酶、CK较前下降。2016-02-02出现吞咽困难伴吞咽疼痛,2016-02-22出现呼吸困难、咳嗽反射减弱,考虑Ⅱ型呼吸衰竭,予行气管切开术、肺泡灌洗术,告病重、予心电监护,考虑肺部感染及肌肉原发病联合所致,先后予丙球蛋白冲击、激素甲泼尼龙、免疫抑制剂硫唑嘌呤、左卡尼汀、艾地苯醌营养肌肉、营养神经、呼吸机辅助呼吸、抗感染、双重抗血小板等对症支持治疗,症状较前缓解。

2. 疾病特点 慢性病程,进行性加重,以四肢无力为主要症状,近端为重,无感觉障碍,伴有肌酶明显增高,肌活检提示"炎性肌病",肌电图提示肌源性改变,正电子发射计算机断层显像(PET-CT)检查未有恶性肿瘤证据,合并有免疫异常,皮质类固醇治疗有效,考虑多发性肌炎。

多发性肌炎(PM)是多种病因引起的骨骼肌间质性炎症浸润和肌纤维变性为特点的综合征。可发生于任何年龄,30~60岁常见,女性较多。通常亚急性起病,亚急性或慢性进展,导致近端肌无力。多为数周至数月内逐渐出现骨盆带、肩胛带和四肢近端无力,常伴肌肉及关节酸痛。部分患者咽喉肌无力出现吞咽困难和构音障碍,呼吸肌受累导致呼吸困难。腱反射通常不减低,无感觉障碍。

绝大多数患者血清CK显著升高,增高程度与病变严重程度相关。肌电图表现为肌源性损害为主。肌肉活检见肌纤维坏死,肌纤维间淋巴细胞浸润,可见新生肌原纤维。

皮质类固醇是首选药物,随病情好转通常血清CK水平先下降,随后肌力改善。激素治疗无效可试用大剂量免疫球蛋白,或免疫抑制剂如硫唑嘌呤。重症患者予肢体被动运动,恢复期患者应加强康复治疗,恰当的康复训练对症状的缓解和疾病本身的治疗能起积极的作用,在改善ADL方面具有独特优势。康复训练的有效性与安全性已经多个研究证实。

3. 功能评估 肌酸激酶(CK)125U/L。继续予甲泼尼龙28mg、硫唑嘌呤75mg治疗。继续左卡尼汀、艾地苯醌营养肌肉治疗。并以CK作为康复训练强度的指导。治疗期间定期复查CK均正常,无明显波动。

吞咽困难,留置胃管,唾液误咽明显,更换为可声门下吸痰的塑料气管套管。吞咽训练、吞咽肌群电刺激。2016-06-08拔除胃管。

气管切开,胸式呼吸减弱,咳嗽无力。腹式呼吸训练、呼吸肌训练、咳嗽训练、胸部物理因子治疗。咳嗽有力。2016-06-23拔除气管套管。

四肢活动障碍,近端为重,伴肌肉萎缩。双侧肩屈、伸、外展肌肌力1级,双侧屈肘肌肌力2+级,双侧伸肘肌肌力2+级,双侧屈腕肌肌力2级,双手抓握力量可,精细动作欠灵活。双侧屈髋肌肌力1级,双侧伸膝肌肌力2-级,双侧踝背伸肌肌力3-级,双侧踝跖屈肌肌力3+级。

从低强度主被动运动、关节活动范围训练开始,逐渐过渡至高强度抗阻训练、肌耐力训练,且在肌力及肌耐力训练过程中定期复查 CK 无升高。研究表明,和健康人群相比,PM 患者骨骼肌中 I 型肌肉纤维比例低,可能是其肌耐力下降的原因,抗阻训练可增加其比例,并能降低促炎因子的基因表达。

配合体位转移训练、站立及行走训练、平衡训练、日常生活能力训练、神经肌肉电刺激、针刺等综合康复治疗。

肩关节前屈肌群肌力左侧 3- 级、右侧 3- 级,肩关节外展肌群肌力左侧 3- 级、右侧 3- 级,伸肘肌群肌力左侧 3+ 级、右侧 3+ 级,屈肘肌群肌力左侧 3+ 级、右侧 3+ 级,腕背伸肌群肌力左侧 4- 级、右侧 4- 级,腕掌屈肌群肌力左侧 4- 级、右侧 4- 级,手指握力左侧 3+ 级、右侧 3+级;屈髋肌群肌力左侧 3+ 级、右侧 3+ 级,髋内收肌群肌力左侧 2+ 级、右侧 2+ 级,髋外展肌群肌力左侧 3- 级、右侧 3- 级,屈膝肌群肌力左侧 4- 级、右侧 4- 级,伸膝肌群肌力左侧 4- 级、右侧 4- 级,踝背屈肌群肌力左侧 4+ 级、右侧 4+ 级,踝跖屈肌群肌力左侧 4+ 级、右侧 4+ 级。

(三)基底动脉尖综合征

1. 病例摘要　患者男性,22 岁,既往体健。2016-06-24 9 时无明显诱因感左侧肢体麻木、无力,伴头晕、头痛、恶心、呕吐。14 小时后突发意识不清,伴呼吸困难、烦躁。查体:药物镇静状态。眼球位置居中,双侧瞳孔不等大,左侧瞳孔 4mm、右侧瞳孔 3mm,对光反射迟钝。四肢肌张力正常。急诊 MRI 示"双侧丘脑、枕叶、颞叶、左侧海马、右侧顶叶、双侧小脑半球多发急性脑梗死"。于 2016-06-25　2 时行全脑血管造影术 + 动脉内机械取栓术,术中见:等势椎动脉,开口无狭窄;基底动脉(BA)尖部充盈缺损,符合血栓栓塞;左侧大脑后动脉(LPCA)、双侧小脑上动脉显影可,前向血流缓慢;右大脑后动脉(RPCA)-P2 段闭塞考虑栓塞。遂于 BA 尖部释放支架,拉取出 2mm×15mm 暗红色血栓,复查造影 BA 尖部血流正常,LPCA 血流正常,RPCA-P2 仍闭塞;于 RPCA-P2 段释放支架,拉取出 1mm×1.5mm 暗红色血栓,复查造影 RPCA 未开通,反复尝试 2 次未果。病理符合(基底动脉)混合血栓。诊断"基底动脉尖综合征"。术后患者嗜睡,双侧瞳孔等大等圆,直径约 3mm,直接及间接对光反射灵敏。痛刺激左侧肢体较右侧肢体反应差。予改善循环、抗血小板聚集、稳定斑块等治疗。

病情稳定后于 2016-07-13 转入我科行康复治疗。患者由嗜睡逐渐过渡为睡眠过多,并逐渐出现精神行为异常,表现为烦躁,虽困倦仍辗转反侧,频繁坐起甚至到处走动,劝阻无效,可有胡言乱语,但无攻击倾向。听理解可,口语表达欠流利。四肢活动障碍,左侧为重。查体:听理解可,口语表达欠流利。双侧瞳孔等大等圆,直径约 2.5mm,对光反射灵敏。双侧咽反射存在。伸舌居中。左侧肢体肌力 4 级,右侧肢体肌力 5- 级。左侧肢体肌张力降低,右侧肢体肌张力正常。双侧指鼻试验、跟膝胫试验欠稳准。肱二头肌腱反射左侧(++)、右侧(++)。膝反射左侧(++)、右侧(++)。双侧 Hoffmann 征(-)。双侧 Babinski 征(+)。以左侧肢体功能相对较差。颈软,脑膜刺激征(-)。

2. 疾病特点　基底动脉尖综合征(TOBS)首先由 Caplan 在 1980 年报道,是指由于多种原因导致的以基底动脉顶端为中心直径 2cm 范围内的左、右大脑后动脉,左、右小脑上动脉和基底动脉顶端交叉部位的血液循环障碍所引起幕上、幕下多处脑组织缺血性损伤的临床症候群。由于该处局部解剖的特点,可导致 2 个或 2 个以上、双侧或单侧相应供血区域的缺血性改变,故 TOBS 被认为是脑干血管疾病的一种特殊类型,且病变部位越多、范围越大,预后越差。因此早期诊断并选择合适的治疗方案非常重要。

据统计,TOBS 的病因主要为脑栓塞(约占 61.5%),栓子常为心源性,其次可能为动脉粥样硬化斑块脱落,其他病因包括局部脑动脉血栓形成,部分患者病因不明。TOBS 的首位危险因素是高血压,糖尿病和冠心病次之,外伤、动脉炎、动脉瘤、血管畸形、血液黏滞度增高、心律失常等也可诱发。

TOBS 的常见临床表现为意识障碍、眼球运动障碍、瞳孔改变、视觉障碍、行为异常等。虽然如此,以头晕或眩晕为首发症状的并不少。

Caplan 根据临床表现,将 TOBS 分为中脑和丘脑受损的脑干首端型、枕叶颞叶型和小脑型。需要注意的是,临床上常几型并存,或先后出现。所以,当临床上出现中脑和丘脑症状时,应高度警惕 TOBS 的可能,并动态观察病情的变化。其中,脑干首端梗死的临床表现包括意识障碍、眼球运动障碍、瞳孔异常、幻觉、内脏行为异常等。此外,丘脑、颞叶损害可引起精神障碍或行为异常等。枕叶、颞叶损害可表现为视觉障碍、认知功能障碍与行为异常。视觉障碍表现为视力减退、皮质盲等,也可表现为视觉忽略、视觉失认、视觉失用、视物变形等。行为异常包括 Balint 综合征、记忆力下降、人格改变、激越性谵妄等。

3. 功能评估

Morse 跌倒评分为 50 分,为跌倒高风险。

洼田饮水试验 2 级,无呛咳。

Barthel 指数评分为 42 分,日常生活为中度依赖。

4. 康复治疗

(1) 药物治疗:阿司匹林肠溶片、氢氯吡格雷片抗血小板;阿托伐他汀钙片调脂;奥拉西坦注射液、单唾液酸四己糖神经节苷脂钠注射液、小牛血清去蛋白注射液营养神经。

(2) 控制精神症状:先后予氟哌啶醇(由每日 3 次、每次 0.5mg 逐渐加量至每日 3 次、每次 1mg)、奥氮平(由每晚 5mg 逐渐过渡至每晚 10mg)、奋乃静(每日 3 次、每次 2mg)。

(3) 康复训练:常规运动疗法(肌力及耐力训练、体位转移训练、平衡及协调训练)、神经生理学疗法(PNF 技术等)、运动再学习疗法、平衡治疗仪、功率自行车、小脑顶核电刺激、功能性电刺激、磁疗床、针灸等综合康复治疗。

经治疗后患者意识清楚,睡眠 - 觉醒周期正常,无明显烦躁。左手精细活动欠灵活,可独自行走,左侧肢体肌力 5- 级,右侧肢体肌力 5 级。四肢肌张力正常。左侧指鼻试验、跟膝胫试验欠稳准,右侧指鼻试验、跟膝胫试验较稳准。经治疗后病情好转出院。

(范建中 张吉敏)

参 考 文 献

[1] Treble-Barna A , Beers SR , Houtrow AJ , et al. PICU-based rehabilitation and outcomes assessment : a survey of pediatric critical care physicians [J]. Pediatr Crit Care Med , 2019 , 20 (6) : e274-e282.

[2] Mcwilliams D , Snelson C , Goddard H , et al. Introducing early and structured rehabilitation in critical care : A quality improvement project [J]. Intensive Crit Care Nurs , 2019 , 53 : 79-83.

[3] Corner EJ , Murray EJ , Brett SJ. Qualitative , grounded theory exploration of patients' experience of early mobilisation , rehabilitation and recovery after critical illness [J]. BMJ Open , 2019 , 9 (2) : e026348.

[4] Berney SC , Rose JW , Denehy L , et al. Commencing Out-of-Bed Rehabilitation in Critical Care-What Influences Clinical Decision-Making? [J]. Arch Phys Med Rehabil , 2019 , 100 (2) : 261-269.

[5] Battle C , James K , Temblett P , et al. Supervised exercise rehabilitation in survivors of critical illness : A randomised controlled trial [J]. J Intensive Care Soc , 2019 , 20 (1) : 18-26.

[6] Verceles AC , Wells CL , Sorkin JD , et al. A multimodal rehabilitation program for patients with ICU acquired weakness improves ventilator weaning and discharge home [J]. J Crit Care , 2018 , 47 : 204-210.

[7] Parry SM , Nydahl P , Needham DM. Implementing early physical rehabilitation and mobilisation in the ICU : institutional , clinician , and patient considerations [J]. Intensive Care Med , 2018 , 44 (4) : 470-473.

[8] Medrinal C , Combret Y , Prieur G , et al. Comparison of exercise intensity during four early rehabilitation techniques in sedated and ventilated patients in ICU : a randomised cross-over trial [J]. Crit Care , 2018 , 22 (1) : 110.

[9] Mcwilliams D , Jones C , Atkins G , et al. Earlier and enhanced rehabilitation of mechanically ventilated patients in critical care : A feasibility randomised controlled trial [J]. J Crit Care , 2018 , 44 : 407-412.

[10] Fuke R , Hifumi T , Kondo Y , et al. Early rehabilitation to prevent postintensive care syndrome in patients with critical illness : a systematic review and meta-analysis [J]. BMJ Open , 2018 , 8 (5) : e019998.

[11] Cunningham CJB , Finlayson HC , Henderson WR , et al. Impact of critical illness polyneuromyopathy in rehabilitation : a prospective observational study [J]. PM R , 2018 , 10 (5) : 494-500.

[12] Connolly B , Denehy L , Hart N , et al. Physical Rehabilitation Core Outcomes In Critical illness (PRACTICE) : protocol for development of a core outcome set [J]. Trials , 2018 , 19 (1) : 294.

[13] Zhao J , Yao L , Wang C , et al. The effects of cognitive intervention on cognitive impairments after intensive care unit admission [J]. Neuropsychol Rehabil , 2017 , 27 (3) : 301-317.

[14] Wu X , Zhang C , Feng J , et al. Right median nerve electrical stimulation for acute traumatic coma (the Asia Coma Electrical Stimulation trial) : study protocol for a randomised controlled trial [J]. Trials , 2017 , 18 (1) : 311.

[15] Toonstra AL , Nelliot A , Aronson Friedman L , et al. An evaluation of learning clinical decision-making for early rehabilitation in the ICU via interactive education with audience response system [J]. Disabil Rehabil , 2017 , 39 (11) : 1143-1145.

[16] Tipping CJ , Harrold M , Holland A , et al. The effects of active mobilisation and rehabilitation in ICU on

mortality and function：a systematic review［J］. Intensive Care Med，2017，43（2）：171-183.

［17］Snelson C，Jones C，Atkins G，et al. A comparison of earlier and enhanced rehabilitation of mechanically ventilated patients in critical care compared to standard care（REHAB）：study protocol for a single-site randomised controlled feasibility trial［J］. Pilot Feasibility Stud，2017，3：19.

［18］Parry SM，Knight LD，Connolly B，et al. Factors influencing physical activity and rehabilitation in survivors of critical illness：a systematic review of quantitative and qualitative studies［J］. Intensive Care Med，2017，43（4）：531-542.

［19］Morris PE，Montgomery-Yates A. Mastering the design for rehabilitation strategies in ICU survivors［J］. Thorax，2017，72（7）：594-595.

［20］Mcwilliams DJ. Reading between the lines，the key to successfully implementing early rehabilitation in critical care［J］. Intensive Crit Care Nurs，2017，42：5-7.

［21］Kelmenson DA，Neumeier A，Badlam JB，et al. Recovery from critical illness：physical rehabilitation in the intensive care unit，timing of persistent critical illness，and caregiver outcomes［J］. Am J Respir Crit Care Med，2017，196（8）：1068-1070.

［22］Houtrow A. Early Rehabilitation：A path toward optimizing function while treating critical illness in children［J］. Pediatr Crit Care Med，2017，18（11）：1080-1081.

［23］Gruther W，Pieber K，Steiner I，et al. Can early rehabilitation on the general ward after an intensive care unit stay reduce hospital length of stay in survivors of critical illness：a randomized controlled trial［J］. Am J Phys Med Rehabil，2017，96（9）：607-615.

［24］Zorowitz RD. ICU-acquired weakness：a rehabilitation perspective of diagnosis，treatment，and functional management［J］. Chest，2016，150（4）：966-971.

［25］Wahab R，Yip NH，Chandra S，et al. The implementation of an early rehabilitation program is associated with reduced length of stay：A multi-ICU study［J］. J Intensive Care Soc，2016，17（1）：2-11.

［26］Tsavourelou A，Stylianides N，Papadopoulos A，et al. Telerehabilitation solution conceptual paper for community-based exercise rehabilitation of patients discharged after critical illness［J］. Int J Telerehabil，2016，8（2）：61-70.

［27］Skinner EH. Outpatient-based physical rehabilitation does not affect exercise capacity in survivors of prolonged critical illness［synopsis］［J］. J Physiother，2016，62（3）：169.

［28］Schmidt SB，Rollnik JD. Critical illness polyneuropathy（CIP）in neurological early rehabilitation：clinical and neurophysiological features［J］. BMC Neurol，2016，16（1）：256.

［29］Merbitz NH，Westie K，Dammeyer JA，et al. After critical care：Challenges in the transition to inpatient rehabilitation［J］. Rehabil Psychol，2016，61（2）：186-200.

［30］Mcwilliams DJ，Benington S，Atkinson D. Outpatient-based physical rehabilitation for survivors of prolonged critical illness：A randomized controlled trial［J］. Physiother Theory Pract，2016，32（3）：179-190.

［31］Mcpeake J，Quasim T. The role of peer support in ICU rehabilitation［J］. Intensive Crit Care Nurs，2016，37：1-3.

［32］Major ME，Kwakman R，Kho ME，et al. Surviving critical illness：what is next? An expert consensus statement on physical rehabilitation after hospital discharge［J］. Crit Care，2016，20（1）：354.

［33］Hopkins RO，Suchyta MR，Beene K，et al. Critical illness acquired brain injury：Neuroimaging and implications for rehabilitation [J]. Rehabil Psychol, 2016, 61 (2): 151-164.

[34] Hashem MD, Nelliot A, Needham DM. Early mobilization and rehabilitation in the icu: moving back to the future [J]. Respir Care, 2016, 61 (7): 971-979.

[35] Harrold M. Outpatient-based physical rehabilitation does not affect exercise capacity in survivors of prolonged critical illness [commentary] [J]. J Physiother, 2016, 62 (3): 169.

[36] Elliott D, Puthucheary Z. Is rehabilitation post critical illness a new anti-inflammatory agent [J]. Thorax, 2016, 71 (9): 783-784.

[37] Connolly B, Salisbury L, O' neill B, et al. Exercise rehabilitation following intensive care unit discharge for recovery from critical illness: executive summary of a Cochrane Collaboration systematic review [J]. J Cachexia Sarcopenia Muscle, 2016, 7 (5): 520-526.

[38] Connolly B, O' neill B, Salisbury L, et al. Physical rehabilitation interventions for adult patients during critical illness: an overview of systematic reviews [J]. Thorax, 2016, 71 (10): 881-890.

[39] Comini L, Rocchi S, Bruletti G, et al. Impact of clinical and quality of life outcomes of long-stay icu survivors recovering from rehabilitation on caregivers' burden [J]. Respir Care, 2016, 61 (4): 405-415.

[40] Vossenberg-Postma SR, Sikkema YT, Drogt-Bilaseschi I, et al. Direct transfer of long-stay ICU patients to a nursing-home rehabilitation unit: focus on functional dependency [J]. Intensive Care Med, 2015, 41 (11): 2031-2032.

[41] Twose PW, Wise MP, Enright S. Critical Care Functional Rehabilitation Outcome Measure: developing a validated measure [J]. Physiother Theory Pract, 2015, 31 (7): 474-482.

[42] Thomas K, Wright SE, Watson G, et al. Extra Physiotherapy in Critical Care (EPICC) Trial Protocol: a randomised controlled trial of intensive versus standard physical rehabilitation therapy in the critically ill [J]. BMJ Open, 2015, 5 (5): e008035.

[43] Skinner EH. Early physical rehabilitation may improve physical quality of life domains in patients admitted to ICU with sepsis syndromes [J]. J Physiother, 2015, 61 (3): 158.

[44] Silver JK, Smith SR, Wisotzky EM, et al. Response to editorial by Richard Crevenna, MD, regarding "cancer rehabilitation and palliative care: critical components in the delivery of high-quality oncology services" by Silver et al [J]. Support Care Cancer, 2015, 23 (12): 3409-3410.

[45] Ranzani OT, Jones C. How should I structure my Post-ICU Clinic? From early goal rehabilitation to outpatient visits [J]. Minerva Anestesiol, 2015, 81 (8): 832-834.

[46] Mehrholz J, Pohl M, Kugler J, et al. Physical rehabilitation for critical illness myopathy and neuropathy [J]. Cochrane Database Syst Rev, 2015, (3): CD010942.

[47] Mehrholz J, Pohl M, Kugler J, et al. Physical rehabilitation for critical illness myopathy and neuropathy: an abridged version of Cochrane Systematic Review [J]. Eur J Phys Rehabil Med, 2015, 51 (5): 655-661.

[48] Jones C, Griffiths RD. Reply to letter on "Improving rehabilitation following critical illness through outpatient physiotherapy classes and essential amino acid supplement: A randomised, controlled trial" [J]. J Crit Care, 2015, 30 (5): 1136.

[49] Jones C, Eddleston J, Mccairn A, et al. Improving rehabilitation after critical illness through outpatient physiotherapy classes and essential amino acid supplement: A randomized controlled trial [J]. J Crit Care, 2015, 30 (5): 901-907.

[50] Dos Santos LJ, De Aguiar Lemos F, Bianchi T, et al. Early rehabilitation using a passive cycle ergometer on

muscle morphology in mechanically ventilated critically ill patients in the Intensive Care Unit (MoVe-ICU study): study protocol for a randomized controlled trial [J]. Trials, 2015, 16: 383.

[51] Corner E. Rehabilitation in critical care: Barrier, hurdle or brick wall? [J]. J Intensive Care Soc, 2015, 16 (1): 3-4.

[52] Connolly B, Thompson A, Douiri A, et al. Exercise-based rehabilitation after hospital discharge for survivors of critical illness with intensive care unit-acquired weakness: A pilot feasibility trial [J]. J Crit Care, 2015, 30 (3): 589-598.

[53] Connolly B, Salisbury L, O'neill B, et al. Exercise rehabilitation following intensive care unit discharge for recovery from critical illness [J]. Cochrane Database Syst Rev, 2015, 6: CD008632.

[54] Connolly B, O'neill B, Salisbury L, et al. Physical rehabilitation interventions for adult patients with critical illness across the continuum of recovery: an overview of systematic reviews protocol [J]. Syst Rev, 2015, 4: 130.

[55] Connolly B. Describing and measuring recovery and rehabilitation after critical illness [J]. Curr Opin Crit Care, 2015, 21 (5): 445-452.

[56] Merriweather J, Smith P, Walsh T. Nutritional rehabilitation after ICU - does it happen: a qualitative interview and observational study [J]. J Clin Nurs, 2014, 23 (5-6): 654-662.

[57] Hopkins RO. Early cognitive and physical rehabilitation: one step towards improving post-critical illness outcomes [J]. Intensive Care Med, 2014, 40 (3): 442-444.

[58] Connolly B, Douiri A, Steier J, et al. A UK survey of rehabilitation following critical illness: implementation of NICE Clinical Guidance 83 (CG83) following hospital discharge [J]. BMJ Open, 2014, 4 (5): e004963.

[59] Bienvenu OJ. Effective post-ICU rehabilitation of critical illness survivors: what do we know [J]. Crit Care Med, 2014, 42 (5): 1320-1321.

[60] Batterham AM, Bonner S, Wright J, et al. Effect of supervised aerobic exercise rehabilitation on physical fitness and quality-of-life in survivors of critical illness: an exploratory minimized controlled trial (PIX study) [J]. Br J Anaesth, 2014, 113 (1): 130-137.

[61] Bach JR, Goncalves MR, Rodriguez PL, et al. Cuff deflation: rehabilitation in critical care [J]. Am J Phys Med Rehabil, 2014, 93 (8): 719-723.

[62] Agård AS, Lomborg K, Tønnesen E, et al. Rehabilitation activities, out-patient visits and employment in patients and partners the first year after ICU: a descriptive study [J]. Intensive Crit Care Nurs, 2014, 30 (2): 101-110.

[63] Wilcox ME, Brummel NE, Archer K, et al. Cognitive dysfunction in ICU patients: risk factors, predictors, and rehabilitation interventions [J]. Crit Care Med, 2013, 41 (9 Suppl 1): S81-S98.

[64] Schorl M, Valerius-Kukula SJ, Kemmer TP. Critical-illness-polyneuropathy as sequelae of severe neurological illness: incidence and impact on ventilator therapy and rehabilitation [J]. NeuroRehabilitation, 2013, 32 (1): 149-156.

[65] Salisbury L, Walsh T. Moving forward with rehabilitation research in critical care [J]. Crit Care Med, 2013, 41 (6): 1589-1590.

[66] Rooney A. Improving recovery with critical care rehabilitation [J]. Nurs Times, 2013, 109 (26): 23-25.

[67] Parker A, Tehranchi KM, Needham DM. Critical care rehabilitation trials: the importance of 'usual care' [J]. Crit Care, 2013, 17 (5): 183.

[68]Ohtake PJ, Strasser DC, Needham DM. Translating research into clinical practice: the role of quality improvement in providing rehabilitation for people with critical illness [J]. Phys Ther, 2013, 93 (2): 128-133.

[69]Nathanson BH. For physical rehabilitation in the ICU, is it early to bed, early to rise [J]. Crit Care Med, 2013, 41 (3): 909-910.

[70]Lord RK, Mayhew CR, Korupolu R, et al. ICU early physical rehabilitation programs: financial modeling of cost savings [J]. Crit Care Med, 2013, 41 (3): 717-724.

[71]Engels PT, Beckett AN, Rubenfeld GD, et al. Physical rehabilitation of the critically ill trauma patient in the ICU [J]. Crit Care Med, 2013, 41 (7): 1790-1801.

[72]Denehy L, Skinner EH, Edbrooke L, et al. Exercise rehabilitation for patients with critical illness: a randomized controlled trial with 12 months of follow-up [J]. Crit Care, 2013, 17 (4): R156.

[73]Cotton K. NICE CG83 - rehabilitation after critical illness: implementation across a network [J]. Nurs Crit Care, 2013, 18 (1): 32-42.

[74]Parry SM, Berney S, Koopman R, et al. Early rehabilitation in critical care (eRiCC): functional electrical stimulation with cycling protocol for a randomised controlled trial [J]. BMJ Open, 2012, 2 (5): e001891.

[75]Ohtake PJ, Strasser DC, Needham DM. Rehabilitation for people with critical illness: taking the next steps [J]. Phys Ther, 2012, 92 (12): 1484-1488.

[76]Mendez-Tellez PA, Nusr R, Feldman D, et al. Early Physical Rehabilitation in the ICU: A Review for the Neurohospitalist [J]. Neurohospitalist, 2012, 2 (3): 96-105.

[77]Mendez-Tellez PA, Needham DM. Early physical rehabilitation in the ICU and ventilator liberation [J]. Respir Care, 2012, 57 (10): 1663-1669.

[78]Lee CM, Fan E. ICU-acquired weakness: what is preventing its rehabilitation in critically ill patients [J]. BMC Med, 2012, 10: 115.

[79]Kahn JM, Palmer SM, Spruit MA, et al. Clinical year in review I: quality improvement for pulmonary and critical care medicine, lung transplantation, rehabilitation for pulmonary and critically ill patients, and sleep medicine [J]. Proc Am Thorac Soc, 2012, 9 (4): 183-189.

[80]Grap MJ, Mcfetridge B. Critical care rehabilitation and early mobilisation: an emerging standard of care [J]. Intensive Crit Care Nurs, 2012, 28 (2): 55-57.

[81]Gosselink R, Needham D, Hermans G. ICU-based rehabilitation and its appropriate metrics [J]. Curr Opin Crit Care, 2012, 18 (5): 533-539.

[82]Fan E. Critical illness neuromyopathy and the role of physical therapy and rehabilitation in critically ill patients [J]. Respir Care, 2012, 57 (6): 933-944, discussion 944-946.

[83]Denehy L, Elliott D. Strategies for post ICU rehabilitation [J]. Curr Opin Crit Care, 2012, 18 (5): 503-508.

[84]Connolly B, Denehy L, Brett S, et al. Exercise rehabilitation following hospital discharge in survivors of critical illness: an integrative review [J]. Crit Care, 2012, 16 (3): 226.

[85]Brummel NE, Jackson JC, Girard TD, et al. A combined early cognitive and physical rehabilitation program for people who are critically ill: the activity and cognitive therapy in the intensive care unit (ACT-ICU)trial [J]. Phys Ther, 2012, 92 (12): 1580-1592.

[86]Berney S, Haines K, Skinner EH, et al. Safety and feasibility of an exercise prescription approach to rehabilitation across the continuum of care for survivors of critical illness [J]. Phys Ther, 2012, 92 (12):

1524-1535.

［87］Bench SD，Day TL，Griffiths P. Developing user centred critical care discharge information to support early critical illness rehabilitation using the Medical Research Council's complex interventions framework［J］. Intensive Crit Care Nurs，2012，28（2）：123-131.

［88］Babu AS，Vasanthan LT. Critical care rehabilitation - is it the answer for reducing morbidity in ARDS survivors? Regarding "Acute respiratory distress syndrome：A clinical review"［J］. Pulm Circ，2012，2（2）：265.

［89］Babu AS. Critical care rehabilitation：a neglected part of ICU care［J］. Oman Med J，2012，27（4）：268.

［90］O'neill B，Mcauley D. Sequelae and rehabilitation after critical illness［J］. Clin Med（Lond），2011，11（6）：609-614.

［91］Novak P，Vidmar G，Kuret Z，et al. Rehabilitation of critical illness polyneuropathy and myopathy patients：an observational study［J］. Int J Rehabil Res，2011，34（4）：336-342.

［92］Misak CJ. ICU-acquired weakness：obstacles and interventions for rehabilitation［J］. Am J Respir Crit Care Med，2011，183（7）：845-846.

［93］Mcfetridge B. Critical care rehabilitation--early and ongoing interventions in promoting recovery during and after critical illness. Special issue call for papers［J］. Intensive Crit Care Nurs，2011，27（2）：57-59.

［94］Herridge MS. The challenge of designing a post-critical illness rehabilitation intervention［J］. Crit Care，2011，15（5）：1002.

［95］Elliott D，Mckinley S，Alison J，et al. Health-related quality of life and physical recovery after a critical illness：a multi-centre randomised controlled trial of a home-based physical rehabilitation program［J］. Crit Care，2011，15（3）：R142.

［96］Salisbury LG，Merriweather JL，Walsh TS. Rehabilitation after critical illness：could a ward-based generic rehabilitation assistant promote recovery?［J］. Nurs Crit Care，2010，15（2）：57-65.

［97］Salisbury LG，Merriweather JL，Walsh TS. The development and feasibility of a ward-based physiotherapy and nutritional rehabilitation package for people experiencing critical illness［J］. Clin Rehabil，2010，24（6）：489-500.

［98］Puthucheary Z，Harridge S，Hart N. Skeletal muscle dysfunction in critical care：wasting，weakness，and rehabilitation strategies［J］. Crit Care Med，2010，38（10 Suppl）：S676- S682.

［99］Langhorn L，Sorensen JC，Pedersen PU. A critical review of the literature on early rehabilitation of patients with post-traumatic amnesia in acute care［J］. J Clin Nurs，2010，19（21-22）：2959-2969.

［100］Gibson V. Update on NICE guidance CG83 Rehabilitation after Critical Illness［J］. Nurs Crit Care，2010，15（4）：222-223.

［101］Doherty N，Steen CD. Critical illness polyneuromyopathy（CIPNM）：rehabilitation during critical illness. Therapeutic options in nursing to promote recovery：a review of the literature［J］. Intensive Crit Care Nurs，2010，26（6）：353-362.

［102］Bridges E. Introduction. Military critical care nursing：from point of injury to rehabilitation［J］. AACN Adv Crit Care，2010，21（3）：259.

［103］Tan T，Brett SJ，Stokes T，et al. Rehabilitation after critical illness：summary of NICE guidance［J］. BMJ，2009，338：b822.

［104］Plowright C. National Institute for Health and Clinical Excellence announces guideline on critical illness rehabilitation [J]. Nurs Crit Care,2009,14(4):159-161.

[105] Misak C. Cognitive dysfunction after critical illness:measurement,rehabilitation,and disclosure [J]. Crit Care,2009,13(4):312.

[106] Majnemer A. Recognizing rehabilitation resource needs:role of critical care practitioners [J]. Crit Care Med,2009,37(4):1525-1526.

[107] Van de Meent H,Baken BC,Van Opstal S,et al. Critical illness VR rehabilitation device(X-VR-D): evaluation of the potential use for early clinical rehabilitation [J]. J Electromyogr Kinesiol,2008,18(3): 480-486.

[108] Ball C. Improving rehabilitation following transfer from ICU [J]. Intensive Crit Care Nurs,2008,24(4): 209-210.

[109] Collin C. Critical care illness and rehabilitation [J]. Br J Hosp Med,2007,68(9):482-484.

[110] Wagner NJ,Quatrano LA,Nicholson CE. Translating civilian and defense technologies for pediatric critical care and rehabilitation research [J]. Technol Heal Care,2006,14(1):49-58.

[111] Rochester CL. Clinical year in review IV:asthma,chronic obstructive pulmonary disease,exercise and rehabilitation,and critical care medicine [J]. Proc Am Thorac Soc,2005,2(6):461-465.

[112] Jones C,Skirrow P,Griffiths RD,et al. Rehabilitation after critical illness:a randomized,controlled trial [J]. Crit Care Med,2003,31(10):2456-2461.

[113] Aichenbaum SR,Ring H. Rehabilitation of a patient with critical illness polyneuropathy(CIP)following acute respiratory failure:a case report and review of literature [J]. Disabil Rehabil,2003,25(6):273-276.

[114] Thomas DC,Kreizman IJ,Melchiorre P,et al. Rehabilitation of the patient with chronic critical illness[J]. Crit Care Clin,2002,18(3):695-715.

[115] 赵红梅,王辰. 急/危重症早期呼吸康复研究进展[J]. 华西医学,2019,34(1):1-6.

[116] 潘化平,葛卫星. 重症疾病心肺康复治疗研究进展[J]. 康复学报,2018,28(6):61-66.

[117] 朱鹏立. 重症康复:从救治生命到改善生存质量[J]. 创伤与急诊电子杂志,2018,6(2):53-55.

[118] 余佳丹,喻鹏铭,魏清川,等. 重症康复研究进展[J]. 华西医学,2018,33(10):1207-1212.

[119] 吴毅. 精准康复在重症颅脑损伤后意识障碍诊治中的作用[J]. 康复学报,2018,28(2):5-10.

[120] 倪莹莹,王首红,宋为群,等. 神经重症康复中国专家共识(下)[J]. 中国康复医学杂志,2018,33(3): 264-268.

[121] 倪莹莹,王首红,宋为群,等. 神经重症康复中国专家共识(中)[J]. 中国康复医学杂志,2018,33(2): 130-136.

[122] 倪莹莹,王首红,宋为群,等. 神经重症康复中国专家共识(上)[J]. 中国康复医学杂志,2018,33(1): 7-14.

[123] 周君桂,邓水娟,吴红瑛,等. 徒手膨肺联合胸廓震动挤压在重症康复病房气管切开患者中的应用[J]. 中国康复医学杂志,2018,33(2):141-145.

[124] 周君桂,吴红瑛,李苑媚,等. 染料试验在重症康复病房气管切开患者误吸筛查中的应用[J]. 中国康复医学杂志,2018,33(3):337-340.

[125] 燕铁斌. 重症康复,应与临床救治同步[J]. 中国康复医学杂志,2018,33(2):127-129.

[126] 李大亮,黄雪敏,岑树坤,等. 早期康复治疗对老年重症肺炎机械通气患者并发症及预后的影响[J]. 中国呼吸与危重监护杂志,2018,17(1):46-50.

[127] 王秋雁,边仁秀,戎军,等.浙江省重症康复专家共识[J].浙江医学,2017,39(24):2191-2196,2209.

[128] 张圣宇,张兆波.重症监护病房获得性肌无力的评估与早期康复干预[J].中国康复医学杂志,2017, 32(5):603-606.

[129] 张冉,陈亚平.重症监护病房获得性衰弱的康复治疗进展[J].中国康复医学杂志,2017,32(4):478-481.

[130] 吴毅.重症颅脑损伤后意识障碍的精准康复[J].中国康复医学杂志,2017,32(3):249-252.